Vitaminas *y* minerales *para la* salud total

Vitaminas y minerales para la salud total

LA GUÍA DE LOS MEJORES SUPLEMENTOS NATURALES PARA PREVENIR Y TRATAR ENFERMEDADES

por los editores de *LIBROS PREVENCIÓN*™

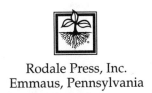

Rodale Press, Inc.
Emmaus, Pennsylvania

Aviso

Este libro sólo debe utilizarse como volumen de referencia, y no como manual de medicina. La información que se ofrece en el mismo tiene el objetivo de ayudarle a tomar decisiones bien fundadas con respecto a su salud. Aunque las vitaminas y minerales son nutrientes que su cuerpo necesita, mayores cantidades de éstas pueden tener efectos en su cuerpo que son semejantes a los de los fármacos. Además, las vitaminas y minerales pueden interactuar con los medicamentos que usted esté tomando. Por todas estas razones, usted siempre debe consultar a su médico antes de tomar dosis mayores que los Valores Diarios. Este libro no pretende sustituir ningún tratamiento que su médico le haya recetado. Si sospecha que tiene algún problema de salud, le exhortamos a conseguir tratamiento médico competente.

Título original:
Prevention's Healing with Vitamins
Publicado en inglés por Rodale Press, Inc. en 1996

Copyright © 1999 por Rodale Press, Inc.
Todos los derechos reservados

Todos los derechos reservados. Ninguna parte de esta publicación puede ser reproducida o transmitida en ninguna manera o por ningún medio, sea electrónico o mecánico, lo cual incluye fotocopiar, grabar o cualquier otro tipo de almacenamiento de información y sistema de recuperación, sin la autorización por escrito de la casa editorial.

Libros Prevención es una marca y *Prevención* es una marca registrada de Rodale Press, Inc.

Impreso en los Estados Unidos de América en papel libre de ácidos ∞ y reciclado ♻

Editor de Libros Prevención: Abel Delgado
Traducción y edición: Ediciones Oniro, S.A., Muntaner 261, 3.º- 2.ª – 08021 Barcelona – España
Diseñadora de la portada: Vic Mazurkiewicz

Library of Congress Cataloging-in-Publication Data

Prevention's healing with vitamins. Spanish
    Vitaminas y minerales para la salud total : la guía de los
mejores suplementos naturales para prevenir y tratar enfermedades /
por los editores de Libros Prevención.
      p. cm.
    ISBN 1–57954–086–4   hardcover
    1. Vitamin therapy.   2. Minerals—Therapeutic use.   3. Dietary
supplements—Popular works.   I. Prevention Magazine Health Books.
II. Title.
RM259.P7418   1999
615'.328—dc21   99–20392

  4 6 8 10 9 7 5   tapa dura

—— **NUESTRO OBJETIVO** ——

*Nosotros queremos demostrar que toda persona puede usar
el poder de su cuerpo y de su mente para mejorar su vida.
El mensaje en cada página de nuestros libros y revistas es:
¡Usted sí puede mejorar su vida!*

ÍNDICE

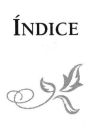

INTRODUCCIÓN

Cómo explotar el poder vital curativo de la naturaleza

Las vitaminas no son píldoras mágicas, aunque hay que reconocer que resulta tentador pensar en ellas de ese modo. Es natural que veamos como milagroso o mágico cualquier producto que ayude a alargar la vida, rejuvenecer, prevenir el cáncer o las enfermedades cardíacas, fortalecer el sistema inmunológico, combatir enfermedades y aumentar nuestra vitalidad.

Hace unas décadas, cuando comenzó a difundirse el potencial curativo de las vitaminas y minerales, la gente se lanzó como loca en pos de esta «nutrición envasada». Y lo mismo ocurrió con muchos médicos y divulgadores de temas sanitarios. Durante un tiempo se creyó que las megadosis de vitaminas eran la panacea. Bastaba con tomar suficientes vitaminas, o una combinación adecuada de estos nutrientes, para estar en camino de conseguir la salud perfecta.

Sin embargo, el mito se desmoronó pronto. Naturalmente, las vitaminas y los minerales no pueden curarlo todo. Pero pueden hacer mucho por nuestra salud. Los descubrimientos más recientes han vuelto a despertar nuestro interés por las vitaminas, aunque los resultados de muchas investigaciones científicas sobre el poder curativo de estos nutrientes esenciales son francamente confusos.

Examinemos brevemente uno de los estudios que ha obtenido mayor divulgación. En Londres, un equipo de investigadores estudió a 180 trabajadores de una fábrica. En este riguroso estudio, se administró a un grupo un suplemento típico de multivitaminas y minerales, mientras otro grupo tomó unas pastillas similares que no contenían nutrientes. Después de 8 semanas, los que habían tomado los suplementos dijeron haber notado una notable mejoría en su calidad de vida. El grupo que no había recibido suplementos no experimentó cambio alguno. Los investigadores concluyeron que los suplementos desempeñan un papel fundamental en el estado de ánimo y en la reducción del nivel de estrés. Todo esto con una simple pastilla de multivitaminas... y con rigurosos datos científicos que confirman su eficacia.

A medida que los estudios científicos acumulan más y más pruebas sobre los espectaculares beneficios para la salud de vitaminas y minerales, nos encontramos en la misma situación que hace varias décadas: impacientes por sacar provecho de este potencial curativo y, al mismo tiempo, completamente confusos. Aunque ahora las razones para tomar vitaminas y minerales se basan en pruebas científicas concluyentes, escoger los más adecuados sigue siendo una tarea ardua.

Ya sabemos lo que ocurre cuando vamos a la farmacia o al supermercado a comprar nutrientes: nos encontramos con un abanico de posibilidades francamente abrumador. Estanterías y estanterías, pasillos y pasillos, que no ofrecen más que confusión. Letras y números, nutrientes solos o combinados entre sí, cápsulas o comprimidos, frascos de diferentes tamaños, colores o marcas cubiertos con etiquetas llenas de tentadores reclamos publicitarios que compiten por la atención y el dinero del consumidor.

¿Qué debe hacer una persona que desea conseguir vitaminas y minerales de una forma segura y responsable? Después de todo, lo único que uno realmente desea saber es cuál de ellos es el más eficaz.

Pues no busque más. De eso trata este libro.

Durante el último año y medio, cinco escritores del equipo de *Prevention Magazine Health Books* entrevistaron a centenares de los mejores médicos e investigadores para hacerles exactamente las mismas preguntas que usted les plantearía: ¿Qué vitaminas y minerales hay que tomar para prevenir, curar o mejorar determinadas enfermedades? ¿Cuál es la cantidad de nutrientes adecuada? ¿Son seguras estas píldoras? ¿Qué resultados cabe esperar?

Estos escritores también examinaron bases de datos sobre el tema y leyeron miles de estudios científicos para responder a estas preguntas. Y en este campo cambiante, innovador y lleno de nuevos descubrimientos de la terapia nutritiva, han reunido toda la información disponible en este volumen fácil de consultar que el lector tiene ahora en sus manos. Si desea saber qué nutrientes tomar y en qué cantidades, simplemente busque la enfermedad que le interese.

Además de informarse sobre la mejor forma de utilizar los nutrientes, los autores han realizado varios descubrimientos importantes en el curso de su investigación.

Uno de ellos es que los nutrientes no pueden reemplazar a una buena alimentación. Cualquier persona interesada en los métodos naturales de curación y prevención no se sorprenderá de que los científicos sean incapaces de superar a la naturaleza.

Por eso comprobará que en este libro los médicos e investigadores insisten en que, siempre que sea posible, obtenga las vitaminas y los minerales necesarios de los aliementos. Por otra parte, estos mismos médicos e investigadores recomiendan tomar suplementos, al menos un comprimido multivitamínico como medida de prevención inocua. ¿Por qué?

Porque con frecuencia es imposible obtener de los alimentos dosis adecuadas y terapéuticas de vitaminas y minerales. Y hablamos de dosis terapéuticas porque algunos nutrientes, tomados en grandes cantidades, ejercen un efecto tan notable sobre el organismo que actúan como fármacos.

Esto nos lleva al segundo descubrimiento relevante que realizaron los autores: los suplementos de vitaminas y minerales deben tratarse con igual cuidado y precaución que los medicamentos prescritos por el médico o aquellos que se venden sin receta.

Las dosis altas de ciertos nutrientes pueden resultar tóxicas, producir efectos secundarios o interactuar con otros medicamentos. Por lo tanto, al poner en práctica los consejos de este libro deberá seguir unas reglas básicas.

En primer lugar, tome muy en serio los apartados «Advertencia médica». Están allí para su seguridad. Si padece una enfermedad seria y se encuentra bajo tratamiento, consulte con su médico antes de comenzar a tomar nutrientes. Dado el notable éxito de los estudios científicos en este campo, la mayoría de los profesionales de la salud están a favor de las terapias nutricionales. Seguramente recibirá la grata sorpresa de que su médico está dispuesto a cooperar con usted para encontrar la dosis adecuada y controlar sus progresos.

Y si usted está embarazada o en período de lactancia, asegúrese de consultar con su médico sobre todos los suplementos que tome, incluso los polivitamínicos.

Por último, preste especial atención a las cantidades diarias recomendadas (CDR) de cualquier vitamina o mineral que tome. Éste es un término relativamente nuevo de la Food and Drug Administration que pretende servir de guía para controlar los requisitos nutricionales del cuerpo.

Varios investigadores y médicos creen que las CDR de ciertos nutrientes (p. ej., las de la vitamina C) deberían ser superiores. También han descubierto que las necesidades de nutrientes aumentan notablemente cuando el organismo lucha contra una enfermedad. Por esta razón, a menudo verá que en este libro se recomienda sobrepasar la CDR de varios nutrientes.

Finalmente, les deseo todos los beneficios que pueden ofrecer los nutrientes naturales.

ALICE FEINSTEIN

PRIMERA PARTE

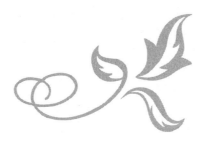

LAS VITAMINAS Y MINERALES PRINCIPALES

ÁCIDO FÓLICO

Cantidad diaria recomendada: 400 µg

Buenas fuentes de ácido fólico: cereales enriquecidos, judías pintas, judías blancas, espárragos, espinacas, brécol, kimbombó, col

El ácido fólico es una especie de central eléctrica nutricional. Trabaja en combinación con unas 20 enzimas diferentes para fabricar ADN, el material que contiene el código genético del organismo y que es esencial para el correcto funcionamiento del sistema nervioso.

Asimismo, parece prevenir los ataques cardíacos al reducir el nivel de homocisteína, un agente químico que ataca las arterias y se acumula en la sangre de las personas que consumen mucha carne.

Por si esto fuera poco, el ácido fólico protege contra el cáncer de pulmón, colon y cuello de útero. En un estudio reciente, los investigadores descubrieron que en las mujeres con elevadas concentraciones de folato (la forma natural del ácido fólico) en las células del cuello del útero, el riesgo de desarrollar displasia era de 2 a 5 veces inferior al de aquellas con un nivel de folato bajo, aunque todas estuvieran expuestas a los mismos factores de riesgo, como el tabaco, el virus del papiloma humano, los anticonceptivos y el nacimiento de un hijo. (La displasia cervical es el desarrollo de células anormales en el cuello uterino, que en algunas mujeres puede evolucionar hasta convertirse en cáncer.)

El ácido fólico también previene en el feto la aparición de alteraciones en el cerebro y la médula espinal que podrían amenazar su vida. Desafortunadamente, un estudio reciente demostró que el 90 % de mujeres en edad de concebir desconocen este hecho, y sólo un 15 % sabe que debería ingerir 400 µg diarios de ácido fólico. Es posible obtener esta cantidad de ácido fólico de cualquier suplemento de vitaminas y minerales.

USO SEGURO DEL ÁCIDO FÓLICO

El ácido fólico prácticamente no tiene efectos secundarios, aunque se ingiera en cantidades altas. Sin embargo, las personas que toman 15 mg (15.000 µg) diarios de este nutriente pueden presentar náuseas, edema, problemas para conciliar el sueño e irritabilidad. Asimismo, una dosis diaria superior a 400 µg podría enmascarar los síntomas de la anemia perniciosa, una enfermedad potencialmente mortal producida por la carencia de vitamina B$_{12}$.

En términos generales, el consumo óptimo de ácido fólico se sitúa en torno a 0,4 mg (400 µg) diarios, cantidad que es posible obtener de la dieta. Para ello habría que tomar, por ejemplo, un vaso de zumo de naranja (110 µg), un tazón de cereales enriquecidos (160 µg) y una ración de espinacas crudas en la ensalada de la comida o la cena (130 µg). Aunque el ácido fólico se encuentra en varios alimentos, hay que tener en cuenta que más del 50 % de este nutriente puede ser destruido durante el proceso de manipulación, empaquetamiento o cocción. La mayor parte del ácido fólico de los alimentos es destruida por el calor o la luz.

La necesidad de esta vitamina aumenta en casos de ingestión continuada de sustancias como alcohol, tabaco, aspirina y otros antiinflamatorios no esteroideos, anticonceptivos orales, extractos pancreáticos, estrógenos, antiácidos, medicamentos para la artritis (como metotrexato), anticonvulsivantes y fármacos contra la malaria y las infecciones bacterianas.

ÁCIDO PANTOTÉNICO

Cantidad diaria recomendada: *10 mg*

Buenas fuentes de ácido pantoténico: *cereales, champiñones, salmón, cacahuetes*

En un mundo en el que se toman analgésicos para un simple padrastro en la uña y en el que los jardines se rocían con sustancias tóxicas para intensificar el verdor de la hierba, el ácido pantoténico puede significar la diferencia entre la vida y la muerte.

En estudios de laboratorio se ha descubierto que el cuerpo utiliza la coenzima A, una sustancia que contiene ácido pantoténico, para desintoxicar el organismo de las numerosas sutancias dañinas artificiales presentes en herbicidas, insecticidas y medicamentos.

Hasta el momento no se ha concedido suficiente importancia a esta vitamina del complejo B. Sin embargo, este nutriente es fundamental, pues interviene en varias funciones metabólicas, como la transformación de los alimentos en energía, la síntesis de hormonas y el uso de la grasa corporal y el colesterol.

El riesgo de sufrir un déficit de ácido pantoténico es mayor en los ancianos, los grandes consumidores de alcohol y las personas que toman medicamentos para reducir el nivel de colesterol.

Los síntomas de esta carencia –que es excepcional y sólo ocurre en casos de déficit importante de complejo vitamínico B– incluyen sensación de calor intenso en los pies, pérdida del apetito, depresión, fatiga, insomnio, vómitos y calambres o debilidad en los músculos.

USO SEGURO DEL ÁCIDO PANTOTÉNICO

La ingestión de altas dosis de ácido pantoténico –hasta un máximo de 10.000 mg diarios– no parece producir efectos secundarios graves, con excepción de algún caso aislado de diarrea. Se desconoce la cantidad exacta de ácido pantoténico necesaria para desintoxicarse de las sustancias químicas elaboradas por el hombre y a las cuales todos estamos expuestos.

Más del 50% del ácido pantoténico se destruye durante el proceso de manipulación, enlatado o cocción de los alimentos. En consecuencia, las mejores fuentes son los cereales no tratados con sustancias químicas, los cereales enriquecidos con dicho nutriente y los suplementos polivitamínicos y minerales.

AZUFRE

Cantidad diaria recomendada: ninguna

Buenas fuentes de azufre: carne, pollo, pescado

Casi todos pensamos en el azufre como en un subproducto de olor desagradable, resultado de la combustión de los gases que contaminan el aire urbano. Pero también es un mineral que nuestro cuerpo necesita para neutralizar las toxinas.

Una vez en el organismo, el azufre que absorbemos de los alimentos ricos en proteínas, el agua e incluso el aire que respiramos, se combina con las toxinas para formar sustancias inocuas que posteriormente se expulsan por la vía de salida más próxima.

El azufre también se combina con las proteínas que forman los cartílagos, tendones y huesos de nuestro cuerpo, así como con las proteínas del cabello y las uñas.

No existe relación alguna entre el azufre y las sulfamidas o los sulfitos que en ocasiones se añaden a las comidas.

USO SEGURO DEL AZUFRE

El azufre se obtiene tan fácilmente de los alimentos, el agua y el aire que el Consejo Nacional de Investigaciones Científicas de Estados Unidos no ha establecido una cantidad diaria recomendada. Asimismo, es prácticamente imposible recibir una cantidad de azufre inadecuada, ya sea por exceso o por defecto.

BETACAROTENO

Cantidad diaria recomendada: ninguna

Buenas fuentes de betacaroteno: boniatos, zanahorias, melón de Cantalupo, espinacas y otros vegetales de hojas verdes

Con frecuencia se describe el betacaroteno como la nueva panacea que salvará al mundo del cáncer, las enfermedades cardíacas, el envejecimiento, las cataratas y un sinnúmero de enfermedades.

Y lo cierto es que podría llegar a serlo. Estudios preliminares de los últimos años han indicado que cuanta más fruta y vegetales ricos en betacaroteno ingiera una persona, menos propensa será a padecer cáncer, particularmente de pulmón, estómago, esófago, boca y –en las mujeres– del aparato reproductor.

Por ejemplo, un estudio realizado en la Universidad de Harvard mostró una disminución del 50 % en el riesgo de infarto en un grupo de hombres de edades comprendidas entre los 40 y los 84 años que ingerían 50 mg (83.000 unidades internacionales) de betacaroteno en días alternos.

Pero en 1994, los investigadores comenzaron a poner en duda las propiedades terapéuticas del betacaroteno. Un estudio realizado en Finlandia con 29.000 sujetos varones ex fumadores demostró que aquellos que tomaban 20 mg (unas 33.000 unidades internacionales) de betacaroteno al día habían incrementado la propensión a contraer cáncer de pulmón y enfermedades cardíacas.

Para los investigadores fue un resultado inesperado, ya que no coincidía con sus previsiones.

Algunos científicos sospechan que el insólito incremento de enfermedades cardíacas y de cáncer de pulmón entre los finlandeses del estudio obedeció a alguna de las dos causas siguientes: en primer lugar, estos fumadores habían inhalado humo de tabaco durante varias décadas (tres, para ser exactos), por lo que es muy probable que el proceso canceroso se iniciara antes de que los sujetos comenzaran a tomar betacaroteno. En segundo lugar, el abuso del alcohol (que al parecer era la segunda característica de estos fumadores y no se había tenido en cuenta en el estudio original) podría haber restado eficacia al betacaroteno. Según algunos especialistas en nutrición, los resultados de este estudio no demuestran que hubiera una relación causa-efecto entre la ingestión de betacaroteno y la mayor incidencia de cáncer o enfermedades cardíacas. La mala alimentación, sumada al abuso del tabaco y el acohol durante un largo período de tiempo, habría situado a estos sujetos en un grupo de alto riesgo.

Varios investigadores y médicos todavía recomiendan consumir frutas y hortalizas ricas en betacaroteno para prevenir enfermedades. Sin embargo, y basándose en los resultados del estudio finlandés, algunos especialistas se muestran más cautos a la hora de recomendar suplementos de betacaroteno.

Por otra parte, las nuevas técnicas de laboratorio han permitido hacer un descubrimiento que confirma la necesidad de ser prudentes en el uso de suplementos: muchos alimentos ricos en betacaroteno también contienen otras sustancias eficaces en la lucha contra las enfermedades de la familia de los carotenoides como el alfacaroteno, la licopina, el zeaxantina y la luteína.

 ## USO SEGURO DEL BETACAROTENO

Todos deberíamos ingerir alimentos ricos en carotenoides en lugar de suplementos. Pero aquellos que no consumen entre 5 y 9 raciones diarias de frutas amarillas, hortalizas de hojas verdes amarillas y otras verduras, deberían complementar su dieta con dosis moderadas de betacaroteno, tal vez de 5, 10 o 15 mg (entre 8.000 y 25.000 en unidades internacionales) al día. No existe una respuesta fácil a la pregunta de si es o no conveniente tomar suplementos.

Cantidades excesivas de betacaroteno en el cuerpo pueden colorear la piel de un tono anaranjado, aunque esta coloración se desvanece a medida que los niveles del nutriente vuelven a la normalidad.

BIOTINA

Cantidad diaria recomendada: 300 µg

Buenas fuentes de biotina: levadura de cerveza, maíz, cebada, soja en grano, nueces, cacahuetes, melaza, coliflor, leche, yema de huevo, cereales enriquecidos

Sus uñas tienen un aspecto deplorable. Las ha cortado, limado y pintado con laca. Pero todavía se ven finas, frágiles y quebradizas.

Usted sabe que nunca aparecerán en la revista *Vogue*. Sin embargo, es el primer detalle en que se fijan los demás cuando les estrecha la mano o acaricia a un animal doméstico. ¿Qué puede hacer?

Tal vez desee seguir los consejos de un «especialista en uñas» de Nueva York, que recomienda a las personas con estos problemas tomar una media de 2 mg (2.000 µg) al día de biotina, una vitamina del complejo B necesaria para que el cuerpo procese las grasas y proteínas ingeridas.

Con exepción de aquellos que tienen uñas frágiles o incapacidad genética para absorber la biotina, la mayoría de las personas no necesitan preocuparse por este nutriente. Esto se debe a que, a menos que exista un defecto genético que altere la forma en que el cuerpo usa la biotina, o bien obtendrá el aporte necesario de los huevos, la leche y los cereales de su dieta, o su organismo la fabricará.

Los diabéticos de tipo II (no insulinodependientes) son un caso aparte. Un equipo de investigadores japoneses estudió la relación entre la biotina y los niveles de azúcar en la sangre de pacientes diabéticos y descubrió que cuanto más alto era el nivel de azúcar, más bajo era el de biotina. También demostró que los diabéticos tienen un nivel de biotina significativamente inferior al de los individuos sanos.

Aunque no se sabía con exactitud lo que esto significaba, los investigadores quisieron ver qué ocurría si elevaban el nivel de biotina en los diabéticos, por lo que prescribieron 9 mg (9.000 µg) diarios de biotina a 18 diabéticos durante un mes.

¿El resultado? Después de 30 días el nivel de azúcar en la sangre de los participantes se redujo prácticamente a la mitad. En la página 218 encontrará más información sobre el uso de nutrientes en el tratamiento de la diabetes.

USO SEGURO DE LA BIOTINA

La biotina es probablemente una de las vitaminas más seguras. No existen pruebas de toxicidad, incluso cuando se sobrepasa la cantidad diaria recomendada de 300 µg.

Ciertas técnicas de conservación de alimentos, como el enlatado o la pausterización, destruyen la biotina. En consecuencia, es conveniente consumir fruta, verdura y carne frescas.

CALCIO

Cantidad diaria recomendada: 1.000 mg

Buenas fuentes de calcio: leche desnatada, yogur desnatado, queso, hojas de mostaza, col, brécol, salmón enlatado con espinas, sardinas con espinas, tortillas de maíz procesadas con lima, zumo de naranja enriquecido

Todo el mundo sabe que el calcio ayuda a prevenir enfermedades como la osteoporosis. Pero la mayoría de la gente ignora cómo lo hace.

Cuando se come queso o se bebe leche, el intestino delgado absorbe el calcio de estos alimentos y lo envía a la sangre. El nivel de calcio en la sangre es regulado por una sustancia denominada hormona paratiroidea. Si la cantidad de calcio ingerida es insuficiente, la hormona paratiroidea envía una señal para que el organismo tome este nutriente de los huesos y lo libere en el torrente sanguíneo. Cuando la dieta contiene la cantidad adecuada de calcio, la producción de hormona paratiroidea se reduce, preservando el calcio y los huesos.

El calcio se combina con el fósforo para ayudar a producir sustancias resistentes, similares al cristal, que fortalecen los dientes y los huesos. De hecho, el 99 % del calcio se encuentra en el esqueleto. Los investigadores denominan *remodelación* al constante proceso de reposición del hueso viejo por el nuevo.

También es importante mantener un nivel estable de calcio en la sangre para garantizar el correcto funcionamiento del corazón, los nervios y los músculos, así como la adecuada coagulación de la sangre. Las células requieren calcio para actuar como mensajeras y responder de forma eficaz a las hormonas y los neurotransmisores.

Aunque el calcio es esencial para el crecimiento de los huesos y su posterior conservación, los expertos desaconsejan administrar dosis altas de golpe. Éstas son las cantidades diarias recomendadas según la edad:

- Bebés de hasta 6 meses: 400 mg
- Bebés de 6 a 11 meses: 600 mg
- Niños de 1 a 10 años: 800-1.200 mg
- Adolescentes y jóvenes de 11 a 24 años: 1.200-1.500 mg
- Hombres de 25 a 65 años: 1.000 mg
- Mujeres de 25 a 50 años: 1.000 mg
- Embarazadas y madres lactantes: de 1.200-1.500 mg
- Mujeres menopáusicas (de 51 a 65 años) que toman estrógenos: 1.000 mg
- Mujeres menopáusicas (de 51 a 65 años) que no toman estrógenos: 1.500 mg
- Hombres y mujeres de más de 65 años: 1.500 mg

 ## USO SEGURO DEL CALCIO

Si desea tomar un suplemento rico en calcio, pero no le entusiasma la idea de ingerir alumino o plomo, evite los comprimidos de carbonato de calcio natural, pues pueden estar contaminados con otras sustancias que no desea en su dieta. Se sabe que algunas formas de dolomita, un suplemento que combina calcio y magnesio, contienen estos metales.

Sin embargo, los preparados farmacéuticos de carbonato de calcio están libres de estos metales. El gluconato, el lactato y el citrato de calcio tampoco los contienen, pero la concentración de calcio de estas formas es menor. También se encuentra carbonato de calcio en diferentes marcas de antiácidos, por lo que algunas personas los ingieren como fuente de este mineral. Pero ciertos antiácidos también contienen aluminio, un metal que puede evitar la correcta mineralización del hueso. En consecuencia, escoja antiácidos sin aluminio, como Alcalineos Gelo o Antiácido Eno.

El calcio se absorbe mejor tomado con las comidas y en dosis que no superen los 500 mg. Esto significa que si está tomando suplementos que exceden esta cantidad, debería fraccionar las dosis en varias tomas. Evite ingerir suplemetos de calcio junto con cereales de trigo y salvado ricos en fibra, pues éstos puede reducir la absorción hasta en un 25%.

El consumo excesivo de calcio (más de 2.000 mg diarios) puede causar estreñimiento y cálculos renales e inhibir la absorción de cinc y hierro. Una alta concentración de este mineral en la sangre hace que el organismo intente expulsar el exceso, lo que ocasiona también una pérdida de magnesio.

CINC

Cantidad diaria recomendada: 15 mg

Buenas fuentes de cinc: ostras cocidas, carne vacuna, carne de cordero, huevos, cereales, frutos secos, yogur

El cinc es sinónimo de productividad. Este mineral trabaja horas extras para mantener la salud del cuerpo, cumpliendo funciones tan diversas como renovar la piel, crear células espermáticas o reforzar el sistema inmunitario.

En los períodos de convalecencia, crecimiento, embarazo y lactancia, la necesidad de cinc aumenta, puesto que el organismo debe fabricar células nuevas.

La lucha del sistema inmunitario constituye un ejemplo clásico. Para que su cuerpo pueda vencer al agente invasor, el cinc y las enzimas dependientes de este mineral trabajan juntas para producir células nuevas en el sistema inmunitario. Por eso el cinc contribuye a combatir las infecciones víricas.

Las propiedades del cinc para renovar rápidamente las células resultan útiles cuando se produce una herida importante o un simple corte. Este mineral es fundamental para la producción de colágeno, el tejido conjuntivo que favorece la cicatrización. En consecuencia, cuando la ingestión de cinc es insuficiente, las heridas no cicatrizan con normalidad.

Aunque las pruebas científicas todavía no son concluyentes, algunos especialistas prescriben cinc para tratar la hipertrofia de próstata, una enfermedad que provoca la obstrucción del flujo urinario en los hombres. Sin embargo, se necesitan más estudios sobre el tema para vencer el escepticismo de la mayoría de los médicos. Si desea tratar sus trastornos de próstata con cinc, tendrá que acudir a un médico experto en nutrición.

Por otra parte, algunas enzimas clave para proteger y preservar la vista no pueden elaborarse sin el cinc. La vitamina A y el cinc actúan conjuntamente para mantener el proceso normal de adaptación a la luz, mediante el cual los ojos se adaptan a la falta de claridad.

A pesar de los beneficios del cinc, la mayoría de las personas no tiene el nivel necesario de este mineral. Un estudio demostró que el 30 % de los ancianos sanos padecen un déficit de cinc. Y quizá no sean los únicos: el excesivo celo por reducir el consumo de grasas hace que un creciente número de personas evite las carnes rojas, una de las principales fuentes de este importantísimo mineral.

Otro problema potencial es que el aumento de la ingestión de calcio, recomendado para prevenir la osteoporosis, favorece la eliminación de cinc. La dieta vegetariana, el alcoholismo y los tratamientos con penicilina oral y diuréticos interfieren en la absorción del cinc. Asismismo, se ha demostrado que un bajo nivel de vitamina B_6 reduce la absorción de este mineral.

Los principales síntomas de la deficiencia de cinc son trastornos del sistema inmunitario, adelgazamiento, edema, pérdida de apetito, erupciones cutáneas, úlceras por decúbito, caída del cabello, deterioro de los sentidos del gusto y el olfato, ausencia de períodos menstruales y depresión.

USO SEGURO DEL CINC

Aunque siempre es preferible obtener el cinc de los alimentos, usted puede elegir entre varios suplementos de este mineral. Sin embargo, tómelos con precaución. En dosis altas, el cinc puede causar naúseas, dolores de cabeza, letargo e irritabilidad. Se ha demostrado que una ingestión superior a 2.000 mg de sulfato de cinc provoca irritación gástrica y vómitos.

Incluso una dosis de 30-150 mg diarios de cinc durante varias semanas podría interferir en la absorción de cobre y causar un déficit de este segundo mineral. (Por eso muchos médicos recomiendan aumentar la ingestión de cobre cuando se toman suplementos de cinc, en una proporción de 1 mg de cobre por 10 mg de cinc.) Más de 30 mg de cinc al día pueden aumentar el riesgo de anemia. También se ha demostrado que las dosis altas disminuyen el nivel de lipoproteínas de alta densidad (el colesterol «bueno») y aumentan el de lipoproteíanas de baja densidad (el colesterol «malo»). Sin embargo, algunos médicos prescriben suplementos de cinc para tratar la enfermedad de Wilson, que se caracteriza por un exceso de cobre en el organismo. En pacientes con enfermedad de Alzheimer, las dosis altas de cinc producen un notable deterioro de las facultades mentales. Debido a estos riesgos, los médicos recomiendan que los suplementos de más de 15 mg de cinc se tomen sólo bajo la estricta supervisión de un especialista.

Puesto que el cinc puede causar irritación gástrica, es conveniente tomar los suplementos junto con las comidas. Recuerde que los productos lácteos, los derivados del trigo y los alimentos ricos en calcio y fósforo (como la leche) pueden interferir en la absorción del cinc, mientras que los alimentos ricos en proteínas (como la carne vacuna y de cordero y los huevos) aumentan dicha absorción.

FÓSFORO

Cantidad diaria recomendada: 1.000 mg

Buenas fuentes de fósforo: hipogloso, yogur desnatado, salmón, leche desnatada, alas de pollo, avena, carne vacuna magra, brécol, habas

¿**Q**ué tienen en común un tigre de Bengala y un adolescente? Que ambos podrían estar ingiriendo demasiado fósforo.

Hace unos años, tras observar que los grandes felinos se pasaban el día tumbados en sus jaulas del zoo, un equipo de investigadores descubrió que la dieta de estos animales era rica en fósforo y peligrosamente pobre en calcio. En consecuencia, el desequilibrio de calcio y fósforo se ha relacionado con la «holgazanería». Algunos expertos creen que los adolescentes que toman demasiados refrescos azucarados sufren un desequilibrio de fósforo que con el tiempo podría causar osteoporosis.

El fósforo es un mineral necesario para la mayoría de las reacciones químicas que se producen en el organismo. Los componentes del fósforo ayudan a regular la liberación de energía que sirve de combustible para nuestros cuerpos. Combinado con el calcio, el fósforo también ayuda a formar las sustancias similares al cristal que recubren y protegen los huesos y los dientes. De hecho, el 85 % del fósforo del organismo se encuentra en los huesos.

Y aquí puede encontrarse el origen del problema. El mecanismo de regulación del equilibrio de calcio y fósforo del cuerpo está tan minuciosamente calibrado que un exceso de fósforo puede hacer que el calcio de los huesos se libere en el torrente sanguíneo. La pérdida de calcio durante un período prolongado causa osteoporosis: los huesos se vuelven más frágiles y, en consecuencia, aumenta el riesgo de perder los dientes o sufrir fracturas óseas.

Cuando el fósforo se obtiene de sus fuentes naturales –como el pollo, el brécol e incluso la leche y la fruta– es muy difícil sobrepasar la cantidad adecuada. Pero algunos expertos temen que el consumo excesivo de refrescos azucarados, e incluso de ciertas marcas de agua mineral, altere el delicado equilibrio entre fósforo y calcio. Además, cuando estas bebidas reemplazan a la leche, disminuye notablemente la ingestión de calcio.

Al parecer, los refrescos y la mayoría de los alimentos manipulados contienen ácido fosfórico o una variedad de fosfato, dos fuentes ricas en fósforo.

El ácido fosfórico se utiliza en las bebidas de cola para darles un sabor ácido. En los alimentos, esta sustancia actúa fundamentalmente como conservante.

En raras ocasiones, las personas que toman antiácidos con hidróxido de aluminio durante períodos prolongados experimentan debilidad, falta de apetito, malestar general y pérdida de masa ósea, ya que, según se cree, dicho mineral puede evitar la absorción del fósforo.

USO SEGURO DEL FÓSFORO

Los expertos consideran que no es necesario tomar suplementos de fósforo, puesto que es fácil obtener la cantidad adecuada de este mineral de los alimentos.

HIERRO

Cantidad diaria recomendada: 18 mg

Buenas fuente de hierro: carne vacuna, trigo, patatas asadas, soja en grano, pipas de calabaza, almejas

Sin lugar a dudas, muchos de nosotros utilizamos más hierro del que ingerimos. Alrededor del 20% de los estadounidenses tienen deficiencias de este mineral. El grupo con mayor riesgo de padecer carencia de este mineral es el de las mujeres en edad fértil.

Las mujeres deberían preocuparse más que los hombres por mantener un consumo adecuado de hierro, del mismo modo que deben ingerir mayor cantidad de calcio para prevenir la osteoporosis.

El hierro, que es absorbido por el intestino, se presenta de dos formas: hemo y no hemo. La forma hemo, presente en la carne, se absorbe fácilmente. El hombre obtiene unos dos tercios de la cantidad necesaria del hierro en forma hemo, mientras que esta proporción varía en el caso de las mujeres. El hierro no hemo está presente en las verduras y no se absorbe con la misma facilidad.

La mayor parte del hierro consumido se destina a fabricar hemoglobina, sustancia de los glóbulos rojos que transporta el oxígeno desde los pulmones a todos los órganos del cuerpo. El resto de hierro se almacena en la médula ósea, el hígado, el bazo y otros órganos.

El déficit de hierro puede causar resfriados, ya que este mineral desempeña un importante papel en la capacidad del sistema inmunológico para luchar contra las infecciones. Cuando el nivel de hierro es bajo, pueden presentarse síntomas de anemia, es decir, fatiga, palidez y apatía. En los niños, la carencia de hierro puede detener el crecimiento y provocar dificultades de aprendizaje. Las uñas quebradizas, las llagas en la lengua y el frío en las extremidades son otros síntomas del déficit de hierro. La carencia de este mineral también se ha relacionado con una molesta dolencia denominada síndrome de las piernas inquietas.

Algunos expertos creen que ciertos trastornos gastrointestinales leves –como gases, eructos, estreñimiento y diarrea– podrían ser causados por una deficiencia de hierro. Si sospecha que tiene un déficit de hierro, comuníqueselo al médico de cabecera o al ginecólogo para que le practiquen un análisis de sangre.

 ## USO SEGURO DEL HIERRO

Los resultados de un estudio reciente realizado en un importante hospital de Manitoba deberían alertarnos sobre los riesgos de la automedicación: los investigadores descubrieron que cada año se produce una media de 5 intoxicaciones a causa de la ingestión de suplementos de hierro.

Aunque las intoxicaciones más frecuentes son accidentales y se presentan en niños que han ingerido suplementos de hierro para adultos, las dosis altas de hierro también pueden ser tóxicas para los individuos de mayor edad. Por lo tanto, la mayoría de los especialistas desaconsejan los suplementos de hierro a menos que el médico confirme previamente un déficit mediante un análisis de sangre.

Una dosis diaria de 25 mg o superior durante períodos prolongados puede causar efectos secundarios graves. Entre los síntomas de intoxicación aguda se incluyen dolores, vómitos, diarrea y shock. Sin embargo, muchos médicos continúan recomendando suplementos de hierro a las mujeres embarazadas y los niños pequeños.

De entre la variedad de suplementos de hierro, los expertos dicen que son más fáciles de absorber los elaborados con sales ferrosas, y dentro de este último grupo, el sulfato ferroso se considera el mejor.

Las tabletas de hierro recubiertas y de liberación lenta reducen el riesgo de efectos secundarios como diarrea, náuseas y dolor abdominal, pero puesto que la máxima absorción se lleva a cabo en la primera porción del intestino delgado, cuando se retrasa el tiempo de eliminación disminuye también la cantidad total de hierro absorbida por el organismo. Aunque la ingestión de los comprimidos junto con la comida contribuye de manera notable a reducir las molestias gástricas, los alimentos pueden interferir en la absorción del hierro. Por lo tanto, para favorecer la absorción de este mineral, los expertos recomiendan ingerir los suplementos entre comidas siempre que no se presenten efectos secundarios.

MAGNESIO

Cantidad diaria recomendada: 400 mg

Buenas fuentes de magnesio: *arroz integral, aguacates, espinacas, abadejo, avena, patatas asadas, judías blancas, habas, brécol, yogur, plátanos*

Imagine un producto que no sólo contribuye a prevenir ataques cardíacos sino que también puede combatir con eficacia el síndrome premenstrual, la hipertensión, la arritmia cardíaca, el asma y los cálculos renales.

La solución para algunos de nuestros trastornos más molestos no se ha descubierto en los laboratorios de alta tecnología de la industria farmacéutica. Es el magnesio. Y cuantos más estudios llevan a cabo los investigadores, más impresionantes parecen los efectos de este mineral.

Sin lugar a dudas, el magnesio es el nutriente que despierta mayor interés científico en la actualidad. Los textos médicos sobre sus beneficios se han multiplicado de manera asombrosa en los últimos años.

Aunque es posible que los investigadores estén a las puertas de nuevos descubrimientos, lo cierto es que el magnesio tiene una larga historia terapéutica. Las sales de Epsom, descubiertas en Epsom, Inglaterra, y elaboradas casi exclusivamente con sulfato de magnesio, han sido el ingrediente esencial de los relajantes baños calientes para pies. Esta variedad de magnesio tiene la propiedad de eliminar agua de los músculos y tejidos inflamados.

En el organismo, el magnesio cumple varias funciones importantísimas, como contribuir a la transformación de los alimentos en energía y a la transmisión de los impulsos eléctricos a través de nervios y músculos. Dichos impulsos generan la denominada *contracción neuromuscular*, que, como su nombre indica, permite flexionar los músculos. Sin una cantidad suficiente de magnesio, los músculos (incluso el músculo liso presente en la pared de los vasos sanguíneos) sufrirán calambres.

El magnesio es también esencial para asegurar el uso correcto del calcio. Sin embargo, un exceso de calcio puede favorecer la eliminación de magnesio por la orina.

Los medicamentos para el asma, los diuréticos, la digital y otros fármacos para trastornos cardiovasculares, así como el alcohol y la cafeína, reducen de manera notable el nivel de magnesio en el organismo. Los diabéticos, al tener una elevada concentración de azúcar en la sangre, pierden mucho magnesio a través de la orina. Incluso el estrés puede disminuir la cantidad de magnesio en el cuerpo.

Es muy fácil no alcanzar el nivel suficiente de magnesio o perder el que se tiene. Este hecho es difícil de detectar hasta que se presenta un déficit importante. Sin embargo, sabemos lo siguiente: más del 40 % de la población estadounidense ingiere menos del 75 % de la cantidad diaria recomendada, aunque es imposible calcular cuántas de esas personas padecen innecesariamente trastornos de salud como consecuencia de esta carencia.

Algunos de los síntomas del déficit de magnesio son: náuseas, debilidad muscular, irritabilidad y alteraciones eléctricas en el músculo cardíaco.

USO SEGURO DEL MAGNESIO

Quizá no crea que la elección de un suplemento de magnesio justifique un estudio intensivo sobre el tema. Sin embargo, si se equivoca al escoger, notará un aumento radical en sus viajes al cuarto de baño. A dosis iguales, el gluconato de magnesio reduce a un tercio el riesgo de diarrea en comparación con el óxido de magnesio, y a la mitad si se lo compara con el cloruro de magnesio.

Otros beneficios del gluconato de magnesio son los siguientes: puede ingerirse con el estómago vacío, mientras que las otras dos formas a menudo causan molestias gástricas en algunos individuos; esta variedad de magnesio también se absorbe con mayor rapidez que las demás y no es preciso tomarla en dosis altas, ya que el porcentaje de magnesio aprovechable por cápsula es mayor.

Por lo general, necesitará unos 6 mg de magnesio por cada kilogramo de peso corporal. Esto quiere decir que si usted pesa 60 kg, debería ingerir 400 mg de magnesio al día. En caso de diarrea, fraccione la dosis a lo largo del día o redúzcala en un 20 o 25 % hasta que la actividad del intestino se normalice.

Si padece trastornos renales o cardíacos, consulte con su médico antes de tomar suplementos de magnesio.

NIACINA

Cantidad diaria recomendada: 20 mg

Buenas fuentes de niacina: alas de pollo, atún, ternera, pan y cereales enriquecidos

La historia de la niacina es una historia de triunfo y tragedia potencial. El triunfo: una variante de niacina, el ácido nicotínico, reduce drásticamente el riesgo de enfermedades cardíacas con un coste muy inferior al de los medicamentos prescritos normalmente. La tragedia: usada incorrectamente, la niacina de liberación lenta puede provocar efectos secundarios graves, como lesiones hepáticas.

Ingerida bajo estricto control médico, la niacina es un nutriente que ha demostrado mayor eficacia que cualquier fármaco para reducir el nivel de colesterol «malo» y aumentar el «bueno». Sin embargo, puede ser peligrosa en manos de una persona desinformada, que la toma indiscriminadamente y sin la supervisión de un especialista.

Aunque todavía no existen pruebas científicas concluyentes, se sospecha que la niacina limita la capacidad del hígado para fabricar colesterol.

La niacina también ha demostrado su eficacia en un tratamiento menos polémico: la prevención de la pelagra, una extraña enfermedad que a menudo comienza con inflamación de la piel, produce diarrea y depresión y finalmente la muerte. A principios de siglo, esta enfermedad afectó en el sur de los EE.UU. a más de 100.000 personas que se alimentaban casi exclusivamente con harina de maíz.

Además de que el maíz contiene una forma de niacina no aprovechable por el organismo, una dieta basada en este cereal puede originar un desequilibrio en los aminoácidos.

En nuestros días, gracias a la harina y los cereales enriquecidos con niacina, la pelagra es una enfermedad muy rara, excepto en los alcohólicos y en personas con trastornos gastrointestinales graves.

Los suplementos de niacina también reducen los jadeos característicos del asma, probablemente porque este nutriente inhibe la producción de histamina, una sustancia segregada en las reacciones alérgicas. Diversos investigadores han demostrado que cuando la dieta incluye suficiente niacina, el riesgo de bronquitis y jadeos disminuye. Asimismo, el aumento de jadeos o ruidos respiratorios parece estar ligado a un bajo nivel de niacina en la sangre.

 ## USO SEGURO DE LA NIACINA

Es prácticamente imposible consumir un exceso de niacina con la dieta. Pero si está tomando suplementos de niacina para regular el nivel de colesterol, podría experimentar efectos secundarios como rubor, prurito, irritabilidad, dolores de cabeza, retortijones, náuseas y diarrea. Las dosis altas de niacina –en especial cuando se toman comprimidos de liberación lenta– pueden causar lesiones hepáticas. Por consiguiente, este tipo de terapia sólo debe llevarse a cabo bajo supervisión médica.

La niacinamida, una forma de niacina que se encuentra en suplementos polivitamínicos y minerales, no tiene los efectos secundarios característicos de la niacina. Sin embargo, tampoco reduce los niveles de colesterol en la sangre.

OLIGOELEMENTOS

El hecho de que nuestro organismo necesite cantidades muy pequeñas de estos nutrientes no significa que algunos oligoelementos, como el cobre, el yodo e incluso el molibdeno, sean menos importantes que, por ejemplo, el calcio, cuyo consumo preocupa a tanta gente. Simplemente quiere decir que debemos ingerir cantidades mínimas al día, en algunos casos, menos de 1 mg. Los minerales que se toman en cantidades tan pequeñas a menudo se miden en *microgramos* (µg); 1 µg es la milésima parte de 1 mg.

Varios oligoelementos, como el cobre, el cromo, el cobalto, el manganeso y el molibdeno, son esenciales para el ser humano. Esto quiere decir que no podemos vivir sin ellos, al menos si la carencia se prolonga durante largo tiempo. La presencia de estos minerales es imprescindible para que se lleven a cabo ciertas reacciones químicas esenciales en nuestro cuerpo, y no pueden ser sustituidos por otros elementos. Por eso el Consejo Nacional de Investigaciones Científicas de Estados Unidos ha elaborado unas tablas de dosis diarias que le ayudarán a cerciorarse de que toma las cantidades necesarias.

Puesto que aún deben realizarse más estudios para determinar la cantidad diaria recomendada de algunos nutrientes (entre ellos determinados oligoelementos) hasta el momento se habla de «cantidades estimadas como seguras y adecuadas».

Por fortuna, los oligoelementos se encuentran en una amplia variedad de alimentos y en el agua, por lo que normalmente disponemos de una cantidad suficiente para funcionar con normalidad, aunque no siempre recibamos un aporte óptimo.

Se ha demostrado que varios oligoelementos adicionales, como el boro, la silicona y el vanadio, son esenciales para una serie de bacterias, hongos y otros gérmenes. Además, las plantas necesitan boro para crecer. Quizá cuando la tecnología avance y se profundicen las investigaciones, estos minerales lleguen a considerarse esenciales también para los seres humanos.

Varios oligoelementos actúan como coenzimas, sustancias catalizadoras en las reacciones químicas. Esto quiere decir que son necesarios para que se produzcan dichas reacciones químicas, pero no son consumidos por la reacción. De ahí su importancia, ya que nuestro cuerpo es como un gigantesco laboratorio donde se producen millones de reacciones químicas constantemente.

Los oligoelementos desempeñan un papel importante en la producción de neurotransmisores, sustancias bioquímicas que envían mensajes a través del sistema nervioso, y en la formación de hormonas esenciales segregadas por las glándulas tiroides y suprarrenales. Además, tienen la capacidad de quemar carbohidratos y grasas para obtener energía y formar moléculas de tejidos que con posterioridad se convertirán en huesos, vasos sanguíneos, piel y dientes. Junto a otros nutrientes, los oligoelementos contribuyen al crecimiento, la reproducción y el mantenimiento del cuerpo en el transcurso de los años.

Obtener el aporte adecuado de oligoelementos es la excusa perfecta para ceñirse a una de las reglas fundamentales de la nutrición: seguir una dieta variada, que contenga toda clase de alimentos. Las mejores fuentes de oligoelementos son los cerales de toda clase, los frutos secos, las semillas, las legumbres, la fruta y las verduras frescas, los champiñones, el marisco, las hierbas y las especias. También contienen cantidades apreciables de estos nutrientes unos pocos alimentos procesados, como el jamón, el zumo de piña enlatado, el cacao y la cerveza. ¡Sí! el chocolate y la cerveza forman parte de una dieta sana, aunque, naturalmente, siempre que se consuman con moderación.

Si toma suplementos para compensar una carencia en la dieta, escoja un suplemento polivitamínico y mineral que contenga las dosis de oligoelementos recomendadas más adelante. Excepto en contadas ocasiones, no existe razón alguna para tomar suplementos de oligoelementos específicos. Recuerde que las dosis altas de oligoelementos son tóxicas. Hasta que sepamos algo más de estos elementos, y en especial de cómo interaccionan con otros nutrientes, lo más prudente es ceñirse a las dosis que los expertos consideran seguras. Si tiene problemas de salud, consulte con su médico antes de tomar cualquier suplemento.

BORO

Cantidad diaria estimada como segura y adecuada: ninguna

Buenas fuentes de boro: perejil, manzanas, cerezas, uvas, verduras de hojas verdes, legumbres

Si alguna vez ha oído hablar del boro, seguramente habrá sido en relación con la aparente incidencia de este oligoelemento en la formación de los huesos. En efecto, varios estudios han demostrado que el boro facilita la absorción y la utilización de minerales como el calcio y el magnesio.

También se cree que el boro desempeña un papel fundamental en la capacidad del cuerpo para generar energía, sobre todo durante el ejercicio físico. Se descubrió que los animales que hacían ejercicio y recibían cantidades adecuadas de boro en la dieta ganaban más peso y crecían más que los que desarrollaban la misma actividad pero consumían una dieta pobre en boro.

Es probable que el boro actúe mediante la activación de ciertas hormonas. En las mujeres posmenopáusicas, la cantidad adecuada de boro aumenta el nivel de estrógenos y de testosterona en los vasos sanguíneos. También es posible que el boro contribuya a convertir la vitamina D en su forma activa.

Sin embargo, los culturistas que han utilizado el boro para incrementar los niveles de testosterona, han sufrido una decepción. Las dosis altas de este mineral no influyen sobre los niveles de hormona en las personas que ya reciben cantidades adecuadas.

USO SEGURO DEL BORO

No existe una cantidad estimada como segura y adecuada. Por lo tanto, ¿cuánto boro debe tomar? Probablemente la cantidad que ya recibe si sigue una dieta equilibrada que contenga por lo menos 5 raciones de fruta y verduras diarias. Eso significa entre 1,5 y 3 mg de boro al día.

Los suplementos de boro no son necesarios ni aconsejables. Todavía no sabemos lo suficiente sobre este oligoelemento para determinar si las dosis superiores a 3 mg son seguras.

CROMO

Cantidad diaria recomendada: 120 µg

Buenas fuentes de cromo: levadura de cerveza, brécol, jamón, zumo de uva

Piense en el cromo como la pala que echa carbón dentro de un horno. Este oligoelemento se combina con la insulina para ayudar a la glucosa (el azúcar de la sangre) a atravesar la membrana celular y llegar al interior de la célula, donde se quema para obtener energía. Las personas que no reciben cromo suficiente pueden desarrollar un trastorno denominado intolerancia a la glucosa; tienen concentraciones elevadas de azúcar en la sangre y, con frecuencia, niveles de insulina también altos. El nivel de azúcar en la sangre no desciende de forma significativa cuando se toman dosis adicionales de insulina, pero sí lo hace cuando la persona recibe el aporte de cromo que necesita. La intolerancia a la glucosa favorece la aparición de la diabetes de tipo II (no insulinodependiente).

Entre los signos clínicos del déficit de cromo se incluyen algunos similares a los de la diabetes, como una elevada concentración de colesterol en la sangre y problemas con los niveles de insulina.

Las personas que más se beneficiarían de los suplementos de cromo son aquellas con diagnóstico reciente de diabetes, que tienen una intolerancia leve a la glucosa y un nivel de glucosa ligeramente elevado en la sangre. No se ha comprobado la eficacia del cromo en personas con diabetes grave o crónica.

Puesto que el cromo ayuda a la insulina a funcionar mejor, es posible que también incremente los niveles de azúcar en la sangre en las personas con hipoglucemia.

Al parecer, el cromo también ayuda a aumentar las lipoproteínas de alta densidad (o colesterol «bueno»), que expulsan al colesterol «malo» fuera del cuerpo.

Los dulces consumen las reservas de cromo del organismo. En cambio, los hidratos de carbono complejos, como la pasta o las patatas, ayudan a conservarlo.

USO SEGURO DEL CROMO

Incluso las dietas equilibradas que elaboran los nutricionistas contienen menos de 50 µg de cromo y una media de 15 µg por cada 1.000 calorías, bastante menos de los 120 µg recomendados.

Se cree que el cromo trivalente (la variedad que se encuentra en los alimentos y suplementos) es bastante seguro. Se consideran inocuas dosis de hasta 200 µg diarios, y en estudios recientes se ha llegado a administrar 1.000 µg sin que se presentaran efectos tóxicos. Todavía se ha de determinar la dosis «peligrosa», puesto que hasta el momento ninguna dosis experimental ha demostrado ser tóxica.

De todos modos es conveniente no sobrepasar los 200 µg diarios de suplemento sin supervisión médica.

Por otra parte, si usted trabaja con materiales que contienen cromo, es aconsejable que se mantenga alejado de los humos y el polvo. El cromo industrial, completamente diferente al que se encuentra en los alimentos, es tóxico.

Las personas diabéticas que toman cromo deben estar bajo supervisión médica, ya que es preciso reducir la dosis de insulina a medida que disminuye la cantidad de azúcar en la sangre.

En varios estudios que detallan los beneficios del cromo se ha empleado picolinato de cromo, una forma fácil de absorber. El nicotinato de cromo y algunas formas de aminoácidos de cromo se absorben con mayor dificultad que el cromo picolinato, pero pueden aportar cantidades adecuadas de este mineral. La forma más difícil de absorber es el cloruro de bromo, que se encuentra en suplementos polivitamínicos y minerales. Esta clase de cromo se mezcla con otros componentes de los alimentos, volviéndose prácticamente imposible de absorber.

En ciertos casos, el cromo se comercializa en forma de factor de tolerancia a la glucosa (GTF), una combinación de cromo, ácido nicotínico (una forma de niacina) y aminoácidos. El GTF varía tanto en su composición que no es una fuente fiable de cromo.

COBALTO

Cantidad diaria estimada como segura y adecuada: ninguna

Buenas fuentes de cobalto: productos lácteos y otros productos animales

El cobalto se encuentra en el núcleo de todas las moléculas de vitamina B_{12}, un nutriente esencial para que el cuerpo forme glóbulos rojos. Esta función es importantísima y, hasta el momento, la única propiedad conocida del cobalto en los seres humanos.

 ## USO SEGURO DEL COBALTO

No se ha determinado una cantidad estimada como segura y adecuada de cobalto, ya que recibimos el aporte necesario de la vitamina B_{12} preformada. Aunque el déficit de vitamina B_{12} no es excepcional (muchos vegetarianos estrictos presentan esta carencia), nunca se ha observado una carencia de cobalto en los seres humanos.

COBRE

Cantidad diaria recomendada: 2 mg

Buenas fuentes de cobre: marisco (en especial ostras cocidas), nueces, semillas, cacao en polvo, legumbres, trigo, champiñones

Todo el mundo sabe que el cobre es un metal brillante de color anaranjado. Pero muchos ignoran que para sobrevivir necesitamos consumir cierta cantidad de cobre. Cualquier persona preocupada por las enfermedades coronarias o la osteoporosis debería prestar más atención a su ingestión de cobre.

El cobre interviene en la formación de los flexibles y resistentes tejidos conjuntivos, en la síntesis de sustancias neuroquímicas en el cerebro y en el funcionamiento de los músculos, los nervios y el sistema inmunitario.

Con la información disponible hasta el momento, se cree que una de las funciones más importantes del cobre es la de unir el colágeno y la elastina. El cobre ayuda a enlazar estos dos componentes del tejido conjuntivo, que se utiliza para formar otros tejidos en todo el cuerpo.

Se ha observado que algunos animales con déficit de cobre presentan debilidad en el músculo cardíaco y en los vasos sanguíneos e incluso pueden morir como consecuencia de un fallo cardíaco o de la rotura de la aorta, la arteria principal del organismo. También sufren un deterioro óseo idéntico al de la osteoporosis. El cobre es esencial para el tejido conjuntivo óseo, donde se depositan minerales como el calcio. Los animales con déficit de cobre sufren una descomposición del cartílago similar a la que se produce en las personas con artrosis.

El cobre también interacciona con el hierro, por lo que la carencia de cobre puede causar anemia.

Es posible que el déficit de cobre sea más común de lo que se cree. En personas con dietas normales, puede considerarse más como un trastorno marginal que como una auténtica carencia. Sin embargo, algunos expertos sospechan que muchas personas ingieren menos cobre del que necesitan, lo que podría ocasionar trastornos crónicos, como enfermedades del corazón u osteoporosis. Se han encontrado niveles más bajos de cobre en la sangre de mujeres con osteoporosis que en aquellas con huesos sanos.

 ## USO SEGURO DEL COBRE

Normalmente el cobre está presente en suplementos polivitamínicos y minerales. Si desea ingerir cantidades adicionales de cobre, escoja suplementos que contengan entre 1,5 y 3 mg de cloruro de cobre o sulfato de cobre. Sin embargo, es preferible obtener el aporte adecuado de cobre a través de la dieta.

Pero pocas personas obtienen más de 2 mg diarios de cobre de los alimentos, y un número considerable de individuos consume menos de 1,5 mg diarios, la cantidad mínima indispensable.

En dosis altas, el cobre es tóxico (los vómitos son el síntoma más común), por lo que no existe ninguna buena razón para tomar más de 3 mg por día.

El cinc interfiere en la capacidad del cuerpo para absorber cobre, razón por la cual los expertos que recomiendan suplementos de cinc a menudo sugieren aumentar también la ingestión de cobre. La proporción correcta es de 1 mg de cobre por 10 mg de cinc. En consecuencia, si usted está tomando 15 mg de cinc (la cantidad diaria recomendada), debe ingerir 1,5 mg de cobre por día.

Los suplementos de cobre están completamente contraindicados para los que padecen la enfermedad de Wilson, una dolencia hereditaria que produce la acumulación de cobre en el hígado.

FLÚOR

Cantidad diaria estimada como segura y adecuada: en los adultos, 1,5-4 mg; niños de hasta 6 meses, 0,1-0,5 mg; de 6 a 11 meses, 0,2-1 mg; de 1 a 3 años, 0,5-1,5 mg; de 4 a 6 años, 1-2,5 mg; de 7 a 18 años, 1,5-2,5 mg

Buenas fuentes de flúor: agua fluorada, té, pescado de mar con espinas, como el salmón y la caballa enlatados

Quizá piense que el flúor es uno de esos nutrientes esenciales para vivir, ya que se le añade al agua y a la pasta de dientes. Sin embargo, no es así, aunque nadie discute su utilidad para reducir las visitas al dentista.

Tanto el flúor oral como el de uso común están presentes en el esmalte de los dientes. El flúor protege el esmalte, evitando que éste se deteriore por el ataque del ácido producido por las bacterias de la boca. Incluso los adultos se benefician de la capacidad del flúor para endurecer los dientes.

También los huesos se fortalecen mediante la absorción de flúor. Pero en los estudios donde se ha utilizado el flúor para fortalecer huesos debilitados por la osteoporosis, los resultados han sido contradictorios. De todos modos, en estudios más recientes se ha descubierto que una combinación de flúor de liberación lenta y calcio reducía en un 50 % la propensión a las fracturas en mujeres posmenopáusicas. (Para más información sobre el uso de nutrientes para prevenir y tratar la osteoporosis, véase p. 407.)

USO SEGURO DEL FLÚOR

Las personas que beben agua fluorada obtienen 1 mg de flúor por litro de agua. Aquellos que no consumen agua fluorada podrían ingerir cantidades muy bajas de flúor, a menos que sean grandes bebedores de té. Una taza de té contiene 1-3 mg de flúor.

En adultos se considera seguro un aporte de hasta 10 mg de flúor procedente de los alimentos y el agua. No debe tomar más de 4 mg diarios de suplementos de fluoruro de sodio. Esta cantidad puede ser adecuada para los dientes, pero no ayuda a regenerar los huesos débiles.

Aunque los suplementos de flúor sólo son accesibles mediante prescripción, las formas de liberación rápida son inocuas cuando se toman en grandeds cantidades. Las dosis altas pueden causar dolores óseos y, en los niños, manchas marrones en los dientes.

YODO

Cantidad diaria recomendada: 150 µg

Buenas fuentes de yodo: sal yodada, langosta, gambas, ostras cocidas, pescado de mar, pan, leche

La glándula tiroides utiliza el yodo para sintetizar una hormona importante denominada tiroxina. Esta hormona ayuda a regular la producción de energía, la temperatura del cuerpo, la respiración, el tono muscular y la fabricación de los tejidos. Normalmente, el déficit de yodo provoca un agrandamiento de la glándula tiroides conocida como bocio, que se manifiesta como una hinchazón visible en el cuello.

 ## USO SEGURO DEL YODO

Gracias a la sal enriquecida con yodo, no hay razón alguna para preocuparse de no recibir yodo suficiente. La mayoría de las personas ingiere cantidades varias veces superiores a las recomendadas sin efectos secundarios adversos.

MANGANESO

Cantidad diaria recomendada: 2 mg

Buenas fuentes de manganeso: zumo de piña enlatado, salvado de trigo, germen de trigo, cereales, semillas, nueces, cacao, mariscos, té

La palabra manganeso proviene de un vocablo griego que significa «magia». Y aparentemente este pequeño oligoelemento obra su propia magia en el cuerpo.

El manganeso desempeña un papel esencial en las reacciones que afectan a los huesos, los cartílagos, el funcionamiento del cerebro y el aporte de energía. Sin lugar a dudas, oirá hablar mucho de este mineral en el futuro.

El manganeso ayuda al organismo a crear y mantener huesos fuertes. Fabrica una parte de las moléculas conocidas con el nombre de mucopolisacáridos. Estas moléculas intervienen en la formación de colágeno, un componente del tejido conjuntivo, fibroso y resistente, presente en todos los tejidos del cuerpo, incluyendo huesos y cartílagos.

En el hueso, una red de colágeno proporciona la estructura donde se almacenan el calcio, el magnesio y otros minerales que endurecen los huesos. Los animales con déficit de manganeso tienen problemas óseos similares a los que presentan las personas con osteoporosis. Vistos a través del microscopio, los huesos de estos animales presentan numerosos pequeños agujeros. Otros animales con carencia de manganeso presentan alteraciones en los tendones.

En un estudio se observó que las mujeres con osteoporosis tenían niveles de manganeso inferiores a los de aquellas que no padecían dicha enfermedad. En otro estudio se descubrió que los suplementos de calcio, manganeso, cinc y cobre frenaban la pérdida de masa ósea, aunque no se comprobó la eficacia del manganeso por sí solo.

El manganeso también es necesario para el buen funcionamiento del cerebro. Los niveles bajos se asocian a trastornos importantes, como la epilepsia. El manganeso también ayuda al organismo a procesar los hidratos de carbono y las grasas para obtener energía.

Nunca se ha detectado una deficiencia de manganeso en personas que seguían una dieta equilibrada. Esto se debe a que la gente recibe el aporte suficiente de este mineral con los alimentos o bien a que todavía es imposible detectar todos los signos de carencia. A principios de siglo ingeríamos unos 8 mg diarios a través de una dieta basada en cereales integrales, nueces y semillas. Sin embargo, en la actualidad la media de consumo es de 2-3 mg.

Numerosos estudios han demostrado que se requieren como mínimo 3-5 mg diarios para mantener un equilibrio saludable.

USO SEGURO DEL MANGANESO

Los investigadores afirman que cantidades de hasta 10 mg diarios son inocuas. Sin embargo, no es necesario tomar más de 3,5-5 mg al día.

Si desea aumentar su ingestión de manganeso hágalo a través de los alimentos, que proporcionan la cantidad necesaria de este y otros oligoelementos. El zumo de piña enlatado es una de las mejores fuentes, con unos 3 mg de manganeso por vaso.

Algunos suplementos polivitamínicos y minerales contienen manganeso. Si decide tomar un suplemento que incluya este mineral, escoja uno que no contenga más de 2 mg de cloruro de manganeso, una forma fácil de absorber. No se comercializan suplementos de manganeso solo, y tampoco serían recomendables, ya que un exceso de este mineral puede resultar tóxico.

Los suplementos de calcio pueden interferir en la capacidad del organismo para absorber el manganeso. En un estudio se demostró que la ingestión de 800 mg de calcio inhibía la absorción de manganeso. Por lo tanto, si está tomando suplementos de calcio, debería considerar la posibilidad de ingerir alimentos ricos en manganeso en otros momentos del día. También se recomienda tomar el calcio separado de los suplementos polivitamínicos y minerales que contienen manganeso.

Se han observado efectos tóxicos por manganeso en casos de exposición a su forma industrial y en personas que habían bebido agua contaminada. Las dosis altas pueden causar síntomas parecidos a los de la enfermedad de Parkinson, incluyendo temblores, andar inseguro y movimientos lentos.

MOLIBDENO

Cantidad diaria recomendada: 75 µg

Buenas fuentes de molibdeno: legumbres, cereales, semillas, leche y productos lácteos, hortalizas de hojas verdes

Vamos, inténtelo, a que puede deletrearlo: mo-lib-de-no. Este oligoelemento de nombre gracioso es un componente de tres enzimas, cuya función en el organismo es aumentar la velocidad de ciertas reacciones químicas importantes.

El molibdeno forma parte de la sulfito-oxidasa, una enzima que ayuda al cuerpo a desintoxicarse de los sulfitos, sustancias presentes en los alimentos ricos en proteínas y utilizados como conservantes químicos en algunos alimentos y medicamentos. Las personas incapaces de eliminar estos sulfitos presentan una acumulación tóxica de esta sustancia química en el cuerpo. Los bebés que nacen con este trastorno están gravemente enfermos y no suelen vivir mucho tiempo. Estos niños sufren un raro trastorno genético que inhibe las enzimas que contienen molibdeno en sus cuerpos. Sin embargo, las dosis adicionales de molibdeno no les ayudan.

Algunas personas hipersensibles a los sulfitos utilizados como aditivos desarrollan asma u otros problemas respiratorios mortales. Desafortunadamente, los suplementos de molibdeno no contribuyen a reducir la sensibilidad a los sulfitos en personas asmáticas.

El molibdeno también forma parte de otras dos enzimas, la xantina-oxidasa y la aldehído-oxidasa. Ambas están involucradas en la síntesis de material genético y de las proteínas. La xantina-oxidasa también ayuda al organismo a producir ácido úrico, un producto residual importante.

El déficit de molibdeno es muy raro. Sólo se ha confirmado clínicamente en un caso, el de un hombre que pasó una larga temporada con alimentación artificial. Es difícil detectar una carencia de molibdeno, incluso en animales. La mayoría de la gente ingiere 180 µg diarios con los alimentos.

 ## Uso seguro del molibdeno

En experimentos a largo plazo se ha demostrado que más de 500 µg diarios de molibdeno son seguros, pero no hay razón alguna para tomar tanto. Cantidades superiores a 500 µg pueden interferir en el metabolismo de cobre, otro oligoelemento esencial.

No hay necesidad de tomar suplementos de este oligoelemento. Algunos suplementos polivitamínicos y minerales aportan molibdeno. Si desea aumentar su ingestión de este oligoelemento, escoja uno que contenga entre 75 y 250 µg.

Personas con gota o con niveles altos de ácido úrico en la sangre deben consultar con el médico antes de tomar suplementos que contengan molibdeno.

POTASIO

Cantidad diaria recomendada: 3.500 mg

Buenas fuentes de potasio: albaricoques secos, patatas asadas, ciruelas pasas, melón de Cantalupo, plátanos, espinacas

Si los monos comen tantos plátanos como nos induce a creer la televisión, es prácticamente imposible que padezcan hipertensión.

Esto se debe a que el potasio es el factor principal, al menos en los seres humanos, que mantiene una presión arterial adecuada y una óptima salud cardiovascular.

¿Cómo regula la presión el potasio? Los científicos creen que mediante su capacidad para expulsar el sodio de las células y, por consiguiente, reducir los líquidos corporales. También es probable que el potasio modifique la forma en que los vasos sanguíneos reaccionan ante las hormonas que afectan la presión arterial, como la vasopresina y la noradrenalina.

En cualquier caso, la eficacia del potasio para disminuir la presión es tan notable que algunos científicos sospechan que una dieta con niveles bajos de este mineral puede causar hipertensión en algunas personas.

Aparte de sus milagrosos efectos sobre la tensión, el potasio también es necesario para una buena contracción muscular, una actividad eléctrica saludable en el corazón y una rápida transmisión de los impulsos nerviosos. En consecuencia, las irregularidades en el ritmo cardíaco se consideran un síntoma característico del déficit de potasio. Otros síntomas son debilidad muscular, entumecimiento y hormigueo en las extremidades inferiores, náuseas, vómitos, confusión e irritabilidad.

USO SEGURO DEL POTASIO

Casi todos ingerimos unos 2.650 mg de potasio al día, una cantidad claramente insuficiente. Por lo tanto, es posible que usted deba añadir por lo menos 3 raciones de frutas y vegetales ricos en potasio a su dieta diaria.

¿Por qué no solucionarlo con un suplemento? Las fuentes naturales de potasio presentan mayor tolerancia que las preparaciones farmacológicas, aunque los expertos coinciden en que los suplementos de potasio (de venta sin receta o, a altas dosis, con ella) son necesarios para las personas que toman medicamentos diuréticos. Estos fármacos ayudan al cuerpo a expulsar el exceso de agua, pero al mismo tiempo eliminan potasio. (La digital, un medicamento para el corazón, también puede aumentar la excreción de potasio.) Si toma suplementos sin receta, trate de mantener la dosis diaria de potasio en unos 3.500 mg (entre la dieta y los suplementos).

Antes de decidirse por un suplemento, consulte con su médico o farmacéutico cuál es el más indicado en su caso. Algunos médicos creen que el potasio en forma de cloruro se absorbe mejor que en forma de bicarbonato, citrato o gluconato. Los suplementos que contienen más de 99 mg de potasio sólo pueden adquirirse con prescripción médica.

Un exceso de potasio (más de 5.000 mg diarios) podría alterar el equilibrio de minerales en el organismo, causando trastornos cardíacos y renales. Otros efectos secundarios potenciales son debilidad muscular, hormigueo en las manos, los pies o la lengua y pulso lento e irregular.

Las personas con diabetes o enfermedades renales deben consultar con el médico antes de tomar suplementos de potasio. Este consejo también es válido para los que siguen un tratamiento con antiinflamatorios no esteroideos, diuréticos ahorradores de potasio, inhibidores de la enzima de conversión de la angiotensina o fármacos cardiovasculares, como la heparina.

RIBOFLAVINA

Cantidad diaria recomendada: 1,7 mg

Buenas fuentes de riboflavina: pollo, pescado, cereales enriquecidos, brécol, nabos, espárragos, espinacas, yogur, leche, queso

Es probable que la riboflavina nunca haya llamado tanto la atención como la vitamina C, el magnesio o la vitamina E. Pero un sorprendente número de expertos coincide en que ya es hora de darle la importancia que se merece a este nutriente, también conocido como vitamina B_2.

Investigaciones recientes sugieren que la riboflavina puede actuar como un antioxidante, ayudando a prevenir el cáncer y a controlar la síntesis del colesterol mediante la neutralización de los radicales libres, moléculas inestables que dañan a las sanas robándoles los electrones para mantener su propio equilibrio. Los antioxidantes neutralizan los radicales libres ofreciéndoles sus electrones y, en consecuencia, protegiendo a las células.

La riboflavina interfiere en un númereo importante de procesos químicos del organismo. Por ejemplo, el ácido fólico y la vitamina B$_6$, necesitan riboflavina para llevar a cabo los cambios químicos que les confieren su utilidad. La riboflavina participa en la transformación de los aminoácidos en neurotransmisores, sustancias químicas esenciales para la memoria y el pensamiento. El déficit de este nutriente también se ha asociado con la falta de glóbulos rojos, que causa síntomas como la anemia. La riboflavina es una de las vitaminas más importantes del grupo B, necesaria para innumerables procesos químicos, como la transformación de alimento en energía.

El déficit de riboflavina afecta la visión: los ojos se vuelven hipersensibles a la luz y se fatigan con facilidad. Otros síntomas de carencia son visión borrosa, prurito y ojos llorosos, inflamados o inyectados en sangre. Una dermatitis grave también puede estar causada por esta carencia.

Durante la segunda guerra mundial comenzó a enriquecerse los cereales y la harina con riboflavina debido al racionamiento de la carne y los productos lácteos, que son las mejores fuentes de este nutriente. Pero las personas que deciden limitar el consumo de carne todavía corren el riesgo de sufrir una carencia. En un estudio reciente se ha comprobado que existe una relación entre el bajo consumo de leche y la carencia de riboflavina, particularmente entre los jóvenes afroamericanos.

Las personas que practican ejercicio con regularidad podrían no estar recibiendo el aporte adecuado de riboflavina, puesto que la actividad física parece acelerar la eliminación de esta vitamina.

 ## USO SEGURO DE LA RIBOFLAVINA

No hay riesgo de sobredosis de riboflavina, ya que cualquier exceso de esta vitamina es eliminado automáticamente del cuerpo. A diferencia de la mayoría de las vitaminas, ésta nos hace saber con rapidez cuándo se ha llegado al punto de saturación. Dos horas después de tomar el suplemento de riboflavina, la orina presenta un color amarillo intenso.

Se cree que dosis muy elevadas de riboflavina (2.000 veces la cantidad diaria recomendada) pueden causar cálculos renales, pero no hay razón alguna para tomar dosis tan altas.

Tanto los anticonceptivos orales como el alcohol parecen reducir la capacidad del organismo para absorber la riboflavina. Por lo tanto, si consume cualquiera de estos dos productos, quizá deba tomar un suplemento del complejo vitamínico B para compensar una posible carencia.

SELENIO

Cantidad diaria recomendada: 70 µg

Buenas fuentes de selenio: langosta, nueces de Brasil, almejas, cangrejo, ostras cocidas, cereales

El selenio desempeña un papel fundamental en el organismo: de su presencia o ausencia depende que algunos virus permanezcan inofensivos o se conviertan en peligrosos asesinos.

En un principio, los estudios de laboratorio sugerían que el selenio era el interruptor que desencadenaba una personalidad de Jekyll o Hyde en los virus. Estudios posteriores indicaron que un déficit de selenio en la célula hace que el VIH –el virus causante del sida– ataque ferozmente a su huésped humano. La ironía es que el virus no tiene la intención de hacer daño. Simplemente está buscando selenio.

Si nuevos estudios consiguen demostrar que la falta de selenio desencadena la virulencia del sida, la solución para matener bajo control a este virus letal consistirá simplemente en mantener un nivel de selenio adecuado. (Para más información sobre la relación entre el selenio y el sida, véase p. 524.)

Aunque la acción sobre los virus es el efecto más espectacular del selenio, este nutriente también cumple otras funciones importantes en el cuerpo. Activa sustancias que previenen el desarrollo de cataratas en los ojos y de lesiones musculares en el corazón. Se combina con sustancias tóxicas, como el arsénico, el cadmio y el mercurio, reduciendo así su toxicidad. Estimula varios mecanismos del sistema inmunológico imprescindibles en la lucha contra las infecciones.

Por último, aunque no menos importante, el selenio protege a las células del ataque de los radicales libres, moléculas inestables naturales que dañan a las moléculas sanas robándoles los electrones para mantener su equilibrio. La vitamina E también tiene este efecto protector. De hecho, el selenio y la vitamina E trabajan en equipo contra los radicales libres, y lo hacen con tanta eficacia que a menudo se sustituyen mutuamente. Por eso la falta de uno de estos nutrientes suele ocasionar un déficit del otro.

Aunque el déficit de selenio no se manifiesta con síntomas claros, algunos investigadores han asociado los niveles insuficientes de este mineral con la aparición de enfermedades cardíacas.

USO SEGURO DEL SELENIO

En el lejano siglo XIII, en la China oriental, Marco Polo advirtió que los forrajes con que alimentaba a sus caballos provocaban un desprendimiento de los cascos.

En siglos posteriores, los científicos descubrieron que esto se debía al alto nivel de selenio de las plantas que servían de alimento a los animales, y que grandes cantidades de selenio pueden afectar igualmente al ser humano. (La única diferencia es que éste pierde las uñas y el pelo.) Otros efectos secundarios del exceso de selenio son: olor constante a ajo en el aliento y en la piel, un gusto metálico en la boca, mareos y náuseas sin razón aparente.

En la actualidad, la cantidad diaria recomendada es de 70 µg. Algunos expertos aconsejan escoger los suplementos que especifiquen «1-selenometionina» en la etiqueta y evitar aquellos con selenita de sodio, ya que el primero tiene menor probabilidad de causar efectos secundarios y no reacciona ante la vitamina C, lo que podría inhibir la absorción de selenio.

Para la lucha contra el virus del sida, se han sugerido dosis terapéuticas de 200-400 µg. Pero los científicos advierten que dosis superiores a 100 µg han de tomarse únicamente bajo la supervisión de un médico.

Existen discrepancias sobre la conveniencia o no de tomar suplementos de selenio. Es posible que la lluvia ácida y el uso de combustibles fósiles hayan reducido el nivel de selenio en la cadena alimentaria. La manipulación de los alimentos también incide en nuestro consumo de selenio. Por estas razones, algunos expertos opinan que necesitamos cantidades superiores a la dosis diaria recomendada. Las nueces del Brasil son la fuente natural más rica en selenio. Sólo necesitamos comer 1 o 2 al día para obtener la cantidad diaria recomendada.

Si su principal fuente de selenio es la comida, piense en lo siguiente: las plantas obtienen este nutriente directamente del suelo donde crecen. En general, el suelo en los estados del este de Mississippi y del oeste de las montañas Rocosas contienen poco selenio. En consecuencia, los cultivos en estas áreas tienen una ínfima cantidad de selenio. El ganado también se ve afectado, ya que se alimenta de los pastos que nacen en el mismo suelo que los cultivos. Y los iones producidos al quemar combustibles fósiles, como carbón o aceite, agravan el problema. Estos iones acidifican el suelo, lo que dificulta la absorción del selenio y reduce aún más la cantidad de este mineral en los cultivos.

SODIO

Cantidad diaria recomendada: 2.400 mg

Buenas fuentes de sodio: quesos (incluido el requesón), la mayoría de las carnes (en especial jamón y tocino), sopas enlatadas, verduras enlatadas, embutidos, marisco, atún enlatado, cereales, pan, bollería, aliños envasados para ensalada, patatas fritas de bolsa, pepinillos, salsas. Nota: *Aunque necesitamos cierta cantidad de sodio para vivir, la mayoría de las personas lo consume en exceso*

A pesar de la mala fama del sodio, es un mineral tan necesario para el organismo como cualquier otro. Regula la cantidad de líquido en el cuerpo, facilita los impulsos nerviosos y musculares y, junto con el potasio, mantiene la permeabilidad de las paredes celulares. Ésta es una función vital para que los nutrientes y otras sustancias involucradas en la vida celular puedan entrar y salir de las células siempre que sea necesario.

Pero los investigadores creyeron durante décadas que el sodio tenía un efecto directo sobre la presión arterial, un efecto que se ha convertido en motivo de polémica. ¿En qué se basa esta polémica? Varios estudios demostraron que algunos sujetos hipertensos conseguían disminuir hasta 5 puntos la presión arterial con sólo reducir el consumo de sodio. (Un descenso de apenas unos puntos reduce el riesgo de padecer enfermedades cardíacas o sufrir un infarto.) Sin embargo, otros estudios pusieron de manifiesto que el porcentaje de personas que consigue reducir la tensión mediante una dieta baja en sodio no llega al 50 % de las que lo intentan.

Hacía tiempo que los médicos sospechaban que estas dietas no ayudaban a todas las personas. Sin embargo, convencidos de que la reducción del consumo de sodio beneficiaría a algunos sin riesgo de perjudicar al resto, continuaron recomendando a los hipertensos que controlaran su consumo de sal.

Sin embargo, esta situación puede cambiar. Los investigadores han registrado el número de infartos en pacientes hipertensos que seguían una dieta baja en sal y en hipertensos que consumían grandes cantidades de sodio. ¿Los resultados? Los que tomaban menos sodio tenían 4 veces más posibilidades de sufrir un ataque cardíaco que aquellos que ingerían más. Y cuanto menor era la cantidad de sodio consumida, más aumentaba el riesgo.

Como consecuencia, parecía que las dietas pobres en sodio de los hipertensos agravaban el problema que se proponían prevenir. (Para más información sobre la relación entre el sodio y la presión arterial, véase p. 341.)

USO SEGURO DEL SODIO

Los científicos no se ponen de acuerdo sobre la cantidad de sodio que el organismo necesita para que los nutrientes cumplan con sus funciones naturales y para mantener estable la presión arterial.

Algunos investigadores piensan que sólo se requieren 500 mg diarios de cloruro sódico, la forma en que el sodio se encuentra normalmente en la comida y en los saleros. Otros opinan que el organismo tiene capacidad para procesar hasta

4.000-5.000 mg diarios sin problema. Y aun hay otros que consideran que el factor determinante de la cantidad de sodio presente en todo momento es la aldosterona, una hormona segregada por el riñón. ¿Por qué preocuparse, entonces, por la cantidad que consumimos? Si hay un exceso de sodio en el organismo, los riñones eliminan el exceso, y si hay muy poco, se aseguran de retener el cloruro sódico presente en los fluidos del cuerpo.

Está claro que se necesitan más estudios para determinar el papel que desempeña el sodio en el organismo. Pero entretanto, ¿qué cantidad de cloruro sódico podemos permitirnos en nuestra dieta?

No es preciso que salga corriendo a comprar sopa enlatada, arenques en vinagre o embutidos con mucha sal, como el salchichón. Basta con consumir una dosis diaria de 2.400-3.000 mg. Una cucharadita de sal de mesa contiene 2.000 mg de sodio.

TIAMINA

Cantidad diaria recomendada: 1,5 mg

Buenas fuentes de tiamina: salvado de arroz, carne de cerdo, carne vacuna, guisantes frescos, habas, germen de trigo, jamón, naranjas, pasta enriquecida, pan, avena y otros cereales

La tiamina se encuentra en discretas cantidades en bollos y cereales, de modo que usted no sabrá que la consume a menos que se tome la molestia de leer las etiquetas de estos productos. Pero gracias a esta vitamina hidrosoluble del complejo B, podemos transformar el almidón y los azúcares del desayuno en energía.

En la mayoría de los países del mundo, a diferencia de lo que ocurre en Estados Unidos, aún no se enriquecen los cereales con tiamina (también conocida como vitamina B_1).

Aunque el arroz y los cereales de trigo, elementos principales de la dieta en todo el mundo, contienen tiamina de forma natural, el proceso de manipulación de los alimentos para su consumo elimina dichos nutrientes. Los niños que siguen una dieta basada en arroz y trigo sin enriquecer, a menudo presentan un déficit de tiamina y desarrollan una enfermedad denominada beriberi, cuyos síntomas son debilidad, aumento del tamaño del corazón e hinchazón de las extremidades que dificulta la locomoción. Sin embargo, en algunos casos, pocas horas después de recibir inyecciones de tiamina, estos niños recuperan la capacidad de andar.

La capacidad de la tiamina para proporcionar energía al organismo se extiende también al cerebro. Si se reduce bruscamente el aporte de tiamina, el cerebro tiene dificultades para procesar la glucosa. Por consiguiente, la carencia de este nutriente altera las facultades mentales. Un déficit grave de tiamina no sólo destruye las células cerebrales responsables de la memoria, sino que también aumenta el nivel de la proteína causante de la enfermedad de Alzheimer.

Asimismo, se ha descubierto que un aporte insuficiente de tiamina provoca cambios de humor, ligera sensación de inseguridad, temor, dificultades para pensar y otros síntomas de depresión que, según los investigadores, a menudo afectan la memoria.

 ## USO SEGURO DE LA TIAMINA

Aunque se han observado síntomas de toxicidad (prurito, hormigueo y dolores) tras la aplicación de inyecciones con altas dosis de tiamina, no hay pruebas de que la ingestión oral de suplementos produzca efectos secundarios adversos, incluso en dosis superiores a 500 mg diarios durante un mes (333 veces la cantidad diaria recomendada de 1,5 mg). Los expertos aseguran que los riñones eliminan naturalmente el exceso de tiamina.

VITAMINA A

Cantidad diaria recomendada: 5.000 UI

Buenas fuentes de vitamina A: zumo de zanahoria, calabaza, boniato, zanahorias, espinacas, atún, hojas de diente de león, melón de Cantalupo, mango, hojas de nabo, hojas de remolacha

Ofrezca 200.000 unidades internacionales (UI) de vitamina A a un niño malnutrido en Indonesia, Nepal, India o Ghana y le salvará la vida. Ofrezca 25.000 UI diarias de betacaroteno, un precursor de la vitamina A, a un adulto, y lo ayudará a prevenir la degeneración macular que, después de las cataratas, es la causa más importante de ceguera en las personas de más de 50 años. Un estudio demostró que si una persona infectada con el VIH ingiere entre 9.000 y 20.000 UI diarias de vitamina A puede frenar la progresión del sida en un 40 %.

¿Qué es exactamente esta sustancia tan poderosa? En realidad, «vitamina A» es un nombre genérico dado a un grupo de moléculas naturales denominadas retinoides. Estudio tras estudio se ha demostrado que el organismo utiliza estos retinoides, poderosos compuestos obtenidos de fuentes animales y vegetales, para formar y mantener el sistema inmunológico.

Sin una cantidad adecuada de vitamina A, el organismo es vulnerable ante numerosas criaturas infecciosas que pueden causar desde el sarampión hasta el sida. Las personas con bajos niveles de vitamina A también corren un mayor riesgo de padecer cáncer y ceguera.

Los síntomas del déficit de vitamina A son ceguera nocturna, dificultad para recuperar la capacidad visual (p. ej., después de mirar las luces de los faros de un coche que viaja en sentido contrario), visión de colores distorsionada, ojos secos, pérdida de apetito, deterioro de los sentidos del gusto y el olfato y dificultades para mantener el equilibrio.

Afortunadamente, la mayoría de los habitantes de los países desarrollados ingiere suficiente vitamina A con la dieta. Las personas con mayor riesgo de presentar una carencia son las que padecen cáncer, tuberculosis, neumonía, nefritis crónica, infecciones del tracto urinario o enfermedades de la próstata, todos trastornos que incrementan la demanda de vitamina A del organismo. También se encuentran en el grupo de riesgo las personas con enfermedades del tracto digestivo que dificultan la absorción de grasa, por ejemplo la enfermedad celíaca o la fibrosis quística.

La vitamina A es una sustancia soluble en grasas, lo que significa que se deben comer alimentos con poca grasa si se ingiere vitamina A. Ésta puede consumirse directamente con un suplemento o de forma indirecta, comiendo frutas o verduras con mucho betacaroteno. El organismo transformará el betacaroteno en vitamina A cuando la necesite.

La mayoría de los médicos prefieren la segunda opción por dos razones: en primer lugar, los alimentos contienen centenares de otras sustancias beneficiosas para la salud, y, en segundo lugar, aunque las dosis altas de vitamina A son tóxicas, las dosis elevadas de betacaroteno no lo son. Sólo hay una excepción: tanto la vitamina A como el betacaroteno pueden ser perjudiciales para el hígado de las personas que beben en exceso.

USO SEGURO DE LA VITAMINA A

Desde hace siglos, los exploradores del polo Norte, los esquimales, e incluso los perros que arrastran los trineos, saben que la ingestión del hígado de un oso polar puede causar enfermedades.

¿La razón? Este órgano está cargado de suficiente vitamina A para intoxicar a un adulto. Una ración de 200-400 g de hígado de oso polar contiene entre 3 y 13 millones de unidades internacionales de vitamina A, es decir, entre 6 y 26 veces más de la cantidad necesaria para causar una intoxicación aguda. Bastan unas 500.000 UI de vitamina A, tomadas durante un corto período de tiempo, para causar irritabilidad, dolores de cabeza, vómitos, dolores óseos, debilidad y visión borrosa. El consumo regular de incluso 50.000 UI puede causar caída de cabello, debilidad, dolores de cabeza, agrandamiento del hígado y el bazo, anemia y entumecimiento y dolores en las articulaciones. Incluso se ha informado de una muerte por la ingestión regular de 25.000 UI diarias.

Las mujeres en edad fértil deben ser especialmente precavidas cuando toman suplementos de vitamina A. Se cree que dosis de apenas 10.000 UI diarias (cantidad presente en algunos suplementos de multivitaminas/minerales) tomadas durante los 3 primeros meses del embarazo aumentan notablemente el riesgo de defectos en el feto. El consumo de 25.000 UI diarias al principio del embarazo puede provocar abortos espontáneos. Por eso, las mujeres embarazadas no deben tomar suplementos diarios de 10.000 UI o más, y las restantes mujeres en edad fértil deben consultar al médico antes de tomar vitamina A.

¿Cuál es el límite? En cantidades y situaciones diferentes, la vitamina A puede ser tanto un agente curativo milagroso como una sustancia tóxica. Es conveniente consultar al médico antes de tomar suplementos.

VITAMINA B$_6$

Cantidad diaria recomendada: 2 mg

Buenas fuentes de vitamina B$_6$: plátanos, aguacates, pollo, carne vacuna, levadura de cerveza, huevos, arroz integral, soja en grano, trigo entero, cacahuetes, nueces

John Marion Ellis, un médico de Mount Pleasant, ha dedicado más de 30 años de su vida al estudio de la vitamina B$_6$. Ha llevado a cabo investigaciones y escrito monografías sobre el tema, además de reunir toda la bibliografía disponible sobre los últimos descubrimientos clínicos. Y, naturalmente, tanto él como su esposa toman suplementos de vitamina B$_6$.

«La vitamina B$_6$ es más importante para el cuerpo que el oxígeno y el agua –dice el doctor Ellis–. Pero es necesario tomar suplementos durante 6 semanas para notar algún efecto.»

Un creciente número de investigaciones apoyan esta teoría. La lista de trastornos que podrían combatirse con la vitamina B$_6$ –también denominada piridoxina– es muy larga e incluye el síndrome del túnel carpiano, la diabetes, la pérdida de memoria y el síndrome premenstrual.

La vitamina B$_6$ cumple la importante función de asegurar los procesos biológicos que se llevan a cabo en el organismo, incluyendo el metabolismo de las grasas y las proteínas. En ausencia de la vitamina B$_6$, este metabolismo se altera.

La vitamina B$_6$ también es importante para el buen funcionamiento del cerebro.

Es un nutriente fundamental para la formación de los neurotransmisores, es decir, las sustancias químicas que permiten que las células del cerebro se comuniquen entre sí. En consecuencia, un défict de vitamina B_6 afecta a la memoria al reducir la capacidad de registrar, retener y recuperar información.

En el caso de la diabetes, la carencia de vitamina B_6 se ha asociado con un trastorno denominado «intolerancia a la glucosa», que consiste en un aumento anómalo del nivel de azúcar en la sangre después de comer. También puede inhibir la secreción de insulina y glucagón, la hormona que indica al páncreas cuándo debe dejar de producir insulina.

Asimismo, el déficit de vitamina B_6 puede provocar lesiones en los nervios de las manos y los pies. Algunos estudios han demostrado que los diabéticos que toman suplementos de vitaminas B_6 y B_{12} presentan menos hormigueos y lesiones nerviosas que otros pacientes con la misma enfermedad.

En lo que respecta al síndrome del túnel carpiano, las pruebas de la eficacia de la vitamina B_6 son concluyentes: la hinchazón y la falta de elasticidad de la envoltura que recubre un nervio de la muñeca podría ser causada por un déficit de vitamina B_6. Este nutriente contribuye a controlar la retención de líquidos que interviene en el síndrome del túnel carpiano. Otra teoría, respaldada por dos estudios europeos, sugiere que la vitamina B_6 impide que el nervio irritado transmita las señales de dolor.

Según el doctor Ellis, trastornos como hormigueos, entumecimiento, hinchazón y dolor en rodillas, hombros y brazos (cuadro que él denomina «artritis menopáusica») también podrían deberse a la falta de vitamina B_6.

Pero aún hay otros usos potenciales de la vitamina B_6 en el horizonte, como eliminar los ataques de asma, al inhibir la liberación de histamina en el organismo, o combatir la aterosclerosis, al eliminar la sustancia química que daña las paredes arteriales.

USO SEGURO DE LA VITAMINA B_6

Incluso los alimentos más ricos en vitamina B_6 –plátanos, aguacates, levadura de cerveza y carne vacuna– aportan apenas 1 mg de vitamina B_6. Esto no significa que usted deba tomar suplementos, puesto que la cantidad diaria recomendada es de sólo 2 mg.

Pero si a pesar de todo decide tomar suplementos, debe hacerlo con cautela. El exceso de vitamina B_6 se ha asociado a trastornos nerviosos graves así como a hipersensibilidad a la luz solar, que produce erupciones cutáneas y entumecimiento.

En un estudio se administraron a dos grupos de personas 6.000 y 2.000 mg, respectivamente, de vitamina B_6 durante más de 2 meses. Los resultados fueron los mismos: los sujetos sufrieron una pérdida notable de coordinación neuromotora y debilidad muscular, que no remitieron hasta varios meses después de dejar de tomar esta vitamina. En consecuencia, los expertos recomiendan consultar con el médico antes de tomar más de 100 mg diarios de vitamina B$_6$. También aconsejan ingerir este nutriente en una tableta que contenga la cantidad diaria recomendada de todas las vitaminas del complejo B.

Los suplementos de vitamina B$_6$ están contraindicados en los pacientes con enfermedad de Parkinson que reciben tratamiento con levodopa, pues se ha demostrado que la piridoxina reduce la eficacia de dicho fármaco.

Por otra parte, los ingredientes activos de ciertos medicamentos pueden causar un déficit de vitamina B$_6$: la isoniazida, utilizada para la tuberculosis; la cicloserina, un antibiótico usado en el tratamiento de la tuberculosis, y la penicilamina, que se emplea para tratar la enfermedad de Wilson, la intoxicación por plomo, los cálculos renales y la artritis. Si toma cualquiera de estos fármacos, consulte a su médico antes de complementar su dieta con suplementos de vitamina B$_6$.

VITAMINA B$_{12}$

Cantidad diaria recomendada: 6 µg

Buenas fuentes de vitamina B$_{12}$: *almejas, jamón, ostras cocidas, centolla, arenques, salmón, atún*

Aparte de un accidente, pocos hechos pueden tener un impacto tan importante en el organismo como la falta de vitamina B$_{12}$. Esto se debe a que la vitamina B$_{12}$ –también denominada cobalamina– desempeña un papel fundamental en la producción de mielina, la sustancia grasa que recubre las fibras nerviosas, permitiendo la circulación de impulsos nerviosos en el cuerpo.

Dada la importancia de este nutriente para proteger los nervios, los bajos niveles de vitamina B$_{12}$ se han asociado con una amplia variedad de trastornos, como pérdida de memoria, confusión, delirios, fatiga, pérdida del equilibrio y de los reflejos, entumecimiento y hormigueo de las extremidades, acufenos y pérdida de audición inducida por los ruidos. Asimismo, se ha encontrado una relación entre la carencia de vitamina B$_{12}$ y la demencia o la aparición de síntomas similares a los de la esclerosis múltiple. En caso de déficit severo, se produce una degeneración en la cubierta de mielina, que literalmente comienza a erosionarse.

Pero éstas son sólo unas pocas pruebas de la importancia de este nutriente. Los investigadores han descubierto que el déficit de vitamina B$_{12}$ aumenta la concentración sanguínea de una sustancia denominada homocisteína, que a altas dosis, además de ser tóxica para las células cerebrales (por lo que se cree que podría estar involucrada en la enfermedad de Alzheimer), es una de las causas principales de las enfermedades cardíacas. Se ha demostrado que la homocisteína activa la coagulación, haciendo que las células sanguíneas se vuelvan más adhesivas y se peguen a las paredes arteriales.

En algunos casos, la acumulación de homocisteína podría deberse a un defecto genético, mientras que en otros es simplemente el resultado de una carencia de vitamina B_{12}.

Dado que la vitamina B_{12} también es importante para la producción de glóbulos rojos, el déficit grave (que provoca la denominada «anemia perniciosa») causa una notable pérdida de vitalidad.

Cuando una persona con pocos glóbulos rojos toma vitamina B_{12}, se advierte un aumento inmediato de actividad en la médula ósea (órgano que produce los glóbulos rojos), lo que a su vez incrementa la capacidad de los tejidos para transportar oxígeno.

Puesto que la vitamina B_{12} se encuentra principalmente en los alimentos de origen animal, los ovolacteovegetarianos –es decir, los vegetarianos que además de la carne evitan los productos lácteos y los huevos– corren un serio riesgo de padecer un déficit de esta vitamina. De hecho, en un estudio se demostró que la falta de vitamina B_{12} detiene el crecimiento de los niños ovolacteovegetarianos.

Por otra parte, se ha demostrado que la tercera parte de las personas mayores de sesenta años no obtiene la cantidad necesaria de este nutriente, aunque consuma carne y productos lácteos. Esto se debe a que a estas edades el estómago no produce suficientes jugos gástricos, los ácidos que desintegran la comida para que la vitamina B_{12} se almacene en los músculos y en el hígado hasta que el organismo la necesite. Sin estos ácidos, una persona puede sufrir una carencia de vitamina B_{12} aunque su dieta contenga la cantidad suficiente.

Uso seguro de la vitamina B_{12}

Es fácil obtener la dosis adecuada de vitamina B_{12} de la dieta, ya que el organismo necesita poca cantidad de este nutriente. Por lo tanto, no se deben tomar suplementos a menos que el médico los recomiende.

Sin embargo, los médicos suelen prescribir inyecciones de vitamina B_{12} a las personas que tienen dificultades para absorberla. En caso de una carencia temporal, el tratamiento clásico consiste en administrar una inyección diaria de 100-1.000 µg durante 1 o 2 semanas y luego aplicar inyecciones semanales con las mismas dosis hasta restablecer el nivel de vitamina B_{12}. A partir de ese momento, se prescriben inyecciones mensuales de 250-1.000 µg.

Cuando existen problemas de absorción, los médicos recomiendan las tabletas sublinguales (que se disuelven debajo de la lengua) o un gel nasal de vitamina B_{12}. Estos dos productos pueden comprarse en tiendas de productos dietéticos.

Los suplementos de vitamina B$_{12}$ se consideran extremadamente seguros, puesto que el exceso se excreta con la orina. Si le prescriben inyecciones, es posible que experimente cierto malestar en el punto de aplicación. Asimismo, algunas personas presentan reacciones alérgicas a la vitamina B$_{12}$. Consulte con su médico antes de tomar suplementos de esta vitamina si padece alguno de los siguientes trastornos: déficit de ácido fólico, déficit de hierro, cualquier clase de infección, enfermedad de Leber, policitemia *vera* o uremia.

VITAMINA C

Cantidad diaria recomendada: *60 mg*

Buenas fuentes de vitamina C: *piña, brécol, pimientos, melón de Cantalupo, fresas, naranjas, kiwi, pomelo rosado*

Linus Pauling murió de cáncer a los 93 años. Sin embargo, su legado científico le ha sobrevivido en el instituto que lleva su nombre en Palo Alto, California, y en numerosos centros de investigación de todo el mundo. Los expertos continúan estudiando el potencial curativo de la vitamina C, también denominada ácido ascórbico.

Las investigaciones en curso examinan el papel de la vitamina C en el tratamiento de enfermedades cardiovasculares, cáncer, sida, cataratas, trastornos dermatológicos y otros procesos fisiológicos y patológicos.

Hay buenas razones para creer que estos estudios serán fructíferos. Pese a la desconfianza de algunos escépticos, docenas de estudios sugieren que la vitamina C cumple una función importantísima en la prevención de una extensa variedad de enfermedades. Y un número creciente de médicos ya emplean este nutriente para tratar enfermedades.

Se cree que la vitamina C contribuye a prevenir el cáncer de esófago, boca, estómago, páncreas, cuello de útero, recto y mamas.

¿Cómo lo hace? Se sospecha que algunas formas de cáncer son causados por los radicales libres: unas moléculas dañinas que afectan a las moléculas sanas del organismo (como el ADN, en el caso del cáncer) robándoles electrones. La vitamina C y las sustancias conocidas como antioxidantes neutralizan los radicales libres ofreciéndoles sus propios electrones, con lo que reducen al mínimo el riesgo de oxidación del ADN y otras moléculas. La vitamina C también neutraliza los nitritos, conservantes potencialmente cancerígenos que se encuentran en alimentos como las salchichas de Frankfurt y los embutidos, y los nitratos contenidos en las verduras y el agua del grifo.

La acción protectora y antioxidante de la vitamina C se extiende también al corazón. En estudios destinados a establecer una posible relación entre los niveles de vitamina C y colesterol, se demostró que las concentraciones elevadas de vitamina C en la sangre reducen el riesgo de padecer enfermedades cardíacas.

Por otra parte, algunos experimentos en laboratorio han demostrado que las altas concentraciones de vitamina C inhiben el crecimiento de las células musculares lisas en las paredes arteriales. Al parecer, el incremento anormal de la actividad de estas células es uno de los factores desencadenantes de las enfermedades cardiovasculares.

Las propiedades antioxidantes de la vitamina C también podrían retrasar o prevenir las cataratas, puesto que una de las principales causas de este trastorno es la oxidación del cristalino del ojo.

Las personas que se resfrían con frecuencia conocen desde hace años los efectos beneficiosos de la vitamina C. Las investigaciones demuestran que una ingestión elevada de esta vitamina hidrosoluble refuerza las células de defensa del sistema inmunitario, ayudándolas a circular con mayor rapidez y a detectar posibles agentes patógenos, como las bacterias y los virus. Esto significa que aunque la vitamina C no pueda prevenir un resfriado, reducirá su duración y su intensidad. Asimismo, se ha descubierto que la vitamina C disminuye el nivel de histamina, sustancia segregada por el organismo que disminuye las respuestas de defensa del sistema inmunitario.

Esta propiedad antihistamínica podría beneficiar a las personas que padecen asma o alergias. Investigadores de la Universidad de Harvard demostraron que las personas que toman un mínimo de 200 mg diarios de vitamina C tienen un riesgo menor de sufrir bronquitis o dificultad para respirar que las que ingieren únicamente 100 mg al día.

Un equipo de investigadores del Instituto Linus Pauling ha descubierto que la vitamina C inhibe la reproducción del virus de la inmunodeficiencia humana (VIH), al menos en pruebas de laboratorio.

También es posible que en el futuro los diabéticos se beneficien de la acción de la vitamina C. En un estudio realizado con animales se demostró que esta vitamina contribuye a regular la secreción de insulina. Otro estudio en seres humanos reveló que la vitamina C evita que el azúcar de las células se convierta en una sustancia química denominada sorbitol. Este alcohol del azúcar, que se acumula en las células, ha sido asociado con las lesiones oculares, nerviosas y renales de los pacientes diabéticos.

Como si todo esto fuera poco, hace tiempo que se sabe que la vitamina C protege las encías, las articulaciones, los ligamentos, las paredes arteriales y la piel. También contribuye a la cicatrización de las heridas, al favorecer la producción de colágeno, que es la materia prima de los tejidos. Puesto que el colágeno constituye la tercera parte de las proteínas del organismo, el déficit de vitamina C podría ser una importante amenaza para la salud de una persona.

Aunque casi todo el mundo ha oído hablar de las propiedades curativas de la vitamina C, muchas personas podrían presentar una carencia de este nutriente. En un estudio realizado en la Universidad de Arizona se descubrió que el 60 % de los sujetos participantes ingería unos 125 mg diarios, es decir, más del doble de la cantidad diaria recomendada. Sin embargo, entre el 18 y el 20 % de estos individuos sufrían un déficit de vitamina C. En el 3 % de ellos, los niveles eran tan bajos como para sugerir riesgos de escorbuto, una enfermedad potencialmente mortal que en el pasado fue bastante común entre los marineros. Al parecer, las personas con déficit severo consumían apenas una ración de fruta o verdura al día, cuando la cantidad recomendada es de entre 5 a 9 raciones.

Los primeros síntomas de déficit de vitamina C son debilidad, letargo y cicatrización lenta de las heridas. Cuando las reservas de este nutriente están completamente agotadas, aparece el escorbuto –aunque esta dolencia es muy rara en la actualidad– entre cuyos síntomas se incluyen demencia, encías sangrantes, pérdida de dientes, hemorragias y dolores musculares, óseos y articulares.

USO SEGURO DE LA VITAMINA C

Si busca en los estantes de las tiendas de productos dietéticos, encontrará más variedades de vitamina C que coches en un concesionario de automóviles.

Pero no se preocupe si no sabe por qué marca decidirse, pues un estudio ha demostrado que no tiene mayor importancia. Tanto si se trata de un producto caro como de uno barato, la cantidad de vitamina aprovechable por el cuerpo es la misma y los efectos no varían. En otras palabras, ni el añadido de aditivos ni el proceso de elaboración parecen ejercer efecto alguno sobre la eficacia del producto. Sin embargo, cuando se toman dosis altas, los comprimidos recubiertos presentan menos riesgo de diarrea que otras presentaciones.

Y, por lo visto, las dosis altas son inocuas. Se han usado dosis muy elevadas de vitamina C (entre 500 y 2.000 mg cada 4 horas) para acidificar la orina, lo que afecta la absorción de algunos medicamentos. En cinco estudios clínicos, sujetos que tomaron 5.000 mg diarios durante más de 3 años no presentaron efectos secundarios. El propio doctor Pauling tomó dosis altísimas de vitamina C durante décadas sin sufrir efecto adverso alguno.

Sin embargo, dosis de 500 mg diarios se han asociado con la formación de cálculos renales en personas propensas a este trastorno. Y, como ya hemos señalado, las dosis altas de vitamina C pueden producir diarrea. (Si éste es su caso, los expertos recomiendan dividir la dosis y tomar los suplementos con las comidas.)

El estrés aumenta los requerimientos de vitamina C del organismo, y lo mismo ocurre con la nicotina. En consecuencia, el Departamento de Alimentación y Nutrición del Consejo Nacional de Investigaciones Científicas de Estados Unidos recomienda que los fumadores tomen 100 mg diarios de vitamina C.

Esta vitamina podría interferir en la absorción de los antidepresivos tricíclicos y alterar los resultados de ciertos análisis de sangre y orina, de modo que si se encuentra en tratamiento con estos fármacos o debe someterse a algún análisis, comunique al médico que está tomando este nutriente. Las personas con deficiencia de una enzima de los glóbulos rojos denominada glucosa-6-fosfato-deshidrogenasa no deben tomar dosis altas de vitamina C, ya que ésta podría reducir el nivel de glóbulos rojos y causar anemia. Esta deficiencia es muy común en personas de ascendencia africana, mediterránea o asiática.

Por otra parte, algunos expertos recomiendan limitar el uso de tabletas masticables de vitamina C porque éstas pueden deteriorar el esmalte de los dientes y causar otros problemas dentales.

VITAMINA D

Cantidad diaria recomendada: *400 UI*

Buenas fuentes de vitamina D: *arenques, sardinas, salmón, leche enriquecida, huevos, cereales enriquecidos*

La «D» de la vitamina D bien podría definirla como «diferente». ¿Cómo describir, si no, al único nutriente fabricado por el organismo (la piel la sintetiza mediante la acción de los rayos ultravioletas presentes en la luz solar) y al mismo tiempo necesario en la dieta?

Sin ella, las consecuencias también empiezan por la letra «d»: devastadoras. Los niños que no obtienen la cantidad adecuada de vitamina D contraen raquitismo, una enfermedad que se carcteriza por la inflamación de las muñecas y los tobillos (que presentan notables protuberancias) y por la debilidad de los huesos de las piernas, que se curvan bajo el peso del cuerpo. Los adultos con déficit de vitamina D corren el riesgo de sufrir osteomalacia, una dolencia similar al raquitismo pero que afecta los huesos desarrollados. Algunos expertos creen que la falta de vitamina D puede empeorar la osteoporosis. Esta enfermedad, caracterizada por el debilitamiento de los huesos, conlleva el riesgo de fracturas y pérdida de dientes.

La vitamina D es la responsable de transportar el calcio y el fósforo –los principales «fabricantes» de hueso– a los sitios donde deben ir para contribuir al crecimiento en los niños y a la remineralización en los adultos. ¿Cómo lo hace? En primer lugar, asegurándose de que el intestino absorbe estos minerales; en segundo lugar, conduciendo el calcio de los huesos a la sangre, y en tercer lugar, ayudando a los riñones a reabsorber los dos nutrientes. En el caso del raquitismo, el organismo procura desesperadamente fabricar hueso, pero sus esfuerzos son inútiles porque no hay ni calcio ni fósforo disponibles. El resultado es una acumulación de masa ósea desmineralizada.

La leche enriquecida es una buena fuente de vitamina D, aunque es preciso beber 1 l al día para obtener el aporte recomendado. Sin embargo, la dieta no es la única fuente de vitamina D. En verano, 10 minutos diarios de sol en las manos y en la cara proporcionan la cantidad suficiente.

Todo depende del lugar en que uno viva, pero en las zonas nórdicas el ángulo de los rayos del sol no permite que las radiaciones ultravioletas penetren en la piel para fabricar la vitamina D. Sin embargo, durante el verano es posible almacenar bastante vitamina D en las células grasas, y si a esto se añade una buena dieta, tendrá la cantidad suficiente de este nutriente para todo el invierno. Tenga en cuenta que no basta con sentarse frente a una ventana o conducir un coche bajo el sol, pues el cristal filtra los rayos necesarios.

Por fortuna, los niños nacen con la vitamina D necesaria para 9 meses. Sin embargo, según ha demostrado un estudio realizado en Nueva York, los adultos no tienen tanta suerte. Después de evaluar el nivel de calcio y vitamina D de ancianos que estaban a punto de ingresar en residencias geriátricas, los investigadores descubrieron que la mayoría sufría una carencia de esta vitamina. Prácticamente el 85 % presentaba síntomas de osteoporosis.

Cada vez hay más pruebas de que el déficit de vitamina D en los ancianos es una epidemia silenciosa que provoca fracturas y pérdida de masa ósea.

Aunque todavía no existen pruebas concluyentes, se sospecha que la vitamina D también desempeña un papel importante en el sistema inmunológico.

USO SEGURO DE LA VITAMINA D

En Massachusetts los médicos quedaron desconcertados al ver que 8 pacientes presentaban síntomas de náuseas, debilidad, estreñimiento e irritabilidad como consecuencia de la ingestión de leche fresca enriquecida con vitamina D. Sin embargo, el enigma se aclaró cuando se descubrió que la leche había sido enriquecida accidentalmente con una cantidad de vitamina 580 veces superior a la prevista.

Aunque esta clase de sobredosis es excepcional, sirve de ejemplo de lo que puede ocurrir si uno ingiere demasiada vitamina D. Puesto que este nutriente se almacena en las células grasas, la ingestión de dosis altas durante períodos prolongados puede hacer que el calcio se deposite en los tejidos blandos del cuerpo, provocando lesiones irreversibles en los riñones y el sistema cardiovascular. Una dosis diaria de 1.800 UI detiene el crecimiento en los niños. De hecho, una concentración excesiva de vitamina D puede llegar a desencadenar un estado de coma.

Dado su alto grado de toxicidad, no ingiera más de 600 UI de vitamina D al día a menos que el médico le prescriba una dosis superior.

VITAMINA E

Cantidad diaria recomendada: 30 UI

Buenas fuentes de vitamina E: aceites vegetales (incluyendo aceites de soja y de cártamo), pipas de girasol, cereales, germen de trigo, espinacas

La vitamina E es, quizá, uno de los nutrientes más poderosos. Diversos estudios confirman su utilidad para combatir las enfermedades cardíacas, prevenir el cáncer, aliviar problemas respiratorios y reforzar la capacidad del sistema inmunitario para luchar contra la enfermedad. También podría evitar algunas de las lesiones causadas por la diabetes, en particular los trastornos de la vista.

¿Cómo es posible que una vitamina produzca efectos tan diversos? La vitamina E actúa de distintas maneras, pero en los estudios de laboratorio se ha demostrado que su propiedad principal es neutralizar los radicales libres, moléculas naturales inestables que, para mantener su propio equilibrio, roban electrones a las moléculas sanas del organismo.

Y lo que ocurre en el laboratorio parece confirmarse en la vida real. Por ejemplo, dos estudios paralelos realizados en la Universidad de Harvard y en los que intervinieron 127.000 sujetos, demostraron que el riesgo de padecer enfermedades cardíacas se reducía en un 40 % en los individuos que habían tomado suplementos de vitamina E durante más de 2 años.

Aunque existen numerosas pruebas de los beneficios de la vitamina E, estos dos estudios fueron los primeros en medir sus efectos sin términos de disminución del número de enfermedades y ataques cardíacos.

A pesar de estas propiedades preventivas, se cree que entre el 69 y el 80 % de los adultos no ingiere la dosis recomendada de 30 UI. Y algunos médicos aseguran que necesitamos varias veces esta cantidad para prevenir enfermedades.

Sin embargo, el déficit de vitamina E es muy raro. Las personas más propensas a padecerlo son los niños que nacen con un peso inferior al normal y las personas con enfermedades como la fibrosis quística, que impide una absorción adecuada de grasas. Entre los síntomas de su carencia se incluyen problemas neurológicos y de fertilidad.

A menos que usted esté dispuesto a consumir diariamente 2 l de aceite de maíz o 500 g de pipas de girasol, la única forma de incrementar la ingestión de vitamina E es tomar suplementos.

Esta vitamina se comercializa en ocho presentaciones diferentes, pero el d-alfa-tocoferol es quizá la mejor en su relación calidad-precio, pues permite una absorción mayor.

El d-alfa-tocoferol pierde su potencia cuando se expone al aire, al calor o a la luz, de modo que asegúrese de guardar el envase en un lugar fresco y oscuro. Para que el organismo pueda absorber la vitamina E, este suplemento debe tomarse junto con una comida que contenga grasas. Por otra parte, nunca debe tomarse junto con suplementos de hierro, ya que este mineral destruye la vitamina E sin darle tiempo a actuar.

Uso seguro de la vitamina E

Algunos de los estudios que han comprobado las propiedades de la vitamina E para prevenir enfermedades, también han demostrado que se necesitan entre 200 y 800 UI para obtener la máxima eficacia.

Por fortuna, la vitamina E es inocua incluso cuando se ingiere en dosis altas. Las investigaciones sugieren que pueden tomarse 800-900 UI sin efectos secundarios adversos. Sin embargo, los suplementos de vitamina E están contraindicados para las personas que reciben tratamiento con anticoagulantes. Asimismo, los expertos aconsejan a aquellos que han sufrido una apoplejía o una hemorragia que consulten con su médico antes de complementar su dieta con estos suplementos. La vitamina E también puede interferir en la absorción y eficacia de la vitamina K, involucrada en la coagulación de la sangre.

Por otra parte, las personas que toman anticonvulsivantes, fármacos para reducir el nivel de colesterol, medicamentos contra la tuberculosis o la úlcera gástrica o el antibiótico neomicina deberían consultar con su médico sobre la conveniencia de aumentar su dosis de vitamina E, puesto que los principios activos de dichos fármacos incrementan la necesidad de vitamina E del organismo.

VITAMINA K

Cantidad diaria recomendada: 80 μg

Buenas fuentes de vitamina K: coliflor, brécol y hortalizas de hojas verdes, como las espinacas o la col

A menos que usted haya nacido hace un par de minutos, tiene pocas probabilidades de sufrir un déficit de vitamina K.

Su cuerpo necesita una cantidad tan minúscula de este nutriente para favorecer la coagulación de la sangre en caso de heridas –la principal propiedad de la vitamina K– que seguramente obtiene más que suficiente sin necesidad de hacer ningún esfuerzo. Hasta es posible que su cuerpo fabrique esta vitamina. En efecto, las bacterias intestinales producen aproximadamente la mitad de la cantidad necesaria.

Los bebés constituyen la única excepción, pues carecen de las bacterias necesarias para producir vitamina K y su dieta todavía no incluye hortalizas de hojas verdes. Aunque la leche materna contiene una pequeña cantidad de este nutriente, es el único caso en que la leche materna resulta insuficiente. Por lo tanto, es práctica habitual inyectar vitamina K a los niños en el momento del nacimiento.

Aparte de los lactantes, las únicas personas que necesitan suplementos de vitamina K son las que padecen enfermedades digestivas, como la fibrosis quística.

Sin embargo, algunos temen exceder sus necesidades de vitamina K. Muchas personas que reciben un tratamiento con anticoagulantes para prevenir ataques cardíacos o apoplejías, reducen el consumo de hortalizas de hojas verdes por miedo a que éstas desencadenen los problemas que la medicación intenta prevenir.

John W. Suttie, catedrático de nutrición en la Universidad de Winsconsin, dice que esta medida es absurda: «Si bien algunos médicos recomiendan limitar la ingestión de vitamina K a las personas en tratamiento con anticoagulantes, no es un consejo sensato».

Una persona que toma anticoagulantes porque ha sufrido un infarto, una apoplejía o coágulos en las venas de las piernas, debe mantener un nivel constante de vitamina K. En términos generales, no importa qué cantidad consuma mientras ésta se mantenga estable.

¿La razón? La dosis de anticoagulantes se ajusta a las necesidades de un individuo en particular, necesidades que se identifican al principio del tratamiento mediante un análisis de sangre. En consecuencia, la dosis prescrita intenta mantener un delicado equilibrio, proporcionando al cuerpo la vitamina K necesaria para coagular la sangre y cicatrizar las heridas, pero no tanta como para provocar un ataque cardíaco.

USO SEGURO DE LA VITAMINA K

Puesto que el cuerpo sólo puede absorber la vitamina K cuando ésta se ingiere junto con grasas, es aconsejable comer las hortalizas de hojas verdes con un alimento que contenga algo de grasa. Basta con aliñar la ensalada con un poco de aceite o acompañarla con una hamburguesa de carne magra.

FÁRMACOS QUE PUEDEN SABOTEAR LA NUTRICIÓN

Usted hace todo lo posible para comer bien. Se asegura de ingerir todos los nutrientes necesarios, lo que significa que probablemente esté tomando suplementos de vitaminas y minerales. Está convencido de que sus necesidades nutricionales se hallan cubiertas, pero ¿es realmente así?

Si toma medicamentos con regularidad, ya sea de venta sin receta o por prescripción médica, debería saber que algunos fármacos son potenciales «ladrones de nutrientes». Los expertos en nutrición saben que la interacción entre fármacos y nutrientes puede convertirse en un problema serio. Algunos medicamentos eliminan nutrientes o afectan la capacidad del organismo para convertir dichos nutrientes en sustancias aprovechables por el cuerpo. De hecho, algunos especialistas han demostrado que 19 de los 25 fármacos prescritos con mayor frecuencia pueden causar carencias nutricionales.

A continuación se relacionan medicamentos de uso habitual y su interacción con algunos nutrientes. Si usted se encuentra en tratamiento con alguno de estos fármacos, consulte a su médico sobre la conveniencia de aumentar la dosis de los nutrientes afectados.

¿Cómo evitar los déficit nutricionales provocados por la medicación? He aquí algunas sugerencias:

- Asegúrese de que comprende el prospecto que acompaña al medicamento. Si tiene alguna duda, consulte con su médico o farmacéutico.
- Cuando compre un medicamento sin receta, lea atentamente la etiqueta. Si tiene dudas sobre los ingredientes activos, no dude en consultar al farmacéutico.
- Siga rigurosamente las instrucciones del médico que le prescribió el tratamiento.
- Ciertos alimentos o bebidas pueden disminuir o potenciar la acción de algunos fármacos. No dude en consultar al médico o al farmacéutico sobre la posible interacción del medicamento con sus alimentos favoritos, en especial si los consume en grandes cantidades.
- Siga una dieta equilibrada que incluya una amplia variedad de alimentos.

Fármaco	Tratamiento
Antiácidos	Indigestión
Agentes antibacterianos	Bronquitis crónica, tuberculosis, infecciones del tracto urinario
Antibióticos	Infecciones bacterianas
Fármacos anticancerígenos	Tumores
Anticoagulantes	Coágulos sanguíneos
Anticonvulsivantes	Epilepsia, convulsiones
Fármacos para la hipertensión	Hipertensión arterial
Antiinflamatorios	Inflamación, edema
Antipalúdicos	Paludismo
Diuréticos	Hipertensión arterial, retención de líquidos
Antagonistas de los receptores H_2	Úlcera péptica
Fármacos para reducir el colesterol	Niveles elevados de colesterol
Laxantes	Estreñimiento
Ansiolíticos	Depresión, insomnio

Nombre genérico	Puede interferir
Hidróxido de aluminio, bicarbonato de sodio	Calcio, cobre, ácido fólico
Ácido bórico	Riboflavina
Isoniazida	Niacina, vitamina B_6, vitamina D
Trimetoprima	Ácido fólico
Gentamicina	Magnesio, potasio
Tetraciclina	Calcio
Cisplatino	Magnesio
Metotrexato	Calcio, ácido fólico
Warfarina	Vitamina K
Fenobarbital, fenitoína, primidona	Vitamina D, vitamina K
Hidralazina	Vitamina B_6
Aspirina	Ácido fólico, hierro, vitamina C
Colchicina	Vitamina B_{12}
Prednisona	Calcio
Sulfasalazina	Ácido fólico
Pirimetamina	Ácido fólico
Furosemida	Calcio, magnesio, potasio
Tiazida	Potasio
Triamtereno	Ácido fólico
Cimetidina, ranitidina	Vitamina B_{12}
Colestipol	Ácido fólico, vitamina A, vitamina B_{12}, vitamina K
Aceite mineral	Vitamina D, vitamina K
Fenolftaleína	Potasio
Sen	Calcio
Clorpromazina	Riboflavina

SEGUNDA PARTE

PRESCRIPCIONES TERAPÉUTICAS PARA TRASTORNOS ESPECÍFICOS

ACUFENOS
Cómo silenciar zumbidos

Algunas personas saben cómo empezó el chirrido de cigarra que oyen en el interior de uno de sus oídos o en ambos. En algunos casos fue debido a un ruido muy fuerte, por ejemplo, las revoluciones del motor de un avión al prepararse para despegar. El estallido pudo durar apenas unos segundos, pero desencadenó un zumbido que puede no abandonar a quien lo oye durante décadas. La gente suele acostumbrarse, y los afortunados sólo lo oyen en un oído.

En alguna medida, todos hemos advertido que nuestros oídos tocan su propia melodía durante un rato después de ser machacados con música a todo volumen o ruido de maquinaria, petardos o disparos de arma de fuego. Normalmente, el sonido es casi imperceptible y dura entre varios minutos y un par de días.

Sin embargo, para las personas que sufren acufenos, el campanilleo, siseo o zumbido se convierte en una presencia constante. Se ha informado de acufenos que alcanzaban hasta los 70 decibelios, el equivalente a tener una aspiradora encendida dentro de la cabeza.

Según los especialistas, los acufenos se producen cuando se lesionan las neuronas de la cóclea (caracol), el diminuto órgano en forma de espiral del oído interno. Estos nervios proyectan unas terminaciones en el interior de la cóclea, que está llena de un líquido que se mueve en ondas como reacción a los sonidos que llegan al oído. Cuando un ruido propaga ondas a través de la cóclea, las terminaciones nerviosas envían una señal al cerebro que se interpreta como un sonido determinado. Y cuando los ruidos son demasiado fuertes y las ondas que recorren la cóclea demasiado intensas, las diminutas terminaciones nerviosas pueden lesionarse y enviar señales anormales que provocan la percepción de un siseo o zumbido.

Los espasmos inducidos por los ruidos en las minúsculas arterias que irrigan el oído interno también pueden lesionar las diminutas neuronas al bloquearles el riego sanguíneo. Las neuronas también pueden lesionarse por virus, presión arterial muy alta, colesterol alto en sangre y elevados niveles de insulina, así como con fármacos, en particular la aspirina y los antibióticos cuyo nombre acaba en «-micina». Los aminoglucósidos como la gentamicina, que a menudo se emplean en el tratamiento de la neumonía, son probablemente los principales agresores, según algunos especialistas. Los acufenos son con frecuencia un síntoma de la enfermedad de

Ménière, una patología provocada por una excesiva presión en el líquido del oído interno.

Finalmente, la degradación del oído al envejecer, normalmente debida a un insuficiente riego sanguíneo, es la responsable de un buen número de casos.

Si usted oye acufenos, es importante que consulte con el médico para asegurarse de que no tiene un tumor en un nervio auditivo o el tímpano dañado. Ambos problemas tienen cura.

Aunque la mayoría de los médicos no emplean todavía la nutrición para tratar los acufenos, varias investigaciones recientes, la mayoría realizada en Israel, parecen prometedoras para las personas que los padecen. Esto es lo que los médicos consideran que puede ayudar.

LA VITAMINA B$_{12}$ PROTEGE LOS NERVIOS AUDITIVOS

La vitamina B$_{12}$ desempeña un papel especial en los nervios. El organismo necesita este nutriente para producir mielina, la cubierta grasa que recubre las fibras nerviosas, aislándolas y permitiendo que transmitan normalmente los impulsos nerviosos.

Un déficit de vitamina B$_{12}$ puede elevar los niveles de homocisteína en sangre, una aminoácido que se cree tóxico para los nervios. Los bajos niveles de vitamina B$_{12}$ se han asociado a diversos trastornos del sistema nervioso, incluyendo la pérdida de memoria, la disminución de los reflejos y la pérdida de sensibilidad táctil o al dolor. Y, al parecer, también a los acufenos y la sordera provocada por ruidos.

Varios investigadores de Israel estudiaron a 385 personas con acufenos y descubrieron que entre el 36 y el 47 % de ellas sufría un déficit de vitamina B$_{12}$. Todos los que presentaban este déficit recibieron inyecciones de 1.000 µg vitamina B$_{12}$ a la semana durante 4-6 meses. Al final de ese período se examinó su oído y sus acufenos. El 54 % informó de mejoras en los acufenos, y aproximadamente una cuarta parte comunicó una reducción en el volumen medible de los acufenos.

Para los investigadores israelíes, el déficit de vitamina B$_{12}$ está relacionado de alguna manera con los acufenos crónicos. La exposición continuada al ruido puede agotar los niveles orgánicos de vitamina B$_{12}$, dejando los oídos más vulnerables a las lesiones provocadas por los ruidos.

La mayoría de las personas estudiadas oían acufenos desde hacía 6 años o más. Los investigadores apuntan que es posible que las personas que fueron tratadas antes por su déficit de vitamina B$_{12}$ mejoraran más de lo que se reflejó en el estudio.

Si usted oye acufenos, y en especial si además tiene problemas con la memoria, pida a su médico que analice su nivel de vitamina B$_{12}$.

Aunque la mayoría de las personas obtiene suficiente vitamina B$_{12}$ de los ali-

PRESCRIPCIONES TERAPÉUTICAS

Los acufenos son un trastorno que a menudo no responden al tratamiento. La mayoría de los especialistas del oído no recomiendan nutrientes para evitar o tratar este problema. Sin embargo, algunos médicos consideran que ciertos nutrientes pueden ser beneficiosos para algunas personas. Esto es lo que recomiendan probar.

Nutriente	Cantidad diaria recomendada
Betacaroteno	100.000 UI, dividido en 2 dosis
Cobre	1,5 mg (1 mg por cada 10 mg de cinc)
Magnesio	400 mg
Selenio	40-200 µg
Vitamina B$_{12}$	1.000 µg
Vitamina C	500 mg, dividido en 2 dosis
Vitamina E	400 UI
Cinc	15 mg

Añada un suplemento polivitamínico y mineral que contenga las cantidades diarias recomendadas de todos los minerales y vitaminas esenciales.

ADVERTENCIA MÉDICA. Si tiene problemas cardíacos o renales, asegúrese de consultar con el médico antes de empezar a tomar suplementos de magnesio.

Las dosis de selenio superiores a 100 µg al día pueden ser tóxicas y sólo deben tomarse bajo supervisión médica.

Si se encuentra en tratamiento con anticoagulantes, no debe tomar suplementos de vitamina E.

mentos, los problemas de absorción pueden provocar deficiencias, sobre todo en los ancianos. Los vegetarianos estrictos, que no comen carne, huevos ni productos lácteos, también corren el riesgo de sufrir un déficit, puesto que la vitamina B$_{12}$ sólo se encuentra en los alimentos de origen animal.

Si su médico le diagnostica problemas de absorción, usted necesitará inyecciones de vitamina B_{12} el resto de su vida. Si no tiene problemas de absorción, los expertos afirman que es seguro tomar unos 1.000 µg de vitamina B_{12} al día.

EL MAGNESIO QUIZÁ PROTEJA LOS OÍDOS SENSIBLES

Es verdad que los animales de laboratorio nunca utilizan artillería pesada ni ruidosas sierras mecánicas, pero puede usted dar gracias a estos seres por otra recomendación dietética para proteger sus oídos: magnesio.

Los animales de laboratorio con un déficit de magnesio expuestos al ruido sufren muchas más lesiones en las neuronas de la cóclea que los que reciben una dieta con la cantidad adecuada de magnesio. ¿Qué les ocurre a esas neuronas cuando el volumen del ruido aumenta demasiado? Las diminutas prolongaciones de estas neuronas se fusionan o se pierden y, con el tiempo, se desintegran junto con las células que los sostienen y las fibras nerviosas que conducen a esas neuronas. Los niveles bajos de magnesio combinados con la exposición al ruido pueden agotar, con el tiempo, las reservas energéticas de la neurona, provocando finalmente la muerte por agotamiento de las neuronas del oído interno.

Los niveles bajos de magnesio también pueden causar la constricción de los vasos sanguíneos, incluidas las minúsculas arterias que irrigan el oído interno. (Recuerde que se considera que el espasmo vascular inducido por el ruido desempeña un papel en los acufenos.)

El oído humano, incluso el normal, sano y en buen estado de funcionamiento, puede beneficiarse de la aportación de magnesio. Un investigador israelí descubrió que los soldados que tomaban un suplemento de 167 mg de magnesio al día sufrían menos lesiones en el oído interno que los que tomaban placebo (píldoras idénticas pero inocuas). Según este especialista, un estudio más reciente demostró que la ingestión de suplementos tiene el mismo efecto protector contra la prolongada exposición al ruido.

Si usted tiene que soportar un entorno ruidoso, le conviene asegurarse de tomar la cantidad diaria recomendada de magnesio, que es de 400 mg. La mayoría de las personas no alcanzan este nivel, lo que significa que los hombres obtienen unos 329 mg y las mujeres unos 207 mg al día, como media. Las verduras de color verde, los cereales integrales, los frutos secos y las legumbres están repletas de magnesio. (Si usted está pensando en tomar suplementos de magnesio, asegúrese de consultar antes con su médico si tiene problemas cardíacos o renales.)

Si sus acufenos incluyen una sensación de tener el oído «lleno» y alteraciones del sentido del equilibrio, los expertos recomiendan procurarse además cantidades adecuadas de calcio y potasio. Estos síntomas adicionales pueden ser indicativos de la enfermedad de Ménière. (Para más detalles sobre el tratamiento de esta enfermedad con nutrientes, véase p. 248.)

Los antioxidantes alargan la vida del oído

Los acufenos están causados a veces por un insuficiente riego sanguíneo de los oídos, el cual puede suceder de dos maneras, según los especialistas. En la primera, las minúsculas arterias que irrigan el oído interno pueden obstruirse debido al colesterol, provocando una especie de infarto en el oído. En la segunda, los ruidos muy fuertes pueden provocar espasmos en esta arteria, reduciendo el riego sanguíneo de la cóclea. En cualquier caso, la interrupción del riego sanguíneo puede desembocar en problemas auditivos.

Aquí es donde intervienen los nutrientes antioxidantes: las vitaminas C y E, el betacaroteno y otros. Los antioxidantes ayudan a prevenir las lesiones causadas por el oxígeno en la membrana celular. Además, ayudan a mantener libres las arterias y sin acumulación de plaquetas, según los expertos.

Muchos otorrinolaringólogos sugieren tomar un surtido de nutrientes antioxidantes: 400 UI de vitamina E al día, 250 mg de vitamina C 2 veces al día, 50-200 μg de selenio mineral al día y unas 50.000 UI de betacaroteno 2 veces al día. Las dosis de selenio superiores a 100 μg al día pueden ser tóxicas y sólo deben tomarse bajo supervisión médica.

 # El cinc marca la diferencia

En algunas partes del cuerpo, la concentración de determinado mineral y vitamina es mayor que en otras. Es el caso del oído interno, que, al igual que la retina del ojo, presenta una elevada concentración de cinc. Este hallazgo ha inducido a varios médicos a especular con que el déficit de cinc puede tener un papel en los problemas del oído interno como los acufenos.

Los otorrinolaringólogos reconocen que no se sabe mucho sobre la acción del cinc en el oído interno, pero es evidente que la cóclea necesita este elemento para funcionar normalmente. Los animales que siguen una dieta baja en cinc pierden en parte el sentido del oído y, al parecer, incluso el déficit leve de cinc que se observa en los ancianos agrava la pérdida del oído asociada al deterioro de las estructuras auditivas debido a la edad y a los ruidos. El cinc interviene en una amplia gama de funciones, incluyendo la conservación de las membranas celulares y la protección de las células contra las lesiones relacionadas con el oxígeno.

Algunos expertos calculan que alrededor del 25 % de sus pacientes con acufenos graves presentan un déficit de cinc. A veces tienen además escaso apetito, pérdida del cabello, reducción de los sentidos del gusto o el olfato o problemas cutáneos. Todos estos síntomas están relacionados con el déficit de cinc. Para estas personas, los expertos recomiendan suplementos de cinc junto con un potente suplemento polivitamínico y mineral que aporte otros nutrientes.

Aunque muchos otorrinolaringólogos recetan al principio grandes dosis de cinc, hasta 150 mg al día, es importante no superar esa cantidad diaria sin supervisión médica. Cuando prescriben dosis superiores, los médicos vigilan atentamente los niveles de cinc en sangre de sus pacientes, porque en grandes cantidades el cinc es tóxico. Además, interfiere en la absorción de cobre, por lo que si usted está tomando elevadas dosis, quizá necesite también suplementos de cobre (la proporción que se recomienda normalmente es de 1 mg de cobre por cada 10 mg de cinc). También el cobre puede ser tóxico, por lo que debe seguir los consejos del médico en este tema.

La cantidad diaria recomendada de cinc es de 15 mg. Según algunos especialistas, pocas personas obtienen entre 10 y 15 mg diarios de la dieta, mientras que los mayores de 75 años raras veces obtienen ni 7 mg al día. Busque el cinc en carnes y marisco: las ostras cocinadas, el buey, el cangrejo y el cordero contienen cantidades aceptables.

La vitamina A aumenta la audición

Como el cinc, la vitamina A se halla muy concentrada en la cóclea. Todas las neuronas sensoriales, incluyendo las de la retina del ojo y las del oído interno, necesitan vitamina A y cinc para funcionar correctamente, según los expertos.

En un estudio, los niveles bajos de vitamina A en sangre se asociaron a una disminución de la audición. Y en varios estudios distintos, entre el 24 y el 74 % de las personas con acufenos informaron de un alivio al menos parcial al tomar suplementos de vitamina A.

Algunos médicos recomiendan betacaroteno, que puede tomarse sin preocuparse por su toxicidad. (El organismo puede emplear el betacaroteno para producir vitamina A.) Recomiendan tomar 30 mg (unas 50.000 UI) de betacaroteno 2 veces al día.

ALCOHOLISMO
Cómo reparar los daños

Seguramente, usted conocerá a alguna persona que bebe en exceso. Incluso es probable que esa persona sea usted.

Los problemas con la bebida son muy comunes en los países desarrollados. En Estados Unidos, se calcula que el 10 % de la población bebe en exceso.

Los bebedores moderados suelen mantener un buen estado físico. (Sin embargo, los expertos no se ponen de acuerdo en qué significa beber «moderadamente» y hablan de cantidades que van desde 4 bebidas a la semana a 1 o 2 bebidas al día.)

Beber moderadamente no sólo es inocuo, sino que puede ser beneficioso, ya que disminuye el riesgo de padecer enfermedades cardiovasculares.

Pero el abuso del alcohol es otra historia. Beber diariamente en exceso –más de 3 bebidas en el caso de las mujeres, y más de 6 en el de los hombres– aumenta el riesgo de cáncer y puede dañar el hígado, el páncreas, el intestino y el cerebro. El alcohol puede provocar diarrea, osteoporosis, ceguera nocturna y anemia, reduciendo la esperanza de vida en unos 15 años. También puede causar enfermedades debidas a carencias nutricionales, como el escorbuto o la pelagra. Aunque estas enfermedades son muy poco frecuentes en la actualidad, cuando aparecen, suelen hacerlo en personas alcohólicas.

EL SABOTEADOR DE LÍQUIDOS

¿Cómo afecta el alcohol a la salud? En primer lugar, limita la capacidad del organismo para absorber, procesar, usar y almacenar los nutrientes de los alimentos, y en segundo lugar, consumido en grandes cantidades, reduce el apetito.

El problema fundamental es que las bebidas alcohólicas carecen de vitaminas y minerales y están llenas de calorías vacías. Sin embargo, si una persona bebe mucho, esas calorías reemplazan a otros nutrientes de la dieta. Además, el alcohol tiene un efecto directo y tóxico sobre el aparato gastrointestinal.

El resultado es que la mayoría de los minerales, vitaminas y demás nutrientes que ingerimos con los alimentos no se absorben a través de las paredes intestinales y nunca llegan a la sangre. Como si esto fuera poco, el alcohol es tóxico para el hígado, que es el órgano encargado de procesar los nutrientes. En condiciones normales, el hígado almacena los nutrientes que recibe o, después de procesarlos, los envía al torrente sanguíneo para que el organismo los aproveche.

Sin embargo, cuando existen lesiones hepáticas, la capacidad del cuerpo para usar las vitaminas disminuye de manera notable. El hígado se vuelve incapaz de procesar, almacenar o usar las vitaminas hidrosolubles, como la tiamina, la vitamina B_6 y el ácido fólico. Y puesto que un hígado dañado produce menos bilis –la sustancia que el organismo utiliza para facilitar la absorción intestinal de las vitaminas liposolubles–, el cuerpo tampoco puede aprovechar las vitaminas A, D y E.

También debe tener en cuenta que el hígado fabrica las sustancias necesarias para distribuir los minerales por todo el organismo. Proporciona las proteínas que conducen a estos minerales a los sitios donde se necesitan. Sin embargo, cuando el hígado está afectado, los minerales no salen de su interior. En consecuencia, puede presentarse un déficit de estos nutrientes en el cuerpo o una acumulación tóxica en el hígado.

PROTECCIÓN ANTIOXIDANTE

Aunque hace tiempo que se conocen los efectos devastadores del alcohol sobre el organismo (directamente, como toxina, e indirectamente, a través de la pérdida de nutrientes), los científicos comienzan a sospechar que también podría destruir los antioxidantes o, al menos, interferir en la absorción de las vitaminas C y E y el selenio. Los antioxidantes son sustancias que protegen las moléculas sanas del cuerpo contra los daños de otras moléculas inestables, denominadas radicales libres.

En un estudio realizado en Francia se compararon los niveles de vitaminas C y E y selenio de un grupo de 102 ex alcohólicos y otro grupo de personas que bebían sólo esporádicamente y se demostró que los niveles de estos nutrientes permanecían bajos en los bebedores, incluso después de que abandonaran el alcohol e iniciaran una dieta equilibrada. Los investigadores también descubrieron altas concentraciones de radicales libres en los ex alcohólicos.

Aunque los científicos aún no pueden extraer conclusiones definitivas, parece ser que al menos una parte de los daños causados por el alcohol se debe a la falta de los antioxidantes necesarios para luchar contra los radicales libres. En consecuencia, los alcohólicos en tratamiento de deshabituación deberían ingerir la cantidad diaria recomendada (CDR) de estos nutrientes esenciales. La CDR de vitamina E es de 30 UI; la de la vitamina C, 60 mg, y la de selenio, 70 µg.

Los alcohólicos también tienen problemas para obtener las cantidades de proteínas y calorías necesarias para mantener un peso adecuado. Por otra parte, el consumo excesivo de alcohol puede ocasionar carencias de vitamina A, tiamina, ácido fólico, vitamina B_6, cinc y magnesio.

 # VITAMINA A: CÓMO ENCONTRAR EL EQUILIBRIO

El déficit de vitamina A en los alcohólicos se produce porque el metabolismo del alcohol favorece la expulsión de esta vitamina en la bilis. Por lo tanto, no es de extrañar que en un estudio realizado en la Universidad de Illinois con 28 alcohólicos se descubriera que el 60% de los sujetos tenían un nivel bajo de vitamina A. Este nutriente desempeña un papel fundamental en la reproducción, la renovación celular, la lucha contra las infecciones y también –dada su importancia para la retina– en la visión nocturna. Otro estudio demostró que la mitad de los alcohólicos con enfermedades hepáticas graves padecen ceguera nocturna.

Aunque tomar un par de píldoras de vitamina A parece la medida más lógica para tratar un déficit de este nutriente, la administración de vitamina A a los alcohólicos es un arma de doble filo.

En dosis altas, la vitamina A puede ser tóxica para el hígado, igual que el alco-

LOS MEJORES ALIMENTOS

Cuando el alcohol sustituye a la comida (lo cual es bastante común entre los alcohólicos), acelera el metabolismo del cuerpo y puede provocar una descomposición de los músculos y un déficit de proteínas que inhibe la capacidad del cuerpo para recuperarse del proceso de desgaste natural.

Por eso las personas con una adicción crónica al alcohol suelen adelgazar en exceso. Esto es lo que puede hacer para solucionar el problema.

Deje de beber. La abstinencia es un requisito previo imprescindible para recuperar la salud.

Aliméntese bien. Para contrarrestar la pérdida de peso y el déficit de proteínas, las personas con problemas de adicción al alcohol deben consumir entre 2.000 y 3.000 calorías diarias. La mayor parte de esas calorías –aproximadamente el 60%– debe provenir de los hidratos de carbono (pan, pasta, cereales, frutas y verduras), el 15% de las proteínas y el 25% restante de las grasas (10% de grasas animales).

hol. De modo que los suplementos de este nutriente podrían empeorar la situación al potenciar los efectos nocivos del alcohol. Aunque es importante corregir el déficit, también lo es evitar un exceso, por lo que el tratamiento de esta carencia es sumamente delicado.

Durante un tiempo, los investigadores trataron de evitar los efectos tóxicos de los suplementos de vitamina A prescribiendo betacaroteno, un precursor no tóxico de la vitamina A que se encuentra en las hortalizas de hojas verdes y en las frutas y las verduras amarillas y anaranjadas. Sin embargo, en los bebedores, el betacaroteno produce el mismo efecto que la vitamina A. Aunque no es tóxico para un individuo sano, podría producir lesiones hepáticas en los individuos que beben en exceso.

Para encontrar el equilibrio, algunos médicos recomiendan que estas personas corrijan el déficit de vitamina A mediante la ingestión de un suplemento polivitamínico y mineral que no contenga más de 5.000 UI de vitamina A en el caso de los hombres, ni más de 4.000 UI de vitamina A en el caso de las mujeres. Los grandes bebedores deben evitar cualquier suplemento con dosis superiores de este nutriente, así como los preparados ricos en betacaroteno (más de 10.000 UI).

Aunque estas dosis parecen insuficientes para corregir un déficit de vitamina A, en el caso de los alcohólicos ofrecen la máxima protección con el mínimo riesgo.

ALIMENTE EL CEREBRO CON TIAMINA

El andar tambaleante, el estado de confusión y el deterioro de la memoria que caracterizan a los bebedores podrían deberse tanto a la falta de tiamina como al exceso de alcohol.

La tiamina desempeña un papel fundamental en el funcionamiento del cerebro. Los científicos creen que esta vitamina está involucrada en la producción y secreción de neurotransmisores –las moléculas que llevan y traen mensajes entre el cerebro y el resto del organismo–, así como en la transmisión de los impulsos eléctricos de los nervios.

Aunque el cerebro requiere un aporte continuo de tiamina, el cuerpo no lo almacena en cantidades apreciables. Los expertos calculan que entre el 30 y el 80 % de los alcohólicos padece un déficit de tiamina.

Algunos estudios de laboratorio sugieren que el déficit de tiamina inducido por el abuso del alcohol impide que las células cerebrales desempeñen eficazmente su tarea, lo que se manifiesta en un deterioro del funcionamiento y en la muerte celular. En algunos casos, el proceso degenera en el síndrome de Wernicke-Korsakoff, un trastorno cerebral caracterizado por la pérdida de memoria y la inestabilidad en el andar.

Algunos expertos prescriben 50 mg de tiamina al día para complementar la dieta de los alcohólicos, aunque se ignora si esta dosis es capaz de revertir los daños causados por un déficit de tiamina.

 ## IMPORTANCIA DEL GRUPO B

Además de eliminar la tiamina, el exceso de alcohol puede producir un déficit de vitamina B_6, un nutriente necesario para la transmisión de los impulsos nerviosos. Los médicos advierten que incluso una carencia leve de vitamina B_6 altera las ondas cerebrales, y que un déficit importante puede causar convulsiones.

Se sospecha que el alcohol destruye la piridoxina, o vitamina B_6, ya que más del 50 % de los bebedores empedernidos presentan un déficit de esta vitamina. Una dieta equilibrada que incluya la CDR de vitamina B_6 puede corregir el problema, pero sólo si se abandona el consumo de alcohol. Entre las principales fuentes de vitamina B_6 se encuentran las patatas, los plátanos, los garbanzos, el zumo de ciruelas pasas y la pechuga de pollo.

El nivel de ácido fólico, otra vitamina del grupo B, también es deficiente en las personas que beben en exceso. Puesto que esta vitamina no altera significativamente el sabor de los alimentos, algunas personas han llegado a sugerir que los fabricantes de bebidas alcohólicas deberían añadirlo a sus productos durante el proceso de envasado o enlatado.

Prescripciones terapéuticas

El abuso del alcohol causa lesiones en el hígado, el páncreas, los intestinos y el cerebro. El proceso para revertir los daños comienza cuando usted deja de beber e inicia una dieta equilibrada que contenga al menos la cantidad diaria recomendada de todas las vitaminas y minerales esenciales. Éstas son las recomendaciones de los médicos. Si no puede obtener estas dosis de nutrientes de la dieta, tome un suplemento polivitamínico y mineral.

Nutriente	Cantidad diaria
Ácido fólico	400 µg
Magnesio	400 mg
Selenio	70 µg
Tiamina	50 mg
Vitamina A	4.000 UI para mujeres 5.000 UI para hombres
Vitamina B_6	2 mg
Vitamina C	60 mg
Vitamina E	30 UI
Cinc	15 mg

O un suplemento polivitamínico y mineral que contenga la cantidad diaria recomendada de estos minerales y vitaminas.

ADVERTENCIA MÉDICA. Si usted tiene problemas de alcoholismo, necesita atención profesional.

Si padece trastornos cardíacos o renales, consulte con su médico antes de tomar suplementos de magnesio.

Si se encuentra en tratamiento con anticoagulantes, no tome suplementos de vitamina E.

Sin embargo, hasta que llegue ese día, la mejor forma de corregir la carencia de ácido fólico es consumir alimentos ricos en este nutriente (como las hortalizas de hojas verdes) o tomar un suplemento que contenga la dosis diaria de 400 µg.

 ## CORREGIR EL DÉFICIT DE MINERALES

Dado que el alcohol impide que algunos minerales, como el cinc y el magnesio, salgan del hígado y lleguen al torrente sanguíneo, los investigadores creen que las personas que beben en exceso corren un alto riesgo de presentar un déficit de estos minerales.

Los alcohólicos eliminan cantidades importantes de cinc y magnesio, que pueden reemplazarse con una dieta equilibrada. Los moluscos, la carne vacuna y los huevos son buenas fuentes de cinc, mientras que los frutos secos, los cereales, las verduras y el tofu son ricos en magnesio.

Si usted tiene trastornos cardíacos o renales, es importante que consulte con el médico antes de tomar suplementos de magnesio.

 ## LAS VITAMINAS NO CORRIGEN LA ADICCIÓN

En la relación alcohol-nutrición, hay tres puntos que debe tener en cuenta.

En primer lugar, aunque algunos estudios científicos nos habían inducido a creer lo contrario, ningún nutriente reduce la necesidad de alcohol en las personas adictas. Las pruebas clínicas más bien parecen sugerir la existencia de un gen adictivo, que provoca la necesidad y conduce a un consumo excesivo de alcohol. Si esto es así, la nutrición no puede afectar al proceso.

En segundo lugar, puesto que los niveles de nutrientes pueden variar significativamente de una persona a otra, los grandes bebedores deben consultar a un médico para que evalúe sus necesidades nutricionales.

En tercer lugar, recuerde que la única cura para el alcoholismo es la abstinencia. No tiene sentido tomar vitaminas o seguir una dieta equilibrada si sigue bebiendo. Aunque tome estas medidas, si continúa bebiendo en exceso durante 10 o 15 años, corre un alto riesgo de sufrir enfermedades hepáticas.

Sin embargo, las noticias para los que han dejado de beber son esperanzadoras. Muchos de los daños ocasionados por el alcohol pueden revertirse con una dieta equilibrada que contenga las cantidades diarias recomendadas de los minerales y vitaminas esenciales.

ALERGIAS
Nutrientes para combatir los estornudos

Las alergias son imprevisibles. Pueden manifestarse en prácticamente cualquier lugar del cuerpo y producir una amplia variedad de síntomas. Afectan la nariz, los ojos, la garganta, los pulmones, el estómago, la piel y el sistema nervioso. Producen picores, dificultad para respirar, estornudos, goteo nasal, ojos llorosos, dolor de cabeza o de estómago y hasta fatiga y depresión.

¿Qué es entonces una alergia, si se manifiesta con todos estos síntomas? En otras palabras, ¿qué ocurre dentro de su cuerpo cuando usted tiene una reacción alérgica?

Los síntomas de alergia aparecen cuando el sistema inmunitario reacciona de manera desproporcionada a factores ambientales. La mayoría de la gente puede convivir con un gato, el polvo o el polen. Sin embargo, el sistema inmunitario de las personas alérgicas reacciona prácticamente ante cualquier cosa y lucha contra algunas sustancias externas como si fueran bacterias o virus.

Los principales responsables de los síntomas alérgicos son la histamina y los leucotrienos, unas sustancias químicas segregadas por el sistema inmunitario. Nuestro sistema inmunitario está compuesto por un complejo entramado de células que trabajan conjuntamente. Las células hipersensibles involucradas en las alergias son fundamentalmente los mastocitos y los basófilos. Los mastocitos se encuentran en la piel, los pulmones, la garganta, el estómago y los intestinos, mientras que los basófilos están en los vasos sanguíneos. Por lo tanto, estas células están presentes en prácticamente todo el organismo.

 ## POR QUÉ GOTEA LA NARIZ

La histamina suele almacenarse en forma de gránulos en el interior de los mastocitos. Sin embargo, cuando un mastocito se expone a una sustancia que desencadena una reacción alérgica, expulsa la histamina a los tejidos circundantes.

La histamina desempeña un papel importante en ciertas reacciones alérgicas. Hace que los pequeños vasos sanguíneos aumenten su calibre y se vuelvan más permeables a los fluidos, permitiendo que éstos pasen a los tejidos circundantes a través del torrente sanguíneo, lo que se manifiesta con congestión nasal, ojos llorosos y, en ocasiones, urticaria.

La histamina produce la contracción de la musculatura lisa de las paredes pulmonares, los vasos sanguíneos, el estómago, el intestino y la vejiga, y esta contracción desencadena una amplia variedad de síntomas. En los pulmones, por ejemplo, la histamina provoca constricción de los bronquios. Por otra parte, la secreción de adrenalina estimula indirectamente la producción de una mucosidad espesa y pegajosa.

Si usted es alérgico, culpe a mamá y a papá, pues la propensión a las alergias es hereditaria. Sin embargo, algunos médicos creen que una dieta equilibrada y ciertos suplementos de nutrientes pueden equilibrar el sistema inmunitario, manteniéndolo fuerte, pero no hipersensible.

Para atacar la causa del problema es preciso asegurar una buena nutrición con la dieta, pues por muchos suplementos que tome, si continúa comiendo mal no apreciará cambios notables.

Sin olvidar esta premisa básica, he aquí algunos de los nutrientes que pueden ayudarlo a combatir las alergias.

VITAMINA C PARA CONTROLAR LA HISTAMINA

No cabe duda de que la vitamina C contribuye a aliviar las reacciones alérgias, al menos en el laboratorio. Varios estudios han demostrado que un alto nivel de vitamina C hace que los mastocitos segreguen menos histamina y contribuye a destruir la histamina con mayor rapidez una vez segregada. Asimismo, se ha descubierto que el déficit de vitamina C aumenta notablemente los niveles de histamina.

Sin embargo, sólo se han realizado dos estudios en seres humanos. Uno de ellos descubrió que la concentración de histamina en la sangre disminuye de forma significativa tras la ingestión de 1.000 mg diarios de vitamina C durante 3 días.

En otro estudio, investigadores italianos observaron que las personas con fiebre del heno que tomaban 2.000 mg de vitamina C al día tenían mayor capacidad para mantener el volumen de aire que podían exhalar. (En muchas reacciones alérgicas, las vías respiratorias se estrechan y restringen la circulación de aire.)

Otros estudios han demostrado que la vitamina C también podría aliviar las inflamaciones asociadas con las alergias crónicas.

Aunque la vitamina C no produce efectos apreciables una vez que se han iniciado los síntomas, si se toma antes de la exposición al factor desencadenante de la alergia, puede aliviar los síntomas (aunque nunca de la forma radical en que lo hacen, por ejemplo, los fármacos contra el asma).

Algunos médicos recomiendan tomar vitamina C de liberación lenta en dosis de 500 a 1.000 mg 2 veces al día. (Si usted toma vitamina C con regularidad, apreciará mejores resultados tomando varios centenares de miligramos 3 o 4 veces al día.)

Aunque la cantidad diaria recomendada de vitamina C es de sólo 60 mg, las dosis altas son inocuas para la mayoría de las personas. Sin embargo, dosis superiores a 1.200 mg pueden producir diarrea. Ante cualquier malestar, reduzca la ingestión de vitamina.

LOS MEJORES ALIMENTOS

Algunas de las reacciones alérgicas más graves (entre ellas el shock anafiláctico, potencialmente mortal) son producidas por los alimentos. Las personas con alergias graves suelen someterse a análisis para averiguar qué alimentos deben evitar. Esto es lo que debe saber.

Descubra a los culpables. Si sospecha que el causante de su alergia está en la dieta, consulte con un especialista que lo ayude a descubrir qué alimentos debe evitar. Los cacahuetes, las nueces, los huevos, la leche, la soja, el pescado y los mariscos pueden producir reacciones alérgicas. Y el gluten, una proteína que se encuentra en el trigo, la cebada, el centeno y la avena, ocasiona trastornos intestinales a algunas personas.

Vigile las reacciones cruzadas. Algunas personas con alergias respiratorias desarrollan alergias a los alimentos que contienen sustancias similares.

Por ejemplo, una persona con alergia al polen del abedul podría experimentar picores o hinchazón en los labios, la lengua, la garganta o el paladar al comer manzanas. Y los alérgicos a la ambrosía suelen presentar reacciones alérgicas al ingerir melón.

Los alimentos que con mayor frecuencia provocan reacciones restringidas a la boca son las frutas crudas, los frutos secos y algunas verduras.

LA AYUDA ADICIONAL DE LOS BIOFLAVONOIDES

Algunos suplementos de vitamina C contienen unos ingredientes añadidos denominados bioflavonoides. Estas sustancias químicas, estrechamente ligadas a la vitamina C, han mantenido intrigados a los investigadores durante décadas. La estructura química de los bioflavonoides es similar a la de un fármaco denominado cromolín, que se usa en los inhaladores para reducir la inflamación de origen asmático.

Los bioflavonoides podrían reducir la secreción de histamina. Por desgracia, la experiencia ha demostrado que uno de los bioflavonoides más comunes, la quercetina, no se absorbe con facilidad. En consecuencia, su efecto sobre las reacciones alérgicas en los seres humanos aún no se ha explicado.

Los investigadores continúan estudiando el papel de los bioflavonoides en la prevención de las alergias, pero, por el momento, recomiendan no gastar dinero en suplementos de estas sustancias. Es preferible consumir alimentos ricos en biofla-

PRESCRIPCIONES TERAPÉUTICAS

Para aliviar los síntomas alérgicos, algunos médicos recomiendan añadir los siguientes nutrientes a una dieta equilibrada:

Nutriente	Cantidad diaria recomendada
Magnesio	400 mg
Vitamina C	1.000-2.000 mg, dividido en 2 dosis
Añadir un suplemento polivitamínico y mineral.	

ADVERTENCIA MÉDICA. Si padece trastornos cardíacos o renales, consulte con su médico antes de tomar suplementos de magnesio.

Dosis de vitamina C superiores a 1.200 mg diarios pueden provocar diarrea a algunas personas.

vonoides, como frutos cítricos, cerezas, uvas, brécol, pimientos rojos y verdes e infusiones de hierbas (la de ortiga se recomienda específicamente para las alergias). Estos alimentos le proporcionarán también otros nutrientes beneficiosos.

 ## MAGNESIO PARA ALIVIAR PROBLEMAS RESPIRATORIOS

Algunos alergólogos recomiendan a sus pacientes que se aseguren de ingerir la cantidad diaria recomendada de magnesio (400 mg), ya que este importante mineral parece aliviar los broncospasmos, es decir, la constricción de las vías respiratorias intrapulmonares. El magnesio puede inyectarse por vía intravenosa para reducir los síntomas de un ataque de asma potencialmente mortal y resistente al tratamiento farmacológico.

En un estudio se descubrió que, ante la presencia de un alergeno, los animales de laboratorio con déficit intenso de magnesio presentaban niveles de histamina muy superiores a los de los animales que ingerían suficiente magnesio.

El flujo de calcio dentro y fuera de las células contribuye a regular el funcionamiento celular. De modo que es posible que la carencia de magnesio modifique la permeabilidad de las membranas de los mastocitos, permitiendo que el calcio acceda a las células con mayor facilidad. Cuando esto ocurre, el sistema inmunitario segrega histamina.

Está claro que un déficit de magnesio acentúa los síntomas alérgicos. En los animales, la falta de magnesio produce la secreción de sustancias que actúan sobre las células inmunitarias –como los mastocitos y los basófilos– y las vuelve hiperactivas, es decir, más propensas a segregar histamina. El déficit de magnesio también causa otras reacciones inmunitarias en el cuerpo, como irritación, hinchazón o dolor.

Sin embargo, no necesita atiborrarse de magnesio para controlar sus estornudos o la dificultad para respirar. Si lo hace, acabará con diarrea. (Por eso la leche de magnesia es un laxante estupendo.)

Los médicos creen que basta con la dosis diaria recomendada, que es de 400 mg. Algunos estudios han demostrado que las mujeres suelen ingerir la mitad de esta cantidad y los hombres las tres cuartas partes. Las mejores fuentes de magnesio son los frutos secos, las legumbres y los cereales, seguidos por las verduras y los plátanos. Tenga en cuenta que la mayoría de los alimentos procesados contienen una ínfima cantidad de este importante mineral. (Si padece trastornos cardíacos o renales, consulte con su médico antes de tomar suplementos de magnesio.)

 ## NUTRIENTES PARA PROTEGER LAS MUCOSAS

Algunos médicos recomiendan a las personas alérgicas añadir a su dieta otros nutrientes, como vitamina A (o su precursor, el betacaroteno), selenio y cinc. Esto se debe a que dichos nutrientes desempeñan un papel fundamental en el mantenimiento de las mucosas, que podrían definirse como la piel interna del cuerpo.

Si las mucosas están sanas, las posiblidades de sufrir síntomas severos de alergia se reducen. La mucosa es una capa de células que segrega la sustancia viscosa que todos conocemos y deberíamos apreciar, puesto que contiene gran cantidad de sustancias que luchan contra las infecciones. La mucosidad también evita el contacto directo de las células con el polen y otros alergenos (las sustancias que desencadenan las alergias).

Esta capa mucosa protege a las células de los efectos dañinos de la contaminación del aire. Diversos estudios han demostrado que las personas expuestas a la contaminación y a los alergenos son más propensas a presentar reacciones alérgicas severas que aquellas expuestas exclusivamente a los alergenos.

La propia reacción alérgica estimula la producción de las moléculas inestables denominadas radicales libres, que dañan a las células sanas del cuerpo robándole los electrones para mantener su equilibrio. En el proceso, los radicales libres afectan a los mastocitos, haciéndolos más propensos a la secreción de histamina. Las vitaminas C y E, el betacaroteno y el selenio contribuyen a neutralizar los radicales libres, ofreciéndoles sus propios electrones, y de este modo protegen a las moléculas sanas.

La mejor forma de obtener la cantidad adecuada de estos nutrientes es evitar la «comida basura» y comer alimentos sin procesar. Algunos médicos recomiendan tomar un suplemento polivitamínico y mineral. Pero a algunas personas alérgicas les basta con evitar determinados alimentos para observar una notable mejoría.

ANEMIA

Cómo recuperarse

Un viejo chiste sobre la anemia dice que el principal problema del médico es encontrar al paciente entre las sábanas blancas. En efecto, además de dejarnos sin fuerzas, esta enfermedad produce una intensa palidez.

La anemia es un trastorno causado por la falta de hemoglobina en los glóbulos rojos, las células sanguíneas con forma de disco que transportan oxígeno a todos los órganos del cuerpo. Independientemente de la clase de anemia que padezca –hay varias formas–, los síntomas suelen ser los mismos. Además de pálido y cansado, se sentirá débil, respirará agitadamente, su pulso cardíaco se acelerará y tendrá dificultades para concentrarse.

Estos síntomas se presentan porque, al no haber suficiente hemoglobina en los glóbulos rojos, todos los órganos del cuerpo, incluido el cerebro, están sedientos de oxígeno. El corazón trata de compensar esta carencia bombeando más sangre y con mayor frecuencia.

La anemia se detecta mediante un examen de los glóbulos rojos con el microscopio (que permite observar su forma, tamaño y número) o mediante pruebas que miden los niveles de los distintos componentes de la sangre.

Incluso antes de determinar la clase de anemia, es importante descubrir su causa. La anemia puede deberse a factores tan diversas como tocar demasiado el bongó (el impacto constante de las manos daña las células sanguíneas), las temperaturas árticas o el consumo de medicamentos tóxicos.

Las carencias nutricionales también son una causa corriente de anemia. Además del déficit de hierro, un nivel deficiente de ácido fólico o de vitamina B_{12} puede causar anemia. En raras ocasiones este trastorno es consecuencia de una insuficiente ingestión de cobre o de las vitaminas A, B_6, C o E.

EL HIERRO Y LA FALTA DE OXÍGENO

Todos hemos oído hablar de la falta de hierro en la sangre; esto no es casual, pues el déficit de este mineral es la causa más común de anemia. Hasta el 58 % de las mujeres jóvenes sanas podrían presentar una deficiencia de hierro, aunque ésta no sea lo bastante acusada para provocar anemia.

El problema es que muchas mujeres no consumen a diario la cantidad de hierro necesaria para compensar los 2,5 mg que pierden cada mes durante la menstruación. Las embarazadas necesitan un aporte superior de hierro, al igual que las adolescentes y las mujeres que se acercan a la menopausia.

Algunos estudios han demostrado que las jóvenes de edades comprendidas entre los 18 y 24 años ingieren unos 10,7 mg de hierro al día, una cifra notablemente inferior a la cantidad diaria recomendada, que es de 18 mg.

La falta de hierro produce una reducción del nivel de hemoglobina, una proteína que permite que el grupo hemo de los glóbulos rojos se una al oxígeno en los alvéolos pulmonares y lo transporten a todos los órganos. En consecuencia, estas células –que incluso se ven pálidas al microscopio– son incapaces de transportar el oxígeno necesario.

Si usted padece anemia por déficit de hierro (ferropénica), el médico le prescribirá dosis altas de este mineral, entre 200 y 400 mg diarios, habitualmente en forma de sulfato ferroso. (Los especialistas advierten que no se debe tomar hierro sin la supervisión de un médico.) Evite los preparados de venta sin receta, pues pueden afectar la capacidad del organismo para absorber el hierro. Y asegúrese de continuar el tratamiento durante el tiempo indicado por el médico. Aunque la anemia puede corregirse en 3 o 4 meses, se necesitan entre 6 y 12 meses de tratamiento para recuperar las reservas de hierro.

Las altas dosis de hierro necesarias para curar una anemia no pueden obtenerse a través de la dieta. Sin embargo, los médicos aconsejan a las mujeres que consuman más alimentos ricos en este mineral. En ocasiones se recomienda a las mujeres anémicas que coman hígado, un alimento que suele evitarse desde que el término «colesterol» se convirtió en palabrota, ya que es una fuente inmejorable de hierro fácilmente digerible.

 # APORTE ADECUADO DE COBRE

Además de tomar hierro, la persona anémica debe asegurarse de ingerir 2 mg diarios de cobre, la dosis diaria recomendada.

El organismo también necesita cobre para fabricar hemoglobina. Aunque el déficit de cobre es muy raro, puede causar una clase de anemia similar a la ferropénica. La mayoría de la gente ingiere menos de 1,6 mg al día, la cantidad necesaria para mantener un equilibrio adecuado en el cuerpo. Los mariscos, los frutos secos, la fruta, las ostras cocidas y las legumbres son buenas fuentes de cobre.

Si toma suplementos de cinc, debe prestar especial atención a su ingestión de cobre, puesto que el primero interfiere en la absorción del segundo. Asegúrese de tomar 1 mg de cobre por cada 10 mg de cinc. (Vale la pena señalar que las personas que toman más de 30 mg diarios de cinc corren un riesgo superior de contraer anemia. En consecuencia, no exceda esta dosis sin consultar previamente con el médico.)

ANEMIA PERNICIOSA

Sin lugar a dudas, es posible sacar mucho partido de una pequeña cantidad de vitamina B_{12}. La dosis diaria recomendada es inferior a la de cualquier otra vitamina (apenas 6 µg). Pero la ingestión insuficiente de este nutriente puede causar serios problemas.

La anemia asociada con el déficit de vitamina B_{12} se denomina *anemia perniciosa,* y hasta el año 1934 era mortal. Las personas afectadas sobrevivían durante meses, o incluso años, pero su estado se debilitaba progresivamente hasta que morían. Sin embargo, en 1934 dos médicos de Boston obtuvieron el premio Nobel de medicina tras demostrar que una dieta rica en hígado poco cocido (que contiene grandes cantidades de vitamina B_{12}) podía prevenir esta enfermedad mortal.

El organismo necesita vitamina B_{12} para fabricar ADN, el material genético de las células. Por consiguiente, el déficit de esta vitamina inhibe la producción de células nuevas. Sin la cantidad adecuada de vitamina B_{12}, la maduración de los glóbulos rojos se detiene. Aunque éstos crecen, no llegan a madurar lo suficiente para cumplir su función.

La fatiga es uno de los múltiples síntomas de la anemia perniciosa. Otros son sensación de quemazón en la lengua, entumecimiento y hormigueos en las manos y en los pies, falta de apetito, irritabilidad, depresión moderada, pérdida de memoria y dolor de estómago.

En la actualidad, el déficit de vitamina B_{12} no suele deberse a la ingestión inadecuada de este nutriente sino a la incapacidad del organismo para absorberla.

A medida que envejecemos, el estómago reduce la producción de una enzima denominada factor intrínseco. El factor intrínseco escolta a la vitamina B_{12} ingerida con los alimentos a través de la mucosa intestinal, permitiéndole llegar al torrente sanguíneo. A medida que los niveles del factor intrínseco disminuyen, se absorbe menos vitamina B_{12}, y el organismo usa la que tiene almacenada.

Las personas que se han sometido a intervenciones quirúrgicas en el estómago, así como las que padecen la enfermedad de Crohn u otros trastornos gastrointestinales, pueden perder la capacidad de absorber la vitamina B_{12}.

UNA BACTERIA BENEFICIOSA

¿**S**abía usted que la vitamina B_{12} es producida por una bacteria? Este «bichito» vive en los intestinos de los animales y en el suelo que se adhiere a los cereales, frutas y verduras. Si alguna vez ha comido una zanahoria recién cogida del huerto o bebido agua de un manantial natural, seguramente habrá ingerido también una dosis adicional de vitamina B_{12}.

Estos contaminantes pueden añadir suficiente vitamina B_{12} para proteger la salud de los vegetarianos estrictos, que eliminan de su dieta la carne vacuna, el pollo, los huevos y los productos lácteos, todos ellos alimentos ricos en vitamina B_{12}.

En un tiempo se creía que algunos de los alimentos comunes entre los vegetarianos –como el miso o el tempé, ambos elaborados con soja fermentada– eran buenas fuentes de vitamina B_{12}. Sin embargo, ahora se sabe que esos alimentos contienen una variedad inactiva de dicha vitamina que incluso puede inhibir la absorción de la forma de vitamina B_{12} que el cuerpo necesita.

Los vegetarianos estrictos pueden protegerse de un déficit de vitamina B_{12} consumiendo leche de soja o cereales enriquecidos o simplemente tomando un suplemento de esta vitamina. (La cantidad diaria recomendada es de 6 µg.)

Gracias a que el cuerpo usa la vitamina B_{12} con extrema lentitud y a que la mayoría de las personas tiene reservas considerables en el hígado, el déficit de vitamina B_{12} suele presentarse entre 3 y 5 años después del inicio de una dieta vegetariana. Sin embargo, hay una excepción importante: los bebés lactantes de las vegetarianas estrictas pueden presentar trastornos sanguíneos o nerviosos asociados con el déficit de vitamina B_{12} pocos meses después de nacer. Por lo tanto, si es vegetariana y está amamantando a su hijo, consulte con su médico.

La mayoría de los individuos que sufren un déficit de vitamina B_{12} necesitan inyecciones de esta vitamina para recuperarse. Y algunas las necesitan durante el resto de su vida. Sólo un bajo porcentaje de estas deficiencias se debe a una ingestión insuficiente de vitamina B_{12} con la dieta. Sin embargo, los vegetarianos estrictos deberían tomar un suplemento o consumir más alimentos ricos en esta vitamina para alcanzar la cantidad diaria recomendada de 6 µg.

PRESCRIPCIONES TERAPÉUTICAS

La anemia es un trastorno que no puede autodiagnosticarse. Si se siente continuamente cansado, acuda a la consulta del médico. Si éste le diagnostica una anemia causada por un déficit nutricional, le recomendará uno de los tratamientos siguientes.

Nutriente	Cantidad diaria recomendada
Cobre	2 mg
Ácido fólico	400 µg para ancianos 1.000 µg para la población general 2.000-3.000 µg para las mujeres embarazadas
Hierro	200-400 mg
Vitamina B$_{12}$	6 µg para los vegetarianos estrictos

ADVERTENCIA MÉDICA. Consulte con su médico antes de tomar más de 400 µg diarios de ácido fólico. En dosis altas, esta vitamina puede enmascarar los síntomas de la anemia perniciosa, una enfermedad causada por el déficit de vitamina B$_{12}$.

La mayoría de los expertos recomienda consultar con el médico antes de tomar una dosis de hierro superior a la cantidad diaria recomendada (18 mg). La ingestión diaria de 25 mg o más durante un período prolongado de tiempo puede producir efectos secundarios.

Cuando el déficit de vitamina B$_{12}$ se debe a problemas de absorción, los médicos suelen prescribir inyecciones de esta vitamina.

 ## LA FALTA DE ÁCIDO FÓLICO
PUEDE CAUSAR PROBLEMAS

La denominación «comida basura» es bastante acertada para describir la dieta de algunas personas que sufren anemia como consecuencia de una carencia de ácido fólico. El ácido fólico es una vitamina del grupo B presente en la levadura de cerveza, las espinacas y otras hortalizas de hojas verdes (el «follaje» del que toma su nombre este nutriente).

El cuerpo necesita ácido fólico para fabricar ADN. Como ocurre en el caso de la vitamina B_{12}, cuando las reservas de ácido fólico son insuficientes, las células sanguíneas no alcanzan la madurez. Se convierten en grandes células con forma de huevo que a duras penas pueden realizar su tarea adecuadamente.

Sin embargo, a diferencia de la vitamina B_{12}, el ácido fólico no se almacena en grandes cantidades en el hígado. Las reservas hepáticas se agotan en un período de 2-4 meses, por lo que los síntomas carenciales aparecen mucho antes que en el déficit de vitamina B_{12}.

Un análisis de sangre puede determinar la carencia de esta vitamina. Es importante distinguir entre un déficit y otro, pues el uso de suplementos de ácido fólico para tratar la anemia perniciosa puede enmascarar los síntomas hasta que se presentan lesiones nerviosas debidas a la falta de vitamina B_{12}.

Para el tratamiento del déficit de ácido fólico, los médicos prescriben suplementos de 1.000 μg diarios. Las mujeres embarazadas, sin embargo, podrían nece-

LOS MEJORES ALIMENTOS

Comer los alimentos adecuados es fundamental para mantener la salud de la sangre. He aquí algunos consejos de los expertos para mantener a raya la anemia.

Coma hígado. Muchos médicos aconsejan a sus pacientes que no coman hígado debido a su alto contenido en colesterol. Sin embargo, suelen hacer una excepción en el caso de las personas con anemia. Una ración de 100 g de hígado de ternera aporta 7 mg de hierro de fácil absorción y 3 mg de cobre, además de importantes cantidades de vitamina B_{12} y ácido fólico. Si le gusta el hígado, puede comerlo 1 o 2 veces al mes sin comprometer una dieta baja en colesterol.

Escoja verduras ricas en hierro. Las personas que prefieren obtener el hierro de fuentes vegetales, deben comer cereales y harinas enriquecidas, hortalizas de hojas verdes (como la col y las espinacas) y legumbres (habas, garbanzos y judías rojas). Sin embargo, los vegetarianos estrictos necesitan suplementos de hierro.

Use ollas de hierro. Cuando prepare alimentos de cocción lenta, escoja ollas de hierro en lugar de las de aluminio o acero inoxidable. Una olla o sartén de hierro puede añadir una pequeña cantidad de este mineral a los alimentos y, quizá, ayudar a prevenir la anemia.

sitar 2.000-3.000 µg diarios, una cantidad muy superior a la que aportan las mejores fuentes alimentarias.

Algunas investigaciones sugieren que los ancianos, y en especial los que no están en plena forma, deben ingerir 400 µg diarios de ácido fólico para mantener las reservas necesarias. Esta dosis se encuentra en cualquier suplemento polivitamínico y mineral.

Las mejores fuentes alimentarias de ácido fólico son las espinacas, las alubias, el germen de trigo y los espárragos. Si depende de los alimentos para obtener el aporte adecuado de ácido fólico, coma ensaladas y verduras poco cocidas (al vapor), pues la cocción lenta destruye esta vitamina.

ANGINA DE PECHO
Cómo aliviar la opresión

La angina de pecho es un síntoma, no una enfermedad. Este dolor sordo, opresivo —una especie de calambre en el pecho— indica que el músculo cardíaco no dispone del oxígeno suficiente para cubrir sus necesidades. El dolor suele presentarse durante el ejercicio físico, en temporadas de estrés o bajas temperaturas o después de una comida abundante.

Al igual que en caso de infarto, el dolor puede irradiarse al hombro y a la parte interior del brazo izquierdo, a la espalda, la garganta, la mandíbula o incluso al brazo derecho. Este dolor suele durar sólo entre 1 y 20 minutos. Si se prolonga o empeora, debe acudir de inmediato a un hospital, pues podría tratarse de un infarto.

Las personas con angina de pecho suelen padecer insuficiencia coronaria. Las arterias que conducen la sangre al corazón se estrechan o bloquean debido a la presencia de placa formada por colesterol o por tejido cicatrizal. La placa reduce el flujo sanguíneo al corazón y hace que las arterias se vuelvan más proclives a los espasmos, lo que reduce aún más el flujo sanguíneo. Y si un depósito de grasa se rompe, dejando una grieta o una fisura en la cual se filtra la sangre, favorece la acumulación de plaquetas que forman coágulos. El resultado puede ser un coágulo grande, que obstruye el flujo sanguíneo y provoca un ataque al corazón.

Los fármacos como la nitroglicerina, los betabloqueantes y los inhibidores de los canales de calcio resultan útiles, puesto que dilatan los vasos sanguíneos y reducen la necesidad de oxígeno del corazón. La nitroglicerina y los betabloqueantes también ayudan a proteger al corazón de los daños asociados con la falta de oxígeno en las primeras horas de un ataque cardíaco. En algunos casos se prescriben medicamentos para reducir el colesterol.

El tratamiento habitual también incluye una dieta que reduce la ingestión total de grasas a menos del 30 % de las calorías y la grasa saturada (animal) a menos del 10 %: es decir, la misma dieta pobre en grasas prescrita para reducir el riesgo de coágulos en las arterias.

Algunos médicos son aún más estrictos y recomiendan reducir el consumo total de grasas al 10 % de las calorías, un régimen que en ocasiones consigue reducir los depósitos de colesterol, los espasmos musculares y los coágulos. También aconsejan añadir nutrientes para prevenir la aterosclerosis, como la vitamina E. Por otra parte, se cree que el magnesio favorece el funcionamiento cardíaco en circunstancias poco propicias.

He aquí algunos consejos útiles.

LA VITAMINA E: UNA AYUDA INTEGRAL PARA EL CORAZÓN

La vitamina E parece desempeñar un papel fundamental en la lucha contra las enfermedades cardíacas. En un estudio realizado por investigadores de la Universidad de Harvard, un grupo de sujetos que tomaron un mínimo de 100 unidades internacionales (UI) diarias de vitamina E durante 2 años redujeron el riesgo de enfermedades cardíacas en un 40 %. (En la p. 265 encontrará más información sobre el uso de la vitamina E y otros nutrientes en el tratamiento de las enfermedades cardíacas.)

Puesto que la angina es un síntoma de un trastorno cardíaco, hay buenas razones para creer que la vitamina E contribuye a aliviar los dolores de esta afección. Un grupo de investigadores británicos descubrió que las personas con bajos niveles de vitamina E en la sangre tienen 2,5 veces más posibilidades de sufrir angina de pecho que aquellas con niveles altos.

La vitamina E evita la acumulación de los depósitos de grasa que restringen el flujo sanguíneo al corazón. Contribuye a disminuir la oxidación del colesterol de baja densidad (el «malo») en las paredes arteriales, que es uno de los primeros estadios de la enfermedad cardíaca.

La vitamina E también ayuda a evitar la formación de coágulos en las arterias mediante su acción sobre las plaquetas, unos componentes de la sangre con forma de discos que regulan la coagulación. Una cantidad adecuada de vitamina E inhibe la tendencia de las plaquetas a adherirse entre sí y a las paredes interiores de los vasos sanguíneos.

¿Cuál es la cantidad ideal de vitamina E para aliviar la angina de pecho? Los especialistas recomiendan ingerir entre 100 y 400 UI al día. Para alcanzar estos

LOS MEJORES ALIMENTOS

Para combatir la angina de pecho, escoja alimentos que contribuyan a mantener las arterias libres de obstrucciones.

Reduzca el consumo de grasas. Si consigue disminuir la ingestión de grasas a menos del 20 % de las calorías totales y obtener una reducción significativa del nivel de colesterol, es posible que también revierta el proceso de obstrucción arterial. La mejor manera de reducir las grasas es seguir una dieta vegetariana con dos o tres platos de pescado a la semana. Consuma productos lácteos desnatados o semidesnatados y aliñe generosamennte las ensaladas o las verduras con aceite de oliva o cacahuete.

Tome mucílago. Es la fibra gomosa y soluble que se encuentra en las semillas de lino, el salvado de avena y muchas frutas. (El laxante Agiolax contiene semillas de psilio, una de estas fibras solubles.) El mucílago absorbe los ácidos biliares cargados de colesterol y segregados por el hígado en los intestinos. Al reducir el nivel de colesterol, es más difícil que se produzcan obstrucciones en las arterias coronarias.

No tema al mal aliento. Diversos estudios científicos han demostrado que ciertas sustancias químicas de la cebolla y el ajo contrarrestan la viscosidad de las plaquetas después de una comida rica en grasas. Las plaquetas son componentes de la sangre con forma de disco que pueden adherirse entre sí y a las paredes arteriales, formando coágulos.

Recurra al jengibre. Esta especia picante también disminuye la viscosidad de las plaquetas. Investigadores indios han descubierto que la ingestión de dos o tres cucharaditas de jengibre en polvo inhibe la adhesión de las plaquetas después de una comida rica en grasas.

Coma caballa. Algunas investigaciones sugieren que los ácidos grasos omega-3, que se encuentran en los pescados grasos, como la caballa, el atún, el salmón y las sardinas, favorecen la relajación de los vasos sanguíneos. Estos ácidos grasos contribuyen a reducir los niveles de dos clases de grasas sanguíneas potencialmente dañinas: el colesterol de alta densidad y los triglicéridos. También disminuyen la tendencia de la sangre a coagularse. Sin embargo no se exceda, pues los aceites de pescado son grasos y contienen 9 calorías por gramo.

niveles es preciso tomar suplementos, puesto que la mayor parte de la población apenas consume 15 UI diarias de aceites vegetales, frutos secos y semillas, las fuentes naturales más ricas de esta vitamina.

AÑADA SELENIO

Se cree que el selenio, un mineral que refuerza la acción de la vitamina E, también puede ofrecer protección contra la angina de pecho. Un estudio realizado en Polonia demostró que personas que padecían una forma de angina de pecho particularmente peligrosa (denominada angina inestable) tenían bajas concentraciones de vitamina E y selenio en la sangre.

En otro estudio, un grupo de sujetos que tomó 200 UI de vitamina E y 1.000 μg de selenio al día (una dosis alta, que requiere supervisión médica) experimentó un alivio significativo en el dolor de la angina de pecho, mientras que no se observó mejoría alguna en el grupo de pacientes que tomaron placebo (sustancia inocua, sin efectos curativos).

Los especialistas que recomiendan suplementos de selenio a los enfermos del corazón fijan la dosis diaria entre 50 y 200 mg diarios. Sin embargo, la ingestión diaria de cantidades superiores a 100 μg requiere supervisión médica. (La dosis diaria recomendada es de 70 μg para los hombres y de 50 μg para las mujeres.) Si desea aumentar el consumo de selenio en la dieta, coma cereales, mariscos, ajo y huevos.

EL MAGNESIO: UN ALIADO EN LA LUCHA CONTRA LA ANGINA DE PECHO

El magnesio ha demostrado su eficacia para relajar el músculo liso (músculo que no se controla voluntariamente), presente en los vasos sanguíneos, los bronquios y el tracto gastrointestinal. Por esta razón, el magnesio contribuye a aliviar las dolencias relacionadas con la constricción muscular, como la hipertensión arterial, la enfermedad de Raynaud, las migrañas y algunas clases de angina de pecho.

En varios estudios, la administración de magnesio por vía intravenosa resultó eficaz para combatir la angina variante, que consiste en espasmos de las arterias coronarias sin que exista un bloqueo permanente.

El magnesio administrado por vía oral también resulta beneficioso, al menos en ciertas clases de angina.

Por desgracia, el déficit de magnesio es muy común en personas con enfermedades cardíacas. Algunos estudios han demostrado que hasta el 65 % de los pacientes ingresados en unidades de cuidados intensivos y el 20-35 % de los pacientes con insuficiencia cardíaca presentan una deficiencia de magnesio.

En ocasiones, el déficit de magnesio es consecuencia de los propios fármacos utilizados para tratar dolencias del corazón. Algunos diuréticos favorecen la eliminación de magnesio y potasio. Éste es también un posible efecto secundario de la digital, un medicamento muy usado en esta clase de trastorno. Los síntomas de un

PRESCRIPCIONES TERAPÉUTICAS

Para aliviar el dolor de la angina de pecho, algunos médicos recomiendan combinar una dieta pobre en grasas con los siguientes nutrientes.

Nutriente	Cantidad diaria recomendada
Magnesio	400 mg
Selenio	50-200 µg
Vitamina E	100-400 UI

ADVERTENCIA MÉDICA. Si padece angina de pecho, necesita atención médica.

Las personas con trastornos renales o cardíacos no deben tomar suplementos de magnesio sin la supervisión de un especialista.

Las dosis de selenio superiores a 100 µg diarios sólo deben tomarse por prescripción médica.

Si se encuentra en tratamiento con anticoagulantes, no tome suplementos de vitamina E.

déficit de magnesio comprenden náuseas, debilidad muscular, irritabilidad e irregularidades eléctricas en el músculo cardíaco.

Si usted padece angina de pecho, consulte a su médico para saber si su dieta contiene suficiente magnesio. Es probable que el especialista le recomiende algunos cambios dietéticos para aumentar el consumo de magnesio. Si aun así el nivel de este mineral continúa bajo, podría prescribirle suplementos de magnesio. La dosis necesaria dependerá de los resultados de una prueba denominada «prueba de carga con magnesio», que consiste en ingerir una cantidad elevada de este mineral para comprobar, mediante un análisis de orina, cuánto retiene su organismo.

No todas las personas necesitan la misma dosis.

Aunque se cree que el magnesio es un mineral inocuo incluso a altas dosis, no tome suplementos sin supervisión médica si padece trastornos renales o cardíacos, pues podría acumular niveles peligrosos en la sangre o disminuir en exceso el ritmo cardíaco.

La cantidad diaria recomendada de este mineral es de 400 mg. Sin embargo, diversos estudios han demostrado que la ingestión diaria es de 185-260 mg diarios en el 70% los hombres, y de 172-275 en el 70% de las mujeres.

Las dietas basadas en verduras y cereales son más ricas en magnesio que las que incluyen grandes cantidades de carne, productos lácteos y alimentos refinados.

ARRITMIA CARDÍACA
Cómo evitar las tormentas eléctricas

Día a día, minuto a minuto, nuestro corazón trabaja infatigablemente para bombear la sangre a través de 93.000 km de arterias, venas y capilares. 70 latidos por minuto, 4.200 por hora, 100.800 por día... las cifras se multiplican con rapidez, pero ni siquiera les dedicamos un minuto de nuestra atención.

Hasta que el rítmico tac-tac se convierte en tac-tacatac o en tac-atac-atac. Estas irregularidades, denominadas arritmia, se producen cuando los nervios que controlan las contracciones del corazón nos juegan una mala pasada.

Por lo general, el ritmo cardíaco mantiene una buena coordinación, dirigida por los impulsos secuenciales de los nervios que indican a cada cámara del corazón cuándo tiene que contraerse. En circunstancias normales, las cavidades cardíacas –las aurículas y los ventrículos– trabajan de manera secuencial, bombeando la sangre a los pulmones y el resto del cuerpo. Pero cuando algo va mal, las señales nerviosas se retrasan o los nervios envían impulsos con más frecuencia de la necesaria. Las cavidades no se contraen en la secuencia correcta, y el corazón bombea la sangre con menor eficacia.

En el caso de Joel Levine, el flujo sanguíneo era tan irregular que se desmayaba durante estos episodios. A pesar de la medicación, su arritmia empeoraba progresivamente, hasta que llegó a sufrir una crisis al día.

Hay distintas clases de arritmia. Algunas, como la fibrilación auricular (contracciones caóticas), que es la que padecía Joel Levine, pueden ser muy molestas. Sin embargo, como rara vez causan síntomas graves, no ponen en peligro la vida. Otras, como la fibrilación ventricular, son mortales.

Las personas con una arritmia severa suelen estar bajo atención médica. De hecho, a menudo es el médico quien descubre el trastorno, ya que no siempre hay síntomas evidentes.

¿Qué es lo que hace que el corazón pierda el ritmo? En los casos graves, la causa más común es una enfermedad de las arterias coronarias o del músculo cardíaco. Pero en algunos casos, y a menudo en combinación con una enfermedad cardíaca, el desequilibrio de un mineral interfiere en la función nerviosa normal del corazón.

El tratamiento con nutrientes se basa en dos minerales en particular: magnesio y potasio. Las células nerviosas usan estos dos minerales para transmitir sus mensajes, y el déficit de cualquiera de ellos puede causar trastornos potencialmente mortales.

Hace mucho tiempo que los médicos saben que el potasio es importantísimo para mantener un ritmo cardíaco normal. Sin embargo, el caso del magnesio es diferente. Muchos especialistas todavía no han tomado conciencia del papel que desempeña este mineral en algunas enfermedades cardíacas.

Éstos son los resultados de las investigaciones sobre estos dos minerales.

 ## EL MAGNESIO CONTRIBUYE A MANTENER UN RITMO CARDÍACO REGULAR

Diversos estudios han demostrado que el magnesio puede llegar a salvar la vida de algunos pacientes con arritmia cardíaca.

En un estudio realizado en la Universidad de Carolina del Norte, los investigadores descubrieron que el riesgo de desarrollar una arritmia ventricular se reducía en más de la mitad en los pacientes con insuficiencia cardíaca que recibían altas dosis de magnesio por vía intravenosa.

Esto es importante porque la arritmia ventricular puede progresar hasta convertirse en fibrilación ventricular, una causa frecuente de muerte súbita. El estudio demostró que el magnesio reducía la incidencia de diversas clases de arritmia ventricular entre un 53 y un 76 %.

En el caso de Joel Levine, por ejemplo, los ataques desaparecieron por completo 24 horas después de tomar la primera dosis de 400 mg (la cantidad diaria recomendada).

En la actualidad, las inyecciones intravenosas de magnesio son usadas como tratamiento estándar para dos clases de arritmia: las denominadas *torsades de pointes* (una clase de arritmia ventricular poco habitual) y la arritmia ventricular inducida por digital, un fármaco de uso común en los trastornos cardíacos.

También se están realizando estudios para comprobar si los suplementos orales de magnesio podrían reducir la propensión a la arritmia en las personas con enfermedades cardíacas. Los investigadores buscan una dosis que eleve el nivel de magnesio en la sangre lo suficiente para producir beneficios.

Mientras tanto, algunos médicos analizan los niveles de magnesio en la sangre de sus pacientes y prescriben suplementos orales o inyecciones intravenosas cuando estos niveles son bajos, o cuando son normales pero los síntomas sugieren que el mineral podría ser de utilidad. Cuando los niveles de magnesio son bajos, no cabe duda de que existe un déficit. Sin embargo, algu-

LOS MEJORES ALIMENTOS

El equilibrio de minerales es esencial para regular el ritmo cardíaco. Pero ciertos hábitos dietéticos también pueden causar alteraciones cardíacas. Si desea mantener la salud de su corazón, siga estos consejos.

Coma pescado. La arritmia suele producirse tras un bloqueo en el flujo sanguíneo al corazón, que es lo que ocurre durante un infarto. Aunque todavía no se ha demostrado en seres humanos, un estudio de laboratorio en animales demostró que una dieta rica en aceite de pescado (ácidos grasos omega-3) reduce la propensión a sufrir una arritmia mortal asociada con los ataques al corazón.

Los médicos aconsejan reemplazar las grasas saturadas de la dieta por aceite de pescado, consumiendo salmón o caballa varias veces a la semana, en lugar de carnes rojas, pollo o productos lácteos. Si desea tomar suplementos de aceite de pescado, consulte con su médico para que éste le indique la dosis adecuada.

Limite el consumo de cafeína. Una pequeña cantidad de cafeína (menos de 300 mg diarios o el contenido de 3 trazas de café) no parece causar trastornos. Sin embargo, los especialistas advierten que las cantidades superiores pueden agravar una arritmia cardíaca.

Conviértase en un aguafiestas. Las pruebas son concluyentes: las personas que abusan del alcohol no sólo corren mayor riesgo de presentar irregularidades en el ritmo cardíaco, sino que también tienen más posibilidades de morir súbitamente que las personas abstemias. Incluso el consumo moderado de alcohol –1 o 2 bebidas al día– aumenta la propensión a sufrir arritmias cardíacas al favorecer la eliminación de potasio y magnesio.

Pero no todas las personas con arritmia deben dejar de beber por completo. Los médicos recomiendan a estos pacientes llevar un diario de lo que comen, lo que beben, las activiades que realizan y los síntomas. Si se observa alguna relación entre determinados factores y los episodios de arritmia, será preciso hacer algunos cambios en los hábitos, como eliminar el alcohol.

nas personas tienen niveles de magnesio bajos en los tejidos y normales en la sangre.

Casi todos los especialistas coinciden en que un considerable número de personas con trastornos cardíacos podría beneficiarse aumentando la ingestión de magnesio. El doctor Brodsky, un cardiólogo, afirma que el 50-60 % de sus pacientes presenta un déficit de magnesio.

CÓMO INGERIR SUFICIENTE MAGNESIO

Algunos estudios han demostrado que el 65 % de los pacientes que se encuentran en unidades de cuidados intensivos y el 11 % de las demás personas hospitalizadas tienen un déficit de magnesio. Lo mismo ocurre con el 20-35 % de los individuos con insuficiencia cardíaca. En otras palabras, el déficit de magnesio está mucho más extendido de lo que la gente cree.

Este déficit puede ser consecuencia de los fármacos utilizados para tratar los trastornos cardíacos. Algunos diuréticos y la digital favorecen la eliminación de magnesio y de potasio. El nivel de magnesio en el organismo determina la concentración de una enzima en particular, que a su vez determina el nivel de potasio en el cuerpo. De modo que si usted tiene un déficit de magnesio, es muy probable que también tenga un déficit de potasio, y por mucho potasio que tome, no corregirá el problema a menos que también ingiera suficiente magnesio.

Si padece una arritmia cardíaca, consulte con su médico sobre la conveniencia de tomar suplementos de magnesio. Solicite un análisis para comprobar los niveles de este mineral. Tenga en cuenta que si.comienza a tomar suplementos, deberá someterse a análisis con regularidad para evaluar los niveles de magnesio y potasio.

La dosis de magnesio necesaria depende de los resultados del análisis de sangre.

Algunos especialistas prescriben suplementos de lactato de magnesio. Tanto el lactato de magnesio como el gluconato de magnesio se absorben con facilidad y son menos proclives a causar diarrea que el óxido de magnesio o el hidróxido de magnesio. (El hidróxido de magnesio se encuentra en medicamentos como Acidac y Maalox F.)

Algunos médicos han comprobado que el magnesio potencia la acción de algunos medicamentos para trastornos cardíacos, como la digoxina. Aunque la mayoría de los pacientes con enfermedades cardíacas tratados con magnesio no puede abandonar por completo la medicación, algunos consiguen reducir las dosis. Sin embargo, es importante reducir las dosis de fármacos de manera gradual y bajo la supervisión de un médico, ya que la interrupción súbita puede agravar los trastornos.

Aunque se cree que el magnesio es un mineral inocuo incluso a altas dosis, si padece trastornos cardíacos o renales sólo debe tomar suplementos de este mineral bajo supervisión médica. El ritmo respiratorio o cardíaco podría volverse demasiado lento.

La ingestión media de magnesio es de 329 mg diarios en los hombres y 207 mg en las mujeres. Las fuentes más ricas de este mineral son las semillas sin refinar, como las legumbres, los frutos secos y los granos integrales. Los plátanos y las hortalizas de hojas verdes también aportan cantidades considerables.

EL POTASIO FORTALECE EL CORAZÓN

No cabe duda de que el potasio es tan importante como el magnesio para mantener un ritmo cardíaco regular. Y los médicos lo saben. Los síntomas clásicos del déficit de magnesio son irregularidades del ritmo cardíaco, debilidad muscular y confusión.

A diferencia de lo que ocurre con el magnesio, los niveles de potasio son regulados cuidadosamente por los riñones y el cuerpo casi siempre conserva este mineral. En las personas con una función renal normal y un corazón sano, el nivel de potasio suele ser adecuado, incluso cuando estas personas se limitan a comer 1 o 2 raciones de fruta y verdura al día.

PRESCRIPCIONES TERAPÉUTICAS

Para prevenir una arritmia cardíaca, los especialistas recomiendan mantener la cantidad diaria recomendada de estos dos nutrientes.

Nutriente	Cantidad diaria recomendada
Magnesio	400 mg
Potasio	3.500 mg

ADVERTENCIA MÉDICA. Si le han diagnosticado una arritmia cardíaca, necesita atención médica.

El equilibrio de minerales es importante para mantener un ritmo cardíaco regular, pero las personas que presentan irregularidades sólo deben tomar estos suplementos bajo supervisión médica. Las dosis dependerán de los niveles sanguíneos de estos minerales.

Las personas con trastornos renales deben consultar con el médico antes de tomar suplementos de magnesio.

Los suplementos de potasio están contraindicados en los diabéticos, las personas con enfermedades renales y aquellas que se encuentren en tratamiento con ciertos fármacos (antiinflamatorios no esteroideos, diruéticos ahorradores de potasio, inhibidores de la enzima de conversión del angiotensinógeno y medicamentos para el corazón, como la heparina).

El déficit severo de potasio, que produce arritmia cardíaca, suele presentarse únicamente cuando algo interfiere en la actividad renal. Por ejemplo, las personas que toman diuréticos tiazidas o digital, las que padecen insuficiencia renal o los alcohólicos suelen presentar niveles bajos de potasio a menos que tomen suplementos. La diarrea prolongada o el abuso de los laxantes también pueden hacer descender peligrosamente la concentración de potasio.

Como ocurre con el magnesio, la dosis de potasio recomendada para los trastornos cardíacos dependerá de los niveles de este mineral en la sangre. El exceso de potasio es tan malo como la carencia, razón por la cual los suplementos de potasio con más de 99 mg (la dosis que se obtiene dando un par de bocados a una patata) sólo se venden con receta médica. Los suplementos de potasio están contraindicados para los diabéticos, las personas con enfermedades renales y las que se encuentran en tratamiento con determinados fármacos (antiinflamatorios no esteroideos, diuréticos ahorradores de potasio, inhibidores de la enzima de conversión del angiotensinógeno y medicaciones para trastornos cardíacos, como la heparina).

Aunque los médicos aconsejen ingerir más potasio en la dieta, si los pacientes están tomando dosis altas de diuréticos no podrán obtener la cantidad necesaria de este mineral de los alimentos.

La cantidad diaria recomendada de potasio es de 3.500 mg. Estudios de población indican que la ingestión media es muy variable (entre 1.000 y 3.400 mg diarios. La mejor manera de aumentar el nivel de potasio es consumir mucha fruta y sus zumos, verdura y carne fresca. Un plátano mediano aporta 451 mg; un taza de cubitos de melón de Cantalupo, 494 mg, y una taza de col cocida, 146 mg.

ARRUGAS

Cómo alisarlas

La piel es como la ropa interior nueva. Al principio, el elástico es tenso y resistente, se estira y recupera su posición al instante. Pero con los años de uso, los tirones y la exposición a los elementos, el elástico cede progresivamente, hasta que un día... bueno, es hora de comprar otra prenda.

Ojalá pudiéramos comprar también una piel nueva. Porque tras años de reír, llorar, frotar y, lo peor, tomar el sol, la piel también empieza a ceder.

De hecho, según los expertos, si no fuera por la exposición al sol, nuestra piel se conservaría relativamente lisa hasta los 80 años. Por eso la primera recomendación de los dermatólogos para evitar las arrugas es: «No tome el sol».

La exposición al sol perjudica la piel por dentro y por fuera. Primero ataca la epidermis, la fina capa externa de la piel, que forma una película de células muertas que confieren protección a la piel. Después lesiona progresivamente las capas superiores de la dermis, la parte más gruesa de la piel, dejándolas más delgadas, menos flexibles y más propensas a las arrugas. Con el tiempo, las fibras de colágeno y elastina que forman la dermis también se deterioran, provocando que se aflojen y cuelguen.

Por fortuna, los dermatólogos afirman que el aspecto de unas cuantas patas de gallo y surcos alrededor de los labios no significan que alguien esté condenado a parecer una pasa. Resguardándose del sol, dejando de fumar y comiendo adecuadamente se puede evitar la aparición de nuevas arrugas. También es posible borrar algunas. Los héroes de la lucha contra las arrugas, cuando ya han aparecido, son algunos compuestos derivados de las vitaminas que se aplican tópicamente.

 ## VITAMINA A EN LA PIEL

Aparte de la cirugía plástica, lo mejor para librarse de las arrugas es el ácido retinoico, un compuesto de vitamina A (Retin-A). No, no puede borrar las arrugas profundas, alisar los pliegues ni volver atrás el tiempo, pero usted sí puede alisar las patas de gallo, las arrugas más finas y la sequedad de la piel que dejan los años y el sol.

Según los expertos, Retin-A, una crema concebida originalmente para desatascar los poros obstruidos típicos de la acné, combate las arrugas estimulando el recambio celular. Favorece la producción de colágeno y la circulación de la sangre hacia la dermis, forma tejido y hace más gruesa la dermis. En pocas palabras, devuelve a la piel un estado más juvenil y evita la aparición de muchas arrugas.

Pero habiendo oído mil veces esa promesa antes, usted quizá se pregunte: ¿los resultados son evidentes?

Varios investigadores de la Universidad de Michigan aseguran que sí. Tras estudiar a 29 personas que habían sufrido lesiones cutáneas por exposición al sol, informaron de que las que habían sido tratadas entre 10 y 12 meses con ácido retinoico experimentaron un aumento del 80 % en la formación de colágeno, comparado con un descenso del 14 % en los que habían utilizado una crema no enriquecida con vitamina A.

Pero los especialistas advierten que no debe intentarse conseguir los mismos resultados aumentando la ingestión de vitamina A en la dieta. Cuando alguien lo intenta con suplementos de vitamina A, el resultado es casi el opuesto: su piel se reseca y escuece y el cabello empieza a caer por intoxicación de vitamina A.

La crema Retin-A sólo se vende con receta médica. En general, inicialmente se recomienda aplicarse la crema en noches alternas.

LOS MEJORES ALIMENTOS

Pregunte a la mayoría de los dermatólogos por los mejores alimentos para tener una piel sana y su respuesta más probable será que siga una dieta sana y nutritiva. Pero aquí tiene dos medidas dietéticas específicas que recomiendan para ayudar a evitar las arrugas.

No se pase con el alcohol. Alegrarse demasiado puede dar a su piel un aspecto muy triste. No sólo la hinchazón del día siguiente contribuye a la formación de arrugas, sino que, además, el alcohol deshidrata, lo que no va nada bien a la piel. Como el tabaquismo y la exposición al sol sin la protección adecuada, beber demasiado puede provocar irritación cutánea en personas que utilizan una crema con ácido retinoico.

Beba mucha agua. Según los expertos hay que beber 4 vasos de agua al día, a menos que se sude mucho, en cuyo caso hay que beber más, naturalmente.

Como el ácido retinoico suprime la capa superior de piel muerta y expone una zona previamente protegida a la evaporación y a los elementos, un efecto adverso habitual es la piel reseca y excesivamente sensible al sol, irritable y escamosa. Aunque es típico que estos efectos adversos disminuyan con el tiempo, si emplea Retin-A, probablemente necesite un humidificador. Y sin duda necesitará un filtro solar: cuando empiece a aplicarse la crema deberá olvidarse de tomar el sol.

 ## CON LA C SE HACE COLÁGENO

Si bien no está tan bien considerada en la lucha contra las arrugas como la vitamina A, a la vitamina C, un nutriente famoso por su importancia en la producción de colágeno, los expertos le atribuyen un papel fundamental en el mantenimiento de una piel suave.

La vitamina C es esencial para el tejido conectivo del organismo, en particular para la producción de colágeno que mantiene la integridad de la piel. Por eso las personas que se alimentan adecuadamente parecen más jóvenes que las que no lo hacen.

Los expertos se apresuran a añadir que una cantidad «adecuada» de vitamina C no basta para evitar las arrugas. La cantidad diaria recomendada es increíblemente baja, suficiente para evitar la aparición de enfermedades carenciales, pero no para reparar y conservar la piel que envejece. Los médicos suelen recomendar una dosis diaria de vitamina C de 300-500 mg. Y si usted fuma, necesita urgentemente aumentar muchísimo la ingestión de vitamina C, porque fumar parece agotar las reservas de vitamina C, además de facilitar la aparición de arrugas.

También recomiendan el uso tópico de preparados de vitamina C muy concentrada en personas que se preocupan por si su piel no absorbe suficiente vitamina C procedente de la dieta. Esto les ocurre especialmente a los ancianos y a las personas que se han expuesto demasiado al sol. Su circulación periférica tiende a estar alterada, por lo que es más difícil para la vitamina C de la dieta llegar hasta la piel.

La vitamina C por vía tópica también ha demostrado prevenir las lesiones de los radicales libres en la piel que conlleva la exposición a la radiación solar ultravioleta. Los radicales libres son moléculas inestables que roban electrones a las moléculas sanas del cuerpo para equilibrarse. Si no se vigilan, los radicales libres pueden provocar lesiones significativas en los tejidos y contribuir a la aparición prematura de arrugas.

Según algunos investigadores, es posible que el uso tópico de vitamina C con un filtro solar evite una cantidad significativa de las arrugas debidas a la exposición al sol.

Los expertos recomiendan una loción de vitamina C al 10 % que, para proporcionar resultados óptimos, debe aplicarse 15-30 minutos antes de exponerse al sol junto con un filtro solar. Para más información, vea la página 556.

Si quiere aumentar notablemente la cantidad de vitamina C de su dieta puede recurrir a los tradicionales zumos de naranja y pomelo o bien puede crear una ensalada de verduras con brécol, coles de bruselas y pimientos rojos. Pero tome nota: si desea protección contra el sol, los especialistas advierten que no cuente con obtener suficiente vitamina C a través de los alimentos. Sólo penetra en la piel en cantidad suficiente si se aplica tópicamente.

 ## LAS ARRUGAS SE FRENAN CON VITAMINA E

La vitamina E, otro antioxidante que combate los radicales libres, también puede prevenir las lesiones cutáneas debidas a la exposición al sol cuando se usa tópicamente, según afirman los investigadores. Pero la recomiendan después de tomar el sol, mejor que antes.

El aceite de vitamina E, aplicado hasta 8 horas después de la exposición al sol, puede prevenir la inflamación y las lesiones cutáneas, según algunos médicos. Pero guárdelo para cuando regrese a casa, ya que puede producir radicales libres si se expone a la radiación ultravioleta. El aceite de vitamina E se adquiere en las farmacias sin receta.

Para protegerse aún más del sol, algunos dermatólogos añaden suplementos de vitamina E, 400 UI al día en su forma d-alfa-tocoferol. Aunque todavía han de realizarse estudios que relacionen la toma de vitamina E por vía oral con las arrugas,

PRESCRIPCIONES TERAPÉUTICAS

Los médicos coinciden en que ciertos nutrientes no sólo pueden reducir las arrugas más finas, sino que además confieren un toque de «plancha permanente» que reduce la formación de nuevas arrugas. Esto es lo que recomiendan.

Nutriente	Cantidad diaria recomendada
Vía oral	
Selenio	50-200 μg (l-selenometionina)
Vitamina C	300-500 mg
Vitamina E	400 UI (d-alfa-tocoferol)
Aplicación tópica	
Vitamina A	Crema al 0,4 % de ácido retinoico (Retin-A)
Vitamina C	Loción al 10 %
Vitamina E	Ungüento o aceite al 10 %, aplicado tras la exposición al sol

ADVERTENCIA MÉDICA. El selenio puede ser tóxico en dosis superiores a 100 μg al día. Estas cantidades sólo deben tomarse bajo supervisión médica.

Si se encuentra en tratamiento con anticoagulantes, no debe tomar suplementos de vitamina E.

los suplementos pueden contribuir a reducir las lesiones causadas por la luz solar y a mantener más sana la piel.

Los alimentos ricos en vitamina E incluyen el germen de trigo, las espinacas y las pipas de girasol.

 ## PREVENCIÓN CONTRA LAS ARRUGAS CON SELENIO

Al igual que la vitamina E, el selenio neutraliza los radicales libres formados durante la exposición al sol y previene las lesiones cutáneas, afirman los dermatólogos.

Pero como el selenio se encuentra en el suelo y su concentración varía de una región geográfica a otra, algunas personas pueden obtener las cantidades necesarias mientras otras del mismo país son deficitarias.

Para una mayor protección, algunos dermatólogos recomiendan suplementos diarios de 50-200 µg de selenio (preferiblemente la forma l-selenometionina), dependiendo de dónde tenga su residencia y de los antecedentes de cáncer en su familia. Como el selenio puede ser tóxico en dosis superiores a 100 µg al día, es mejor tomar suplementos con grandes cantidades sólo bajo supervisión médica.

Para aumentar notablemente la ingestión diaria de selenio, recurra al atún, ya que una lata pequeña contiene 99 µg. Otras fuentes adecuadas son el ajo, la cebolla y el brécol. (Para más detalles sobre el consumo de nutrientes para protegerse de las lesiones debidas al sol, véase la p. 445.)

ARTRITIS REUMATOIDE
Cómo reducir la inflamación

Aunque hay especialistas en esta enfermedad (llamados reumatólogos), la artritis reumatoide sigue siendo un misterio médico. Nadie conoce sus causas, ni por qué parece ir y venir. Nadie sabe por qué hay casos tan graves que el paciente queda incapacitado permanentemente, mientras que otras personas sólo sufren episodios aislados. Especialistas de la Universidad de Yale admiten que queda mucho por investigar al respecto.

En un paciente con artritis reumatoide, las células del sistema inmunológico, que deberían combatir las infecciones, atacan el tejido de las articulaciones y causan inflamación, dolor, enrojecimiento, calor e hinchazón. La inflamación no se reduce a las articulaciones; a veces afecta también la piel, el corazón o los pulmones.

Normalmente el tratamiento se limita a combatir los síntomas. Se recetan antiinflamatorios como la aspirina o el ibuprofeno. Para casos graves, se recomiendan fármacos esteroideos, que reducen la reacción inmunológica del cuerpo y por tanto alivian la inflamación. También pueden prescribirse otros medicamentos que regulan el sistema inmunológico de diferentes maneras, como metotrexato, azatioprina, o ciclofosfamida.

Estos fármacos alivian el dolor y la inflamación, pero producen efectos secundarios tan diversos como náuseas, pérdida de masa ósea o reducción de la resistencia a las infecciones.

LOS MEJORES ALIMENTOS

Las pruebas más concluyentes de la relación entre la dieta y la artritis reumatoide provienen de los estudios sobre ácidos grasos omega-3.

Coma pescado. La caballa, el salmón y el atún contienen ácidos grasos omega-3, que tienen propiedades antiinflamatorias. Al menos seis estudios diferentes demuestran que una dieta rica en estos ácidos grasos contribuye a reducir el dolor y la rigidez causados por la artritis reumatoide, así como los indicadores bioquímicos de inflamación.

Los datos sugieren que la ingestión diaria de unos 6 g de ácidos grasos produce un efecto antiinflamatorio. Si usted no toma cápsulas de aceite de pescado, consuma pescados grasos 2 o 3 veces a la semana. Sin embargo, tenga en cuenta que pueden pasar unos 4 meses antes de observar alguna mejoría.

Algunos médicos recomiendan tomar aceite de ricino en dosis de hasta 3 cucharadas grandes al día. Al parecer, este aceite reduce el dolor y la hinchazón.

Aunque el aceite de ricino se ha usado durante muchos años sin aparentes efectos adversos, no es conveniente abusar. Esto se debe a que, a diferencia de los ácidos grasos omega-3, el aceite de ricino contiene grandes cantidades de vitaminas A y D. Si bien es importante asegurarse un aporte adecuado de estos dos nutrientes, las dosis superiores a 15.000 UI de vitamina A (el triple de la CDR) o 600 UI de vitamina D (11-12 veces la CDR) pueden resultar tóxicas a largo plazo aunque se tomen con la comida. Además, se ha descubierto que la vitamina A puede causar defectos congénitos cuando se ingiere más de 10.000 UI durante los primeros meses del embarazo.

En consecuencia, no combine el aceite de ricino con suplementos vitamínicos (incluso en dosis pequeñas) sin supervisión médica, especialmente si está embarazada o es usted una mujer en edad fértil. Asimismo, deje de consumir este aceite si tiene dolores de cabeza, náuseas o vómitos.

Restrinja el consumo de otros tipos de grasa. Los médicos que recomiendan aceite de pescado dicen que funciona mejor en combinación con una dieta pobre en grasas animales.

Esto es lógico, ya que las grasas compiten entre sí para producir unas sustancias bioquímicas llamadas prostaglandinas. Si el cuerpo selecciona el aceite de pescado, que es lo que ocurre cuando las moléculas de dicho aceite son abundantes, las prostaglandinas resultantes son antiinflamatorias.

Pero si selecciona ácido arquidónico, procedente de la grasa animal, las prostaglandinas producen un efecto inflamatorio.

Para reducir la ingestión de grasas, coma menos carne (especialmente enlatada), productos lácteos enteros (como los helados, los quesos y la mantequilla), mayonesa, pasteles y aliños de ensaladas.

Identifique los alimentos problemáticos. La mayoría de los médicos opina que sólo un pequeño porcentaje de los pacientes con artritis reumatoide experimenta un agravamiento de los síntomas relacionado con la comida. Pero muchos partidarios del tratamiento nutricional sospechan que el número de pacientes que sufren síntomas relacionados con la alimentación es más alto de lo que comúnmente se cree y que todo paciente con artritis debería probar una dieta de eliminación para detectar alimentos problemáticos.

Especialistas de la Universidad de Yale están considerando la posibilidad de que algunas personas desarrollen anticuerpos (una reacción normal del sistema inmunológico frente a una agresión) contra las proteínas que consumen, y que dichos anticuerpos ataquen a las proteínas similares del cuerpo. Por lo tanto, no descarte de plano la idea de que la artritis esté relacionada con la alimentación.

Tome nota de todo lo que consume durante unas cuantas semanas y observe si determinados alimentos agravan sus síntomas. Una forma rápida de averiguar si la alimentación tiene alguna incidencia en esta enfermedad es consumir durante toda una semana alimentos que habitualmente no come o bien tomar exclusivamente zumos. Si experimenta mejoría, reincorpore los alimentos habituales de manera progresiva para observar si los síntomas reaparecen.

Casi todos los alimentos pueden causar problemas, pero la leche, el trigo, el azúcar, el maíz y la soja son los principales sospechosos. Algunas personas son especialmente sensibles a los tomates, las patatas, las berenjenas, la pimienta de cayena, los pimientos rojos o verdes y las guindillas.

La medicina tradicional descarta la terapia con nutrientes para el tratamiento de la artritis reumatoide. La Fundación contra la Artritis afirma que, aparte quizá del aceite de pescado, no hay pruebas de que la terapia con nutrientes sea beneficiosa. Y, en efecto, no se han realizado aún estudios clínicos a gran escala que confirmen la utilidad de la nutrición en el tratamiento.

Sin embargo, los especialistas en nutrición atacan la enfermedad empleando varias tácticas: eliminan los alimentos que puedan agravar la enfermedad, añaden antiinflamatorios como el aceite de pescado y recetan cantidades óptimas de los nutrientes con posibles propiedades antiinflamatorias, así como vitaminas y minerales para mantener un buen estado de salud general.

Un especialista de California afirma que las personas que padecen una dolencia crónica como ésta necesitan cantidades adicionales de ciertos nutrientes.

Los afectados de artritis reumatoide suelen tener déficit de ciertos nutrientes. Según un estudio finlandés, los individuos con niveles bajos de vitamina E, betacaroteno y selenio (un mineral con propiedades antiinflamatorias) corren un riesgo 8 veces superior de desarrollar la enfermedad que aquellos con niveles normales de dichos nutrientes.

Los especialistas en nutrición combaten esta enfermedad con diversos nutrientes. Un naturópata de la Universidad de Bastyr considera que lo ideal es recetar una amplia variedad de vitaminas y minerales. Aunque éstos no curarán al paciente, pueden aliviar los síntomas lo suficiente para reducir las dosis de fármacos. A menudo los pacientes prefieren experimentar algunas molestias a sufrir los efectos secundarios de la medicación.

He aquí las recomendaciones de estos médicos.

 ## LAS PROPIEDADES ANTIINFLAMATORIAS DE LA VITAMINA C

Para tratar la artritis reumatoide y otras enfermedades inflamatorias casi siempre se recomienda el uso de la vitamina C.

Los expertos creen que los radicales libres intervienen en todo proceso inflamatorio, de modo que cuando se eliminan los radicales libres, también se reduce la inflamación. Pero conseguirlo no es tan fácil.

Los radicales libres son moléculas inestables que roban electrones a las moléculas sanas del cuerpo, dañándolas en el proceso. Los radicales libres se concentran en las articulaciones porque las células del sistema inmunológico generan radicales libres al atacar el tejido articular. La vitamina C y otros antioxidantes neutralizan a los radicales libres ofreciéndoles sus propios electrones y, por tanto, preservando la salud de las células.

Aunque distintos médicos recomiendan dosis diferentes, la mayoría receta un mínimo de 600 mg diarios. Algunos especialistas recomiendan tomar todo el ácido ascórbico (otro de los nombres de la vitamina C) que el paciente pueda tolerar sin sufrir diarrea o gases. Esta dosis puede alcanzar los 60.000 mg diarios, una cantidad que supera con creces la cantidad diaria recomendada (60 mg).

El ácido ascórbico puede tomarse en forma de polvos mezclados con agua. La mezcla debe beberse con una cañita para que el ácido ascórbico no dañe el esmalte de los dientes. Estos polvos se comercializan en farmacias y tiendas de alimentos naturales.

Hay motivos para pensar que la vitamina C es eficaz contra la inflamación, ya que algunos estudios con animales de laboratorio indican posibles beneficios. Pero no se han realizado estudios en seres humanos que demuestren la eficacia de las altas dosis de este nutriente en el tratamiento de la artritis reumatoide. Se cree que la vitamina C es inocua incluso en grandes cantidades, ya que el organismo elimina el exceso a través de la orina. Pero si usted desea tomar dosis altas de vitamina C (más de 1.200 mg diarios) es conveniente consultar previamente con su médico.

 ## EL SELENIO COMBATE LA INFLAMACIÓN

El selenio es un nutriente esencial para el cuerpo en pequeñas cantidades. Se cree que es útil para la artritis reumatoide porque combate la inflamación. El cuerpo usa el selenio para producir glutatió-peroxidasa, una enzima que actúa dentro de las articulaciones neutralizando los radicales libres.

En un estudio belga, 15 mujeres con artritis reumatoide que tomaron 160 µg de selenio o levadura enriquecida con 200 µg de selenio al día durante 4 meses experimentaron una mejoría en la movilidad y la fuerza de las articulaciones notablemente superior a la de los sujetos que sólo recibieron placebo.

Los expertos recomiendan tomar entre 200 y 300 µg al día. El selenio puede resultar tóxico en dosis altas, de modo que no es conveniente ingerir más de 100 µg diarios sin supervisión médica.

Estudios de población demuestran que la ingestión media diaria de selenio a través de la dieta es de 108 µg. Las principales fuentes naturales de este nutriente son los mariscos, la carne y los alimentos integrales.

 ## LA CONTRIBUCIÓN DE LA VITAMINA E

La vitamina E se emplea en el tratamiento de esta enfermedad porque contribuye a neutralizar los radicales libres y a combatir la inflamación de las articulaciones.

Un estudio japonés comparó la evolución de un grupo de animales de laboratorio con déficit de vitamina E con la de otro grupo al que se habían administrado dosis altas de dicha vitamina. Cuando a ambos grupos se les inyectaron toxinas que afectan las articulaciones de un modo semejante al de la artritis reumatoide, los animales con déficit de vitamina E presentaron muchos más indicadores bioquímicos de inflamación en la sangre.

Los médicos que prescriben esta vitamina fijan dosis muy superiores a la cantidad diaria recomendada, que es de 30 UI. Algunos especialistas recomiendan tomar

400 UI. Puesto que los alimentos contienen cantidades relativamente bajas de vitamina E, esta dosis sólo puede obtenerse mediante el uso de suplementos.

 ## EL BETACAROTENO REDUCE LA HINCHAZÓN

Los afectados de artritis reumatoide que se hacen vegetarianos a menudo observan una disminución del dolor y la hinchazón.

La dieta vegetariana resulta beneficiosa por varios motivos. En primer lugar, es probable que incluya una cantidad mayor de la habitual de betacaroteno, un pigmento amarillo que se encuentra en las zanahorias, la calabaza, el melón de Cantalupo y otras frutas y verduras de color anaranjado y amarillo.

Al igual que las vitaminas C y E y el selenio, el betacaroteno neutraliza los radicales libres. En un estudio suizo con animales de laboratorio, el betacaroteno ayudó a frenar los síntomas de una forma de artritis inducida artificialmente similar a la artritis reumatoide.

Los médicos que prescriben betacaroteno para tratar esta enfermedad fijan la dosis en unas 25.000 UI diarias, una cantidad que no presenta riesgos de efectos secundarios.

 ## EL CINC ALIVIA EL DOLOR

El cinc es un nutriente importante para combatir la artritis reumatoide, ya que reduce la inflamación. Varios estudios demuestran que los pacientes con esta enfermedad presentan niveles bajos de cinc en la sangre, a menudo acompañados de altos niveles de sustancias bioquímicas inflamatorias.

Un especilista en nutrición de Washington afirma que nuestros cuerpos usan el cinc, así como el cobre, para producir una enzima antiinflamatoria llamada superóxido-dismutasa. Esta enzima se halla en las articulaciones inflamadas, donde ayuda a neutralizar a los radicales libres. Además, el cinc interviene en la producción de otras 200 enzimas que desempeñan tareas esenciales para el cuerpo, incluyendo la reparación de las articulaciones y el correcto funcionamiento del sistema inmunológico.

En un estudio realizado en la Universidad de Washington, varios pacientes con artritis reumatoide tomaron 50 mg de cinc 3 veces al día durante 3 meses, experimentando una mejoría considerable en la hinchazón de las articulaciones, la sensación de rigidez al despertarse y la agilidad al andar.

En otro estudio, un grupo de individuos con artritis psoriásica, una enfermedad inflamatoria que combina la artritis y la psoriasis, experimentaron un significativo alivio de los síntomas después de tomar 250 mg de cinc 3 veces al día. La máxima mejoría se observó al cabo de 4 meses de tomar suplementos de cinc y se prolongó durante varios meses después de suspender el tratamiento.

PRESCRIPCIONES TERAPÉUTICAS

La mayoría de los médicos recomiendan simplemente seguir una dieta equilibrada.

Pero aquellos que optan por una terapia nutricional se aseguran de que el paciente tome al menos la cantidad diaria recomendada de todos los minerales y vitaminas. Al principio es posible que receten dosis más altas para recuperar los niveles normales de estos nutrientes. También suelen aconsejar que se sigan tomando dosis altas de aquellos nutrientes que ayudan a combatir la inflamación. He aquí sus recomendaciones.

Nutriente	Cantidad diaria recomendada
Betacaroteno	25.000 UI
Cobre	2 mg (cantidad diaria) o 3 mg (1 mg por cada 10 mg de cinc)
Selenio	200-300 µg
Vitamina C	600-60.000 mg
Vitamina E	400 UI
Cinc	30 mg (picolinato de cinc o citrato de cinc)

ADVERTENCIA MÉDICA. Los pacientes con artritis reumatoide deben tomar suplementos vitamínicos y minerales sólo después de consultar con su médico.

No tome más de 100 µg diarios de selenio sin supervisión médica.

Si desea tomar más de 1.200 mg de vitamina C al día, consulte previamente con su médico, ya que una dosis excesiva puede causar diarrea. Si toma ácido ascórbico en polvo, use una pajita para no dañar el esmalte de los dientes.

Si se encuentra en tratamiento con anticoagulantes, no tome suplementos de vitamina E.

No tome más de 15 mg de cinc al día a menos que se halle bajo supervisión médica.

El especialista en nutrición de Washington antes citado recomienda no tomar más de 30 mg de picolinato de cinc o de citrato de cinc sin supervisión médica. Algunos médicos prescriben dosis iniciales de hasta 150 mg diarios y las reducen cuando se alcanza un nivel normal en la sangre. Pero la ingestión prolongada de dosis altas de cinc puede producir efectos adversos. En consecuencia, los expertos aconsejan no tomar más de 15 mg de cinc al día (la cantidad diaria recomendada) a menos que se haga por prescripción médica.

La ingestión media de cinc a través de la dieta es de 10-15 mg diarios, aunque las personas mayores suelen ingerir la mitad de esta cantidad. Las principales fuentes naturales de cinc son el pan integral, el salvado de trigo, el germen de trigo, la carne vacuna, el cordero, las ostras, los huevos, los frutos secos y el yogur. (*Nota.* Las ostras contienen bacterias que pueden causar infecciones graves. Por lo tanto, es conveniente cocinarlas bien antes de comerlas.)

EL PAPEL DEL COBRE

Durante años la relación entre el cobre y la artritis reumatoide ha intrigado (y frustrado) a muchos médicos, ya que los niveles de cobre en los pacientes con esta enfermedad suelen ser elevados. Esto ha inducido a creer que el organismo extrae las reservas de este mineral de los tejidos y las transporta a través de la sangre para combatir la inflamación de las articulaciones.

Se sabe que el cuerpo utiliza el cobre (al igual que el cinc y el selenio) para formar compuestos antiinflamatorios como la superóxido-dismutasa y la ceruloplasmina, una proteína de la sangre. Estas sustancias bioquímicas contrarrestan la inflamación característica de la artritis reumatoide.

El cobre también es esencial para la formación de tejido conjuntivo, es decir, los ligamentos y tendones que recubren las articulaciones y las mantienen estables.

Dentro del cuerpo, el cobre se combina con el salicilato, una sustancia que se halla en la aspirina y que potencia las propiedades analgésicas de dicho medicamento. Por lo tanto, las personas que toman suplementos de cobre a menudo pueden reducir la dosis de aspirina y de otros antiinflamatorios no esteroideos.

Los médicos que prescriben cobre para tratar esta enfermedad aconsejan tomar la cantidad diaria recomendada (2 mg) o bien 1 mg de cobre por cada 10 mg de cinc. El cuerpo requiere un delicado equilibrio entre el cinc y el cobre. Un exceso de cinc interfiere en la absorción del cobre y puede provocar su déficit. Sólo deben tomarse dosis superiores de cobre bajo supervisión médica, ya que este mineral puede resultar tóxico incluso en pequeñas dosis.

Los estudios demuestran que la ingestión media de cobre a través de la dieta es de 1 mg en las mujeres y de 1,6 mg en los hombres. Los alimentos más ricos en este nutriente son los mariscos, los frutos secos, las semillas, la fruta, las ostras (cocidas) y las judías.

Durante años muchas personas han usado pulseras de cobre para combatir los síntomas de la artritis. Sin embargo, los expertos afirman que no existen pruebas científicas de la eficacia de estas pulseras. Si desea beneficiarse de las propiedades del cobre, debe tomarlo por vía oral.

ARTROSIS
Cómo frenar el desgaste de las articulaciones

La próxima vez que haga pollo al horno, observe el hueso del muslo. Verá que el extremo nudoso está cubierto de una funda dura y gomosa. Es cartílago, el tejido que sirve para acolchar las articulaciones y garantizar un movimiento suave.

En la artrosis, el cartílago se deshace. Se deshilacha, queda raído y llega a desaparecer de las zonas más desgastadas. El hueso subyacente se desintegra, al tiempo que pueden crecer espolones óseos muy dolorosos en los bordes de la articulación, y los movimientos que antes se realizaban con suavidad, ahora parecen triturar arenilla. Al moverla puede incluso hacer un ruido similar al que se produce al arrugar papel de celofán.

Nadie sabe por qué se desgasta el cartílago. En ocasiones, un factor que contribuye a ello es el uso excesivo de la articulación. Además, una articulación lesionada en el pasado tiende a evolucionar hacia la artrosis con mayor rapidez que una articulación normal, quizá debido a que, al quedar desequilibrada, el cartílago se desgasta antes.

La artrosis suele evolucionar lentamente, a lo largo de muchos años. Algunas personas no sufren más que un leve dolor esporádicamente, pero otras padecen un dolor lacerante, y unas pocas acaban sustituyendo su vieja cadera o rodilla rechinante por un modelo nuevo de aleación de titanio.

Muchos médicos que tratan la artrosis la consideran una parte casi inevitable del proceso de envejecimiento. De hecho, más de la mitad de las personas de 65 años o más sufren al menos una forma incipiente de artrosis. Estos mismos médicos opinan que no puede hacerse mucho contra esta enfermedad, excepto proteger las articulaciones doloridas con calmantes suaves como el paracetamol o la aspirina, aplicar calor y practicar un cuidadoso equilibrio entre ejercicio y reposo.

Sin embargo, los relativamente escasos médicos que tratan la artrosis con terapias nutricionales adoptan una postura muy diferente. Combaten la artrosis como si fuera un trastorno metabólico, una interrupción en la capacidad del organismo para regenerar el hueso y el cartílago. Si bien aceptan que esta interrupción es en parte consecuencia de la edad avanzada, también creen que proporcionar los nutrientes adecuados en las cantidades idóneas puede contribuir a detener el proceso de deterioro y a reducir la hinchazón y el dolor.

Por desgracia, aunque existen indicios de que determinados nutrientes pueden aliviar la artrosis, aún no se han emprendido estudios científicos para confirmar sus ventajas a largo plazo.

Hasta entonces, éstas son las recomendaciones de algunos especialistas.

 # ESTIMULAR LOS HUESOS CON VITAMINA B₁₂

El efecto más conocido de la vitamina B_{12} es el de mantener una producción adecuada de células sanguíneas. En la médula ósea de los huesos, esta vitamina estimula las células germinales, un tipo de célula ósea que da origen a los glóbulos rojos. Cuando los niveles de vitamina B_{12} son bajos, se desarrolla anemia.

Pero éste no es el único papel que desempeña la vitamina B_{12} en los huesos. Hace varios años, unos investigadores de California descubrieron que esta vitamina no sólo estimula los osteoblastos, otro tipo de célula ósea que no produce glóbulos rojos sino tejido óseo. Este hallazgo podría ser muy importante para las personas aquejadas de artrosis, porque, además de destruirse el cartílago, también se deteriora el hueso, provocando más dolor y mayor erosión del cartílago.

Este descubrimiento sobre la vitamina B_{12} condujo a unos investigadores de Misuri a probar este nutriente en personas con artrosis en las manos. Descubrieron que las personas que tomaban durante 2 meses 20 µg de vitamina B_{12} (3,3 veces la cantidad diaria recomendada de 6 µg) y 6.400 µg de ácido fólico, otra vitamina del grupo B que actúa en conjunción con la B_{12}, padecían menos dolores articulares, tenían más fuerza en las manos y necesitaban menos analgésicos para el dolor que las personas que no habían tomado este combinado de vitaminas B. (Esta cantidad de ácido fólico es 16 veces la cantidad diaria recomendada y sólo debe tomarse bajo supervisión médica, ya que un exceso podría enmascarar los signos de déficit de vitamina B_{12}.)

Aunque esto no demuestra necesariamente que el déficit de vitamina B_{12} cause artrosis o que ésta pueda curarse con una ingestión mayor de este nutriente, según algunos especialistas en nutrición este tratamiento podría merecer la pena. En algunos estudios se ha observado que personas que no presentaban una carencia de vitamina B_{12}, porque obtenían el aporte necesario de su dieta habitual, y tenían niveles en sangre considerados normales, también podrían beneficiarse de un aumento de la dosis.

Los ancianos suelen tener dificultades para absorber la vitamina B_{12}, y ésta es la causa más frecuente de su déficit en los países desarrollados. Tomar grandes dosis de suplementos de vitamina B_{12} puede contribuir a superar el problema de absorción, pero en algunos casos los médicos optan por prescribir inyecciones de esta vitamina.

LOS MEJORES ALIMENTOS

Para hacer más llevadera la artrosis es preciso añadir nutrientes al tiempo que se reducen calorías.

Pierda algo de peso. Las investigaciones demuestran que las personas que se mantienen dentro de su peso ideal o no se apartan demasiado de éste tienen muchas menos probabilidades de desarrollar artrosis en las articulaciones que las personas con exceso de peso.

Al combatir la obesidad se aligera el peso que deben soportar las articulaciones, sobre todo las rodillas y las caderas. Un peso corporal excesivo también puede sobrecargar las articulaciones hasta el punto de obstruir el espacio lleno de líquido que normalmente se encuentra entre las superficies articulares recubiertas de cartílago.

Si usted ya padece artrosis, perder peso puede ayudarlo a reducir la presión sobre algunas de las articulaciones y, en consecuencia, a aliviar el dolor. Su médico puede recomendarle ejercicios concretos, diseñados para fortalecer los músculos que sostienen las articulaciones (especialmente alrededor de las rodillas), con el fin de mitigar los dolores causados por la artrosis.

 ## LA VITAMINA E ALIVIA EL DOLOR DE LAS ARTICULACIONES

Las articulaciones que presentan artrosis no se calientan ni hinchan tanto como las afectadas por artritis reumatoide, pero también están algo inflamadas. Ésta es una de las razones por las que los médicos recetan a veces vitamina E, que combate la inflamación neutralizando las sustancias bioquímicas que se producen durante la inflamación. Estas sustancias, liberadas por las células del sistema inmunológico, contienen radicales libres, moléculas inestables que se apropian de los electrones de las células sanas, dañándolas en el proceso. La vitamina E ofrece sus propios electrones, protegiendo así a las células.

En un estudio realizado por investigadores israelíes, las personas aquejadas de artrosis que tomaron 600 UI diarias de esta vitamina durante 10 días experimentaron una reducción significativa del dolor. La vitamina E también parece estimular las reserva del organismo de las proteínas fabricantes de tejido cartilaginoso, llamadas proteoglucanos.

Los especialistas en terapia nutricional recomiendan tomar entre 400 y 600 UI de vitamina E, cantidades consideradas inocuas y que sólo pueden obtenerse mediante los suplementos. Las mejores fuentes naturales de vitamina E son el aceite de girasol, las almendras y el germen de trigo. La mayoría de las personas que consumen estos alimentos obtiene un aporte de 10 UI al día.

El selenio, un mineral que aumenta la eficacia de la vitamina E, se añade a menudo al preparado contra la artrosis en cantidades de unos 200 µg al día. Esta cantidad se considera segura, pero no es conveniente tomar dosis superiores a menos que las recete un médico.

LA VITAMINA C ESTIMULA LA REGENERACIÓN DEL CARTÍLAGO

Casi todos conocemos el papel de la vitamina C en la lucha contra las infecciones y como refuerzo para el sistema inmunológico. Pero esta vitamina también interviene en la producción de diversos tejidos del organismo, incluido el colágeno. El colágeno forma una red de fibras proteicas que constituyen las bases estructurales de muchos tejidos, como el cartílago, el hueso, los tendones y los músculos, todos ellos necesarios para mantener las articulaciones fuertes y en buena forma.

Es bien sabido que los animales con déficit de vitamina C desarrollan una variedad de trastornos relacionados con el deterioro del colágeno –erosión e inflamación del cartílago– al someterlos a una dieta que sólo contenga una cantidad mínima de vitamina C.

Un estudio realizado en Nueva York sugiere que la vitamina C en grandes cantidades fomenta el crecimiento de las células cartilaginosas (condrocitos), estimulando la síntesis de estos materiales genéticos de la célula.

Si bien no hay estudios en seres humanos que confirmen estos beneficios, las pruebas disponibles parecen suficientes para incluir la vitamina C en un programa de prevención de la artrosis, y hay indicios de que las vitaminas C y E actúan en conjunción para proteger el cartílago contra la destrucción. La cantidad de vitamina C necesaria para alcanzar este objetivo puede obtenerse de un suplemento polivitamínico y mineral.

LA NIACINAMIDA MERECE UNA OPORTUNIDAD

Quizá no haya oído hablar de la niacinamida, una forma de niacina, otra de las vitaminas del complejo B.

Algunos médicos nutricionistas recomiendan grandes dosis de niacinamida contra la artrosis desde la década de los cuarenta, cuando los pioneros de la investigación descubrieron su utilidad para aliviar la hinchazón y el dolor de las articulaciones, así como para fortalecer los músculos.

PRESCRIPCIONES TERAPÉUTICAS

Muchos médicos no hacen recomendaciones dietéticas para el tratamiento de la artrosis, aparte de la de mantener un peso corporal normal. Sin embargo, algunos especialistas prescriben un tratamiento con los siguientes nutrientes.

Nutriente	Cantidad diaria recomendada
Ácido fólico	6.400 µg
Niacinamida	1.000-3.000 mg, fraccionados en 2 o 3 tomas
Selenio	200 µg
Vitamina B$_{12}$	20 µg
Vitamina E	400-600 UI

Añada un suplemento polivitamínico y mineral que contenga las cantidades diarias recomendadas de todas las vitaminas y minerales esenciales.

ADVERTENCIA MÉDICA. Si usted presenta síntomas de artrosis, debería consultar con su médico para que éste establezca un diagnóstico y un tratamiento adecuados.

Esta cantidad de ácido fólico debe tomarse sólo bajo supervisión médica, ya que el exceso de este nutriente puede enmascarar los síntomas de un déficit de vitamina B$_{12}$.

La niacinamida en altas dosis puede provocar trastornos hepáticos. En dosis significativamente superiores a 100 mg al día requiere una estricta supervisión médica. Si usted sufre alguna enfermedad hepática, no debe someterse a este tratamiento.

La dosis de selenio recomendada aquí supera la cantidad diaria recomendada de este mineral. Aunque algunos médicos consideran que esta dosificación es inocua, es aconsejable consultar con el médico de cabecera antes de tomar suplementos.

Si se encuentra en tratamiento con anticoagulantes, no debe tomar suplementos de vitamina E.

Sola o combinada con otras vitaminas, la niacinamida suele producir una notable mejoría al cabo de pocas semanas, que se hace más evidente con el tratamiento prolongado. Sin embargo, las articulaciones muy dañadas reaccionan lentamente o no responden en absoluto al tratamiento con niacinamida.

Nadie sabe realmente por qué la niacinamida parece ayudar a combatir la artrosis. Se cree que esta vitamina mejora de algún modo el metabolismo del cartílago de las articulaciones. No se han realizado estudios recientes sobre la niacinamida, pero los informes sobre su uso clínico siguen siendo positivos.

Los médicos que utilizan este tratamiento desde hace décadas afirman que la niacinamida es extraordinariamente eficaz en la gran mayoría de los casos, aliviando el dolor de la artrosis (y a menudo también la hinchazón) e interrumpiendo aparentemente el proceso.

La niacinamida se recomienda a menudo como alternativa a la niacina porque tiene menos efectos secundarios. Sin embargo, este remedio requiere una estricta supervisión médica. Las altas dosis utilizadas en este tratamiento –desde 500 mg 2 veces al día hasta 1.000 mg 3 veces al día– podrían causar lesiones hepáticas.

Cualquiera que tome más de 1.500 mg al día de niacinamida debe hacerse un análisis de sangre para comprobar las enzimas hepáticas 3 meses después de iniciado el tratamiento y, a partir de entonces, una vez al año. Si los niveles son elevados, hay que reducir la dosis. Las náuseas son una de las primeras señales de advertencia de que el hígado está sometido a una presión excesiva.

Si usted sufre alguna enfermedad hepática, no debe recibir este tratamiento.

UN SEGURO ADICIONAL

Los médicos que tratan la artrosis añaden otra recomendación para cubrir todas las eventualidades. Aconsejan un suplemento polivitamínico y mineral que contenga la cantidad diaria recomendada de todas las vitaminas y los minerales esenciales.

Es un buen consejo, ya que existen indicios de que ciertos nutrientes –ácido pantoténico, vitamina B_6, cinc, cobre y otros oligoelementos– son importantes para mantener la salud de huesos y cartílagos.

ASMA

Cómo facilitar la respiración

¿**Q**uiere saber qué siente un asmático? Apriétese la nariz y respire por una pajita de refresco. Luego suba las escaleras o persiga rápidamente a alguien (p. ej., a un niño de 2 años). Pronto se quedará sin aliento, que es precisamente lo que le ocurre a la persona asmática durante un ataque. Puede ser una experiencia aterradora.

La causa más común de estas crisis es la combinación de un sistema inmunitario alérgico o hipersensible, una propensión hereditaria y la exposición a un desencadenante ambiental, como el pelo de un animal, el polen, determinados hongos, la contaminación ambiental, el aire frío o el humo del cigarrillo. Las infecciones respiratorias, los resfriados, la risa, el llanto, la furia, el ejercicio físico y el estrés también pueden desencadenar una crisis asmática.

El asma tiene dos componentes. El primero es ruidoso: jadeos, tos, agitación y sensación de ahogo. Es lo que habitualmente se define como ataque de asma, boncrospasmo o congestión.

El segundo componente del asma es silencioso y consiste en una inflamación que, aunque siempre está presente, puede no ponerse de manifiesto. Así como una quemadura solar a veces no se hace notar hasta horas después de la exposición al sol, la inflamación de las vías respiratorias no se evidencia hasta que se ha extendido lo suficiente para desencadenar un ataque asmático.

Durante el ataque, los músculos de los bronquios se contraen, estrechando las vías respiratorias y dificultando la respiración.

Las personas que padecen asma crónica también presentan inflamación pulmonar. Las membranas que cubren las paredes interiores de las vías respiratorias se hinchan y se vuelven permeables, y las glándulas que se encuentran en el interior de estas paredes producen un exceso de mucosidad. Esto dificulta el intercambio de gases de los pulmones, encargados de absorber el oxígeno del aire y eliminar el anhídrido carbónico.

El asma suele tratarse con medicamentos que despejan las vías respiratorias y reducen la inflamación. Por otra parte, el enfermo debe evitar las sustancias que desencadenan los ataques. Para algunas personas, esto significa buscar un nuevo hogar para su animal doméstico, cambiar la moqueta por baldosas de linóleo o mantenerse alejadas del humo del tabaco, de los gases de los automóviles y de los vahos de ciertas sustancias químicas.

El tratamiento dietético del asma, en particular en los niños, requiere la realización de pruebas de alergias alimentarias, aunque no siempre se prescriben suplementos de vitaminas o minerales.

Sin embargo, algunas investigaciones sugieren que determinados nutrientes podrían contribuir a aliviar el asma al reducir la inflamación y la sensibilidad de las vías respiratorias.

A continuación se describen los últimos descubrimientos en este campo. (*Nota.* Los expertos advierten que si se encuentra lo bastante bien para reducir la medicación contra el asma, debe hacerlo bajo supervisión médica. La interrupción súbita de estos fármacos puede ocasionar trastornos graves.)

LOS MEJORES ALIMENTOS

Las reacciones a las proteínas o a los aditivos químicos de ciertos alimentos constituyen la asociación más clara entre el asma y la comida. La sal y la cafeína podrían ser otros factores de riesgo. Los asmáticos deberían tener en cuenta las siguientes medidas de prevención.

Mantenga el peso ideal. Los asmáticos obesos tienen más dificultades para respirar. El sobrepeso dificulta la respiración, sobre todo durante las actividades físicas, puesto que el abdomen ejerce presión sobre el diafragma. En consecuencia, es fundamental mantener un peso saludable.

Las personas que toman corticoides orales deben prestar especial atención a este tema, ya que estos medicamentos estimulan el apetito y producen retención de líquidos.

Cuidado con el guacamole. Gracias a las leyes que exigen que se especifique el uso de sulfitos en las etiquetas de los alimentos, es bastante fácil para los asmáticos evitar los conservantes potencialmente nocivos. Los productos con mayor cantidad de sulfitos son las frutas y verduras deshidratadas o enlatadas, los alimentos instantáneos y el vino.

Sin embargo, los sulfitos pueden pasar inadvertidos. Las patatas, los mariscos, las gambas, las ensaladas y el guacamole (salsa de aguacate) a menudo están tratados con sulfitos. Por otra parte, en las etiquetas de muchos vinos y cervezas importados no se menciona el contenido de sulfitos. Es más fácil ingerir estas sustancias cuando se come en restaurantes, ya que no se tiene control alguno sobre el procesamiento y la preparación del alimento.

Limite el consumo de sal. Las personas que toman corticoides para tratar el asma deben controlar la ingestión de sal para prevenir la retención de líquidos.

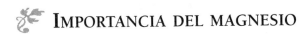

IMPORTANCIA DEL MAGNESIO

El magnesio tiene propiedades que pueden contribuir a aliviar el asma. Este mineral esencial ayuda a reducir la inflamación al estabilizar las células del sistema inmunitario (mastocitos y linfocitos T), haciéndolas menos propensas a descomponerse y a verter su contenido irritante en los pulmones. También ayuda al cuerpo a eli-

La mejor manera de reducir el consumo de sal es evitar los alimentos procesados, en especial los que contienen más de 400 mg de sodio. Las sopas enlatadas, los espaguetis y macarrones precocinados, el queso de cabra y los embutidos son ricos en sodio.

Pásese al pescado. Los aceites de los pescados grasos, como la caballa, el salmón y el pez espada, tienen propiedades antiinflamatorias que ayudan a aliviar el asma. En un estudio británico, los sujetos que tomaron 18 cápsulas diarias de aceite de pescado consiguieron reducir los trastornos respiratorios después de inhalar una sustancia que inducía síntomas respiratorios. Algunos médicos recomiendan comer pescado un par de veces a la semana en lugar de pollo o carne.

Identifique a los culpables. Algunas personas, y en especial los niños, sufren ataques de asma después de ingerir determinados alimentos, como cacahuetes u otros frutos secos, huevos, pescado, mariscos, leche, soja, trigo o plátanos.

Las personas con alergias alimentarias –o las que eliminan ciertos alimentos de la dieta de sus hijos para aliviar los síntomas– deben asegurarse de que la ingestión de nutrientes siga siendo equilibrada. Por ejemplo, cuando se evitan los productos lácteos, es preciso tomar suplementos de calcio.

No culpe a la leche. Por desgracia, algunos padres siguen creyendo en el viejo mito de que la leche y los derivados lácteos producen mucosidad en los pulmones. No hay razón para privar a los niños asmáticos de estos alimentos tan importantes para mantener los huesos fuertes y sanos.

minar ciertas sustancias irritantes y a producir unos compuestos bioquímicos antiinflamatorios denominados prostaciclinas.

Estas propiedades contribuyen a aliviar la congestión, la constricción y la hipersensibilidad en personas con asma y otros trastornos pulmonares.

En un estudio se descubrió que los sujetos que ingerían 480 mg diarios de magnesio en la dieta eran capaces de exhalar más aire de los pulmones que los que ingerían alrededor de 200 mg. (El volumen de aire que se exhala es un importante indicador de la salud pulmonar.) Las personas que ingerían mayor cantidad de magnesio también presentaban una tolerancia superior a la dosis máxima de un inhalador que contraía las vías respiratorias.

Aunque es preciso continuar con las investigaciones para confirmar los posibles beneficios del magnesio en los pacientes asmáticos, es aconsejable ingerir la cantidad diaria recomendada de este mineral (400 mg). Diversos estudios han demostrado que la mayoría de las personas ingiere cantidades inferiores.

Para conseguir este aporte, la dieta ha de ser rica en productos sin procesar, como frutos secos, legumbres y cereales integrales. Un cuarto de litro diario de cerveza es otra buena fuente de magnesio.

Si desea tomar suplementos de magnesio, consulte con su médico en caso de que padezca trastornos renales o cardíacos.

Curiosamente, en ocasiones se aplican inyecciones intravenosas de magnesio para tratar ataques graves de asma. Una dosis alta de magnesio relaja los músculos de los vasos sanguíneos y las vías respiratorias. La administración de magnesio por vía intravenonsa es útil para las personas que sufren *status asthmaticus,* unas variedad de asma potencialmente mortal que no responde a los fármacos habituales. Al parecer, el efecto beneficioso de este tratamiento se debe a la rapidez con que el organismo absorbe el magnesio.

 ## LA VITAMINA C ALIVIA LA DIFICULTAD PARA RESPIRAR

Algunos pacientes asmáticos toman suplementos de vitamina C porque creen en sus legendarias propiedades antivíricas. De hecho, existen pruebas de que la vitamina C reduce la duración y la intensidad de los resfriados, lo que beneficia especialmente a las personas con asma, puesto que los síntomas de esta enfermedad suelen agravarse con las infecciones respiratorias.

Pero la vitamina C no se limita a aliviar los estornudos y la congestión nasal.

Un estudio realizado en la Facultad de Medicina de Harvard descubrió que los fumadores que toman un mínimo de 200 mg de vitamina C al día (el contenido de unas tres naranjas) reducen en un 30 % el riesgo de bronquitis o dificultad para respirar en comparación con los que consumen sólo 100 mg.

Otro estudio llevado a cabo por los mismos investigadores demostró que la

PRESCRIPCIONES TERAPÉUTICAS

La mayoría de los médicos tratan el asma con medicamentos y no con vitaminas y minerales. Los que emplean terapias nutricionales suelen combinarlas con fármacos y con la eliminación de las sustancias desencadenantes de ataques de asma. Éstos son algunos de los nutrientes recomendados por los especialistas.

Nutriente	Cantidad diaria recomendada
Betacaroteno	25.000 UI
Magnesio	400 mg
Niacina	100 mg
Selenio	100 µg
Vitamina B$_6$	50 mg
Vitamina C	500-1.000 mg
Vitamina E	800 UI

ADVERTENCIA MÉDICA. Si usted padece asma, debe estar bajo control médico.

Si se encuentra lo bastante bien para reducir la dosis de medicación, hágalo bajo supervisión médica. La interrupción súbita de estos fármacos puede acarrear problemas graves.

En caso de trastornos cardíacos o renales, consulte a su médico antes de tomar suplementos de magnesio.

Es conveniente consultar con el médico antes de tomar la dosis de vitamina E recomendada aquí. Si se encuentra en tratamiento con anticoagulantes, no tome suplementos de vitamina E.

vitamina C ayuda a mantener la salud pulmonar. Los sujetos que ingerían 200 mg diarios de vitamina C obtuvieron mejores resultados en las pruebas que miden la capacidad de los pulmones para expandirse y captar oxígeno.

Este estudio sugiere que el consumo diario de alimentos ricos en vitamina C mejora la capacidad pulmonar. En consecuencia, esta vitamina podría desempeñar un importante papel en la prevención de las enfermedades pulmonares crónicas, incluyendo el asma.

En otros estudios se descubrió que la ingestión de vitamina C antes de la aparición de los síntomas reduce la tendencia a sufrir ataques asmáticos durante el ejercicio.

La vitamina C protege a los pulmones de diversas maneras. En primer lugar, los preserva de los efectos nocivos de las sustancias químicas contenidas en el humo o en el aire contaminado. Neutraliza estas sustancias evitando que dañen las células. Esto es particularmente importante para los asmáticos, ya que las crisis suelen empeorar con la contaminación ambiental. Asimismo, la vitamina C también inhibe la acción de los compuestos bioquímicos producidos por el cuerpo como consecuencia de la inflamación asociada con el asma, contribuyendo a romper el círculo vicioso que aumenta de manera progresiva la intensidad de los ataques.

La vitamina C también parece actuar como un antihistamínico natural, lo que significa que ayuda a reducir la sensibilidad de los pulmones a la histamina, sustancia segregada por las células durante las reacciones alérgicas. Esta vitamina previene la sensibilidad a la metacolina, un compuesto que provoca la constricción de las vías respiratorias. Por otra parte, interfiere en la producción de prostaglandinas y leucotrienos, dos tipos de sustancias potencialmente nocivas que aumentan la inflamación y la constricción de las vías respiratorias.

Algunos médicos prescriben 500-1.000 mg de vitamina C a los pacientes asmáticos que hacen ejercicio. Estas cantidades se consideran inocuas, aunque dosis superiores pueden ocasionar diarrea en algunas personas.

LOS ANTIOXIDANTES PROTEGEN LOS PULMONES

Los investigadores que creen en la utilidad de la vitamina C para combatir el asma señalan que otros nutrientes con propiedades antioxidantes podrían resultar igualmente beneficiosos. Entre estos nutrientes se incluyen la vitamina E, el selenio y el betacaroteno, un pigmento amarillo que se encuentra en las zanahorias, los melones de Cantalupo y otras frutas y verduras. Las pruebas de laboratorio indican que estos tres nutrientes podrían ayudar a inhibir las sustancias responsables de la inflamación.

Sin embargo, hasta el momento sólo se ha llevado a cabo un estudio sobre los efectos de la ingestión de suplementos de estos nutrientes en pacientes asmáticos. En dicho estudio, realizado por investigadores suecos, los enfermos que tomaron 100 µg diarios de selenio durante 14 semanas presentaron una mayor capacidad pulmonar y una menor sensibilidad a las sustancias congestivas que los que tomaron placebos.

El organismo necesita selenio para producir glutatión-peroxidasa, una enzima que protege las células al neutralizar las sustancias bioquímicas asociadas con la inflamación.

Todavía es demasiado pronto para asegurar que los suplementos de selenio benefician a los pacientes asmáticos. Sin embargo, las personas interesadas en este tratamiento pueden tomar 100 µg diarios de este nutriente (la dosis administrada en el estudio sueco). La cantidad diaria recomendada es de 70 µg.

Otros estudios han demostrado que la mayoría de las personas obtienen unos 100 µg de selenio de su dieta habitual. Los expertos no recomiendan exceder la ingestión diaria de 200 µg entre dieta y suplementos, pues es el límite máximo considerado inocuo.

Las personas que deseen completar el tratamiento con otros antioxidantes pueden tomar hasta 800 UI diarias de vitamina E y 25.000 UI diarias de betacaroteno. Sin embargo, es conveniente consultar con el médico antes de tomar 600 UI diarias de vitamina E.

 ## EL COMPLEJO B AL RESCATE

Algunas vitaminas del grupo B, en especial la B_6 y la niacina, también han demostrado su utilidad en la lucha contra el asma. En un estudio realizado con niños asmáticos, dosis diarias de 100-200 mg de vitamina B_6 redujeron significativamente la frecuencia, duración e intensidad de los ataques de asma. En una investigación posterior, no se observó mejoría alguna en los pacientes adultos con ataques severos de asma tras la ingestión de 300 mg diarios de vitamina B_6, comparando los resultados con los del grupo de control que tomó placebos.

Sin embargo, algunos médicos recomiendan administrar suplementos de 50 mg de vitamina B_6 a los pacientes asmáticos. Un estudio realizado en Sudáfrica descubrió que la ingestión conjunta de teofilina (un medicamento común contra el asma) con 15 mg diarios de vitamina B_6 reducía los efectos secundarios de este fármaco, entre los que se incluyen irritabilidad, ansiedad y mareos. Las dosis de vitamina B_6 superiores a 100 mg diarios pueden producir irritación de los nervios, de modo que sólo deben tomarse bajo supervisión médica.

En diversos estudios se ha observado que los suplementos de niacina alivian la dificultad para respirar, quizá porque este nutriente inhibe la liberación de histamina. Investigadores de la Universidad de Harvard, por ejemplo, descubrieron que las personas que llevaban una dieta rica en niacina eran menos propensas a la bronquitis y la broncoconstricción que aquellas con un aporte insuficiente de esta vitamina. Además, se observó una relación entre el aumento de la broncoconstricción y los bajos niveles de niacina en el organismo.

Los médicos que prescriben niacina a los pacientes asmáticos recomiendan una dosis de 100 mg diarios.

Algunas investigaciones sugieren que añadir calcio, cinc, cobre y vitamina D a los nutrientes mencionados con anterioridad podría contribuir al alivio de los síntomas del asma. No cabe duda de que los pacientes asmáticos pueden beneficiarse de una dieta saludable.

BERIBERI

Cómo obtener un aporte adecuado de tiamina

Cuenta la leyenda que en el siglo XIX un médico holandés que estudiaba los efectos de una extraña enfermedad del Lejano Oriente llamó a su siguiente paciente, pero en lugar de verlo entrar por la puerta oyó el grito de «¡beriberi!».

Traducida de la lengua del pequeño país de Sri Lanka, esta expresión significa «No puedo, no puedo». El paciente no tenía suficiente fuerza muscular para entrar en la consulta del médico, y sus palabras dieron nombre a la enfermedad.

Años después, esta enfermedad, caracterizada por un deterioro progresivo de la coordinación neuromuscular, se asoció con un déficit de tiamina. Aunque el arroz y los cereales integrales –los alimentos básicos de esta región del mundo– contienen tiamina, el proceso de refinamiento para el consumo elimina este nutriente. En consecuencia, las personas que se alimentaban de arroz y cereales refinados desa-

PRESCRIPCIONES TERAPÉUTICAS

En la actualidad, el beriberi es una enfermedad muy poco común en el mundo occidental. Cuando los médicos detectan una deficiencia importante de tiamina, administran esta vitamina por vía intravenosa o intramuscular.

La tiamina sólo se administra por vía intravenosa en casos de déficit grave. En casos más leves, se prescribe tiamina por vía oral junto con otras vitaminas del complejo B.

Nutriente	Cantidad diaria recomendada
Tiamina	50-100 mg administrada por vía intravenosa o intramuscular durante 7-14 días

ADVERTENCIA MÉDICA. Si sospecha que tiene síntomas de beriberi, consulte a su médico para que confirme el diagnóstico y prescriba el tratamiento adecuado.

rrollaron un déficit de tiamina. La deficiencia se manifiesta rápidamente con síntomas de hinchazón, entumecimiento, retención de líquidos en el corazón, notable pérdida muscular, irritabilidad y náuseas.

El añadido de tiamina al arroz y las harinas ha eliminado la mayor parte de los casos de beriberi en Estados Unidos y otros países desarrollados. Incluso los alimentos como el pan blanco y los donuts, poco saludables de por sí, tienen algunas propiedades beneficiosas porque contienen tiamina.

 ## EL ABUSO DEL ALCOHOL

Pero lo que el enriquecimiento con tiamina elimina, el consumo de bebidas alcohólicas lo precipita. La causa más común del beriberi en el mundo occidental es el abuso del alcohol, ya que el metabolismo del etanol agota las reservas de tiamina del organismo.

En consecuencia, algunos alcohólicos padecen una enfermedad semejante al beriberi, conocida como síndrome de Wernicke-Korsakoff, que comprende síntomas como grave deterioro de la memoria, dificultades en la locomoción y pérdida de apetito. Si usted reduce drásticamente la ingestión de tiamina, también reduce la capacidad del cerebro para usar la glucosa. Por consiguiente, las facultades mentales se deterioran. El déficit grave de tiamina no se limita a destruir las células cerebrales responsables de la memoria, sino que también puede conducir al aumento de una proteína asociada con la aparición de la enfermedad de Alzheimer.

En la actualidad, cuando los médicos se encuentran con un déficit importante de tiamina, administran esta vitamina por vía intravenosa o intramuscular, por lo general en dosis de 50-100 mg diarios durante 7 a 14 días. (Para más información sobre las terapias nutricionales en el tratamiento del alcoholismo, véase p. 76.)

CAÍDA DEL CABELLO

Cómo conservar el que nos queda

¿**H**ay alguna relación entre lo que nos llevamos a la boca y una cabellera abundante?

Para los hombres, la respuesta es un no rotundo. (Lo sentimos, señores, pero excepto si padecen una desnutrición grave, ninguna vitamina o mineral los ayudará a recuperar el pelo.) Sin embargo, en algunas mujeres en que la caída del cabe-

LOS MEJORES ALIMENTOS

Aunque lo que usted come influye en el aspecto de su cabello, ninguna medida dietética producirá un efecto significativo en la cantidad de pelo. Sin embargo, he aquí algunos consejos útiles para mejorar la salud de su cabello.

No haga dietas relámpago. Adelgazar de manera gradual no sólo es más saludable, sino que también le ayudará a conservar el pelo. Cualquier mujer que pierda 10 kg o más en un período de 3 meses experimentará una caída del cabello. El método más seguro para adelgazar es perder, como máximo, 500 g a la semana.

Consuma más hierro. Para facilitar la absorción de hierro, algunos médicos recomiendan beber zumo de naranja –que contiene vitamina C– junto con los alimentos ricos en hierro, como el brécol y las carnes rojas.

llo está relacionada con un traumatismo, una dieta relámpago o un exceso de flujo menstrual, la respuesta es sí.

En realidad a todos se nos cae el pelo sin cesar. Hasta los afortunados que lucen una cabellera espléndida pierden entre 50 y 150 pelos por día. ¿Qué los distingue de aquellos cuya cabeza podría pasar fácilmente por una bola de billar? Muy sencillo: en las personas con cabelleras abundantes, el pelo vuelve a crecer, ocupando los espacios vacíos. Y la producción de suficientes pelos nuevos para evitar la calvicie depende de nuestros padres. Los genes son los culpables de la alopecia masculina y femenina.

Sin embargo, los investigadores han descubierto que ciertos nutrientes desempeñan un papel fundamental en el crecimiento del pelo de las mujeres.

 ## EL HIERRO Y LA DONCELLA

Cuando una mujer pierde hierro a causa de un traumatismo, una dieta inadecuada o un flujo menstrual excesivo, ocurren varias cosas, entre ellas, que el cuerpo deja de producir pelo hasta que la ingestión de hierro se restablezca.

Algunos médicos creen que la mayoría de las mujeres en edad fértil presentan una anemia ferropénica entre moderada e intensa.

La cantidad diaria recomendada de hierro es de 18 mg. Sin embargo, a veces no basta con ingerir suficiente hierro. Puesto que la vitamina C favorece la absorción del hierro, algunas médicos prescriben suplementos combinados, que contienen hierro y vitamina C. También puede tomar un suplemento de hierro de 50 mg junto con otro de 100 mg de vitamina C.

Los especialistas aconsejan tomar estas cápsulas una vez al día hasta que el cabello vuelva a crecer, lo que suele ocurrir después de unos 3 meses de tratamiento.

Las dosis altas de hierro pueden producir una sobrecarga de este mineral en algunos individuos. Por lo tanto, las dosis superiores a la cantidad diaria recomendada (18 mg) sólo deben tomarse bajo supervisión médica.

 ## CUBRA TODOS LOS FRENTES

Puesto que son muchos los nutrientes que intervienen en el crecimiento del cabello (entre ellos, la vitamina C, el hierro, la biotina, el ácido fólico y el cinc) los especialistas aconsejan tomar un suplemento polivitamínico y mineral para cubrir todos los frentes.

La biotina, por ejemplo, parece estimular el crecimiento del cabello, fortalecer las fibras y frenar la caída. Pero casi todos los nutrientes cumplen la misma función.

PRESCRIPCIONES TERAPÉUTICAS

Excepto en los casos de desnutrición, no parece que las vitaminas y los minerales afecten el crecimiento del pelo en los hombres. Sin embargo, los siguientes nutrientes pueden resultar útiles para frenar la caída del cabello en algunas mujeres.

Nutriente	Cantidad diaria recomendada
Hierro	50 mg
Vitamina C	100 mg

Añada un suplemento polivitamínico y mineral con la cantidad diaria recomendada de todos los nutrientes esenciales.

ADVERTENCIA MÉDICA. Las dosis altas de hierro pueden producir sobrecarga de este mineral en algunas personas. Por lo tanto, sólo deben tomarse cantidades superiores a la diaria recomendada (18 mg) bajo supervisión médica.

Son tantos los factores involucrados, que es imposible determinar cuál es el más importante.

La recomendación de tomar un suplemento polivitamínico y mineral es particularmente útil en las personas mayores, que tienen niveles más bajos de casi todos los nutrientes. A partir de los 40-50 años, muchas mujeres sufren trastornos que contribuyen a la caída del cabello, como la disminución del nivel de estrógenos, problemas de tiroides y diabetes. Ciertos fármacos también pueden agravar el problema.

FALSAS PROMESAS

¿Y qué hay de alimentar el cabello desde el exterior? Algunos anuncios de champúes y cremas acondicionadoras inducen a creer que nuestro cabello necesita sus ingredientes nutritivos para mantenerse sano y abundante.

Lo cierto es que estos productos no sirven de mucho. Pueden mejorar la apariencia del cabello y darle más volumen al ahuecar temporalmente las raíces, pero eso es todo.

Los productos cosméticos no pueden hacer crecer el cabello porque el pelo de su cabeza está muerto. Los únicos nutrientes eficaces son los que consiguen penetrar en el cuero cabelludo, donde se produce el pelo.

Se ponga lo que se ponga en la cabeza, no notará ningún efecto a menos que los ingredientes activos del producto en cuestión penetren 50 mm o más por debajo del cuero cabelludo, hasta el folículo piloso, y esto es imposible. La nutrición debe proceder del interior.

CALAMBRES EN LAS PIERNAS
Trucos para eliminarlos

Angustiada por diversos trastornos de salud, entre ellos unos dolorosísimos calambres en las piernas que la despertaban en plena noche, Geraldine Young acudió a su médico que le hizo una interesante sugerencia: «Tome 400 UI de vitamina E al día y observe qué pasa».

Sin duda se imaginará el resto. Los calambres se desvanecieron y esta mujer de Lebanon, Ohio, se convirtió en una ferviente partidaria de la vitamina E. Se la recomendó a su madre, que también sufría calambres y que ya no los sufre.

Aunque en muchos casos tiene resultados espectaculares, la vitamina E no es el único tratamiento posible, ya que este doloroso trastorno obedece a una gran variedad de causas.

CAUSAS DE LOS CALAMBRES

Definir un calambre es bastante sencillo: es la contracción breve e involuntaria de un músculo. Uno de sus músculos toma la decisión de contraerse y lo hace sin su permiso.

Sin embargo, es más difícil determinar qué es lo que desencadena esta pequeña muestra de beligerancia. Para empezar, los científicos no parecen ser capaces de producir un calambre a voluntad. Un calambre que ocurre en el laboratorio, cuando un investigador está en posición de estudiarlo, sólo puede describirse como un hecho fortuito.

Los médicos saben que las personas con músculos más desarrollados son más propensas a los calambres en las piernas. También saben que poner los dedos de los pies de punta al nadar puede producir un calambre. Otro tanto ocurre cuando las piernas quedan atrapadas entre las sábanas por la noche. Pero el culturismo, la natación y enrollarse las piernas con el edredón son las causas más inofensivas de los calambres.

Hace tiempo que los científicos asociaron los calambres de las piernas con niveles bajos de ciertos electrólitos: magnesio, potasio, calcio y sodio. Los corredores de

---

LOS MEJORES ALIMENTOS

Estos consejos dietéticos lo ayudarán a mantener el magnesio y la vitamina E (los nutrientes que evitan los calambres en las piernas) allí donde los necesita: en el interior de su cuerpo.

No beba alcohol. Basta con una copa de una bebida alcohólica para reducir el nivel de magnesio en el cuerpo.

Reduzca la ingestión de grasas. La grasa de la dieta dificulta la absorción del magnesio y aumenta las probabilidades de desaprovecharlo.

Controle su pasión por los dulces. Si come dulces, obligará a su cuerpo a usar magnesio para metabolizar el azúcar.

Olvide los refrescos carbonatados. Estos refrescos contienen fosfatos, unos compuestos que, según los expertos, también roban calcio y magnesio al cuerpo.

maratón son particularmente propensos a esta clase de calambres. Ciertos medicamentos, como los diuréticos prescritos para la hipertensión o los trastornos cardíacos, también podrían ser una causa de calambres. Los pacientes sometidos a diálisis (máquina que filtra la sangre porque los riñones no funcionan adecuadamente) a menudo se quejan de que tienen calambres. Y el embarazo también parece ser un factor desencadenante.

¿Qué tienen estas últimas cuatro causas en común? Diversos estudios han demostrado que en ocasiones responden a un tratamiento con vitaminas y minerales.

 ## ALCANZAR LA VICTORIA CON VITAMINA E

Fred Whittier, profesor de medicina interna en la Universidad de Ohio, debe su incursión en el mundo de la vitamina E a una erupción. En su consultorio, prescribió quinina a una mujer para tratar sus calambres en las piernas. La quinina suele ser eficaz, pero a aquella mujer en particular le produjo una erupción.

Mientras investigaban otros tratamientos posibles, el doctor Whittier y sus colegas leyeron una carta enviada a una revista en la que se hablaba de las virtudes de la vitamina E para tratar los calambres. El médico decidió poner en práctica este consejo, y poco después de que su paciente empezara a tomar suplementos de vitamina E, los calambres desaparecieron.

Animados por este éxito, el doctor Whittier y sus colaboradores comenzaron a estudiar los efectos de la vitamina E sobre los calambres en las piernas. Dividieron en dos grupos a 40 pacientes en diálisis que sufrían de frecuentes calambres en las piernas y administraron 400 UI de vitamina E a un grupo y quinina al otro.

Un mes después de iniciar el tratamiento, ambos grupos redujeron el número de calambres de 10 a 3,5 al mes. Aunque los resultados fueron bastante parejos, el grupo que tomaba vitamina E experimentó una mejoría ligeramente superior.

Aunque este médico todavía no sabe por qué la vitamina E evita los calambres, tiene una teoría. El tratamiento de diálisis limpia la sangre, pero no tan bien como los riñones. En consecuencia, las toxinas (incluyendo las moléculas renegadas denominadas radicales libres) persisten e irritan los músculos. Así como la vitamina E absorbe los radicales libres asociados con las enfermedades cardíacas, es probable que también ataque a los que causan calambres. Se sabe que la vitamina E es un «barrendero», así que es probable que se lleve consigo a esos agentes irritantes. Los mismos agentes que torturan los músculos de las personas que no se someten a diálisis.

Aunque el estudio del doctor Whittier se centró en personas sometidas a diálisis, varios estudios anteriores demostraron los beneficios de la vitamina en pacientes con trastornos renales.

En uno de los más amplios, 103 de las 125 personas que solían experimentar calambres en las piernas y en los pies por las noches observaron una mejoría después de tomar vitamina E. Una dosis diaria de 300 UI fue eficaz en la mayoría de los participantes, aunque otros necesitaron 400 UI o más.

Aunque no todos los estudios han demostrado que la vitamina E sea eficaz en el tratamiento de los calambres, el doctor Whittier está convencido de que lo es. Según él, es tan buena como la quinina y probablemente más segura.

Los médicos que usan vitamina E para tratar los calambres suelen prescribir dosis muy superiores a la cantidad diaria recomendada (30 UI).

Las mejores fuentes de vitamina E son el germen de trigo (1/4 de taza aporta el 30 % de la cantidad diaria recomendada), el aceite de cártamo, el aceite de maíz, la avena y la pasta. Pero incluso estas fuentes aportan cantidades relativamente pequeñas.

Algunos estudios han demostrado que ciertas personas pueden tolerar hasta 1.600 UI de vitamina E al día sin experimentar efectos secundarios, pero los especialistas recomiendan no superar las 600 UI diarias.

EL PAPEL DEL MAGNESIO

Seguramente usted ha visto en la tele el anuncio de una bebida isotónica, donde un par de deportistas de fin de semana, agotados y empapados en sudor, beben con avidez el líquido cargado de electrólitos. Los electrólitos –magnesio, potasio, calcio y sodio– son los nutrientes más importantes en la lucha contra los calambres. Todo el mundo lo sabe. Sin embargo, lo que la mayoría de la gente no sabe es que es más fácil agotar las reservas de magnesio que las de cualquier otro electrólito.

La razón es que la mayoría de la gente no consume suficientes alimentos ricos en magnesio. Incluso si come hortalizas de hojas verdes, frutos secos, higos y pipas de calabaza, hay muchos agentes que roban este importante mineral del cuerpo. Por ejemplo, ciertos medicamentos usados para tratar las enfermedades cardíacas y la hipertensión aumentan la eliminación de magnesio.

¿Y cuál es la relación entre el magnesio y los calambres musculares? Piense en una llave y su cerradura. El magnesio, que normalmente se almacena en el músculo y en el hueso, actúa como la llave que abre las células musculares, permitiendo que el potasio y el calcio entren y salgan siempre que sea necesario mientras el músculo hace su trabajo.

Sin un nivel adecuado de estos tres nutrientes, el músculo se irrita. Aunque parezca una analogía burda, lo cierto es que para mantener sana y viva la célula muscular es necesario que el potasio penetre en ella y que el magnesio abra la puerta para dejarlo entrar.

Naturalmente, el potasio y el calcio también son esenciales en este proceso. Pero el cuerpo casi siempre tiene cantidades disponibles de estos dos electrólitos. Cuando hay una carencia, casi siempre es de magnesio.

PRESCRIPCIONES TERAPÉUTICAS

Los médicos recomiendan estos nutrientes para combatir los calambres musculares.

Nutriente	Cantidad diaria recomendada
Calcio	800-1.200 mg
Magnesio	800-1.200 mg, fraccionados en 2 o 3 tomas
Vitamina E	400 UI

ADVERTENCIA MÉDICA. Las mujeres embarazadas no deben tomar ningún suplemento sin consultar antes con su médico.

Si padece trastornos cardíacos o renales, no tome suplementos de magnesio a menos que lo haga bajo supervisión médica. El exceso de magnesio puede producir diarrea en algunas personas.

Si se encuentra en tratamiento con anticoagulantes, no tome suplementos de vitamina E.

Hace ya tiempo que los médicos conocen las sorprendentes propiedades del magnesio para relajar los músculos. En dosis intravenosas masivas, este mineral es el tratamiento ideal para detener las contracciones de parto prematuras y para tratar una peligrosa enfermedad, denominada preeclampsia, que causa hinchazón extrema e hipertensión arterial en las mujeres embarazadas. (*Nota.* Las mujeres embarazadas no deben tomar ningún suplemento sin consultar con su médico.)

Antes de recomendar magnesio para los calambres musculares, los médicos solicitan un análisis de sangre para determinar el nivel de este mineral. Si éste es bajo o normal, es probable que las reservas de magnesio estén al mínimo. Por desgracia, un nivel normal de magnesio en la sangre no garantiza que el cuerpo tenga las reservas adecuadas.

Aunque todo depende de los resultados de los análisis y los síntomas del paciente, los médicos suelen prescribir 2 o 3 cápsulas de 400 mg de magnesio al día.

Algunas personas notan una mejoría casi inmediata después de empezar a tomar los suplementos, pero una carencia antigua de magnesio puede tardar 2 o 3 semanas en corregirse.

EL CALCIO AYUDA

Todo el mundo sabe que el calcio ayuda a prevenir la osteoporosis. Pero hay otra razón para tomar al menos un vaso de leche o un yogur desnatado al día: el calcio contribuye a absorber el magnesio que toma para combatir los calambres de las piernas.

El calcio por sí solo no desempeña ningún papel en los calambres, pero si ingiere estos dos minerales juntos, absorberá más magnesio.

Para ello, basta con tomar el suplemento de magnesio con un vaso de leche desnatada. Un solo vaso de leche desnatada aporta 350 mg de calcio, o el 35 % de la cantidad diaria recomendada (1.000 mg). Si prefiere tomar suplementos de calcio, escoja una dosis de 800-1.200 mg. También puede optar por un suplemento que contenga calcio y magnesio.

CÁLCULOS BILIARES

Cómo eliminarlos

A pesar de tener unos veinte kilos de más, una mujer devora una pizza, patatas fritas y un batido de leche casi sin detenerse para respirar y luego completa el festín con una ración de tarta de queso.

Tres horas más tarde, está en la sala de urgencias de un hospital con un dolor agudo en la parte superior derecha del abdomen.

¿El diagnóstico? Un cálculo biliar del tamaño de un guisante atascado en el conducto que une la vesícula biliar con el intestino. Y allí se habría quedado hasta conseguir pasar al intestino o regresar a la vesícula o hasta a que un cirujano lo extirpara junto con la vesícula.

FORMACIÓN DE CÁLCULOS

Incluso si su médico no le ha anunciado la presencia de una piedrecilla del tamaño de un guisante paseándose por su aparato digestivo, es probable que tenga alguna. Aproximadamente 30 millones de estadounidenses tienen cálculos en la vesícula. La mayoría de ellos son mujeres, mayores de 40 años, e ignoran lo que les ocurre.

Los cálculos se forman cuando uno o dos granos de calcio llegan a la vesícula y permanecen allí el tiempo suficiente para ser recubiertos con colesterol o bilirrubina (una sustancia que forma parte de la hemoglobina de la sangre). El 80-85 % de estas piedrecillas están tapizadas con varias capas de colesterol, aunque muchas están cubiertas por las dos sustancias. Unas pocas están formadas exclusivamente por la bilirrubina, un compuesto de color verde amarillento.

Las causas de esta acumulación de colesterol o bilirrubina todavía no están claras. En circunstancias normales, la vesícula biliar es un compartimiento donde se almacena la bilis que el cuerpo necesita para digerir las grasas. Usted come grasas, el estómago las envía al intestino y la vesícula segrega cierta cantidad de bilis para descomponer la grasa. Cuando el organismo termina con el proceso digestivo, todas las sustancias residuales enfilan hacia la salida.

Pero a veces el cuerpo funciona mal. Una parte de este proceso se interrumpe, y el contenido viscoso de la vesícula biliar se cristaliza. Entonces un pequeño fragmento de calcio se cubre con capas y más capas de colesterol o bilirrubina y el resultado es un cálculo biliar.

Se cree que las hormonas femeninas favorecen la formación de los cálculos al ralentizar el vaciado de la vesícula, por ejemplo, durante el embarazo o cuando se sigue un régimen para adelgazar. Los implantes anticonceptivos de progesterona podrían causar los mismos efectos, mientras que las píldoras de estrógenos parecen aumentar el contenido de colesterol de la bilis.

CULPE A SUS GENES Y A LA DIETA

Las hormonas, el embarazo, los regímenes alimentarios y los anticonceptivos explican por qué las dos terceras partes de los cálculos aparecen en mujeres. Pero aparte de ser mujer, ¿cuáles son los factores de riesgo? (Al fin y al cabo, muchos hombres tienen cálculos biliares.)

La dieta y la herencia, dicen los expertos. Y es difícil determinar cuál de ellos es responsable en cada caso. Hasta el momento, los estudios de población sólo han arrojado resultados confusos.

Por ejemplo, el 60 % de los chilenos presenta cálculos biliares antes de los 80 años. En África, sin embargo, los cálculos biliares sólo afectan al 1-2 % de la población.

¿Esto se debe a la dieta o a los genes?

Quizá a cualquiera de ellos o a ambos. Estudios de grupos étnicos que rara vez desarrollan cálculos biliares indican que la dieta típica de estos grupos es pobre en grasas y colesterol, pero cuando sus miembros se trasladan a otro sitio donde la dieta es rica en grasas y colesterol, se vuelven más propensos a los cálculos biliares.

Además de la ingestión de calorías y grasas, otro factor dietético podría tener una importante incidencia en la formación de cálculos biliares: los niveles de calcio.

LOS MEJORES ALIMENTOS

Los expertos están convencidos de que la dieta desempeña un papel fundamental en la prevención de los cálculos biliares. Éstos son sus consejos.

Reduzca el colesterol. Siga las indicaciones de los cardiólogos y no consuma más de 300 mg de colesterol dietético al día. Si reduce el nivel de colesterol en la sangre, disminuirá el riesgo de que su cuerpo lo incorpore a los cálculos.

El colesterol dietético proviene exclusivamente de fuentes animales: carnes y productos lácteos. Por lo tanto, para disminuir los niveles de colesterol hay que reducir la ingestión de estos productos y de las grasas saturadas (aquellas que son sólidas a temperatura ambiente).

Vigile las calorías. Varios estudios sugieren que las mujeres obesas tienen 6 veces más probabilidades de presentar cálculos biliares que las que mantienen un peso normal. Por lo tanto, vigile su peso y asegúrese de no obtener más del 30 % de las calorías totales de las grasas.

Domine sus ansias de dulces. Un estudio holandés demostró que una dieta rica en azúcar duplica el riesgo de formación de cálculos biliares. Aunque nadie sabe exactamente por qué, los investigadores sospechan que el azúcar aumenta el nivel de colesterol –la materia prima de la mayoría de los cálculos– en el interior de la vesícula biliar.

Coma pescado. Estudios con animales y con seres humanos han demostrado que el aceite de pescado reduce el riesgo de formación de cálculos biliares. Aunque estos aceites no disuelven los cálculos, disminuyen la velocidad a la que éstos se forman. Por lo tanto, las personas con mayor nivel de riesgo –como las embarazadas o las mujeres que hacen dieta con frecuencia– deberían consumir pescado con regularidad.

 ## LA POLÉMICA EN TORNO AL CALCIO

Si bien es cierto que una dieta baja en grasas y colesterol contribuye a prevenir los cálculos biliares, lo más importante es que no tenga demasiadas calorías porque así la persona permanecerá delgada.

Algunos especialistas creen que los suplementos de calcio también pueden resultar útiles en la prevención de los cálculos biliares.

Además de mantener los huesos saludables, el calcio ejerce un efecto beneficio-

PRESCRIPCIONES TERAPÉUTICAS

Las dos medidas más importantes para prevenir los cálculos biliares son reducir la ingestión de colesterol en la dieta y mantener un peso adecuado, pero según algunos investigadores también hay un nutriente que podría resultar útil.

Nutriente	Cantidad diaria recomendada
Calcio	1.000 mg

ADVERTENCIA MÉDICA. Si tiene cálculos biliares, necesitará atención médica.

Algunos investigadores consideran que los suplementos de calcio pueden ser beneficiosos para los hombres. Sin embargo, el calcio podría contribuir a la formación de cálculos biliares en las mujeres. Éstas deben consultar con el médico antes de tomar suplementos.

so en el metabolismo del ácido biliar. Se ha descubierto que el calcio que ingerimos se convierte en fosfato de calcio en el estómago. Esta sustancia pone en marcha una cadena de reacciones químicas que con el tiempo disminuyen la cantidad de colesterol en la vesícula biliar, reduciendo consecuentemente el riesgo de que se formen cálculos.

Esto parece explicar por qué en un estudio sobre 872 holandeses de entre 40 y 59 años se descubrió que cuanto más calcio consumían los sujetos, menor era la propensión a formar cálculos biliares.

Este estudio holandés reveló que en los hombres que ingerían más de 1.442 mg diarios de calcio, el nivel de riesgo se reducía en un 50%.

Puesto que casi todos los individuos habían dejado de tomar leche en abundancia a partir de los 45 años, quizá sería prudente recurrir a los suplementos. No obstante, la teoría de que las dosis altas de suplementos de calcio previenen la formación de cálculos biliares aún no ha sido demostrada experimentalmente. Al parecer, las dosis normales de calcio no aumentan el riesgo de cálculos renales y pueden ser beneficiosas tanto para los huesos como para la bilis. Sin embargo, aún deben realizarse nuevos estudios para asegurarse de que el uso prolongado de estos suplementos no entraña ningún riesgo considerable.

Los médicos que recomiendan calcio para prevenir la formación de cálculos biliares aconsejan ingerir la cantidad diaria recomendada, que es de 1.000 mg.

Pero antes de correr a la farmacia, consulte con su médico, sobre todo si es usted mujer.

El calcio podría tener alguna incidencia en la formación de los cálculos. De hecho, está presente en casi todos los cálculos que extirpan los médicos. Y en los estudios de laboratorio, las dietas altas en calcio parecen estimular la formación de cálculos pigmentarios (los compuestos por bilirrubina).

También hay que tener en cuenta los factores hormonales que afectan a las mujeres. Es probable que el calcio prevenga los cálculos biliares en los hombres, pero contribuya a su formación en las mujeres.

Por lo tanto, mientras los hombres pueden tomar suplementos de calcio sin temor a efectos secundarios, las mujeres deberían consultar antes con el médico para que éste evalúe los posibles riesgos y beneficios, sobre todo a la luz de los antecedentes familiares.

Si todas las mujeres de su familia han tenido cálculos biliares y ninguna osteoporosis, lo más recomendable es no tomar suplementos de calcio. Pero si todas han padecido osteoporosis y ninguna ha tenido cálculos, el calcio podría resultarle útil.

CÁLCULOS RENALES
Cómo prevenirlos

Eche un vistazo a un cálculo renal con el microscopio y comprenderá por qué el dolor que se produce cuando se elimina es inolvidable. La mayoría de estos cálculos están cubiertos con cristales afilados como una cuchilla de afeitar. No es de extrañar que los que han pasado por esta experiencia afirmen que es como si los apuñalaran por la espalda.

Los cálculos renales se forman cuando la concentración de minerales en la orina y otras sustancias disueltas se vuelve tan alta que los minerales no pueden permanecer diluidos. Otras veces, el pH de la orina (el equilibrio ácido-alcalino) se vuelve demasiado alto o demasiado bajo. En todos los casos, los minerales forman cristales insolubles que precipitan, del mismo modo que el exceso de azúcar queda en el fondo de una taza de té helado. Los cristales se depositan en los conductos renales y lentamente se solidifican hasta convertirse en piedras.

En la actualidad, la mayoría de los médicos recomienda medidas dietéticas y fármacos, a menudo diuréticos (que disminuyen el contenido de calcio y aumentan el flujo de la orina) para evitar que los cálculos vuelvan a formarse.

CONOZCA SU CÁLCULO

Aunque algunos cambios dietéticos ayudan a prevenir cualquier clase de cálculos, otros sólo sirven para un tipo determinado. Por lo tanto, es importante saber qué clase de cálculo tiene. La única forma de saberlo es mediante un examen en el laboratorio del cálculo o la arenilla que se expulsa. El cálculo más común, formado por oxalato de calcio, se encuentra en más del 80 % de los casos.

También es importante saber por qué usted tiene tendencia a producir cálculos. Para ello, es preciso hacer análisis de orina y de sangre y medir los niveles de ciertas hormonas, como las paratiroideas, que regulan el nivel de calcio. Los cálculos se forman por muchas razones, incluyendo trastornos metabólicos e infecciones.

LOS MEJORES ALIMENTOS

Muchos médicos consideran que los siguientes cambios dietéticos podrían contribuir a prevenir los cálculos renales. Esto es lo que recomiendan:

Manténgase bien regado. Cuanta más agua absorba, menos probabilidades tendrán los minerales de la orina de formar los cristales que preceden a los cálculos. Beba como mínimo 2 l de agua al día o un vaso de 200 ml cada hora de vigilia. Si se toma la molestia de medir su orina, verá que produce al menos 2 l diarios. Beber agua ayuda a prevenir toda clase de cálculos renales y es especialmente importante si usted vive en un clima seco y caluroso.

Olvide la sal. El exceso de sal en la orina eleva el nivel de calcio, lo que aumenta el riesgo de formar cálculos renales. Algunos médicos recomiendan limitar la ingestión de sal a 2.400 mg diarios, aproximadamente la mitad de lo habitual. Para ello, evite la mayoría de los alimentos procesados, como embutidos, sopas y platos congelados.

No coma carne de vaca (ni de cerdo, ni de pollo). Se cree que una dieta rica en carnes propicia la formación de cálculos de oxalato. Las proteínas animales aumentan las concentraciones de calcio y de ácido úrico en la orina.

No se prive del calcio. En el pasado, solía aconsejarse a las personas con cálculos renales que restringieran el consumo de productos lácteos y otros alimentos ricos en calcio. Sin embargo, curiosamente, las personas que más

Consulte con su médico para asegurarse de seleccionar las medidas dietéticas apropiadas para su caso.

 ## EL MAGNESIO PODRÍA COMPENSAR EL CALCIO

El proceso químico de la formación de un cálculo es complejo. Algunos médicos creen que la proporción entre calcio y magnesio en la dieta es importante. Recomiendan a las personas que han tenido uno o más cálculos de oxalato de calcio asegurarse de ingerir, como mínimo, la cantidad diaria recomendada de magnesio (400 mg) con la dieta o, en caso necesario, en forma de suplementos.

calcio consumen en la dieta son menos propensas a los cálculos renales que las que consumen menos. No obstante, si toma suplementos de calcio, no supere los 1.000 mg diarios sin el consentimiento de su médico.

Tenga cuidado con la vitamina C. La cantidad diaria recomendada de vitamina C es de apenas 60 mg, pero muchas personas ingieren cantidades superiores para beneficiarse de sus propiedades curativas. Sin embargo, es importante que las personas que han tenido cálculos renales no desarrollen una afición desmesurada por esta vitamina. Si toma suplementos, mantenga la dosis por debajo de 500 mg diarios. Se sospecha que uno de los productos residuales del metabolismo de la vitamina C podría ser el oxalato, es decir, la materia prima de la mayoría de los cálculos renales.

Tache los oxalatos de la lista de la compra. Habas, cacao, café instantáneo, perejil, ruibarbo, espinacas y té negro... Todos estos alimentos contienen abundantes cantidades del oxalato que forma los cálculos renales. El médico le informará de muchos más. Algunos especialistas proporcionan una lista con 200 productos que contienen oxalatos.

No se preocupe por el café, ni por la cerveza. Aunque estas dos bebidas aumentan la eliminación de calcio, también aumentan el volumen de la orina, de modo que no habrá una mayor concentración. De hecho, algunas personas aprovechan las propiedades diuréticas de la cerveza para expulsar cálculos renales.

Pero algunos investigadores y especialistas en nutrición sospechan que el potencial preventivo del magnesio ha sido subestimado y afirman que tomar una dosis óptima de este mineral puede ayudar a prevenir la formación de cálculos.

En un estudio realizado hace varios años, en 149 personas que habían tenido al menos dos cálculos al año durante 5 años se observó una drástica reducción en la formación de cálculos cuando comenzaron a tomar 300 mg de magnesio al día. (También tomaron 10 mg de vitamina B_6.)

Luego se hizo un seguimiento de estas personas durante un período de 4,5-6 años. Más del 90 % de los sujetos no tuvo ningún cálculo en todo ese tiempo. Sólo 12 personas continuaron formando cálculos, aunque con una frecuencia mucho menor.

Estudios de laboratorio han demostrado que los animales con déficit de magnesio son más propensos de lo normal a los depósitos de oxalato en los riñones, el paso previo a los cálculos renales.

En el estudio realizado con seres humanos, la orina de las personas que tomaban suplementos de magnesio era capaz de mantener más del doble de oxalato de calcio en solución que la orina de las personas que no tomaban magnesio. Este hallazgo se mantuvo incluso después de que el pH y la cantidad de calcio en la orina se modificaron para que fueran exactamente iguales en ambos grupos.

El magnesio ayuda a evitar que el oxalato de calcio se cristalice, aunque los científicos no saben cómo lo hace. Una teoría es que el magnesio compite con el calcio para unirse al oxalato y formar un compuesto soluble que pueda eliminarse del cuerpo. Aunque interesante, esta teoría no está demostrada.

Los especialistas recomiendan a las personas que han expulsado algún cálculo de oxalato de calcio tomar 300 mg de magnesio al día. Esta dosis bastó en el estudio, aunque hay médicos que prescriben 400-500 mg diarios.

Se cree que la ingestión media de magnesio en la dieta es de 329 mg en los hombres y de 207 mg en las mujeres.

Cíñase a la dosis más baja que sea eficaz y tome los suplementos bajo supervisión médica, sobre todo si sus riñones han sufrido daños o si padece trastornos cardíacos.

Las mejores fuentes naturales de magnesio son las hortalizas de hojas verdes, los frutos secos, las legumbres y los cereales sin refinar.

🌿 LA VITAMINA B_6 PROTEGE DEL OXALATO

Algunos médicos prescriben suplementos de vitamina B_6 junto con los de magnesio a las personas que han tenido cálculos renales.

El déficit de vitamina B_6 dificulta el metabolismo, de modo que el cuerpo fabrica más ácido oxálico y éste pasa en altas cantidades a la orina. Luego, el ácido oxálico se combina con el calcio para formar oxalato de calcio insoluble, la materia prima de los cálculos.

En un estudio llevado a cabo en la India, un grupo de sujetos con antecedentes de cálculos renales tomó 40 mg de vitamina B_6 al día. Al final del estudio, estas personas eran mucho menos propensas a formar cálculos que al principio del estudio. (Algunas personas tuvieron que tomar hasta 160 mg antes de dejar de fabricar cálculos.)

La mayoría de los urólogos niega que en los países desarrollados haya déficit de vitamina B_6 suficientemente severos para que se formen cálculos renales. Aunque esta vitamina podría beneficiar a una persona con gran cantidad de ácido oxálico en la orina, muy pocos de estos pacientes presentan una carencia de vitamina B_6.

PRESCRIPCIONES TERAPÉUTICAS

Algunos médicos recomiendan estos nutrientes en distintas dosis como parte de un tratamiento para prevenir la formación de cálculos renales. Consulte con su médico para saber qué suplementos le convienen en su caso.

Nutriente	Cantidad diaria recomendada
Magnesio	300-500 mg
Potasio	3.500-4.500 mg
Vitamina B_6	Hasta 50 mg (incluyendo la cantidad de un suplemento polivitamínico y mineral que contenga todas las vitaminas del complejo B)

ADVERTENCIA MÉDICA. Ningún tratamiento con suplementos conseguirá disolver los cálculos renales una vez formados.

Si padece trastornos cardíacos o renales, consulte con su médico antes de tomar suplementos de magnesio.

Los diabéticos, los enfermos renales y las personas que tomen diuréticos ahorradores de potasio no deben tomar suplementos de potasio sin el consentimiento de su médico.

No tome más de 50 mg de vitamina B_6 si no está bajo supervisión médica. Las dosis altas de esta vitamina pueden producir lesiones nerviosas. Deje de tomar los suplementos si siente entumecimiento u hormigueo en las manos o en los pies o problemas de equilibrio al andar.

Si decide tomar esta vitamina, no supere los 50 mg diarios a menos que se encuentre bajo supervisión médica. En dosis altas, la vitamina B$_6$ puede producir lesiones nerviosas. Deje de tomar los suplementos si nota entumecimiento u hormigueo en las manos o en los pies o problemas de equilibrio al andar.

Junto con la vitamina B$_6$ tome un suplemento polivitamínico y mineral que contenga todas las vitaminas del complejo B, ya que estas vitaminas trabajan en equipo.

PROTECCIÓN CON POTASIO

Los médicos coinciden en que el consumo de cereales, verduras y fruta ayuda a prevenir los cálculos renales. La razón podría ser que los productos vegetales aportan grandes cantidades de potasio, y los niveles bajos de este mineral se han asociado con la propensión a formar cálculos.

A las personas con niveles de potasio bajos, y en especial a las que toman diuréticos perdedores de potasio (como las tiazidas), suele prescribírseles suplementos de potasio y recomendárseles que consuman más alimentos ricos en este mineral.

Cuando el nivel de potasio es bajo, también lo es el de citrato en la orina, lo que aumenta el riesgo de formar cálculos.

Los médicos que recomiendan potasio como medida preventiva suelen fijar la dosis entre 3.500 y 4.500 mg diarios. Puede obtener este aporte comiendo al menos 5 raciones de fruta y verdura al día, incluyendo cítricos y sus zumos.

Una forma de este mineral, el citrato de potasio podría ayudar no sólo a las personas con carencia de potasio, sino también a aquellas con tendencia a formar cálculos de oxalato de calcio.

En un estudio realizado en Dallas, los sujetos redujeron la propensión a formar cálculos prácticamente a cero después de 3-4 años de tratamiento con citrato de potasio.

El citrato de potasio cambia el pH de la orina, permitiéndole albergar más oxalato de calcio sin producir cristales. En lugar de formar cálculos, el oxalato de calcio se elimina con la orina.

Los suplementos de citrato de potasio sólo deben tomarse bajo supervisión médica. Los diabéticos, los enfermos renales y las personas que toman diuréticos ahorradores de potasio no deberían tomar suplementos de este mineral de ninguna clase sin consultar antes con el médico.

CÁNCER

La prevención comienza en su plato

Reconozcámoslo: es difícil tomarse el cáncer a la ligera. Hasta los chistes sobre esta terrible enfermedad nos recuerdan nuestra mortalidad.

Pero en la actualidad tenemos una buena razón para ser optimistas: gran parte de los tumores malignos pueden prevenirse. Los especialistas creen que hasta el 50 % de los casos de cáncer podrían evitarse con cambios dietéticos. Pero puesto que cambiar los hábitos alimentarios no siempre es tarea fácil, algunos expertos recomiendan suplementos para cubrir las carencias de nutrientes.

No existe una píldora mágica para prevenir el cáncer, pero la combinación de ciertos cambios dietéticos reducirá sin duda el riesgo de contraer la enfermedad.

Cuanto antes lleve a cabo estos cambios, mayores serán sus posibilidades de eludir a este peligroso enemigo. El cáncer suele desarrollarse lentamente, en el transcurso de varios años, y pasa por distintas etapas.

La nutrición incide fundamentalmente en las tempranas etapas precancerosas, conocidas como inicio y progresión. En estos estadios se producen cambios en el material genético de la célula como consecuencia de daños causados por reacciones químicas en el organismo, que pueden detenerse e incluso revertirse. Sin embargo, cuando los cambios genéticos se han completado y la nueva célula cancerosa comienza a multiplicarse, la nutrición ya no es la única medida terapéutica necesaria.

Los investigadores aún están estudiando los ingredientes exactos de una dieta para prevenir el cáncer, y sin duda continuarán haciéndolo durante un tiempo. En ocasiones, los descubrimientos contradictorios nos recuerdan que todavía nos queda mucho que aprender sobre el cáncer y la nutrición. No obstante, algunos nutrientes destacan por su evidente capacidad para luchar contra el cáncer. Éstos son los hallazgos de las últimas investigaciones.

LA VITAMINA C PROTEGE LAS CÉLULAS

Además de su buen sabor, hay otras razones para beber un vaso de zumo de naranja recién exprimido, añadir pimiento rojo a la ensalada verde o comer un puñado de fresas. Cuando lo hace, ingiere una importante cantidad de vitamina C y se protege contra el cáncer.

Se han llevado a cabo unos 90 estudios para investigar el papel de los alimentos ricos en vitamina C en la prevención del cáncer, y la mayoría ha descubierto efectos protectores estadísticamente significativos. Las pruebas son concluyentes con

LOS MEJORES ALIMENTOS

Prácticamente todo lo que entra por la boca puede influir de manera positiva o negativa, en el desarrollo del cáncer. Las vitaminas y los minerales sólo cumplen una función parcial. Éstas son las recomendaciones de los nutricionistas para reducir los riesgos.

Reduzca el consumo de grasas. Una dieta rica en grasas eleva las posibilidades de desarrollar diversas formas de cáncer.

Los expertos aseguran que la dieta ideal contra el cáncer no debe contener más de un 20 o 25 % de grasas. Esto es aproximadamente la mitad de las grasas que comen la mayoría de los occidentales.

Para alcanzar este objetivo, coma fundamentalmente frutas, verduras, cereales sin refinar, legumbres, pescado, marisco, carnes grasas y productos lácteos desnatados o semidesnatados.

Modifique las reglas. En el pasado, se decía que debíamos restringir el consumo diario de grasas a un tercio de cada uno de estos grupos: saturadas, poliinsaturadas y monoinsaturadas.

Las grasas saturadas, que son sólidas a temperatura ambiente, comprenden las animales (p. ej., manteca y mantequilla) y los aceites vegetales hidrogenados. (Muchos alimentos procesados están hechos con aceites vegetales hidrogenados; por lo tanto, lea las etiquetas con atención.)

Las grasas poliinsaturadas comprenden la mayoría de los aceites vegetales, como los de maíz, cártamo, girasol y soja. Entre las grasas monoinsaturadas se incluyen los aceites de oliva, de cacahuete y de aguacate.

Existen pruebas crecientes de que los aceites monoinsaturados pueden ayudar a prevenir ciertos tipos de cáncer. Por eso algunos expertos recomiendan modificar la «regla de los tercios». En consecuencia, aconsejan consumir, como máximo, el 25 % de la cantidad diaria total de grasas en forma de grasas saturadas, otro 25 % de grasas poliinsaturadas y el 50 % restante de las saludables grasas monoinsaturadas. Puede aumentar el consumo de grasas monoinsaturadas usando aceite de oliva o de cacahuete o mezclándolos en partes iguales con aceites poliinsaturados.

Utilice siempre aceite fresco. Si huele a rancio, deséchelo. Los aceites se vuelven rancios a medida que se oxidan, produciendo los nocivos radicales libres. Por lo tanto, compre aceite en cantidades pequeñas y manténgalo refrigerado.

Pásese a los verdes. Aunque el betacaroteno ha acaparado la atención de los nutricionistas, diversas investigaciones sugieren que otros componentes de las verduras podrían ser igualmente eficaces en la lucha contra el cáncer. Uno de ellos es la luteína, que se encuentra en el brécol, los guisantes, el apio, la col rizada y las espinacas.

El berro también podría contribuir a combatir el cáncer. En un estudio, una sustancia del berro, denominada PEITC, demostró su eficacia para prevenir el cáncer de pulmón en animales expuestos al humo del cigarrillo.

No olvide los tomates. Aunque no contienen mucho betacaroteno, los tomates son ricos en licopeno, un pariente cercano con potenciales propiedades beneficiosas para la salud. En un estudio realizado en Italia se descubrió que las personas que comían 7 raciones semanales o más de tomate crudo presentaban un riesgo de desarrollar cáncer de estómago, colon o recto un 60 % inferior al de las que consumían 2 raciones semanales o menos. Otras buenas fuentes de licopeno son los pomelos rosa y los pimientos rojos.

Tome té. El té contiene unas sustancias denominadas polifenoles que, al menos en animales de laboratorio, demostraron propiedades anticancerígenas. Estas sustancias actúan como antioxidantes y neutralizan el efecto de los radicales libres igual que las vitaminas.

Tanto el té negro como el verde son ricos en polifenoles. Basándose en este descubrimiento, algunos expertos aconsejan tomar té normal, y no descafeinado artificialmente, ya que tiene mayores propiedades anticancerígenas.

Consuma ajo. Este bulbo de sabor picante nos protege de mucho más que de los vampiros. Un estudio realizado en la Universidad de Pennsylvania demostró que el ajo inhibe la formación de células cancerosas en las mamas. Por otra parte, investigadores de Iowa descubrieron que comer ajo al menos una vez a la semana reduce en un 33 % el riesgo de cáncer de colon en las mujeres.

Los componentes del ajo, la cebolla y el cebollino (todos miembros de la familia *allium*) intervienen en la producción de las enzimas que neutralizan las sustancias químicas cancerígenas.

Coma pescado. Existen indicios de que los ácidos grasos omega-3, presentes en pescados como la caballa y el salmón, ayudan a prevenir el cáncer. En un estudio de laboratorio en que se administró una dieta rica en aceites de pescado a un grupo de animales con cáncer de mama, se descubrió que éstos eran menos propensos que el grupo de control a que el cáncer se extendiera a los pulmones. Por otra parte, investigadores de Houston descubrieron que las personas que consumen importantes cantidades diarias de aceite de pescado tienen menos posibilidades de sufrir los daños celulares asociados con el cáncer de piel durante la exposición a los rayos ultravioletas.

Reserve las carnes rojas para ocasiones especiales. En un estudio se comprobó que las mujeres que consumían mayor proporción de carnes rojas tenían más posibilidades de desarrollar pólipos precancerosos en el colon. En dichas mujeres, el riesgo era un 100% más alto que en las que consumían más pollo o pescado que carnes rojas.

Por lo tanto, las mujeres que comen a diario carne vacuna, cerdo o cordero pueden reducir el riesgo de cáncer de colon a la mitad comiendo carnes rojas una vez al mes y reemplazándolas por pollo o pescado en las comidas.

Elija hamburguesas de soja. Estudios realizados en animales y seres humanos han demostrado que los granos de soja contienen diversas sustancias químicas con propiedades anticancerígenas. Una de estas sustancias, la genisteína, protegería a los hombres del cáncer de próstata ya que inhibe la producción de las hormonas masculinas que favorecen el desarrollo de este tipo de cáncer. Algunos investigadores sugieren que la soja también podría ayudar a prevenir el cáncer de mama.

Además de tofu, pruebe la leche o el queso de soja y el seitán.

Aumente el consumo de fibra. En el intestino, la fibra aumenta el volumen de las heces, eleva la acidez y reduce la concentración de sustancias potencialmente cancerígenas. El riesgo de cáncer de colon disminuye de forma proporcional al consumo de fibra. Una dieta rica en fibras también podría ayudar a combatir los tumores asociados con las hormonas, como el cáncer de mama o próstata.

La mayoría de nosotros consumimos apenas 12 g de fibra al día, mientras que los expertos recomiendan ingerir entre 20 y 35 g. Para alcanzar estas cantidades, coma un tazón de cereales, una ración de legumbres, 3 rebanadas de pan integral, 4 raciones de verduras y 2 frutas al día.

Aderece sus platos con romero. El extracto de esta fragante hierba es un potente conservante muy utilizado en la industria alimentaria para mantener frescos los alimentos. Varios estudios demostraron que los animales que consumían una pequeña cantidad de romero al día estaban más protegidos contra el cáncer.

Puede beneficiarse de los saludables efectos de esta hierba tomando apenas una fracción de cucharadilla al día. Pruebe el romero para aderezar el pollo, las patatas o las pastas.

Evite los nitritos. Las salchichas de Frankfurt, el cerdo curado, la carne deshidratada, el pescado ahumado, el jamón y demás embutidos contienen nitritos. Estos conservantes se descomponen en el organismo formando nitrosaminas, unas sustancias cancerígenas. En consecuencia, reserve estos alimentos para ocasiones especiales, y siempre que los consuma tome vitaminas C y E en la misma comida. La vitamina C neutraliza las nitrosaminas, mientras que la vitamina E inhibe su formación.

Cuidado con los dulces. Diversos estudios han demostrado que las dietas ricas en azúcares aumentan el riesgo de cáncer. Los expertos señalan que los azúcares casi siempre forman parte de alimentos ricos en grasas y pobres en nutrientes.

Limite el consumo de alcohol. Según los resultados de un estudio, beber alcohol basta para doblar o triplicar el riesgo de cáncer. Pero si además de beber –incluso moderadamente– fuma, este riesgo podría multiplicarse por 15. Aparte de irritar directamente los tejidos, el alcohol puede producir déficit nutricionales que disminuyen las defensas del organismo contra el cáncer.

Según el Instituto de Investigación sobre el Cáncer de Washington, si bebe, debe hacerlo con moderación. En el caso del hombre un consumo moderado significa 2 latas de cerveza, 4 copas de vino o 2 medidas de licor al día. En el caso de la mujer, beber con moderación significa tomar una sola de estas bebidas al día.

Confíe en las coles. La col, el brécol, las coles de Bruselas y la coliflor contienen unas sustancias que ayudan a disminuir el nivel de la clase de estrógenos asociados con el desarrollo de los tumores de mama. Por otra parte, se cree que estas verduras tienen otros compuestos que estimulan la producción de ciertas enzimas que frenan el desarrollo del cáncer.

respecto al cáncer de esófago, de la cavidad oral, del estómago y del páncreas. También existen pruebas sustanciales de las propiedades preventivas de esta vitamina en el cáncer de cuello uterino, recto y mama.

Un análisis de los resultados de varios estudios de población demostró que las mujeres con menor riesgo de cáncer de mama ingieren unos 300 mg diarios de vitamina C, el equivalente de 4,5 naranjas o 3 vasos de zumo de naranja. El riesgo en estas mujeres es un 30 % inferior al de las que consumen cantidades menores de esta vitamina.

Un estudio realizado en América del Sur, la región del mundo con mayor índice de cáncer de cuello uterino, demostró que en las mujeres que ingerían más de 314 mg de vitamina C al día, el riesgo de contraer esta enfermedad era un 31 % más bajo que en las que ingerían 153 mg al día.

En otro estudio llevado a cabo en Nueva Orleans se comprobó que los sujetos que ingerían 140 mg diarios de vitamina C (el contenido de 2 naranjas) tenían la mitad de posibilidades de desarrollar cáncer de pulmón que los que ingerían menos de 90 mg diarios.

La vitamina C es un potente antioxidante. ¿Y qué es un antioxidante? La vitamina C, junto con otros nutrientes, tiene la capacidad de neutralizar los radicales libres, moléculas dañinas del organismo que se producen durante las reacciones químicas en las que interviene el oxígeno.

Los radicales libres roban electrones de las células sanas del cuerpo con el fin de mantener su propio equilibrio y, en el proceso, pueden dañar las membranas celulares y su material genético. Los nutrientes antioxidantes, como la vitamina C, ofrecen sus electrones a los radicales libres y, en consecuencia, protegen a las células de los daños de la oxidación. Los radicales libres pueden ser resultado de los procesos fisiológicos naturales o de la exposición a sustancias químicas cancerígenas.

La vitamina C contribuye a prevenir el cáncer de boca, garganta, estómago e intestino al neutralizar las nitrosaminas, unas sustancias potencialmente cancerígenas. Las nitrosaminas se producen durante la digestión de los nitritos y nitratos. Los nitritos son conservantes alimentarios que se encuentran en altas concentraciones en algunos productos cárnicos, como las salchichas de Frankfurt y el jamón, mientras que los nitritos son sustancias naturales de las verduras.

La vitamina C ayuda a mantener el sistema inmunitario, un beneficio adicional en la lucha contra el cáncer. Asimismo, se cree que podría reforzar las propiedades anticancerígenas de la vitamina E.

La mayoría de los expertos cree que la ingestión media habitual de vitamina C (109 mg en los hombres y 77 mg en las mujeres) es insuficiente para prevenir el cáncer. Aunque los suplementos pueden elevar fácilmente estas cifras, el consumo de alimentos ricos en vitamina C (frutos cítricos y tropicales, brécol, coles de Bruselas) aporta otros nutrientes contra el cáncer, como folato (la forma natural del ácido fólico), betacaroteno, bioflavonoides y fibra. Existen pruebas de que la actividad anticancerígena de los frutos ricos en vitamina C es superior a la de esta vitamina por sí sola.

Las dosis de suplementos de vitamina C que recomiendan los médicos para prevenir el cáncer varían significativamente, oscilando entre 50 y 5.000 mg diarios. Sin embargo, la mayoría aconseja tomar entre 250 y 1.000 mg diarios, fraccionados en 2 o 3 tomas.

PROTECCIÓN ADICIONAL CON VITAMINA E

El germen de trigo, las almendras y las pipas de girasol, además de ser deliciosos con yogur o cereales, aportan una saludable cantidad de un nutriente que contribuye a prevenir el cáncer: la vitamina E.

En experimentos con animales se ha demostrado que la vitamina E protege a las células de las lesiones que preceden al cáncer. Sin embargo, los resultados de los estudios de población son contradictorios, quizá porque la mayoría de la gente no ingiere suficiente vitamina E en la dieta para protegerse contra el cáncer. Investigaciones más recientes sobre el consumo a largo plazo de esta vitamina han demostrado sus efectos protectores.

Por ejemplo, en un estudio realizado en Iowa, los investigadores comprobaron que las mujeres con cáncer de colon consumían cantidades mínimas de vitamina E (menos de 36 UI diarias). En las mujeres que ingerían casi el doble de esta vitamina en forma de suplementos (unas 66 UI diarias) el riesgo de este tipo de cáncer se reducía a la mitad.

Por otra parte, investigadores del National Cancer Institute de Rockville descubrieron que un grupo de sujetos que tomaba regularmente suplementos de vitamina E tenían la mitad de posibilidades de desarrollar cáncer oral que los que no tomaban suplementos.

Los análisis de los niveles de vitamina E en sangre también proporcionaron pruebas de los efectos protectores de esta vitamina. Investigadores británicos, por ejemplo, descubrieron que en las mujeres con mayores niveles de vitamina E el riesgo de cáncer de mama era 5 veces inferior al de aquellas con los niveles más bajos.

Al igual que la vitamina C, la vitamina E tiene la capacidad de proteger a las moléculas de las lesiones químicas que conducen al cáncer. Y puesto que la vitamina E es liposoluble, es particularmente eficaz para proteger de la oxidación a las membranas de las células grasas.

La salud de las membranas celulares es especialmente importante en el colon, porque las bacterias que allí se encuentran producen muchos radicales libres (las moléculas inestables que dañan el ADN y favorecen el desarrollo de los tumores).

Por otra parte, la vitamina E podría estimular y reforzar el sistema inmunitario, haciendo que éste ataque a las células precancerosas e inhiba la producción de nitrosaminas.

PRESCRIPCIONES TERAPÉUTICAS

Si usted tiene cáncer, necesita atención médica. Las altas dosis de vitaminas y minerales recomendadas aquí no deben emplearse como sustituto de los tratamientos establecidos y sólo deben tomarse bajo la supervisión de un especialista.

Algunos médicos recomiendan estos nutrientes, en diversas dosis, como parte de un programa para prevenir o tratar el cáncer.

Prevención

Nutriente	Cantidad diaria recomendada
Betacaroteno	10.000-25.000 UI
Ácido fólico	400-800 µg
Selenio	50-200 µg (l-selenometionina)
Vitamina C	250-1.000 mg, fraccionados en 2 o 3 tomas
Vitamina E	400-600 UI

Añada un suplemento polivitamínico y mineral.

Tratamiento

Este programa es usado en los Centros de Tratamiento del Cáncer de los Estados Unidos, una organización sanitaria nacional que tiene su sede central en Arlington Heighs, Illinois, y se dedica exclusivamente al tratamiento del cáncer. Estos centros combinan programas dietéticos, psicológicos y pastorales con las terapias tradicionales e innovadoras para desarrollar un tratamiento individualizado y personal para cada uno de sus pacientes.

Basándose en sus potenciales propiedades protectoras contra ciertos tipos de cáncer, algunos investigadores creen que la vitamina E podría desempeñar un papel fundamental en la prevención del cáncer. Muchos recomiendan ingerir 400-600 UI diarias, una cantidad imposible de obtener exclusivamente de la dieta. Incluso un régimen alimenticio que incluya buenas fuentes de esta vitamina, como el germen de trigo y el aceite de cártamo, aporta sólo 30-40 UI diarias de vitamina E.

Nutriente	Cantidad diaria recomendada
Betacaroteno	100.000 UI
Ácido fólico	400 µg
Selenio	800 µg (selenometionina)
Vitamina B_{12}	1.000 µg
Vitamina C	2.000-12.000 mg
Vitamina E	400 UI de una combinación de tocoferoles naturales, además de cantidades adicionales de vitamina E seca (succinato de tocoferol)

Añada un suplemento polivitamínico y mineral.

ADVERTENCIA MÉDICA. Consulte con su médico antes de tomar más de 400 µg de ácido fólico al día, ya que dosis altas de esta vitamina pueden enmascarar los síntomas de la anemia perniciosa, una enfermedad causada por un déficit de vitamina B_{12}.

Los suplementos de selenio en dosis superiores a 100 µg sólo han de tomarse bajo supervisión médica.

Comience tomando una dosis baja de vitamina C y auméntela de manera progresiva. Las dosis altas de esta vitamina provocan diarrea en algunas personas.

Si se encuentra en tratamiento con anticoagulantes, no tome suplementos de vitamina E.

 ## EL SELENIO: UN ALIADO DE LA VITAMINA E

Existen pruebas concluyentes de que las concentraciones bajas de selenio se asocian a un aumento de la incidencia de cáncer. Al parecer, la ingestión adecuada de este mineral reduce el riesgo de la mayoría de las formas de cáncer: entre otros, pulmón, piel, mama y próstata.

En un estudio realizado en Holanda se midió el contenido de selenio en las uñas de los pies de un grupo de personas. (Aunque parezca extraño, el nivel de selenio en las uñas de los pies se considera un indicador fiable de la ingestión a largo plazo de este mineral.) Los investigadores descubrieron que las personas con niveles más altos de selenio tenían la mitad de posibilidades de desarrollar cáncer de pulmón que aquellos con los niveles más bajos.

En otro estudio se observó que en las personas con concentraciones más bajas de selenio el riesgo de cáncer de piel era 4 veces mayor al de aquellas con las concentraciones más altas.

El selenio actúa como un antioxidante, lo que significa que contribuye a proteger las células de los efectos nocivos de los radicales libres producidos durante la exposición solar o por la inhalación del humo del tabaco u otros agentes contaminantes. El selenio actúa en equipo con la vitamina E: mientras el primero protege el interior de las células, la segunda protege el exterior de las membranas celulares.

La cantidad diaria recomendada de selenio es de 70 µg, y la ingestión media habitual es de algo más de 100 µg.

Sin embargo, para la prevención del cáncer, los médicos especializados en nutrición recomiendan tomar 50-200 µg diarios de selenio (según la zona en que viva y los antecedentes personales o familiares de cáncer) en la forma de l-seleniometionina. Ésta es la variedad orgánica de selenio, lo que significa que es más fácil de absorber y produce menos efectos secundarios.

Algunos oncólogos prescriben 800 µg de selenio al día para tratar el cáncer. No obstante, las dosis altas de selenio pueden ser tóxicas, de modo que los especialistas recomiendan no tomar más de 100 µg diarios a menos que se haga bajo supervisión médica.

Las mejores fuentes naturales de selenio son los cereales sin refinar, los mariscos, las nueces del Brasil, el ajo y los huevos. Los alimentos procesados pierden el selenio. Por ejemplo, el arroz integral contiene 15 veces más selenio que el blanco, y el pan integral el doble que el blanco.

EL PAPEL DEL BETACAROTENO

Sin lugar a dudas, los verdaderos héroes en la lucha contra el cáncer son las frutas y las verduras. Diversos estudios han demostrado que las personas que comen mucha fruta y verdura corren un riesgo muy inferior de desarrollar cualquier forma de cáncer.

Al analizar por separado los nutrientes contenidos en estos alimentos, algunos destacan por sus propiedades anticancerígenas. Uno de ellos es el betacaroteno, el pigmento amarillo que se encuentra en muchas verduras y frutas.

Por ejemplo, un estudio demostró que durante el año previo al diagnóstico de cáncer, los hombres que tomaban menos de 1,7 mg de betacaroteno al día (unas

CALCIO Y CÁNCER DE COLON

Por lo general, cualquier vitamina o mineral eficaz para combatir un tipo de cáncer es también eficaz para combatir otros. Sin embargo, en ocasiones un nutriente destaca por su capacidad para prevenir una clase específica de cáncer. Éste es el caso del calcio, que se ha convertido en una especie de héroe en la lucha contra el cáncer de colon. Diversos estudios de población revelan que las personas que consumen alimentos ricos en calcio tienen menos posibilidades de desarrollar cáncer de colon.

Se sospecha que el calcio se une a las sustancias que propician el desarrollo del cáncer de colon: grasas y ácidos biliares (productos digestivos segregados por el hígado). De este modo neutraliza sus efectos tóxicos y propicia su eliminación antes de que lesionen a las células intestinales.

Estos efectos son más notables en individuos con alto riesgo de cáncer de colon, es decir, los que consumen una dieta rica en grasas. Las personas que consumen pocas grasas, y en consecuencia tienen un nivel de riesgo bajo, no se benefician tanto de la ingestión adicional de calcio.

Diversos estudios realizados en sujetos con alto riesgo de cáncer de colon (aquellos con antecedentes de pólipos, tumoraciones benignas que pueden malignizarse) sugieren que el calcio podría frenar el desarrollo anómalo de las células que recubren el colon.

Sin embargo, no espere milagros. Los efectos son moderados y se producen con dosis muy superiores a las normales. En la mayoría de los estudios se administraron 1.250 mg diarios, cuando la ingestión media habitual se sitúa por debajo de 800 mg. La cantidad diaria recomendada de calcio es de 1.000 mg.

Los especialistas aconsejan seguir una dieta baja en grasas y rica en fibra, verduras y frutas. Luego, si lo desea, puede añadir alimentos ricos en calcio (y suplementos) para superar la dosis de 1.000 mg. Por otra parte, es conveniente evitar el tabaco y restringir el consumo de alcohol.

Los productos lácteos enriquecidos, como la leche, ofrecen una protección adicional. La vitamina liposoluble D, que contribuye a transportar el calcio al torrente sanguíneo, también podría contribuir a defender a las células de los daños genéticos que culminan en cáncer.

2.800 UI o el contenido de unos 2 cm de zanahoria) tenían el doble de posibilidades de desarrollar la enfermedad que los que ingerían más de 2,7 mg diarios (unas 4.400 UI).

¿Y SI YA TIENE CÁNCER?

La mayoría de los estudios sobre la incidencia de la nutrición en el cáncer se han centrado en la prevención. Sin embargo, algunos médicos creen que una nutrición óptima puede ayudar a las personas con cáncer a vivir más y mejor.

Los especialistas que consideran que la terapia nutricional desempeña un papel importante cuando se combina con los tratamientos habituales tienden a ir más allá que los dietistas de los hospitales. Muchos recomiendan una dieta básicamente vegetariana, pobre en grasas, azúcares y sal para los pacientes que tienen una evolución favorable.

Sin embargo, los enfermos que pierden masa muscular no se beneficiarán de esta dieta y necesitarán proteínas y grasas adicionales. En los hospitales, los enfermos que pierden peso reciben bebidas ricas en proteínas o nutrición parenteral (alimentación a través de un tubo insertado en una vena).

La mayoría de los especialistas en nutrición recomiendan también suplementos de vitaminas y minerales. Por ejemplo, los médicos de los Centros de Tratamiento del Cáncer de Estados Unidos prescriben a todos sus pacientes un suplemento polivitamínico y mineral fabricado en estos centros que contiene varias veces las cantidades diarias recomendadas de diversos nutrientes. También administran diariamente entre 2.000 y 12.000 mg de vitamina C en polvo, 400 UI de vitamina E en forma de una combinación de tocoferoles naturales y vitamina E seca (succinato de tocoferol), 100.000 UI de betacaroteno, 800 µg de una forma de selenio de baja toxicidad (l-selenometionina), 2 g de ácido eicosapentaenóico y 400 mg de ácido gammalinolénico, dos ácidos grasos que en estudios de laboratorio han conseguido frenar el desarrollo de tumores.

Algunos médicos de estos centros prescriben también suplementos de 200 mg de la coenzima Q_{10}, 2-12 g de arginina, 1-5 g de glutamina y una amplia variedad de hierbas. Si desea añadir suplementos a su tratamiento actual contra el cáncer, consulte a su médico y manténgalo informado de los productos y las dosis que toma.

En otro estudio se observó que el riesgo de cáncer de mama en mujeres que consumían pocos alimentos con betacaroteno era 2 veces superior al de las que seguían una dieta rica en este nutriente. La incidencia de este tipo de cáncer disminuyó de forma radical en las mujeres que ingerían más de 5.824 UI diarias. Esta

Hasta el momento se han realizado pocos estudios sobre los beneficios de la nutrición en el tratamiento contra el cáncer, aunque el número está creciendo. Sin embargo, en uno de estos estudios se observó una mayor expectativa de vida en los enfermos con cáncer que seguían un programa de nutrición como el recomendado por los Centros de Tratamiento del Cáncer de Estados Unidos.

Esta investigación realizó un seguimiento de los enfermos con cáncer que recibían tratamientos establecidos, como quimioterapia o radioterapia.

En los sujetos que continuaron alimentándose igual que antes de que se les diagnosticara cáncer la expectativa de vida fue de 5,7 meses. Entre los que emprendieron una terapia nutricional (altas dosis de vitaminas y minerales, además de un régimen especial de alimentación), el 20 % tuvo una respuesta pobre. Sin embargo, sobrevivieron prácticamente el doble de tiempo que los pacientes que no seguían esta terapia. En el 80 % restante, la expectativa de vida se elevó a 6 años.

En este grupo había personas con tipos de cáncer difíciles de tratar, como cáncer de pulmón, páncreas e hígado. Los mejores resultados se obtuvieron en mujeres con cáncer de mama, ovarios, cérvix o útero, en las que la expectativa de vida llegó a 10 años, 21 veces más que las que no recibieron tratamiento con nutrientes.

En otro estudio llevado a cabo por investigadores de la Universidad de West Virginia, los hombres con cáncer de vejiga que ingirieron altas dosis diarias de vitaminas A (40.000 UI), B_6 (100 mg), C (2.000 mg), E (400 UI) y cinc (90 mg), además de seguir el tratamiento habitual y tomar un suplemento polivitamínico y mineral con las dosis diarias recomendadas, el riesgo de reaparición de los tumores se redujo en un 40 % en relación con los que sólo tomaron las cantidades diarias recomendadas de estos nutrientes.

Estos resultados revelan que, aunque la nutrición no es una fórmula mágica contra todos los tipos de cáncer y no debe usarse como única terapia, prolonga y mejora la vida de los pacientes de cáncer y aumenta las posibilidades de una remisión completa.

cantidad se obtiene consumiendo a diario la tercera parte de una zanahoria o 3 vasos de zumo de verduras.

Por otra parte, investigadores de la Universidad de Arizona descubrieron que más del 70 % de un grupo de sujetos afectados de una dolencia precancerosa denominada leucoplaquia oral, consiguieron reducir el tamaño de las lesiones después de tomar 30 mg diarios de betacaroteno (unas 50.000 UI) durante un período de 6 meses. Las lesiones de 18 de los 25 sujetos del estudio se redujeron en un 50 % y en 4 casos se produjeron remisiones completas.

Los estudios de laboratorio confirman las propiedades anticancerígenas del betacaroteno. Los animales que reciben dosis altas de betacaroteno antes de ser expuestos a sustancias químicas cancerígenas son menos propensos a desarrollar tumores malignos.

En otros casos, el betacaroteno ha frenado la progresión de lesiones precancerosas e incluso ha contribuido a revertir los cambios celulares, probablemente al propiciar la reparación del material genético de la célula.

El betacaroteno es sólo uno de los componentes del grupo de los carotenoides. Estos compuestos, que se encuentran en abundancia en frutas y verduras, son poderosos antioxidantes, por lo que ayudan a combatir los radicales libres, al igual que las vitaminas C y E.

En el organismo, parte del betacaroteno que consumimos se convierte en vitamina A, un nutriente esencial que regula el crecimiento y la diferenciación celular. Esto significa que la vitamina A ayuda a las células a madurar hasta alcanzar su forma definitiva, previniendo el desarrollo de cáncer.

Por desgracia, en un estudio realizado en Finlandia se descubrió que los grandes fumadores que tomaban suplementos de 20 mg diarios de betacaroteno (unas 33.000 UI) eran más propensos a morir a causa de cáncer de pulmón. Aunque algunos expertos creen que estos resultados son producto del azar, otros consideran que merecen ser tomados seriamente.

«El estudio finlandés se llevó a cabo tan meticulosamente y tiene tanto valor estadístico, que no podemos pasarlo por alto», dice el presidente del Departamento de Epidemiología y Bioestadística de la Universidad de Texas, que en la actualidad dirige otra investigación sobre la relación entre el betacaroteno y el cáncer de pulmón.

Sin embargo, otros investigadores opinan que el estudio fue muy reducido y tardío y que es probable que los sujetos que tomaron los suplementos ya padecieran cáncer de pulmón, aunque éste no pudiera detectarse aún en las radiografías. De todos modos, los resultados del estudio finlandés confirman la teoría de que los suplementos de vitaminas no pueden, por sí solos, reparar los daños provocados por muchos años de hábitos tóxicos ni sustituir a una buena alimentación.

Un número creciente de nutricionistas recomienda tomar suplementos de betacaroteno para prevenir el cáncer, por lo general en dosis de 10.000-25.000 UI al día. Una zanahoria de 14 cm tiene unas 20.000 UI de betacaroteno.

Estos médicos dicen que prescriben suplementos no porque éstos hayan demostrado su eficacia contra el cáncer, sino porque creen que un poco de betacaroteno es mejor que nada. Por desgracia, la mayoría de las personas no come suficientes frutas y verduras para obtener el aporte diario mínimo de este nutriente.

Sin embargo, incluso los especialistas que recomiendan suplementos, insisten en que es preciso comer naranjas y verduras de color amarillo o verde oscuro, como zanahorias, espinacas, col rizada, boniatos, calabaza y melón de Cantalupo. Con una sola ración de alguno de estos alimentos al día conseguirá superar la ingestión media habitual de betacaroteno.

Estas frutas y verduras contienen también otras sustancias, menos estudiadas, que podrían ofrecer una protección igualmente importante contra el cáncer de mama y otros tumores malignos.

A las personas que han tenido cáncer de pulmón, los especialistas llegan a prescribirles 500.000 UI diarias de betacaroteno. Aunque estas dosis no se consideran tóxicas, consulte con su médico antes de tomarlas.

 # EL PODER ANTICANCERÍGENO DEL ÁCIDO FÓLICO

Las hortalizas de hojas verdes, como la col rizada, las espinacas o la lechuga romana, son una rica fuente de nutrientes anticancerígenos. Uno de ellos en particular, el folato, parece proteger a las células del daño genético producido por ciertas sustancias químicas.

El déficit de ácido fólico puede inducir cambios en el material genético de la célula, lo que por sí solo podría ocasionar cáncer o hacer más vulnerables a las células a las sustancias químicas cancerígenas.

En un estudio, investigadores de la Universidad de Alabama descubrieron que los fumadores tratados con 10 mg (10.000 μg) de ácido fólico y 500 μg de vitamina B_{12} al día tenían muchas menos células precancerosas que los que no seguían este tratamiento. (Se añadió vitamina B_{12} porque los fumadores suelen presentar un déficit de esta vitamina, necesaria para la acción del ácido fólico.)

En un estudio más reciente, médicos japoneses descubrieron que el ácido fólico y la vitamina B_{12} proporcionan una importante protección contra el cáncer. Los fumadores que tomaron entre 10 y 20 mg (entre 10.000 y 20.000 μg) de ácido fólico al día y 750 μg de vitamina B_{12} consiguieron reducir de forma significativa el número de células precancerosas halladas en los pulmones. Las lesiones se observaron mediante endoscopia varias veces en el curso de un año. A final de dicho período, el 70 % de las células inicialmente anormales se clasificaron como normales y ninguna lesión empeoró. Por el contrario, el grupo de control que no tomó suplementos mostró los siguientes resultados: el 77 % de las lesiones no presentaron cambios, el 5 % empeoró y el 18 % mejoró.

Investigadores de la Universidad de Harvard descubrieron que el riesgo de pólipos precancerosos en el colon se reducía a la tercera parte en hombres y mujeres que ingerían 847 y 711 μg, respectivamente, de ácido fólico al día, comparados con otros dos grupos de hombres y mujeres que tomaron, respectivamente, 241 y 166 μg al día.

NUTRICIÓN Y MEDICAMENTOS CONTRA EL CÁNCER

Desde el punto de vista de la nutrición, el cáncer ocasiona un doble daño a su cuerpo: tanto la enfermedad como los medicamentos empleados para combatirla pueden causar déficit de nutrientes.

Con frecuencia, el cáncer y su tratamiento producen pérdida de apetito, náuseas, problemas de absorción intestinal y aumento del metabolismo (el ritmo al que se queman las calorías), todo lo cual puede conducir al adelgazamiento o a estados de malnutrición. Si usted tiene cáncer, es importante que el médico detecte y corrija estos problemas lo antes posible.

Algunos estudios sugieren que ciertos nutrientes protegen a las células sanas del cuerpo de los efectos adversos de la quimioterapia sin interferir en la actividad antitumoral de los fármacos y, en ocasiones, potenciándola. En un estudio realizado con animales, la vitamina E administrada previamente al tratamiento con bleomicina, un medicamento común contra el cáncer, contribuyó a prevenir las cicatrices que suele dejar este fármaco en el tejido pulmonar.

En estudios con animales y seres humanos, la niacina, la vitamina C y el selenio también demostraron su eficacia para reducir la toxicidad de la quimioterapia y las lesiones en los tejidos. Otro tanto ocurrió con los suplementos de cisteína y de la coenzima Q_{10}. Estos últimos son factores nutritivos no esenciales que protegen al organismo de los perjuicios causados por los radicales libres, las moléculas inestables que dañan a las moléculas sanas al robarles sus electrones con el fin de mantener su propio equilibrio. Si usted va a someterse a quimioterapia, quizá desee consultar con su médico sobre la conveniencia de tomar estos nutrientes. Sin embargo, no inicie una terapia de esta clase sin informar primero al especialista.

En otro estudio realizado en la Universidad de Alabama se observó que entre las mujeres expuestas a un virus potencialmente cancerígeno, las que tenían niveles de ácido fólico bajo presentaban un riesgo 5 veces superior a desarrollar cambios celulares en el cuello del útero (displasia de cérvix) que las que tenían niveles de ácido fólico más altos.

En consecuencia, se cree que la ingestión adecuada de ácido fólico podría contribuir a proteger de los virus al material genético de las células. (Para obtener más información sobre la terapia vitamínica en la displasia de cérvix, véase p. 230.)

La dosis de ácido fólico administrada a los fumadores en el estudio de la

Universidad de Alabama fue de 10.000 µg, una cantidad muy superior a la recomendada (400 µg). Algunos médicos creen que deberíamos ingerir 400-800 µg de ácido fólico al día para prevenir el cáncer. Si queremos alcanzar estas cifras, es preciso comer cantidades abundantes de las mejores fuentes alimentarias: hortalizas de hojas verdes, naranjas, legumbres, arroz y levadura de cerveza.

Los médicos que tratan el cáncer con nutrientes recomiendan ingerir 400 µg diarios de ácido fólico junto con 1.000 µg de vitamina B$_{12}$. Esta vitamina también puede obtenerse de alimentos como los mariscos y las hortalizas de hojas verdes.

Sin embargo, es difícil encontrar un médico que use el ácido fólico para tratar el cáncer. Debido a que el metotrexato, uno de los primeros fármacos anticancerígenos, interfería en el metabolismo del folato, algunos oncólogos temen que el ácido fólico favorezca la extensión del cáncer. Sin embargo, en experimentos realizados con animales, el ácido fólico no estimuló el desarrollo de los tumores y, según algunos expertos, el déficit de ácido fólico aumenta las posibilidades de que el cáncer se extienda a otras partes del cuerpo. Los médicos de los Centros de Tratamiento del Cáncer de Estados Unidos incluyen 400 µg de ácido fólico en la medicación de sus pacientes.

Sin embargo, tenga en cuenta que las dosis altas de ácido fólico pueden enmascarar los síntomas de anemia perniciosa, causada por un déficit de vitamina B$_{12}$. Si desea superar la cantidad diaria recomendada de ácido fólico, consulte previamente con su médico.

CANDIDIASIS
El fin de la comezón

¿**S**iente picor en las palmas de las manos? Algunos dirían que pronto recibirá dinero. ¿Una comezón cada 7 años? Sería mejor que tuviera una charla sincera con su pareja. ¿Le pica... mejor no nombrar dónde? Bienvenida a una de las batallas femeninas más comunes: la mujer contra la bestia llamada *Candida*.

De hecho, en algún momento durante la edad fértil, 3 de cada 4 mujeres se preguntarán qué han hecho para merecer la comezón, el escozor, el mal olor y la desagradable secreción que acompañan a las candidiasis vaginales. También quieren saber exactamente qué pueden hacer para evitar que vuelva a ocurrirles jamás.

NATURALEZA DE LA CANDIDIASIS

Por fortuna, hay medidas que las mujeres pueden tomar para prevenir estos episodios de comezón. Pero antes conviene entender por qué se producen las candidiasis.

El responsable más probable de esta dolencia enloquecedora es un hongo llamado *Candida albicans* que vive en la vagina, la boca y los intestinos y que normalmente no resulta molesto. El sistema inmunológico suele mantenerlo en pequeñas colonias mediante una bacteria, llamada *Lactobacillus acidophilus*, que se encuentra normalmente en la vagina y crea un entorno ácido que no gusta a las cándidas. Sin embargo, cuando algo desequilibra este ecosistema, las cándidas proliferan y el resultado puede ser una candidiasis.

Los agresores más comunes, agentes que alteran este delicado ecosistema, incluyen los trajes de baño, los pantis, los pantalones vaqueros muy ceñidos y los leotardos. Todas estas prendas proporcionan un entorno cálido y húmedo que las cándidas adoran. Las mujeres son más propensas a las candidiasis durante el embarazo, justo antes de tener el período y durante la menopausia. Las cándidas también se multiplican cuando las mujeres toman antibióticos, porque esta medicación mata a menudo demasiadas bacterias beneficiosas, como los lactobacilos, junto con las perjudiciales, dejando a las cándidas sin vigilancia.

 # SEA UN MAL HUÉSPED CON UNA BUENA ALIMENTACIÓN

Una vez que las cándidas se han convertido en una flamante candidiasis, los médicos suelen recomendar medicamentos que se expenden con receta como miconazol (Fungisdin), clotrimazol (Micomisan) o el nuevo fluconazol (Nesporac), porque todos han demostrado que devuelven la paz en menos de una semana. Pero como esta medicación no erradicará definitivamente las cándidas, y como la recurrencia de las candidiasis es habitual, los médicos aconsejan ser un mal huésped para mantener a raya a las cándidas.

Algunos médicos afirman que tratar únicamente la vagina es a menudo una pérdida de tiempo y de dinero. Aunque los supositorios vaginales pueden ayudar, también hay que concentrarse en darle al cuerpo lo que necesita para encargarse del origen del problema.

Según los expertos, esto significa estimular el sistema inmunológico mediante una dieta adecuada y suplementos nutricionales como vitaminas A, C y E, así como . el mineral cinc.

Nota. Aunque *Candida albicans* es la causa más común de infección vaginal, no es la única. Por eso, si nunca ha tenido una candidiasis, consulte con el médico para que establezca el diagnóstico correcto, antes de iniciar un tratamiento por su cuenta.

LOS MEJORES ALIMENTOS

Sin duda ya sabrá que quitarse rápidamente el traje de baño o cambiarse con frecuencia la ropa interior son medidas eficaces para prevenir las infecciones por cándidas. Pero quizá no sepa que los médicos han descubierto que añadir ciertos alimentos a la dieta –o eliminar otros– puede ayudar a combatir estas molestas infecciones. He aquí algunas recomendaciones dietéticas para evitar la candidiasis.

Tome yogur. La descubridora del antiguo remedio casero de untarse con yogur para combatir la candidiasis no iba totalmente desencaminada. ¡Sólo ponía el yogur en el sitio equivocado! Es preciso comer una taza de yogur al día y éste debe contener cultivos de *Lactobacillus acidophilus*.

En un estudio realizado en Nueva York, 33 mujeres con antecedentes de candidiasis recidivante consiguieron reducir a un tercio los episodios de infección comiendo 200 g de yogur al día.

Diga no a los dulces. *Candida albicans* (el nombre científico de la clase de cándida que produce las infecciones vaginales) es un hongo con una notable predilección por los dulces. Si usted consume demasiados alimentos azucarados, elevará el nivel de azúcar en la sangre y creará el perfecto caldo de cultivo para la candidiasis.

Evite los alimentos con levadura. Aunque aún no existen investigaciones concluyentes, algunos médicos creen que el número de episodios de esta infección aumenta cuando se consumen alimentos con levadura. Por lo tanto, evite la pizza, la cerveza, los vinos añejos, los quesos curados y las carnes ahumadas.

Protéjase de los vampiros. El ajo contiene un agente antimicrobiano denominado alicina. Existen indicios de que el hongo causante de la candidiasis detesta el ajo, y algunas mujeres han descubierto que comer un diente de ajo al día ayuda a prevenir las infecciones por cándidas.

 ## IMPIDA LA PROLIFERACIÓN DE *CANDIDA* CON CINC

Cuando se trata de combatir las enfermedades, el cinc es a menudo un combatiente formidable. Estimula la producción de linfocitos T, las células del sistema inmunológico responsables de barrer las células invadidas por la infección. Según las investigaciones, esto convierte al cinc en un campeón contra *Candida albicans*.

PRESCRIPCIONES TERAPÉUTICAS

Aunque las cremas medicadas producirán el alivio más rápido en la zona afectada, si desea prevenir futuros episodios de candidiasis necesitará nutrientes que refuercen su inmunidad. Éstos son los recomendados por la mayoría de los expertos.

Nutriente	Cantidad diaria recomendada/Aplicación
Por vía oral	
Vitamina A	25.000 UI
Vitamina C	4.000 mg fraccionados en dos tomas
Vitamina E	400 UI
Cinc	15 mg
Aplicación tópica	
Vitamina A	Una cápsula de gelatina, usada como supositorio

ADVERTENCIA MÉDICA. Si no ha tenido candidiasis con anterioridad, acuda al médico para que éste establezca el diagnóstico preciso antes de iniciar un tratamiento por su cuenta.

En dosis superiores a 15.000 UI diarias, la vitamina A puede resultar tóxica. Esta vitamina también se ha asociado con defectos congénitos cuando se toma en los primeros meses del embarazo en dosis superiores a 10.000 UI. Por lo tanto, la cantidad recomendada aquí sólo debe tomarse bajo supervisión médica, especialmente si usted es una mujer en edad fértil. No siga este tratamiento si está embarazada.

Las dosis de vitamina C superiores a 1.200 mg diarios pueden producir diarrea. Consulte con su médico antes de tomar dosis tan altas como la recomendada aquí.

Si se encuentra en tratamiento con anticoagulantes, no debe tomar suplementos de vitamina E.

De hecho, los suplementos de cinc tienen un gran potencial aunque los niveles corporales de este elemento sean normales, según un estudio realizado en la India. Los investigadores estudiaron animales de laboratorio que no presentaban un déficit de cinc. Les administraron suplementos con elevadas dosis de cinc y comprobaron que eran significativamente más resistentes a la infección de *Candida albicans* que los que no habían recibido suplementos de cinc.

Otros médicos coinciden en que el cinc es esencial para prevenir la infección. Y aunque es mejor obtener las vitaminas y los minerales de una dieta sana, los suplementos probablemente sean aconsejables, dada la cantidad de nutrientes esenciales que pierden nuestros alimentos en el proceso de preparacion, envasado, distribución y venta.

Para combatir las cándidas, algunos médicos sugieren tomar la cantidad diaria recomendada de cinc, que es de 15 mg. Y para obtener más cinc a través de la dieta, pruebe con ostras cocidas, porque en media docena de ellas hay hasta 76 mg de cinc.

 ## LA ACIDEZ AUMENTA CON VITAMINA C

En la lucha contra *Candida albicans,* la vitamina C tiene un doble papel.

Primero, los investigadores han descubierto que la vitamina C estimula el sistema inmunológico manteniendo alerta y en forma a los glóbulos blancos que combaten las enfermedades, de modo que el organismo puede rechazar mejor las infecciones, especialmente las oportunistas como las candidiasis, que se aprovechan de un sistema inmunológico debilitado. Como valor añadido, la vitamina C aumenta la acidez del entorno vaginal. Los lactobacilos que combaten a las cándidas crecen mejor en un medio ácido, según los ginecólogos, por lo que tomar vitamina C puede resultar beneficioso, aunque no es probable que sea totalmente eficaz por sí sola.

Para obtener los resultados óptimos, los expertos recomiendan 4.000 mg de vitamina C al día, divididas en 2 dosis de 2.000 mg y tomadas una por la mañana y otra por la noche, para una mejor absorción. Esta cantidad es considerablemente mayor que la cantidad diaria recomendada, que es de sólo 60 mg. Aunque semejantes cantidades de vitamina C se consideran seguras, algunas personas sufren diarrea cuando toman sólo 1.200 mg al día. Si usted quiere tomar dosis mayores para combatir la candidiasis, consúltelo con el médico.

Piense en la fruta y las verduras si quiere aumentar la vitamina C de su dieta. Un plato de brécol o coles de Bruselas o un vaso de zumo de naranja proporcionan unos 100 mg.

 ## LA INMUNIDAD SE REFUERZA CON VITAMINAS A Y E

A las mujeres que tienen una batalla planteada con las cándidas, algunos expertos recomiendan añadir a la mezcla otros dos nutrientes que estimulan el sistema inmunológico: las vitaminas A y E.

La vitamina A puede emplearse de dos maneras. Las mujeres pueden tomar suplementos de vitamina A de 25.000 UI al día, cantidad 5 veces superior a la cantidad diaria recomendada y que sólo debe tomarse bajo supervisión médica. Esto es especialmente importante en las mujeres en edad fértil, ya que las dosis diarias superiores a 10.000 UI de vitamina A durante los primeros meses del embarazo se han asociado con malformaciones congénitas. Por esta razón, las embarazadas no deben recurrir a esta terapia. Si una mujer prefiere no tomar una cantidad tan elevada por vía oral, puede introducirse la vitamina por la vagina. De esta forma, se estimula el sistema inmunológico en la vagina. Se puede usar una sencilla cápsula de gelatina, aunque son menos potentes que los supositorios de vitamina A que fabrican diversos laboratorios.

Como medida de precaución adicional, algunos expertos recomiendan tomar 400 UI de vitamina E.

Si usted padece candidiasis con frecuencia y quiere aumentar estos nutrientes en la dieta, cocine con aceites vegetales y coma cereales integarales para obtener más vitamina E; beba leche desnatada enriquecida para incrementar la ingestión de vitamina A, y consuma verduras de color anaranjado o amarillo para obtener más betacaroteno (una sustancia que se convierte en vitamina A en el interior del organismo).

CATARATAS
Cómo despejar las nubes

Rompa un huevo y échelo en una sartén caliente. Verá que la clara se vuelve turbia y finalmente blanca, ya que las proteínas del huevo se alteran irreversiblemente con el calor.

Bien; algo similar le ocurre a la persona que tiene cataratas. Las proteínas del cristalino del ojo pierden su claridad, volviéndose amarillentas y turbias hasta que es tan difícil ver a través de ellas como a través de un huevo frito. Naturalmente, las cataratas no se producen en segundos, sino en el curso de muchos años. Tampoco son causadas por el calor, sino por el humo del cigarrillo, la acumulación de azúcar en el cristalino (por lo general, asociada con la diabetes) y, principalmente, por muchos años de exposición solar.

En la actualidad, muchos médicos creen que la principal causa de las cataratas es la lesión oxidativa producida en el cristalino del ojo. Se trata del mismo proceso químico que oxida al hierro y hace que el aceite de cocina se vuelva rancio. En el cristalino, la oxidación se produce como parte del metabolismo normal, así como ante la presencia de la luz, que crea las dañinas moléculas inestables denominadas radicales libres. Estas moléculas roban electrones a las moléculas sanas del cuerpo con el fin de mantener su propio equilibrio, causando una escalada de estragos que terminan afectando a células perfectamente inocentes.

LOS NUTRIENTES PROTEGEN EL CRISTALINO

Hasta cierto punto, el cristalino es capaz de protegerse a sí mismo de los daños de los radicales libres, pero para hacerlo depende de ciertos nutrientes. Las vitaminas C y E y el betacaroteno (un precursor de la vitamina A), junto con minerales como el selenio, el cinc y el cobre –todos componentes de enzimas antioxidantes que se encuentran en el cristalino– desempeñan un papel protector. También es probable que algunas de las vitaminas del complejo B, como la B_{12} y la riboflavina, e incluso un aminoácido llamado cisteína, tengan una función protectora, aunque todavía no hay pruebas científicas de la incidencia de estos nutrientes.

Aún no se conocen todos los factores que intervienen en el desarrollo de las cataratas, pero las investigaciones realizadas hasta el momento sugieren que las vitaminas C y E y el betacaroteno pueden ayudar a prevenirlas. También se sabe que estas vitaminas son sinérgicas, es decir, que actúan mejor en equipo.

De hecho, varios estudios han demostrado que las personas que toman suplementos polivitamínicos y minerales son menos propensas a las cataratas que aquellas que no lo hacen. Por ejemplo, un estudio realizado en la Universidad de Harvard demostró que los médicos que tomaban con regularidad suplementos polivitamínicos tenían un 25 % menos de posibilidades de desarrollar cataratas que los que no lo hacían. En otro estudio efectuado por investigadores canadienses se observó que estos suplementos reducían el riesgo de cataratas en un 40 %.

En un estudio estadounidense todavía en curso se está evaluando si la ingestión combinada de algunas vitaminas, entre las que se incluyen la E, la C y el betacaroteno, contribuye efectivamente a mantener el cristalino intacto. Hasta que se conozcan los resultados de este estudio, no se podrá afirmar con seguridad que estos nutrientes produzcan beneficios.

Entretanto, éstas son las medidas aconsejadas por los expertos para frenar el desarrollo de las cataratas.

TOME VITAMINA C

Desde hace tiempo, los investigadores saben que en el cristalino del ojo se concentran cantidades importantes de vitamina C. De hecho, la concentración de vitami-

LOS MEJORES ALIMENTOS

Algunos médicos dan los siguientes consejos dietéticos a las personas preocupadas por las cataratas.

Deje el alcohol para ocasiones especiales. Las personas que beben a diario tienen un 30 % más de posibilidades de desarrollar cataratas que aquellas que beben sólo de vez en cuando.

Imite a Popeye. Un estudio realizado en la Universidad de Harvard descubrió que en las mujeres que comían espinacas más de 5 veces a la semana el riesgo de cataratas disminuía en un 47 % si se las comparaba con aquellas que comían esta verdura sólo una vez al mes. (Sí; 5 platos de espinacas a la semana es mucha espinaca, pero algunas mujeres del estudio las comían con esa frecuencia.) Aunque parece que las espinacas tienen un mayor efecto protector que las zanahorias, lo ideal es consumir una amplia variedad de frutas y verduras.

na C en el cristalino y en el humor acuoso (el fluido que rodea al cristalino) es entre 10 y 30 veces superior que en otras partes del cuerpo.

Los especialistas están muy interesados en los efectos potenciales de esta vitamina, ya que es un antioxidante hidrosoluble, y el cristalino está compuesto fundamentalmente de agua y proteínas.

En estudios realizados con animales de laboratorio, la vitamina C parece proteger el cristalino de la oxidación producida por la luz, el azúcar y ciertos fármacos.

Pero ¿qué pasa con los seres humanos? Es probable que muchas personas no ingieran suficiente vitamina C en la dieta para prevenir las cataratas. Pero hay un par de estudios que sugieren que los suplementos de esta vitamina pueden protegernos de las cataratas.

Cuando un equipo de investigadores de Harvard analizó el nivel de nutrientes en 50.828 enfermeras, descubrió que las mujeres que habían tomado suplementos de vitamina C durante 10 años o más (en dosis de 250-500 mg diarios) eran menos propensas a desarrollar cataratas. Comparadas con las mujeres que nunca habían tomado suplementos, el riesgo de padecer cataratas lo bastante graves para requerir cirugía se reducía en un 45 %.

En otro estudio, los sujetos que habían tomado suplementos de vitamina C en dosis de 300-600 mg diarios, el riesgo de cataratas era inferior en un 70 % al de aquellos que no ingerían estas cantidades de vitamina.

Estos descubrimientos parecen tener sentido, porque las cataratas tardan mucho tiempo en formarse. Por lo tanto, es lógico que la ingestión prologanda de un agente preventivo, como la vitamina C, reduzca significativamente los riesgos.

La dosis de vitamina C recomendada para prevenir las cataratas oscila entre 500 y 3.000 mg diarios. (Tenga en cuenta que la ingestión de más de 1.200 mg diarios de vitamina C puede producir diarrea en algunas personas.) Los investigadores aún no se han puesto de acuerdo en cuál es la dosis óptima de vitamina C para prevenir las cataratas, pero algunos estudios han demostrado que la concentración de esta vitamina en el cristalino continúa aumentando cuando se toman alrededor de 500 mg diarios.

Aunque la mayoría de los médicos opina que la vitamina C es inocua incluso a altas dosis, otros recomiendan no superar los 3.000 mg diarios.

Es el caso de Ben Lane, un investigador de Nueva Jersey que ha observado una relación entre las dosis de vitamina C superiores a 3.000 mg y la perforación de la mácula y el aumento del riesgo de sufrir un desprendimiento de retina. Al parecer, las dosis altas de vitamina C fluidifican el material gelatinoso del interior del ojo, lo que reduce la presión contra la retina y permite que ésta se desprenda con mayor facilidad del globo ocular. (La retina es la zona sensible a la luz que recibe las imágenes y está situada en la parte posterior del ojo.)

Es conveniente obtener al menos una parte de la cantidad diaria de vitamina C de los cítricos, ya que las membranas blancas que cubren las naranjas y los pomelos contienen bioflavonoides, unos compuestos que también tienen propiedades antioxidantes y que podrían ser aún más importantes en la prevención de las cataratas.

LA PROTECCIÓN DE LAS ZANAHORIAS

Aunque sea un chiste viejo, no por ello es menos cierto: la razón (bueno, quizá una de las razones) de que usted nunca haya visto a un conejo con gafas es la afición de esta criatura de orejas largas a las zanahorias y las espinacas.

En lo que respecta a las cataratas, parece evidente que la vitamina A y su precursor, el betacaroteno, son excelentes preventivos. Al menos esto es lo que demostró el equipo de investigadores de Harvard cuando, una vez más, analizó la dieta de las enfermeras. Se descubrió que en las mujeres que ingerían mayores cantidades de betacaroteno y vitamina A el riesgo de padecer cataratas lo bastante graves para requerir cirugía disminuía en un 39 % en comparación con el de aquellas con un nivel inferior de estas vitaminas.

Es posible que tanto el betacaroteno como la vitamina A protejan el cristalino de los daños por oxidación. Por sí sola, la vitamina A no es un antioxidante. Pero es probable que las personas que obtienen suficiente provitamina A de la dieta tengan más betacaroteno y otros carotenoides disponibles para actuar como antioxidantes, ya que estos compuestos se convierten en vitami-

PRESCRIPCIONES TERAPÉUTICAS

Algunos médicos recomiendan los siguientes nutrientes para prevenir o frenar el desarrollo de las cataratas.

Nutriente	Cantidad diaria recomendada
Betacaroteno	25.000 UI
Cobre	1 mg por cada 10 mg de cinc, pero no más de 2 mg
Selenio	50-200 µg
Vitamina C	500-3.000 mg
Vitamina E	400 UI
Cinc	15-50 mg

ADVERTENCIA MÉDICA. Si usted tiene cataratas, debe estar bajo la atención de un médico.

Las dosis de vitamina C superiores a 1.200 mg pueden producir diarrea en algunas personas.

Si se encuentra en tratamiento con anticoagulantes, no debe tomar suplementos de vitamina E.

No tome más de 15 mg de cinc al día sin supervisión médica.

na A sólo cuando el organismo lo requiere. En otras palabras, si usted ingiere suficiente vitamina A, el cuerpo no necesitará recurrir al betacaroteno para fabricarla. Los nutricionistas recomiendan tomar unas 25.000 UI diarias de betacaroteno.

Muchos médicos advierten que es demasiado pronto para confiar en determinados suplementos, como los de betacaroteno, para prevenir las cataratas. También es importante consumir alimentos ricos en vitaminas. Aunque hay indicios de que las zanahorias ofrecen protección, se ha observado un efecto más notable con las espinacas, que no tienen tanto betacaroteno, pero sí compuestos antioxidantes como la luteína y la zeaxantina.

Con los datos disponibles hasta el momento, el mejor consejo es comer cantidades importantes de espinacas y frutas y verduras de color amarillo o naranja.

LA VITAMINA E: UNA ALIADA DE LA SALUD DE LOS OJOS

¿Qué relación tienen el germen de trigo y el aceite de girasol con la buena vista? Ambos son buenas fuentes de vitamina E, un antioxidante que penetra en las membranas de las células y neutraliza los radicales libres antes de que tengan tiempo de atacar a las células.

Estudios con animales y en tubos de ensayo sugieren que la vitamina E ayuda a proteger el cristalino de los daños por oxidación de la luz, el azúcar y el humo del tabaco.

Y estos resultados también se han observado en seres humanos. En un estudio, los sujetos que tomaron 400 UI diarias de vitamina E redujeron el riesgo de desarrollar cataratas a la mitad en comparación con los que no tomaron esta vitamina. En otra investigación se demostró que las personas con niveles más bajos de vitamina E tenían el doble de posibilidades de desarrollar cataratas que aquellas con los niveles más altos.

La vitamina E es un poderoso antioxidante y hay razones para creer que, combinado con otros nutrientes, ayuda a frenar el proceso de enturbiamiento del cristalino.

Para obtener 400 UI de vitamina E (la cantidad contenida en algunas cápsulas), tendríamos que comer tazones y tazones de germen de trigo, de modo que es preciso recurrir a los suplementos. Aunque ésta es la dosis prescrita por algunos especialistas, la cantidad diaria recomendada es de 30 UI y algunas personas sólo obtienen 10 UI con la dieta.

 # LA CONTRIBUCIÓN DEL CINC

Algunos médicos añaden un poco de cinc, un mineral esencial, al tratamiento para prevenir las cataratas. Existen indicios de que el cinc podría evitar el deterioro de la retina durante el proceso de envejecimiento. Además, el cuerpo necesita cinc para fabricar varias enzimas antioxidantes presentes en el ojo, incluyendo la superóxidodismutasa y la catalasa.

La dosis de cinc recomendada por los especialistas para prevenir o frenar el desarrollo de cataratas oscila entre 15 (la dosis diaria recomendada) y 50 mg diarios. Según algunos expertos, es conveniente comenzar con una dosis alta e ir reduciéndola a medida que se regula el nivel de este mineral en el organismo.

Sin embargo, tenga en cuenta que, en el caso del cinc, más cantidad no equivale a mejores resultados y que las dosis superiores a 15 mg sólo deben tomarse bajo supervisión médica. Un exceso de cinc puede agotar las reservas de cobre, un oligoelemento esencial. Recuerde que ha de tomar 1 mg de cobre por cada 10 mg de cinc. Pero el cobre puede ser tóxico incluso en cantidades pequeñas, de modo que no exceda la cantidad diaria recomendada (2 mg) a menos que se lo indique el médico.

EL SELENIO Y LOS ANTIOXIDANTES

Algunos médicos completan la prescripción de antioxidantes con selenio, un mineral que interviene en la producción de glutatión-peroxidasa, otra enzima protectora que se encuentra en el ojo y en otras partes del cuerpo.

Sin embargo, otros especialistas recomiendan los suplementos de selenio exclusivamente a las personas con un déficit de glutatión-peroxidasa en los glóbulos rojos o las que han sufrido una intoxicación por mercurio. Algunos suplementos polivitamínicos y minerales contienen la cantidad necesaria de selenio.

Las dosis de selenio para prevenir las cataratas oscilan entre 50 y 200 μg. Sin embargo, el selenio puede ser tóxico incluso en cantidades pequeñas, de modo que no supere los 100 μg diarios a menos que se encuentre bajo la supervisión de un médico.

Si le gusta el ajo, piense que obtendrá una saludable cantidad de selenio con cada mordisco. Otros alimentos ricos en selenio son las cebollas, los champiñones, la col, los granos y el pescado.

CEGUERA NOCTURNA

Los ojos necesitan vitamina A

La ceguera nocturna es un tema complejo. Los médicos saben ahora que puede deberse a factores nutricionales, genéticos, miopía no corregida o a una enfermedad ocular como las cataratas, la degeneración macular o la retinitis pigmentaria. Y todo lo que afecta al metabolismo de la vitamina A, como una dolencia hepática, una intervención quirúrgica en los intestinos, problemas de absorción o alcoholismo, puede provocar este trastorno.

Algunas formas de ceguera nocturna se corrigen con unas gafas nuevas, y otras requieren cirugía; pero muchas mejoran con algo tan sencillo como la ingestión de vitamina A.

 ## EL PAPEL DE LA VITAMINA A

¿Qué tiene que ver la vitamina A con la vista?

Para los oftalmólogos, la respuesta es compleja. No cabe duda de que este nutriente desempeña un papel en una zona del ojo denominada retina.

La retina es la zona del globo ocular que actúa como la película de una cámara y sirve para percibir la luz. La retina presenta unas estructuras, denominadas conos y bastones, que contienen cuatro clases de pigmentos, uno de los cuales se acopla a una forma de vitamina A beneficiosa para el ojo. Cuando usted entra en una habitación bien iluminada y la luz diurna penetra en sus ojos, este pigmento se descompone. Al instante, la vitamina A del ojo cambia de forma y, en este proceso, estimula las terminaciones nerviosas de la retina, que empiezan a transmitir impulsos eléctricos al cerebro para informarle de lo que ocurre: que usted acaba de entrar en una habitación bien iluminada.

Al entrar en una habitación oscura, la vitamina A vuelve a cambiar de forma, y ésta ayuda a sus ojos a adaptarse a la oscuridad.

Pero nada está nunca completamente iluminado o completamente a oscuras. Por eso hay en el ojo más de 130 millones de estructuras sensibles a la luz que realizan los finos ajustes necesarios para percibir los matices de luz y oscuridad. Y todas dependen de la vitamina A para realizar eficazmente su trabajo.

A pesar de esta fuerte demanda de vitamina A, en los países desarrollados es muy difícil presentar un déficit de este nutriente, ya que los alimentos que lo contienen son abundantes. En estas regiones del mundo, los alimentos básicos más comunes, como la leche y la margarina, se enriquecen con vitamina A, y los alimentos de color amarillo o naranja, como los boniatos y las zanahorias, son ricas fuentes de betacaroteno. (El betacaroteno es un precursor de la vitamina A que se transforma en ésta dentro del organismo.) Necesitamos contar con un aporte externo de vitamina A porque nuestro organismo no puede producirla por sí mismo.

Además, puesto que un hígado sano suele ser capaz de almacenar el aporte de vitamina A necesario para un año, es preciso privarse de forma constante y duran-

LOS MEJORES ALIMENTOS

¿Qué importancia tiene el apellido? Mucha cuando usted sufre retinitis pigmentaria, una enfermedad transmitida genéticamente en la que se destruyen las estructuras del ojo sensibles a la luz. La razón es que sólo la forma de vitamina A llamada palmitato, ingerida diariamente en una dosis de 15.000 UI, ha demostrado su eficacia para frenar el curso de la enfermedad.

Pero el palmitato de vitamina A en dosis tan elevadas no suele venderse en farmacias, supermercados o tiendas de alimentos dietéticos.

Si usted sufre retinitis pigmentaria y quiere probar el palmitato de vitamina A, consulte previamente con su médico.

te bastante tiempo de los alimentos que la contienen para que el déficit llegue a afectar a la vista, como ocurre con millones de niños de los países subdesarrollados.

La ceguera nocturna resultante del déficit de vitamina A es rarísima entre los habitantes de los países industrializados y, cuando se presenta, a menudo puede revertirse en menos de una hora con inyecciones de vitamina A.

Los ojos de la mayoría de las personas que sufren ceguera nocturna movilizan la vitamina A con tanta lentitud que tardan un rato en adaptarse a la oscuridad. La gente suele notarlo más cuando van al cine o cuando conducen de noche.

 # FRENAR EL DETERIORO GENÉTICO

La vitamina A no sólo es un eficaz tratamiento para la ceguera nocturna causada por su déficit, sino que además ralentiza este tipo de ceguera cuando está inducida por una serie de alteraciones hereditarias graves, que suelen englobarse bajo el término retinitis pigmentaria.

Aunque se considera muy rara en los países desarrollados, la retinitis pigmentaria es la enfermedad hereditaria del ojo más extendida, y afecta a las personas que presentan cierta mutación genética que destruye lentamente las estructuras sensibles a la luz presentes en los ojos. La mutación se hereda de uno de los padres, que con frecuencia ignora que es portador del gen que puede poner en peligro la vista de sus hijos.

Por desgracia, así es. Las personas que sufren retinitis pigmentaria suelen empezar por desarrollar una pérdida de visión lateral (periférica) durante el día al principio de la madurez, que avanza hasta convertirse en la denominada visión en túnel y acaba en la pérdida de la visión hacia la mitad de la vida. Si no reciben tratamiento, la mayoría de las personas aquejadas de retinitis pigmentaria sufren un deterioro significativo de la visión diurna entre los 50 y los 80 años de edad.

Por fortuna, las investigaciones han demostrado que la vitamina A puede ralentizar el deterioro de la retina que provoca la ceguera nocturna en los adultos afectados de retinitis pigmentaria.

En un estudio realizado en Boston con casi 600 personas de edades comprendidas entre los 18 y los 49 años, se informó que un suplemento de 15.000 UI vitamina A diarias, añadido a las aproximadamente 3.000 UI diarias que normalmente se ingieren con una dieta equilibrada normal, podría frenar el avance de la degeneración de la retina que provoca la ceguera nocturna debida a una retinitis pigmentaria.

El estudio demostró que las personas que habían tomado dosis inferiores de vitamina A presentaban una degeneración más avanzada que las que habían tomado 18.000 UI diarias. Estas 18.000 UI se administraron en forma de suplementos y de alimentos naturales: 15.000 UI en un suplemento y una ingesta dietética regular de 3.000 UI.

PRESCRIPCIONES TERAPÉUTICAS

La ceguera nocturna causada por un déficit de vitamina A puede revertirse añadiendo esta vitamina a la dieta o tomando suplementos.

La enfermedad genética conocida como retinitis pigmentaria se ha asociado con la ceguera nocturna además de con la pérdida de vista durante el día.

Según un investigador de la Universidad de Harvard, los suplementos de vitamina A pueden contribuir a frenar el desarrollo de esta dolencia.

Nutriente	Cantidad diaria recomendada
Vitamina A	15.000 UI (palmitato de vitamina A)

ADVERTENCIA MÉDICA. Si tiene síntomas de ceguera nocturna, acuda a un médico para que establezca el diagnóstico preciso y prescriba el tratamiento adecuado.

La administración de dosis de vitamina A superiores a 10.000 UI diarias durante los primeros meses del embarazo se ha asociado con defectos congénitos. Si usted es una mujer en edad fértil, consulte con su médico antes de tomar la dosis de vitamina A recomendada aquí. Las mujeres embarazadas no deben seguir este tratamiento. En dosis superiores a 25.000 UI diarias, la vitamina A también puede causar lesiones hepáticas.

Aunque no se trata de una cura definitiva, se calcula que un suplemento diario de 15.000 UI de vitamina A proporciona 7 años más de visión útil a una persona con retinitis pigmentaria que inicie el tratamiento en torno a los 32 años de edad.

Pero según algunos especialistas, no todas las clases de vitamina A son eficaces. Aunque existen diversas formas, todas realizan funciones diferentes en el organismo y no son intercambiables. La forma empleada en el estudio era palmitato de vitamina A.

No se han observado indicios de que los adultos con retinitis pigmentaria, pero por lo demás sanos, puedan enfermar por tomar 15.000 UI de vitamina A al día, pero eso no significa que se puedan tomar cantidades superiores o que cuanto más se ingiera, mejores serán los resultados. Esta vitamina puede provocar lesiones hepáticas si se toma en dosis superiores a 25.000 UI diarias. Y una dosis de 10.000 UI diarias en los primeros estadios del embarazo se ha asociado con defectos congénitos.

La dosis terapéutica de 15.000 UI supera con creces la cantidad diaria recomendada de vitamina A, que es de 5.000 UI. Si usted desea probar esta terapia, consulte previamente con su médico, en especial si es mujer. Las embarazadas no deben someterse a este tratamiento.

 ## LA VITAMINA E ACELERA LA PÉRDIDA DE VISTA

Si bien se ha comprobado que la vitamina A ralentiza el curso de la retinitis pigmentaria, varios investigadores afirman tener pruebas de que la vitamina E produce el efecto exactamente opuesto: en dosis elevadas, destruye las células sensibles a la luz, inhibiendo el transporte de vitamina A a la retina.

En un estudio, las personas afectadas de retinitis pigmentaria que tomaron 400 UI de vitamina E al día perdieron con más rapidez la vista que las que no tomaron esa dosis. Basándose en estos datos, los investigadores calcularon que si una persona con retinitis pigmentaria empieza a tomar suplementos de vitamina E a los 32 años, el curso de su enfermedad puede acelerarse hasta 5 años.

Los investigadores señalaron que no habían encontrado pruebas que sugirieran que una pequeña cantidad de vitamina E, como la que se encuentra en los suplementos polivitamínicos y minerales, afecte a las personas con retinitis pigmentaria.

CIRUGÍA

Estrategias para recuperarse

No cabe la menor duda: la cirugía es una agresión importante para el organismo. Aunque se lleve a cabo con la mejor de las intenciones y en un entorno aséptico, el cuerpo necesita realizar un esfuerzo adicional para recuperarse incluso de la cirugía menor. Y mientras usted se recupera, es más vulnerable a sufrir una neumonía, úlceras en la piel por estar en cama, infecciones del tracto urinario y otros tipos de infecciones.

Por eso una buena nutrición es vital tanto antes como después de someterse a cirugía, porque aporta al organismo los elementos básicos para combatir la infección, reemplazar la sangre perdida y cicatrizar los tejidos, todo lo cual puede ayudarlo a curar con la máxima rapidez posible y los mínimos dolores y molestias.

Los expertos son muy conscientes de que cada nutriente que el organismo necesita normalmente, es también necesario al enfrentarse a la cirugía, incluyéndolo todo, desde calorías y proteínas hasta cobre y vitamina B_6. Hay que recordar que el estado de cada persona es distinto antes de entrar en el quirófano, por lo que la clase de vitaminas y minerales que el médico le recete, si es el caso, dependerá de cada situación particular. Debido a la amplia gama de problemas y trastornos asociados con la cirugía, a cualquiera que vaya a someterse a una intervención se recomienda que consulte con el médico antes de tomar algún suplemento.

Sin embargo, no todos los médicos valoran del mismo modo la terapia nutricional en relación con la cirugía. Si usted debe someterse a una intervención quirúrgica y quiere prestar especial atención a la nutrición que podría resultarle útil, tendrá que encontrar un médico que emplee los métodos que a usted le parezcan más adecuados.

Éstos son algunos de los nutrientes que muchos médicos consideran importantes para situar al organismo en el buen camino de la recuperación.

LLEVE LOS SUPLEMENTOS AL HOSPITAL

Si usted hace todo lo posible por mantenerse sano, incluyendo tomar suplementos, cuando tenga que ir al hospital para someterse a una intervención quirúrgica se llevará consigo los suplementos. Pero enseguida vendrá alguien a decirle que no los tome y usted se preguntará por qué.

La cuestión es que no puede usted seguir tomando las mismas pastillas que tomaba antes de ingresar en el hospital, fueran las que fuesen, vitaminas incluidas. Las vitamina se consideran medicamentos, y en el hospital, los médicos necesitan estar al corriente de cualquier medicación que tomen los pacientes.

¿Cómo hay que actuar en ese ambiente? Los expertos afirman que el paciente es el más interesado en que el médico y otros profesionales de la salud estén informados al máximo de lo que toman, con el fin de evitar cualquier posible complicación. Pídale que consigne por escrito su aprobación en la gráfica del hospital. Después, si alguien le prohíbe tomar algo, remítalo a la gráfica.

Sin embargo, debe tener en cuenta que la orden de no ingerir nada por vía oral antes de una intervención quirúrgica lo abarca todo, incluyendo los suplementos.

COMIDA DE HOSPITAL SANA

¿**E**s realmente tan mala la comida de hospital? La respuesta depende de a quién se lo pregunte. Los médicos aseguran que ya no es tan mala como antes, pero en muchos hospitales podría mejorar bastante. En algunos, el personal de la cocina se esfuerza porque los alimentos sean sabrosos y atractivos.

En la actualidad, todos los hospitales pueden servir una comida baja en grasas o sodio, para diabéticos o vegetariana sin tener que encargarla especialmente. El problema es que a veces no tiene buen sabor. Pero las nuevas tendencias hospitalarias están cambiando el aspecto y el sabor de la comida.

En lugar de encontrarse puré de judías, lechuga mustia o carnes procesadas, puede usted encontrar verduras al vapor, una apetitosa ensalada de lechuga romana o arroz integral. Y podrá seleccionar entre varios platos del menú que le aportarán todos los nutrientes necesarios.

Busque estos alimentos básicos que se sirven en la mayoría de los hospitales: yogur, pan integral, espinacas, zanahorias, brécol, zumo de naranja o pomelo, zumo de verduras, copos de avena, cereales con salvado, frutas, alubias, leche descremada, ciruelas estofadas, patatas asadas, pescado al horno o gratinado y pollo.

Algunos médicos sugieren que si a usted le preocupa que un miembro de su familia o un amigo que está en el hospital no coma lo suficiente, lo visite a las horas de las comidas para ayudarlo. Si no puede hacerlo, pídale al personal de enfermería que se aseguren de que come.

 ## LA VITAMINA C ACELERA LA CICATRIZACIÓN

Los médicos saben que cualquier clase de traumatismo, incluyendo la cirugía, puede abrir el grifo de las reservas de vitamina C. Después de una operación, los niveles de vitamina C en sangre descienden bruscamente. Y no es ningún secreto que el déficit de vitamina C hace que las heridas cicatricen con más lentitud. Este retraso en la cicatrización se observó hace siglos en los marineros con escorbuto, una enfermedad misteriosa en aquella época que resultó no ser nada más que un grave déficit de vitamina C. Algunos expertos opinan que hoy es más probable que la población no esté consumiendo suficiente vitamina C para una cicatrización óptima.

Muchos estudios han demostrado que la vitamina C es esencial para que el organismo produzca colágeno, una sustancia que contribuye a la cicatrización de las heridas proporcionando la estructura básica para muchos tejidos, incluyendo la piel, el hueso y los vasos sanguíneos. La vitamina C también es necesaria para que la piel produzca elastina, un componente esencial del tejido que permite que éste se estire sin desgarrarse, según los especialistas.

Los expertos afirman que la vitamina C también ayuda a mantener sano el sistema inmunológico, vital para cualquiera que deba someterse a cirugía.

En un estudio realizado por investigadores rusos se descubrió que las personas operadas de la vesícula biliar que habían tomado 200-250 mg de vitamina C al día en forma de suplementos pudieron ser dadas de alta 1 o 2 días antes que las personas que sólo obtenían la vitamina C de los alimentos.

En la mayoría de los hospitales suponen que la vitamina C necesaria se obtiene con alimentos como el zumo de cítricos y la fruta. Por ejemplo, medio litro de zumo de naranja contiene unos 124 mg, mientras que una naranja tiene unos 70 mg.

Sin embargo, algunos médicos recomiendan cantidades de vitamina C mucho mayores que las que se obtienen normalmente sólo con los alimentos. Para ellos, esto es especialmente importante en caso de convalecencia de una intervención quirúrgica.

Afirman que si los pacientes pueden tomar 1.000 mg de vitamina C amortiguada o esterificada cada 8 horas durante 2 semanas antes y varias semanas después de la intervención, probablemente lograrán conservar el nivel de vitamina C en sangre que favorece una cicatrización óptima. Con niveles tan altos de vitamina C, algunas personas sufren diarrea y otros trastornos digestivos. Las formas de liberación lenta, amortiguada y esterificada son más suaves para el estómago. No obstante, la vitamina C puede interferir en los resultados de ciertos análisis de sangre y orina, por lo que es importante consultar con el médico la conveniencia de tomar suplementos.

Los expertos recomiendan a algunos pacientes que consuman además 1.000 mg de bioflavonoides al día. Estos compuestos químicos están relacionados con la vitamina C y se encuentran a menudo en los mismos alimentos que ésta, especialmente en ciertas frutas. Se cree que los bioflavonoides pueden contribuir a mantener sanos los vasos sanguíneos y a controlar la inflamación.

LA VITAMINA A RESTITUYE LA PIEL

La vitamina A se ha llamado también la vitamina de la piel, y por una buena razón. En las unidades de quemados de los grandes hospitales se añaden grandes cantidades de vitamina A a los preparados líquidos utilizados para prevenir la infección y fomentar el crecimiento de nueva piel.

En los estudios realizados en laboratorio con animales, la vitamina A potenció la cicatrización cuando ésta se había retardado debido a fármacos esteroides, inmunosupresión, diabetes o radiación.

LOS MEJORES ALIMENTOS

Las proteínas, la fibra y otros componentes de los alimentos son tan importantes para la recuperación como las vitaminas y los minerales. Esto es lo que prescriben los médicos.

Hágase amigo de la fibra. Como saben las personas que se han recuperado de una operación quirúrgica, vaciar los intestinos es un acontecimiento que se prevé con mucha antelación y que, si no se produce naturalmente, debe provocarse. Por eso es tan importante la fibra, según los dietistas.

Sugieren ciruelas, zumo de ciruela, fruta, verdura, legumbres, cereales integrales, la clase de fibra que ayuda a evitar el estreñimiento. Si sus intestinos necesitan más ayuda, pruebe el psilio, otra clase de fibra (que se encuentra en el Agiolax y otros laxantes parecidos).

Siga bebiendo líquidos. Algunos expertos recomiendan beber el equivalente a 6-8 vasos de líquido al día, a menos que el médico le diga que debe restringir los líquidos. Esto ayuda a evitar la deshidratación, a que la fibra actúe mejor y a vaciar la vejiga urinaria, que es propensa a las infecciones si usted lleva una sonda.

Coma poco y a menudo. Las personas sometidas a cirugía prefieren naturalmente comidas ligeras, y es lo que deben tomar. No intente forzar a alguien a comerse un almuerzo completo normal, sólo le hará sentirse mal.

Los especialistas sugieren servir 5 o 6 pequeñas comidas. Los platos favoritos incluyen tostadas integrales, flan, *pudding*, yogur, fruta, sorbetes, sopa, bocadillos pequeños y batidos enriquecidos.

La vitamina A actúa de muchas maneras. Es imprescindible para el crecimiento y la diferenciación celular, es decir, la capacidad de la célula de madurar hasta adoptar su forma definitiva. Esto es importante para la formación de nuevos tejidos. La vitamina A también parece activar la formación de tejido conectivo, incluyendo el colágeno, y fomentar el crecimiento de nuevos vasos sanguíneos. Esto es importante para nutrir los tejidos de reciente formación.

Cualquiera que vaya a someterse a cirugía necesita un nivel adecuado de vitamina A, según los especialistas, que recomiendan hasta 25.000 UI de vitamina A soluble en agua (a la venta en tiendas de productos naturales) para determinados pacientes que van a ser operados. Esta vitamina puede ser tóxica en dosis superiores a 15.000 UI al día, y se ha comprobado que provoca malformaciones congénitas en dosis de 10.000 UI al día si se toma durante los primeros meses del embarazo. Por esta razón, la dosis de vitamina A que se recomienda aquí sólo debe tomarse bajo supervisión médica, especialmente las mujeres en edad fértil. Las embarazadas no deben seguir esta terapia.

Los estudios demuestran que la mayoría de las personas obtienen unas 5.000 UI al día de alimentos como zanahorias, huevos y leche enriquecida con vitamina A.

 ## EL CINC SE VUELCA EN LA REPARACIÓN DE TEJIDOS

Las investigaciones médicas sugieren que en las personas con bajos niveles de cinc, los suplementos pueden acelerar espectacularmente la cicatrización de las heridas quirúrgicas. En un estudio realizado en unas instalaciones militares de Ohio, los militares que tomaban 220 mg de sulfato de cinc 3 veces al día estaban completamente curados en alrededor de 46 días, mientras que un grupo que no tomaba cinc requirió 80 días.

El cinc, como las vitaminas A y C, es necesario para muchas funciones del organismo. Es básico para la producción de colágeno, el tejido conectivo que permite la formación de cicatrices. Interactúa con la vitamina A dándole una forma aprovechable y desempeña un papel crucial en las funciones inmunológicas.

Según algunos investigadores, las personas que tienen más probabilidades de sufrir un déficit de cinc incluyen a las que han perdido mucho líquido, las que han adelgazado debido a pérdida del apetito, las que han sufrido una pérdida del gusto y las que han pasado por una larga racha de resfriados e infecciones. Además del retraso en la cicatrización, los signos de déficit de cinc incluyen úlceras en la piel por estar en cama, las alteraciones cutáneas y la depresión.

Es difícil determinar si alguien anda escaso de cinc, pero muchos médicos recetan a sus pacientes cinc y otros nutrientes, ya que es raro que se trate de un déficit aislado. Si no se produce una rápida mejoría, aconsejan comprobar los niveles de cinc para observar si la cantidad administrada está devolviendo esos niveles a la normalidad.

Muchos médicos recomiendan 15 mg de citrato de cinc (una forma de fácil absorción) 2 veces al día a determinados pacientes que van a ser operados. Si usted va a tomar tanto cinc, es mejor consultarlo con el médico, ya que las cantidades superiores a 15 mg al día pueden resultar tóxicas.

 ## LA VITAMINA E AYUDA AL CORAZÓN

Algunos médicos añaden vitamina E al menú de sus pacientes convalecientes, en especial a los que han sido sometidos a cirugía cardíaca. Existen indicios de que la vitamina E ayuda a detener el avance de la aterosclerosis, la acumulación de grasa en las arterias. Y un estudio realizado en Canadá sugiere que también puede con-

PRESCRIPCIONES TERAPÉUTICAS

Todos los nutrientes son importantes para recuperarse de una intervención quirúrgica. El problema es que las necesidades de nutrientes varían ampliamente según la situación nutricional actual y el tipo de operación a la que vaya a someterse. Lo mejor es mantener una conversación sincera sobre nutrición con el médico antes de la operación. Muchos médicos recomiendan a sus pacientes suplementos polivitamínicos y minerales antes y después de la intervención. Algunos sugieren además otros suplementos. Debería usted informar al médico de lo que está tomando y preguntarle si debe efectuar algún cambio.

tribuir a reducir las lesiones en los tejidos durante las intervenciones de bypass coronario.

En este estudio, la mitad de un grupo de personas que debían ser operadas para instalarles un bypass tomaron vitamina E antes de la operación. La otra mitad tomó placebo (pastillas inocuas). Tras la intervención, las personas que habían tomado 300 UI de vitamina E durante 2 semanas antes de la operación mostraron una mejora pequeña pero significativa en las funciones cardíacas, en comparación con las personas que tomaron placebo.

Las células cardíacas pueden sufrir lesiones cuando se interrumpe el riego sanguíneo temporalmente y luego se restituye, un estado llamado lesión por reperfusión, según uno de los autores del mencionado estudio. Cuando la sangre oxigenada circula por el corazón privado de oxígeno, pueden formarse radicales libres que dañan las células cardíacas. (Los radicales libres son moléculas inestables que roban electrones de las moléculas sanas del organismo para equilibrarse.)

Se sabe que la vitamina E es antioxidante. En el lugar y el momento adecuados, neutraliza los radicales libres perjudiciales aportándoles sus propios electrones, lo que evita lesiones a las moléculas sanas.

El estudio de Canadá sugiere que para las personas de alto riesgo –por ejemplo, las que sufren una angina de pecho inestable–, el tratamiento con vitamina E previo a cirugía para instalar un bypass puede resultar beneficioso. (A las personas que requieren cirugía de urgencia puede administrárseles por vía intravenosa una forma de vitamina E soluble en agua justo antes o durante la intervención.)

Los médicos que recomiendan vitamina E a sus pacientes de cirugía a menudo prescriben 400 UI al día. No tome más de 600 UI sin que lo apruebe el médico, especialmente si usted ha tenido un infarto o problemas de circulación en el pasado. Algunos especialistas afirman que, en grandes cantidades (más de 800 UI), la vitamina E potencia los problemas de coagulación. Si usted está tomando anticoagulantes, es mejor que no ingiera suplementos con vitamina E.

De hecho, si va a someterse a cirugía, no es mala idea informarse de si está siguiendo alguna de las terapias nutricionales que podrían interferir en la coagulación. Algunos médicos recomiendan a sus pacientes con problemas cardíacos que habitualmente consumen ajo por su condición, que dejen de tomarlo al menos 2 semanas antes de la operación.

Recuerde que tomar cualquier suplemento puede interferir en la intervención quirúrgica y la recuperación, según los especialistas. Para asegurarse, tome suplementos sólo bajo supervisión médica. Varias semanas antes de operarse debe consultar con el médico la conveniencia de seguir tomando o no algún suplemento.

¿Cuál es el consejo más habitual de los médicos y los dietistas? Pregunte al médico sobre tomar un suplemento polivitamínico y mineral que proporcione las cantidades diarias recomendadas de todos los nutrientes esenciales. Y si es necesario, consiga suficientes proteínas y calorías añadiendo líquidos nutricionales a su menú.

CLAUDICACIÓN INTERMITENTE

Medidas para mejorar la circulación

Es probable que la lucha para salvar la pierna izquierda de H. Stanley Andrews de la claudicación intermitente no le parezca una gran hazaña médica... hasta que sepa qué ocurrió con su pierna derecha. Los médicos no vieron otra alternativa y se la amputaron.

La esposa de Andrews estaba convencida de que tenía que haber una forma mejor de combatir esta enfermedad circulatoria causada por un deficiente riego sanguíneo a las piernas. Puesto que ella también padecía problemas cardíacos, investigó la manera de que ambos pudieran mantenerse sanos y lejos de la mesa de operaciones.

En la actualidad, varios kilos más delgados y libres de los antiguos dolores, esta pareja de Florida lleva un saludable régimen de vida que incluye una dieta pobre en grasas y suplementos de vitaminas. Y ni a ellos ni a su nuevo médico, un especialista en nutrición, les cabe la menor duda de que los suplementos de vitamina E y de aceite de pescado los han ayudado a ambos a tomar la senda de la salud.

EL NUTRIENTE DE MODA

Piense en los peces. ¿Qué pueden hacer para mejorar su capacidad para andar más y con mayor rapidez?

Algunos médicos recomiendan tomar ácidos grasos omega-3, que se encuentran en el aceite de pescado, ya que éstos contribuyen a reducir los niveles de grasas en la sangre y la adhexividad de las plaquetas. Dos propiedades que lo ayudarán a andar mejor.

Los científicos saben que el aceite de pescado puede revertir los efectos del material plaquetario.

Dependiendo de la intensidad del caso, los médicos recomiendan aproximadamente 2,1 g diarios de aceite de pescado licosapentaenoico, fraccionados en 3 dosis. Esto equivale a 7 cápsulas de 300 mg. Tome las cápsulas con la comida y la cena y antes de irse a dormir.

También puede aumentar la ingestión de estos beneficiosos ácidos grasos comiendo más pescado graso. Una porción de 100 g de arenques del Atlántico aporta 1,82 g de ácidos grasos omega-3. Una cantidad similar de salmón en lata aporta 1,45 g, y el pez espada cocido, 0,9 g. Pero no fría el pescado, pues destruiría los ácidos grasos omega-3. (Además, si padece claudicación intermitente, debe evitar los alimentos ricos en grasas.)

ATASCOS EN LAS ARTERIAS

No es frecuente que la claudicación intermitente acabe en una amputación. Por lo general, esta enfermedad produce dolores entre moderados e intensos durante el ejercicio.

Los mismos factores que contribuyen a las enfermedades cardíacas, como fumar y el consumo excesivo de grasas, causan la claudicación intermitente. Los depósitos de grasa se acumulan a lo largo de las paredes arteriales, frenando la circulación y diminuyendo el riego sanguíneo a las piernas.

Si usted padece este trastorno, al principio experimentará dolores leves después de una larga caminata. Pero con el tiempo, a medida que el riego sanguíneo se vuelve más lento, incluso un paseo corto podría causarle problemas. La piel se vuelve débil y propensa a las heridas por falta de las cantidades adecuadas de sangre, oxígeno y nutrientes. El dolor se localiza en las caderas, los muslos, las pantorrillas y los pies. En estadios avanzados pueden aparecer lesiones ulcerosas en los talones o en los dedos de los pies.

LA VITAMINA E AYUDA A ABRIR LAS ARTERIAS

Para conseguir que la sangre vuelva a fluir, cada vez mas medicos recurren a una vitamina que ya parecía prometedora hace varias décadas y que también ha acaparado la atención de los investigadores modernos: la vitamina E.

Este nutriente con sorprendentes propiedades para prevenir y tratar las enfermedades cardíacas también tiene su historia en el tratamiento de la claudicación intermitente. En 1958, investigadores canadienses dividieron a 40 pacientes con esta enfermedad en dos grupos: uno recibió 954 UI diarias de vitamina E y el otro recibió placebo. El estudio duró 40 semanas.

Aunque sólo 17 hombres de cada grupo terminaron el estudio, 13 de los que tomaban vitamina E consiguieron andar un trayecto mucho más largo que los que tomaban placebo sin experimentar dolores. Los investigadores que dirigieron el estudio hicieron un hallazgo que les pareció importante: transcurrió un tiempo considerable antes de que se observaran efectos, por lo que llegaron a la conclusión de que el tratamiento debía continuarse por lo menos otros 3 meses.

Un estudio a largo plazo realizado en Suecia y publicado en 1974 respaldó las teorías de los canadienses. Durante un período de 2 a 5 años, los investigadores suecos observaron la evolución de un grupo de 47 hombres con claudicación intermitente. La mitad del grupo tomaba 300 UI diarias de vitamina E; la otra mitad tomaba fármacos para aumentar el riego sanguíneo a las piernas.

Al cabo de 4-6 meses, el 54% de los sujetos que tomaban vitamina E pudieron caminar prácticamente 1 km sin detenerse, algo que sólo pudo hacer el 23% del otro grupo. El flujo sanguíneo arterial también había mejorado en los individuos

LOS MEJORES ALIMENTOS

Los mismos consejos dietéticos que ayudan a tratar las enfermedades cardíacas son válidos para la claudicación intermitente, ya que ambos trastornos están causados por un estrechamiento de las arterias. Esto es lo que recomiendan los médicos.

Reduzca la ingestión de grasas. Así como los alimentos ricos en grasas aumentan la propensión a padecer enfermedades cardíacas y otros trastornos circulatorios, se ha demostrado que una dieta con una proporción de sólo el 10% de grasas puede revertir los daños. Coma cantidades mínimas de carnes rojas y consuma más frutas y verduras.

CÓMO ECHAR A PATADAS A LA CLAUDICACIÓN INTERMITENTE

Puede que las musculosas piernas de un jugador de fútbol italiano y las doloridas piernas de un paciente con claudicación intermitente no tengan mucho en común. Sin embargo, parece que las cuatro pueden beneficiarse de la L-carnitina, un compuesto similar a un aminoácido que se encuentra en la carne y los productos lácteos.

De hecho, después del Mundial de Fútbol de 1984, los investigadores europeos comenzaron a explorar los posibles beneficios de la L-carnitina para la claudicación intermitente debido al éxito del equipo de fútbol italiano.

La L-carnitina comenzó a usarse para múltiples trastornos relacionados con la debilidad muscular: calambres, fatiga, falta de fuerza o de resistencia.

En un estudio, un equipo de investigadores italianos administraron placebo o 2 g de L-carnitina durante 3 semanas a 20 personas con claudicación intermitente y luego midieron la distancia que estas personas eran capaces de recorrer. Durante las 3 semanas siguientes se intercambiaron las píldoras de los sujetos y luego volvió a realizarse la prueba. El resultado fue que 12 de las personas que tomaban L-carnitina aumentaron la distancia recorrida en un 60 %, y 4 entre un 25 y un 59 %. Sólo 4 de los participantes en el estudio no mostraron mejoría alguna.

Los investigadores creen que, además de aumentar el riego sanguíneo y reducir el dolor, la L-carnitina tiene otras propiedades. En una persona con claudicación intermitente, la capacidad del cuerpo para suministrar energía y oxígeno a los tejidos es deficiente. Pero los especialistas sospechan que la L-carnitina puede ayudar a usar la energía con mayor eficacia o transportar más oxígeno a los músculos.

La L-carnitina se encuentra en las carnes rojas. Los vegetarianos pueden conseguir un aporte adecuado si siguen una dieta rica en proteínas. Por otra parte, en las tiendas de productos naturales pueden adquirirse suplementos.

que tomaban vitamina E al cabo de 12-18 meses de iniciado el estudio, y a los 20-25 meses, la cantidad de sangre que llegaba a las piernas había aumentado en un 34 %.

Los estudios de laboratorio parecen corroborar las teorías de los que proponen usar vitamina E para tratar la claudicación intermitente. Investigadores de la Universidad de

Tufts han descubierto que cuando el interior de las arterias se baña con vitamina E, las células que forman la placa son menos proclives a fijarse en las arterias.

Hay al menos otras dos razones por las cuales la vitamina E podría mejorar los síntomas de la claudicación intermitente. Aunque el riego sanguíneo deficiente impide que llegue suficiente oxígeno a los músculos de las piernas, la vitamina E ayuda a los músculos a usar ese oxígeno con mayor eficacia. También ayuda a las piernas a funcionar con menos oxígeno.

Pero lo más importante es que la vitamina E parece reducir la tendencia de las células sanguíneas a unirse y formar coágulos.

En realidad, es una ventaja que se formen coágulos. Si no fuera así, nos desangraríamos por un simple corte en el dedo. La coagulación es un mecanismo de protección natural. Sin embargo, este mecanismo protector causa problemas una vez que los depósitos de grasa denominados placa se han acumulado en las paredes de las arterias de las piernas. Al percibir una lesión en el sitio donde está la placa, las células sanguíneas se amontonan, como los coches en un accidente de tráfico, coagulan y reducen aún más el riego sanguíneo.

Al disminuir la adhesividad de estas células, la vitamina E evita que el riego sanguíneo continúe frenándose y repara parte de los daños. La mayoría de las personas con claudicación intermitente aprende que puede seguir andando después de sentir las primeras molestias. Puede que no sea así en los estadios avanzados, pero los pacientes que toman vitamina E y aceite de pescado casi siempre lo consiguen.

PRESCRIPCIONES TERAPÉUTICAS

Algunos médicos recomiendan vitamina E para prevenir y tratar la claudicación intermitente.

Nutriente	Cantidad diaria recomendada
Vitamina E	1.600-4.000 UI, fraccionadas en 3 dosis, o 400 UI por cada 20 kg de peso corporal

ADVERTENCIA MÉDICA. Si usted padece claudicación intermitente, necesita atención médica.

Consulte con su médico antes de tomar más de 600 UI de vitamina E. Si se encuentra en tratamiento con anticoagulantes, no debe tomar suplementos de vitamina E.

Los especialistas recomiendan tomar 1.600-4.000 UI de vitamina E, fraccionadas en 3 dosis a lo largo del día, durante un período limitado de tiempo.

La vitamina E se prescribe sólo después de establecer un diagnóstico basado en la historia médica, la exploración clínica y distintas clases de pruebas. Basándose en esta información, los médicos diseñan un programa de tratamiento coherente y variado, en el que se incluyen cambios en el estilo de vida, dieta, ejercicio y suplementos. La vitamina E es un valioso complemento, pero no es el único tratamiento.

Consulte con su médico antes de tomar más de 600 UI diarias de vitamina E.

COLESTEROL ELEVADO
Cómo protegerse de las grasas «malas»

Si usted se alimenta como lo hacen casi todas las personas de los países desarrollados, seguramente estará luchando para reducir su colesterol a un nivel saludable. Probablemente habrá dejado de comer huevos e hígado y reducido su ingestión de carnes rojas. También se habrá acostumbrado a leer las etiquetas de los alimentos envasados para evitar que las grasas saturadas se infiltren subrepticiamente en su dieta. No cabe de duda de que sus esfuerzos merecen la pena. Al reducir el nivel de colesterol en la sangre, usted se protege de las enfermedades cardíacas y la apoplejía.

De modo que si mantiene estos buenos hábitos, puede dejar de preocuparse por el colesterol. ¿No es cierto?

No está tan claro. El nivel de colesterol en la sangre suele dividirse en tres cifras. Una de ellas releja el colesterol total que circula en la sangre. Otra, la parte de ese total que contiene lipoproteínas de baja densidad (LDL), el colesterol «malo» que se adhiere a las arterias y prepara el terreno para un infarto o una apoplejía. Y la tercera cifra refleja la cantidad de lipoproteínas de alta densidad (HDL), el colesterol «bueno» que regula el nivel del «malo», al ayudar al hígado a eliminarlo.

Algunos médicos recomiendan mantener el colesterol total por debajo de 200. Otros insisten en que es conveniente esforzarse para llegar a una cifra inferior. De hecho, en el 35 % de las personas que sufren un infarto el nivel de colesterol total está por debajo de 200.

Tanto en hombres como mujeres, los niveles de HDL deberían encontrarse por encima de 35, y los de LDL por debajo de 160 siempre que no haya otros factores de riesgo. Pero si usted presenta uno o más factores de riesgo –por ejemplo, si tiene antecedentes familiares de enfermedades cardíacas, fuma o padece diabetes–, las LDL deberían situarse por debajo de 130.

En el caso de las personas con una cifra de colesterol total por encima de 150, lo más importante es la proporción entre las HDL y el colesterol total. Si esta proporción es de 4 o más, el riesgo de sufrir trastornos cardíacos es progresivo, por lo que debería seguir una dieta y un programa de ejercicios bajo supervisión médica. Si el nivel de colesterol total está por debajo de 150, no tiene motivos para preocuparse.

VITAMINA C Y COLESTEROL

Los científicos saben desde hace tiempo que la clave para reducir las LDL es vigilar la ingestión total de grasas y el consumo de alimentos ricos en colesterol. La regla para el colesterol es sencilla: consumir menos de 300 mg diarios. La regla para las grasas en general es más complicada. Todos sabemos que la mejor dieta es aquella en que las grasas representan menos del 25 % de las calorías totales. Sin embargo, no ocurre así en el caso de una persona con niveles elevados de colesterol. Diversos estudios han demostrado que una dieta demasiado pobre en grasas reducirá no sólo las peligrosas LDL, sino también las beneficiosas HDL. Una dieta con una proporción de grasas en torno al 30 % de las calorías totales es mejor para una persona con niveles elevados de colesterol, porque reduce los niveles de colesterol «malo», sin afectar al «bueno».

Pero no hay que limitarse a hacer esfuerzos para no reducir el nivel de HDL; es conveniente tomar medidas para elevar este índice. Y los científicos comienzan a vislumbrar la forma de conseguirlo.

Algunos estudios sugieren que las tres estrategias principales para elevar las HDL son: consumir una pequeña cantidad de alcohol (1 o 2 bebidas al día), hacer ejercicios aeróbicos varias veces a la semana y evitar el tabaco.

Por otra parte, en un estudio realizado en la Universidad de Tufts, Massachusetts, se observó que cuanto más alto es el nivel de vitamina C en la sangre, más alto es también el nivel de HDL.

En dicho estudio se analizó el nivel de HDL en 1.372 mujeres y hombres y se descubrió que los que tenían los niveles más altos de vitamina C en la sangre tenían un 10 % más de HDL que los que presentaban los niveles de vitamina C más bajos.

En otro estudio llevado a cabo en Boston, 138 mujeres y hombres de edades comprendidas entre los 20 y los 65 años tomaron 1.000 mg diarios de vitamina C durante 8 meses. En los sujetos que al inicio del estudio tenían niveles bajos de vitamina C se observó un aumento significativo de HDL (una media del 7 %).

LOS MEJORES ALIMENTOS

La mejor estrategia para reducir el nivel de las dañinas lipoproteínas de baja densidad (LDL) y elevar el de las saludables lipoproteínas de alta densidad (HDL) es hacer algunos cambios dietéticos. Éstas son las sugerencias de los expertos.

Lea las etiquetas. Reduzca el consumo de colesterol a menos de 300 mg diarios. Casi todos los expertos coinciden en que la mejor manera de hacerlo es evitar el hígado, limitar el consumo de huevos y de carnes rojas y leer con atención las etiquetas de los alimentos envasados para asegurarse de que el colesterol no se infiltre subrepticiamente en su dieta.

Reduzca la ingestión de grasas. La medida más eficaz para reducir el nivel de colesterol es limitar el consumo de grasas saturadas a un máximo del 10 % de las calorías totales. El exceso de grasas saturadas sobrecarga el sistema de eliminación del colesterol del cuerpo y puede conducir a la obstrucción de las arterias.

Para reducir la ingestión de grasas saturadas, coma pescado, pollo o carnes rojas muy magras. Retire toda la grasa visible de la carne, consuma productos lácteos desnatados y lea las etiquetas de los alimentos envasados para comprobar el contenido exacto de estas grasas.

Redistribuya las grasas. Los científicos sugieren que es posible reducir el colesterol «malo» (LDL) modificando la proporción de grasas en la dieta. ¿Cuál es la mejor combinación? Para una persona con el colesterol alto, una relación de 7-10-13. Esto significa que debe limitar la ingestión de grasas saturadas –las que se encuentran en las carnes rojas, por ejemplo– a menos del 7 % y la de las grasas poliinsaturadas –las que se encuentran en aceites vegetales– a menos del 10 %. También debe aumentar las grasas monosaturadas –las del aceite de oliva o de cacahuete– para alcanzar el 13 %.

Según los especialistas, más de la mitad de los adultos que no toman suplementos de vitamina C tienen niveles bajos de esta vitamina en la sangre. Para aumentar estos niveles, consuma 3 o 4 raciones diarias de alimentos ricos en vitamina C, como frutos cítricos, patatas, brécol, coliflor, fresas, papayas y hortalizas de hojas verdes.

En Baltimore, un grupo de investigadores analizó los niveles de vitamina C en 316 mujeres y 511 hombres de edades comprendidas entre los 19 y los 95 años y luego interrogó a los sujetos para determinar la cantidad de vitamina C que ingerían con los alimentos o en forma de suplementos.

Tenga en cuenta que una reducción del 1% en la ingestión de grasas saturadas supone un descenso de casi 2 puntos en el nivel de colesterol. Sin embargo, no reduzca en exceso la ingestión total de grasas, pues podría producirse también un descenso en las beneficiosas HDL. Las investigaciones sugieren que la mejor dieta para una persona con colesterol alto es aquella en que las grasas aportan el 30% de las calorías totales.

Pásese al pescado. Los investigadores que han estudiado la incidencia de los ácidos grasos omega-3 en las LDL sugieren que comer pescado entre 1 y 7 veces a la semana ayuda a reducir la ingestión de grasas saturadas. (Estos ácidos grasos se encuentran en el atún, la caballa, el salmón y las sardinas.)

Un estudio realizado en Australia en 100 hombres de edades comprendidas entre los 30 y los 60 años demostró que comer pescado a diario es una buena forma de contrarrestar el descenso de HDL producido por una dieta demasiado pobre en grasas.

Llénese con fibra. Añadir a la dieta alimentos ricos en fibra, como cereales y panes integrales, ayuda a reducir el nivel de colesterol. Sin embargo, escoja las fuentes de fibra más densa, ya que los nutricionistas opinan que es preciso ingerir 15-30 g de fibra al día para notar algún efecto en los niveles de colesterol. Para llegar a estas cantidades, añada una taza de arándanos o moras al desayuno, media taza de judías a la comida y una taza de espaguetis integrales a la cena. Además, coma cinco mitades de albaricoque deshidratado durante el día.

Recurra a la soja. Los derivados de soja, como el tofu y las proteínas texturizadas, contienen unas sustancias vegetales llamadas isoflavonas. Varios estudios sugieren que las isoflavonas ayudan a eliminar el colesterol «malo» del organismo, evitando que se fije en las arterias.

¿El resultado? Los investigadores descubrieron que cuanta más vitamina C consumían estas personas, más alto era su nivel de HDL. Pero sólo hasta cierto punto. El estudio reveló que las mujeres que tomaban 215 mg diarios de vitamina C y los hombres que ingerían 346 mg diarios alcanzaban los niveles máximos de HDL.

Los médicos que recomiendan tomar vitamina C para regular el colesterol suelen fijar la dosis en 250 mg diarios. Aunque esta cantidad es 4 veces superior a la diaria recomendada (60 mg), se considera inocua.

LA NIACINA: ¿UN NUTRIENTE O UN MEDICAMENTO?

Los médicos comienzan a sospechar que, a diferencia de lo que se creyó en un principio, la niacina no es la alternativa «natural» e inocua a los medicamentos más avanzados para reducir el colesterol.

No cabe duda de que baja el colesterol. Varios estudios han demostrado que dosis diarias de 2.000-3.000 mg reducen el nivel de colesterol total y el de las LDL en un 20-30 %.

No está nada mal. El problema radica en los efectos secundarios. Cuando la niacina se toma en dosis altas –hasta 100 veces la cantidad diaria recomendada– tiene efectos secundarios, por lo que hay que considerarla como un fármaco.

Algunos de estos efectos son benignos, como los sofocos (similares a los que sufren las mujeres menopáusicas) o las erupciones cutáneas. Otros son más serios y pueden agravar trastornos como la gota o la úlcera gástrica.

El 25 % de las personas que comienzan a tomar suplementos de niacina interrumpen el tratamiento debido a los efectos secundarios. Sin embargo, las cápsulas de liberación lenta parecen presentar un riesgo mucho menor de efectos secundarios.

No obstante, los investigadores han descubierto que la niacina de liberación lenta produce otros efectos adversos. En un estudio, el 50 % de los sujetos que tomaron estos suplementos experimentaron un aumento del 300 % en las enzimas hepáticas. El 25 % de estas personas manifestó síntomas de insuficiencia hepática, como fatiga, náuseas y pérdida de apetito.

Por suerte, en cuanto los sujetos interrumpieron el uso de suplementos, volvieron a la normalidad en un plazo de 4 semanas.

Sin embargo, los especialistas advierten que no hay que tomar suplementos de niacina en ninguna de sus formas sin una estricta supervisión médica.

 ## VITAMINA E PARA NEUTRALIZAR

La vitamina C es hidrosoluble y se encuentra en la sangre y otras soluciones acuosas del cuerpo. Pero la vitamina E es liposoluble, lo que significa que pasa a formar parte de la partícula de LDL en la sangre. Esta vitamina evita que las LDL se oxiden o se vuelvan rancias y lleguen a obstruir las arterias. Si existe una reserva suficiente de vita-

PRESCRIPCIONES TERAPÉUTICAS

Reducir el colesterol es una medida esencial para combatir las enfermedades cardíacas. Aunque los científicos todavía ignoran cómo pueden contribuir los nutrientes en esta lucha, varios estudios sugieren que hay dos vitaminas de especial utilidad.

Nutriente	Cantidad diaria recomendada
Vitamina C	250 mg
Vitamina E	100-400 UI

ADVERTENCIA MÉDICA. Si le han diagnosticado niveles elevados de colesterol, debe estar bajo supervisión médica.

Si se encuentra en tratamiento con anticoagulantes, no debe tomar suplementos de vitamina E.

mina E, la partícula de LDL atraviesa la pared de la arteria en lugar de formar placa. La vitamina C pone su granito de arena ayudando a la vitamina E a regenerarse.

La cantidad diaria recomendada de vitamina E es de 30 UI. Sin embargo, los médicos que prescriben esta vitamina para prevenir enfermedades cardíacas suelen fijar la dosis diaria en un mínimo de 100 UI. Los expertos creen que se pueden tomar hasta 600 UI diarias sin riesgo de efectos secundarios. Sin embargo, las personas que se encuentren en tratamiento con anticoagulantes no deben tomar suplementos de vitamina E.

DEFECTOS CONGÉNITOS
Cómo alimentarse bien para dos

La concepción es la parte más sencilla y rápida. A partir de entonces, el huevo fertilizado pasa por un largo y complejo proceso celular de desarrollo, división, migración y especialización.

Ese único huevo fertilizado debe crecer y dividirse para formar varios centenares de millones de células. Al mismo tiempo, las células en formación reciben instrucciones para desplazarse a regiones específicas del embrión, quizá hacia el lugar de un futuro brazo u ojo. También reciben señales para diferenciarse, por lo que algunas se convierten, por ejemplo, en células nerviosas y otras en células óseas. El proceso es tan complicado que parece un milagro que en la mayoría de los casos los niños nazcan perfectos.

Pero en ocasiones las cosas se tuercen. En la actualidad, los médicos saben que ciertos fármacos, los rayos X, la exposición a toxinas ambientales, algunas infecciones (como la rubéola) y las anormalidades genéticas pueden causar una amplia variedad de defectos congénitos cuando el embrión se ve afectado en momentos críticos de su desarrollo. Otro tanto ocurre con las carencias nutricionales.

Se ignora cuál es el porcentaje exacto de defectos congénitos asociados con déficit de nutrientes. Sin embargo, en aproximadamente el 50 % de los casos la causa es desconocida, y en muchos de ellos se cree que la mala nutrición podría desempeñar un papel importante, ya sea por sí sola o combinada con otros factores.

Nutrientes como las proteínas, el calcio, el magnesio, el hierro y el folato (la forma natural de ácido fólico) son fundamentales en la formación de un nuevo ser.

Estudios realizados con animales confirman que un déficit importante de algunas vitaminas puede ocasionar defectos congénitos. Estas vitaminas son A, B_6, B_{12}, C, D, E y K, tiamina, riboflavina, niacina, ácido pantoténico y ácido fólico. En animales de laboratorio, la carencia de estos nutrientes causa una amplia variedad de defectos congénitos, entre los que se incluyen la fisura palatina, la hidrocefalia (agua en el cerebro), el nacimiento de siameses y las malformaciones de riñones, extremidades, ojos y cerebro.

Actualmente no existe duda alguna sobre la incidencia del déficit de ácido fólico en la aparición de defectos congénitos en los seres humanos, aunque todavía no se ha comprobado si otras vitaminas desempeñan un papel tan importante como ésta. Hasta el momento no existen pruebas de que ningún otro nutriente sea tan vital como el ácido fólico en el desarrollo del embrión.

ÁCIDO FÓLICO DESDE EL PRINCIPIO

En 1965, algunos investigadores sugirieron que había una relación entre el déficit de ácido fólico y ciertos trastornos graves del sistema nervioso. Esta conexión se descubrió tras observar importantes defectos congénitos en hijos de mujeres que tomaban anticonvulsivantes, unos fármacos que interfieren en el metabolismo del ácido fólico.

Estos defectos genéticos, denominados defectos del tubo neural, bastan para convertir el maravilloso acontecimiento del nacimiento en una pesadilla.

En el desarrollo de un nuevo ser, el tubo neural es un pliegue de tejido que dis-

LOS MEJORES ALIMENTOS

Comer para el futuro bebé significa seguir una dieta sana.

Evite el alcohol. En la actualidad, todo el mundo está al corriente de los efectos devastadores del alcohol en el feto en formación.

La mejor medida preventiva es interrumpir el consumo de bebidas alcohólicas varias semanas antes de la concepción. Y evidentemente debe eliminarlo por completo durante el embarazo. Si tiene dificultades para renunciar a las bebidas alcohólicas, solicite ayuda psicológica.

Coma productos frescos. El cáncer cerebral en la infancia es una enfermedad poco común. Sin embargo, estudios preliminares sugieren que podría estar relacionado con la alimentación de la madre durante el embarazo.

Los investigadores han descubierto que las mujeres que consumen más verdura, fruta y zumos naturales (2 ó 3 raciones diarias) y, en consecuencia, obtienen un buen aporte de vitamina C, betacaroteno y folato (la forma natural del ácido fólico) son menos propensas a dar a luz a niños con riesgo de desarrollar cáncer cerebral.

Es probable que la inadecuada nutrición de la madre sea el primer paso en la aparición de cáncer en el niño. De hecho, una de estas clases de cáncer —los tumores neuroectodérmicos primitivos— afecta las células que recubren el tubo neural, la misma zona que necesita un buen aporte de ácido fólico para garantizar el desarrollo saludable del cerebro y la médula espinal.

Olvide las salchichas de Frankfurt. Un estudio realizado en tres centros especializados en cáncer de Estados Unidos descubrió que los hijos de las mujeres que comían salchichas de Frankfurt al menos una vez a la semana durante el embarazo tenían el doble de posibilidades de dar a luz a hijos propensos al cáncer cerebral.

Aunque todavía se ignoran las causas de estas formas de cáncer infantil, sabemos que el organismo convierte en nitrosaminas ciertos conservantes alimentarios y los nitritos. En animales de laboratorio, las nitrosaminas (compuestos N-nitrosos) se han asociado con la aparición de tumores malignos en el sistema nervioso.

curre a lo largo del embrión. Este tubo se convertirá en el sistema nervioso central, es decir, el cerebro y la médula espinal. Cuando el tubo neural no se cierra en la parte superior, el bebé nace con un cerebro muy pequeño o sin cerebro y muere al cabo de horas o días.

Cuando el tubo neural no se cierra en la base de la columna, el niño nace con una dolencia denominada espina bífida, que consiste en la fusión defectuosa de las vértebras de la zona lumbar. En los casos más graves, la espina bífida causa parálisis de las extremidades inferiores.

Hubo que esperar a los años ochenta para que los científicos determinaran con seguridad la causa y los efectos de este problema congénito. En dos estudios distintos, investigadores británicos descubrieron que las mujeres que habían alumbrado a un niño con un defecto del tubo neural (y que en consecuencia presentaban un alto riesgo de dar a luz a otro niño con el mismo defecto) reducían su propensión a tener un segundo hijo con este problema cuando tomaban suplementos de ácido fólico antes de la concepción y durante el embarazo.

De hecho, en el grupo de alto riesgo del segundo estudio, la incidencia de defectos del tubo neural disminuyó en más del 80 %.

Estudios posteriores, realizados en 1992 y 1993, demostraron que los suplementos de ácido fólico tomados antes de la concepción podían prevenir un primer caso de defecto del tubo neural.

El ácido fólico es fundamental para el desarrollo del feto porque es necesario para la fabricación de ADN, el material genético presente en todas las células. Cuando existe un déficit de este nutriente, la producción celular se detiene. El feto requiere un aporte muy superior a la madre debido al rápido proceso de desarrollo y división celulares que se lleva a cabo durante el período de gestación.

El tubo neural se forma en la tercera o la cuarta semana del embarazo, precisamente cuando la mujer suele darse cuenta de que se encuentra en estado. Por eso es tan importante comenzar a tomar ácido fólico antes de la concepción. Diversos estudios han demostrado que la eficacia de este nutriente es mayor cuando el tratamiento se inicia 3 meses antes de la concepción y se prolonga durante los 3 primeros meses del embarazo.

Los resultados de estas investigaciones son lo bastante concluyentes para que las autoridades sanitarias estadounidenses hicieran dos recomendaciones.

En primer lugar, aconsejan a las mujeres que han tenido un hijo con espina bífida tomar 4.000 µg diarios de ácido fólico antes de la concepción y durante el embarazo. (Es una dosis alta, que sólo puede obtenerse con receta médica.)

En segundo lugar, recomiendan que todas las mujeres en edad fértil se aseguren de ingerir la cantidad diaria recomendada de 4.000 µg diarios de ácido fólico, aunque para ello deban tomar suplementos.

Existen indicios de que muchas mujeres no obtienen este aporte de la dieta. Se ha descubierto que incluso las que siguen una dieta razonable, es decir, las que cumplen con la recomendación de comer 2 ó 3 frutas y 3 ó 4 raciones de verdura al día, ingieren apenas 190 µg diarios de ácido fólico. (Las autoridades sanitarias estadounidenses todavía están estudiando la posibilidad de enriquecer los alimentos con ácido fólico. Sin embargo, los británicos ya añaden esta vitamina a los cereales y otros alimentos.)

Prescripciones terapéuticas

Si está embarazada o desea estarlo en el próximo año, acuda a un ginecólogo para planificar su dieta.

¿Por qué con tanta antelación? Porque si tiene sobrepeso o está excesivamente delgada, es probable que deba perder o aumentar unos kilos. Y si padece diabetes u otra enfermedad crónica, necesitará la supervisión de un especialista.

También debe empezar a tomar suplementos de ácido fólico 3 meses antes de interrumpir el uso de anticonceptivos.

Éstas son las recomendaciones de los médicos para evitar defectos congénitos.

Nutriente	Cantidad diaria recomendada
Ácido fólico	400 µg 4.000 µg en el caso de mujeres que hayan tenido un hijo con espina bífida

Las mujeres embarazadas también deben tomar los siguientes nutrientes para mantenerse sanas:

Nutriente	Cantidad diaria recomendada
Calcio	1.200 mg
Hierro	30 mg

Añada un suplemento polivitamínico y mineral que contenga las cantidades diarias recomendadas para mujeres embarazadas.

ADVERTENCIA MÉDICA. Aunque los médicos suelen prescribir suplementos de hierro a las mujeres embarazadas, no exceda la cantidad diaria recomendada (18 mg) sin autorización del especialista. La ingestión de dosis superiores a 25 mg durante períodos prolongados puede producir efectos secundarios adversos.

Las mujeres que desean quedar embarazadas deberían tomar suplementos de ácido fólico antes de la concepción y continuar haciéndolo durante los 3 primeros meses del embarazo para reducir el riesgo de que el bebé sufra un defecto del tubo neural. Es conveniente tomar ácido fólico al menos 3 meses antes de suspender el uso de anticonceptivos.

UNA BUENA MEDIDA PREVENTIVA

Los médicos opinan que las mujeres embarazadas también necesitan cantidades adicionales de otros nutrientes, como vitamina A, tiamina, riboflavina, vitamina B_{12}, calcio, fósforo, magnesio y hierro. Pero diversos estudios han demostrado que las futuras madres tienden a consumir cantidades inferiores a las recomendadas de siete nutrientes: las vitaminas B_6, D y E, ácido fólico, hierro, cinc y magnesio.

Por eso algunos nutricionistas recomiendan a las embarazadas tomar un suplemento polivitamínico y mineral que cubra las cantidades diarias recomendadas. (Aunque éstas no se han fijado específicamente para mujeres embarazadas.) La ingestión de un suplemento es una medida preventiva que no entraña riesgos. Sin embargo, no todos los obstetras prescriben suplementos de nutrientes. Los médicos que trabajan en la sanidad pública son más conscientes de los beneficios potenciales de estos suplementos porque atienden a un mayor número de mujeres con estados carenciales. Los principales grupos de riesgo son las adolescentes, las vegetarianas, las mujeres con intolerancia a la lactosa y las que esperan gemelos (o más niños), fuman o consumen drogas o alcohol.

Si su médico no le prescribe un suplemento polivitamínico y mineral, hable con él sobre esta posibilidad, en particular si sigue una dieta poco equilibrada. Algunos especialistas recomiendan también dosis adicionales de hierro y calcio para prevenir la anemia y la pérdida de masa ósea que pueden presentarse durante el embarazo. (Las dosis diarias recomendadas para mujeres embarazadas son de 30 mg de hierro y 1.200 mg de calcio.)

Sin embargo, procure no excederse con los suplementos. Si toma dosis altas de vitaminas o minerales, consulte con su médico sobre la conveniencia de seguir haciéndolo durante el embarazo. Por ejemplo, las dosis de hierro superiores a 25 mg tomadas durante largos períodos pueden producir efectos secundarios adversos.

Las vitaminas liposolubles A y D también pueden causar defectos congénitos si se ingieren en cantidades elevadas. Durante el embarazo, no debe consumir más del doble de las cantidades diarias recomendadas de estas vitaminas entre la dieta y los suplementos. Si bebe mucha leche y come margarina o mantequilla, obtendrá el aporte adecuado sin necesidad de recurrir a suplementos. Por otra parte, las mujeres en edad fértil deben consultar con el médico antes de tomar vitamina A en dosis superiores a 10.000 UI diarias.

DEGENERACIÓN MACULAR
Cómo proteger la vista en la madurez

Si imagina que su ojo es una cámara, la retina sería la película. La retina, situada en la parte posterior del globo ocular, es una capa de células fotosensibles que capta las imágenes enfocadas por el cristalino, las convierte en impulsos nerviosos y transmite estos impulsos directamente al cerebro, que tiene la misión de descifrar la imagen.

En el centro de la retina se encuentra la denominada mácula. La mácula, compuesta por innumerables células que proporcionan al cerebro imágenes detalladas en color, es el equivalente biológico de la gama de colores Kodach. Es imposible obtener más definición o brillo.

La mácula recibe la luz más concentrada de todo el ojo. Pero pese a ser tan importante para la vista, la luz tiene un aspecto negativo. Al enfocarse sobre la retina años tras año, la luz interactúa con el oxígeno y puede dañar las células de la retina, causando la acumulación de residuos y algunas veces el crecimiento anormal de los minúsculos vasos sanguíneos que discurren por debajo. A veces, estos vasos sufren derrames o reacciones inflamatorias que, al cicatrizar, enturbian para siempre la vista. Este proceso destructivo de la vista recibe el nombre de degeneración macular. Después de las cataratas, es la principal causa de ceguera en las personas mayores de 50 años.

LA LUCHA POR LA VISTA

Los síntomas a menudo se manifiestan con lentitud. Las personas tienen dificultad o imposibilidad para ver claramente de lejos o de cerca, de reconocer caras u objetos o de distinguir los colores.

En ocasiones la degeneración macular se corrige suturando con rayos láser los minúsculos vasos afectados, un procedimiento que permite frenar temporalmente la extensión del daño, pero que también destruye algunas células de la retina. Sin duda alguna, la mejor estrategia es la prevención de la degeneración macular.

Existen pruebas de que estos daños en la retina son consecuencia de las reacciones químicas por oxidación, las mismas reacciones que oxidan el hierro y vuelven rancio el aceite. De hecho, la degeneración macular recibe a veces el nombre de oxidación de la retina.

Las reacciones por oxidación se producen cuando el oxígeno interactúa con otras sustancias, desencadenando una reacción en la que las moléculas inestables pierden electrones y se los roban a otras moléculas para equilibrarse. Las reacciones oxidantes dañan las células de la membrana y el material genético.

Sin embargo, se cree que ciertos nutrientes conocidos como antioxidantes podrían colaborar en la prevención de la degeneración macular. Las vitaminas C y E y el betacaroteno, un precursor de la vitamina A, parecen ser las más indicadas. Estos nutrientes inhiben las reacciones por oxidación. Algunos minerales como el cinc, el cobre y el selenio también son beneficiosos. El cuerpo necesita estos elementos en pequeñas cantidades para producir enzimas antioxidantes, que ayudan a proteger el ojo.

 ## LOS SUPLEMENTOS POLIVITAMÍNICOS GANAN VOTOS

Incontables suplementos polivitamínicos y minerales que se encuentran a la venta en tiendas de productos naturales se ofrecen para combatir tanto la degeneración macular como las cataratas. Y varios estudios sugieren que los suplementos polivitamínicos y minerales pueden resultar útiles contra la degeneración macular.

En un estudio, un tercio de las personas con degeneración macular obtuvo mejores resultados en las pruebas visuales después de tomar suplementos durante 6 meses, mientras que sólo el 10 % de los que no tomaron suplementos consiguió mejorar los resultados. Además, el deterioro de la vista continuó en el 40 % del grupo que no tomó suplementos, algo que ocurrió sólo en el 22 % de los que tomaron suplementos.

Existen buenas razones para pensar que la degeneración macular podría prevenirse con nutrientes, aunque todavía estamos lejos de conseguirlo. Se esperan los resultados de un amplio estudio sobre enfermedades de los ojos asociadas con la edad que se lleva a cabo desde hace 10 años en Estados Unidos con el fin de comprobar si la combinación de ciertas vitaminas y minerales –vitaminas C y E, betacaroteno y cinc– pueden frenar el riesgo de desarrollar degeneración macular.

De momento, muchos oftalmólogos informan a los pacientes que les preguntan por la relación entre nutrición y degeneración macular que los resultados parecen sugerir ciertos beneficios, pero que aún no es posible hacer recomendaciones en un sentido o en otro.

Sin embargo, otros oftalmólogos ya prescriben nutrientes. No afirman que las pruebas sean concluyentes, pero consideran que son lo bastante prometedoras para informar a los pacientes de las ventajas de algunos minerales y vitaminas.

Según las investigaciones, éstos son los nutrientes que podrían contribuir a frenar la degeneración macular.

 ## EL BETACAROTENO ES EXCELENTE PARA LOS OJOS

No hay duda de que la vitamina A desempeña un importante papel en la vista. En la retina, una forma de vitamina A ayuda a convertir la luz en impulsos nerviosos.

LOS MEJORES ALIMENTOS

Los nutrientes antioxidantes parecen recibir toda la atención cuando se habla de la protección del ojo, pero los investigadores están interesados en otros componentes nutritivos menos estudiados. Aquí va una muestra.

Siga al glutatión. En experimentos *in vitro*, estos micronutrientes ayudaron a frenar el daño que causa el oxígeno en el tejido retiniano. (Ayuda a formar una importante enzima antioxidante denominada glutatión-peroxidasa.) Para obtener este nutriente, consuma verduras frescas. Las verduras enlatadas y congeladas han perdido todo el glutatión.

Dos síntomas de carencia de vitamina A son la ceguera nocturna y la dificultad para recuperar la vista después de quedarse deslumbrado, por ejemplo, por los faros de un coche.

Sin embargo, el betacaroteno y otros compuestos parecen proporcionar la protección necesaria. Estos nutrientes actúan como antioxidantes al interrumpir la cadena de reacciones de los radicales libres ofreciéndoles sus propios electrones.

Aun así, los indicios se limitan a varios estudios que sugieren que las personas que ingieren mucha fruta y verduras ricas en betacaroteno tienen menos posibilidades de desarrollar degeneración macular. En un estudio realizado en Harvard se comprobó que las personas que ingerían unas 8.700 UI de betacaroteno al día tenían un 50 % menos de probabilidades de desarrollar degeneración macular que las que ingerían una cantidad menor.

Otro estudio reveló que las personas que consumían betacaroteno a diario en forma de zanahorias, brécol, espinacas y albaricoques tenían la mitad de posibilidades de desarrollar degeneración macular que las que apenas probaban estos alimentos.

Los médicos que recomiendan suplementos de betacaroteno para prevenir o retardar la degeneración macular prescriben 25.000 UI al día.

A pesar de que las propiedades del betacaroteno continúan investigándose en varios estudios en curso, no se ha demostrado que los suplementos sean útiles para prevenir la degeneración macular. Basándose en este hecho y en la posibilidad de que también ofrezcan protección otros nutrientes de la fruta y la verdura, muchos investigadores recomiendan obtener el betacaroteno de los alimentos naturales, en lugar de tomar suplementos. Para alcanzar la cantidad diaria recomendada, consuma a diario hortalizas de hojas verde oscuro, amarillo o anaranjado cada día.

LA NARANJA AYUDA A LOS OJOS

¿Necesita otra razón para hacer acopio de verduras la próxima vez que vaya a comprar alimentos? Pues resulta que la vitamina C, un antioxidante que se encuentra en una alta concentración en el ojo, puede ayudar a proteger a las células de la retina de las lesiones que causa el oxígeno.

Los estudios sugieren que las personas que consumen cantidades importantes de vitamina C en la dieta tienen menos posibilidades de desarrollar degeneración macular que las que ingieren pequeñas cantidades. Los investigadores de Harvard ya mencionados descubrieron que ingerir 80 mg de vitamina C al día reduce el riesgo de degeneración macular en un 30 %.

Los médicos que recomiendan vitamina C para prevenir o frenar la degeneración macular sugieren tomar 500 mg o más al día. La cantidad diaria recomendada es de 60 mg. También se cree que existen buenas razones para no superar los 3.000 mg diarios de vitamina C. En un estudio realizado en Nueva Jersey se ha descubierto que esta cantidad de vitamina C está asociada con el repliegue de la mácula e incrementa el riesgo de desprendimiento de retina (la separación de la retina del globo ocular). Incluso en las personas miopes, se recomienda que la dosis no supere los 1.000 mg al día. Las personas con miopía presentan mayor riesgo de desprendimiento de retina.

 ## LA VITAMINA E, EL GUARDIÁN DEL OJO

Junto con la vitamina C y el betacaroteno, la vitamina E es un conocido antioxidante. Incorporado en las membranas lipídicas que envuelven las células, la vitamina E las protege de los radicales libres. En la retina, la vitamina E ayuda a amortiguar las reacciones entre la luz y el oxígeno que con el tiempo pueden provocar disfunciones en las células retinales.

Algunos estudios sugieren que la vitamina E puede resultar útil en la prevención de la degeneración macular. Se ha descubierto que las personas con una alta concentración de vitamina E en la sangre tienen la mitad de probabilidades de desarrollar una degeneración macular que las personas con una concentración menor en su sangre.

Según algunos oftalmógolos que realizan investigaciones, no se sabe con certeza cómo actúan los nutrientes como la vitamina E sobre la retina y es pronto para hacer recomendaciones sobre el uso de suplementos dietéticos.

No obstante, los médicos que sí recomiendan la vitamina E suelen indicar 400-800 UI. Ni siquiera las dietas que incluyen alimentos ricos en vitamina E, como el germen de trigo y las almendras, pueden proporcionar estas cantidades, por lo que los suplementos podrían resultar beneficiosos. La cantidad diaria recomendada de

PRESCRIPCIONES TERAPÉUTICAS

Algunos médicos recomiendan estos nutrientes para ayudar a prevenir o frenar el proceso de degeneración macular.

Nutriente	Cantidad diaria recomendada
Betacaroteno	25.000 UI
Cobre	1,5-9 mg (1 mg por cada 10 mg de cinc)
Selenio	50-200 µg
Vitamina C	500 mg
Vitamina E	400-800 UI
Cinc	15-90 mg

Añada un suplemento polivitamínico y mineral que contenga las cantidades diarias recomendadas de todas las vitaminas y minerales esenciales.

ADVERTENCIA MÉDICA: Si usted sufre degeneración macular, consulte con su médico antes de tomar suplementos.

Los suplementos de selenio que excedan los 100 µg diarios sólo deben tomarse bajo supervisión médica.

Es recomendable consultar con el médico antes de empezar a tomar un suplemento de vitamina E que supere las 600 UI diarias. Las personas en tratamiento con anticoagulantes no deben tomar suplementos de vitamina E.

Las dosis diarias de más de 15 mg de cinc sólo deben tomarse bajo supervisión médica.

vitamina E es de 30 UI, pero es aconsejable consultar con el médico de cabecera si se plantea tomar más de 600 UI al día.

 ## EL CINC RETRASA LOS DAÑOS

Se sabe que la retina contiene altas concentraciones de cinc, un elemento esencial. El cinc parece desempeñar un papel importante en el metabolismo de la retina. Los animales con déficit de cinc muestran signos de alteraciones retinianas, y las personas con una concentración de cinc alterada tienen un riesgo superior al normal de padecer degeneración macular. Pero el cinc necesita mantener un equilibrio con otros elementos y su nivel no debe aumentar en exceso.

Un estudio realizado en Nueva Orleans parece indicar que el cinc ayuda a mantener la vista a lo largo de los años. Los sujetos del estudio eran 151 personas mayores y sanas con síntomas incipientes de degeneración macular. La mitad ingirió diariamente 100-200 mg de sulfato de cinc durante un período de 18 a 24 meses. La otra mitad tomó placebo (pastillas inocuas, sin sustancias activas).

Antes y después del estudio se examinaron los ojos y la vista de los sujetos de ambos grupos. Los que tomaron el suplemento de cinc mostraron una pérdida de visión significativamente menor que los que tomaron placebo.

Los médicos que recomiendan el cinc para prevenir o frenar la degeneración macular aconsejan aumentar la cantidad diaria recomendada, de 15 mg a 80-90 mg. Algunos empiezan con 50 mg, pero otros prefieren adecuar la dosis inicial a los niveles de cinc del paciente. A veces es necesario empezar con dosis altas e interrumpir el uso de suplementos cuando se recuperan los niveles normales. Los suplementos de venta al público, como el quelato de aminoácido de cinc, el gluconato de cinc y el aspartato de cinc, son buenas fuentes de este elemento.

En lo referente al cinc, hay que tener presente que más cantidad no significa necesariamente mejores resultados, por lo que sólo deben tomarse dosis superiores a la cantidad diaria recomendada bajo supervisión médica. Esto se debe a que el cinc compite con el cobre en el organismo, lo que significa que un exceso de cinc puede provocar un déficit de cobre. Eso es perjudicial porque, al parecer, el cobre tiene un papel importante en la degeneración macular. El organismo necesita tanto el cobre como el cinc para producir una potente enzima antioxidante llamada superóxido-dismutasa.

Es preciso ingerir 1 mg de cobre por cada 10 mg de cinc. Y como ocurre con el cinc, no debe excederse con el cobre. Es posible acumular demasiado cobre, incluso cuando se toma en cantidades pequeñas, lo cual sería perjudicial para la salud.

EL SELENIO AÑADE PODER ANTIOXIDANTE

Los médicos recetan algunas veces antioxidantes con selenio, un mineral que participa en la producción por parte del organismo de la glutatión-peroxidasa, una enzima protectora que se encuentra en el ojo y en otras partes del cuerpo.

En teoría, el selenio debería contribuir a la prevención de la degeneración macular, pero en la práctica aún no se ha demostrado. Algunos médicos sólo recomiendan suplementos a las personas que presentan un déficit; otros no recomiendan los suplementos de selenio solo, pero sí los suplementos polivitamínicos y minerales que contienen selenio.

Los médicos que recomiendan suplementos sugieren una dosis de 50-200 µg al día. No supere los 100 µg diarios a menos que se encuentre bajo supervisión médica, ya que el selenio puede resultar tóxico incluso a dosis bajas. Los alimentos ricos en selenio son el ajo, las cebollas, los champiñones, la calabaza, los cereales y el pescado.

DEPRESIÓN
Estrategias para salir del pozo

Naturalmente, usted ha estado deprimido alguna vez. ¿Acaso no le pasa a todo el mundo?

La respuesta es no.

La palabra *depresión* se ha puesto tan de moda, que mucha gente no es consciente de la gravedad de este trastorno.

Estar deprimido no es lo mismo que sentirse triste o desalentado. Estos sentimientos forman parte de la vida. La depresión es una enfermedad que puede controlarse con el tratamiento adecuado o fastidiarle la vida si usted no consigue la ayuda que necesita.

 ## FACTORES DE RIESGO

Es posible que la depresión se parezca a la tristeza, pero dura más y tiene un impacto más profundo en la vida de una persona. Si usted está clínicamente deprimido, vivirá en un constante estado de angustia y desesperación que le impedirá desarrollar las actividades normales. Quizá haya perdido interés por los amigos o las aficiones, tenga fantasías suicidas o incluso se sienta culpable porque no es capaz de «salir a flote». La depresión puede quitarle el apetito o inducirlo a comer constantemente. La necesidad de dormir más de lo habitual y las dificultades para concentrarse son otras señales de alarma.

Cualquiera puede deprimirse. Se calcula que el 15 % de las personas experimentará al menos una crisis depresiva lo bastante importante para acudir al médico. Aunque a veces el desencadenante es un trauma emocional, como un divorcio o la muerte de un ser querido, también puede aparecer de forma imprevista.

Una historia familiar de depresión nos sitúa en el grupo de riesgo. Los especialistas han observado que esta enfermedad pasa de generación en generación, igual que la diabetes o la hipertensión. Esto no significa que no haya otras causas, pero las personas con antecedentes familiares son más propensas a padecerla.

La depresión a menudo sale a la luz en períodos de transición, como en la adolescencia, en la madurez y después de la jubilación. Los ancianos son particularmente vulnerables. De hecho, los médicos calculan que a partir de los 60 años, tenemos 4 veces más posibilidades de sufrir una depresión.

Las hormonas también pueden desempeñar un papel en este trastorno. Algunas mujeres que toman anticonceptivos orales o de estrógenos se deprimen como consecuencia del tratamiento. Si éste es su caso, consulte con un especialista. Las depresiones premenstrual y posparto también son muy comunes.

ALIMENTOS PARA EL CEREBRO

Los déficit de nutrientes son habituales en las personas deprimidas, aunque no se sabe con certeza si son causa o consecuencia de la depresión. Si una persona se ha alimentado mal durante toda su vida, es posible que comience a pagar por ello entre los 40 y los 50 años. Y si tiene tendencia a la depresión, los síntomas aparecerán simultáneamente.

Aunque es poco probable que las carencias de nutrientes sean la causa de la depresión, corregir estas carencias puede ayudar a combatirla. Pero los suplementos de nutrientes no deben sustituir al examen profesional. Si cree estar deprimido, acuda a un médico o a un psiquiatra.

LA CONTRIBUCIÓN DE LAS VITAMINAS DEL COMPLEJO B

La ingestión adecuada de vitaminas del complejo B es esencial para cualquiera que desee mantener a raya la depresión. Mientras todo el complejo B contribuye a mantener la salud física y psíquica, algunos miembros específicos de esta familia parecen ejercer un efecto más notable sobre esta enfermedad.

Hay pruebas concluyentes de que un déficit de tiamina o riboflavina con el tiempo conduce al deterioro de todas las funciones del cuerpo, tanto físicas como mentales.

Entre los síntomas de la deficiencia de tiamina se encuentran los miedos injustificados, la intranquilidad, la confusión y los cambios de humor, todos los cuales puden estar presentes en los estados depresivos. En un estudio realizado en la Universidad de California se observó que los suplementos de tiamina mejoraban el sueño, el apetito y el humor en mujeres mayores con una carencia leve de esta vitamina.

Otro miembro del complejo B vinculado con la depresión es el folato (la forma natural de ácido fólico). Los investigadores saben que las personas con bajo nivel

LOS MEJORES ALIMENTOS

Para combatir una depresión, los nutrientes específicos son sólo una parte de la historia. Algunos expertos creen que lo que se come y se bebe también tiene una importancia decisiva. Éstos son los consejos de Larry Christensen, psicólogo y autor del libro *La conexión entre dieta y estado de ánimo.*

Limite la ingestión de azúcar. Aunque una golosina puede ayudarle a levantar momentáneamente el ánimo, la mejoría no dura. Algunas personas experimentan un efecto rebote y se sienten cansadas después de una hora o más de haber comido un dulce. Esta recaída es especialmente notable en las personas que ya están deprimidas. El doctor Christensen calcula que hasta el 30 % de sus pacientes deprimidos presentan una hipersensibilidad al azúcar. Para descubrir si los alimentos dulces aumentan su depresión, evite las golosinas y el azúcar durante varias semanas.

Si la idea de no volver a comer galletas de chocolate lo hace sentirse aún más deprimido, anímese. Aunque algunas personas son tan sensibles al azúcar que deben evitarla por completo, otras pueden comer pequeñas cantidades. Reintroduzca los dulces en la dieta de forma gradual y observe los resultados.

Cuidado con la cafeína. Diversos estudios sugieren que las personas deprimidas que dependen de la cafeína para desarrollar sus actividades cotidianas se arriesgan a sufrir «bajones de ánimo». Elimine el café, el té, las bebidas de cola y el chocolate, así como los analgésicos que contengan cafeína. Los individuos deprimidos sensibles a la cafeína suelen experimentar una mejoría después de 4 días de abstinencia.

Si descubre que es sensible a la cafeína, sepa que no siempre es preciso eliminarla por completo. Algunas personas pueden tolerar una taza de té al día, pero no más. Experimente hasta encontrar sus límites.

Reduzca el consumo de grasas. Algunas investigaciones sugieren que además de mejorar la salud general, una dieta baja en grasas ayuda a estabilizar el estado de ánimo. En un estudio de 5 años realizado en la Universidad de Stony Brook, 305 hombres y mujeres siguieron una dieta en la que las grasas aportaban el 20-30 % de las calorías totales. Este régimen no sólo contribuyó a reducir los niveles de colesterol, sino que también redujo los sentimientos de depresión y hostilidad de los sujetos.

Reducir la ingestión de grasas en la dieta no es complicado. Evite los fritos, coma cortes de carne con poca grasa y retire la piel del pollo. Consuma leche y yogures desnatados o semidesnatados. Y si hace el esfuerzo de comer más fruta y verdura, tendrá menos necesidad de llenarse con grasas.

de folato en la sangre son más propensas a la depresión que aquellas con niveles normales. En un estudio llevado a cabo en la Universidad de Toronto, los sujetos deprimidos con los niveles más altos de folato superaron la depresión con mayor rapidez que los que presentaban niveles inferiores.

Según los expertos, también es importante asegurarse de ingerir suficiente vitamina B_6, algo que no suelen hacer los individuos deprimidos. El organismo necesita vitamina B_6 para fabricar la hormona serotonina, que desempeña un papel fundamental en el control del estado anímico.

Muchos fármacos, y en particular los que contienen estrógenos, pueden interferir en la absorción de la vitamina B_6. Por eso muchas mujeres se deprimen al tomar anticonceptivos orales o iniciar una terapia sustitutiva con hormonas. La vitamina B_6 beneficia particularmente a las mujeres que toman la píldora o a las que padecen síndrome premenstrual.

Algunos investigadores sostienen que las vitaminas del complejo B son más eficaces cuando se toman juntas. En un estudio se observó que los ancianos deprimidos que tomaban suplementos de tiamina, riboflavina y vitamina B_6 junto con los fármacos antidepresivos mejoraban más rápidamente que los que sólo tomaban medicamentos.

La forma más segura y conveniente de obtener el aporte necesario de vitaminas del complejo B es tomar 2 veces al día un suplemento que contenga al menos 10 mg de tiamina, riboflavina y vitamina B_6 y 100 µg de ácido fólico.

MANTENGA EL BUEN HUMOR CON VITAMINA C

Si su dieta no aporta la cantidad necesaria de vitamina C, su salud física y mental correrá un grave riesgo. La depresión es uno de los síntomas del escorbuto, una enfermedad causada por el déficit grave de vitamina C. Y aunque el escorbuto es bastante raro en los países desarrollados, hay razones para creer que incluso una carencia leve de esta vitamina puede afectar la salud mental.

La vitamina C es importante para fortalecer el sistema inmunitario, que en las personas deprimidas no se encuentra en las mejores condiciones. Los médicos saben que los individuos deprimidos son más vulnerables a la enfermedad, de modo que pueden beneficiarse de cualquier medida que aumente su inmunidad.

Algunos especialistas recomiendan tomar dosis de vitamina C de hasta 4.000 mg diarios. Esta cantidad supera con creces a la recomendada, pero puesto que el exceso se elimina con la orina, es inocua.

Sin embargo, puesto que las dosis de vitamina C superiores a 1.200 mg pueden producir diarrea, es conveniente consultar con el médico antes de tomarlas. Por otra parte, tenga en cuenta que la vitamina C puede interferir en la absorción de los antidepresivos tricíclicos. Por lo tanto, si se encuentra en tratamiento con estos fármacos, consulte con su médico antes de tomar esta vitamina.

PRESCRIPCIONES TERAPÉUTICAS

Para asegurarse de que su cuerpo obtiene todos los nutrientes que necesita para combatir la depresión, algunos especialistas recomiendan los siguientes nutrientes.

Nutriente	Cantidad diaria recomendada
Dos tomas diarias de un suplemento del complejo B que contenga...	
Ácido fólico	100 µg
Riboflavina	10 mg
Tiamina	10 mg
Vitamina B$_6$	10 mg
Vitamina C	1.000-4.000 mg
Selenio	70 µg

ADVERTENCIA MÉDICA. Si tiene síntomas de depresión, acuda al médico para que éste establezca un diagnóstico preciso y prescriba el tratamiento adecuado.

Las dosis de vitamina C superiores a 1.200 mg diarios pueden producir diarrea en algunas personas, de modo que es conveniente consultar con el médico antes de superar esta cantidad. Por otra parte, la vitamina C puede interferir en la absorción de los antidepresivos tricíclicos. Si se encuentra en tratamiento con estos fármacos, consulte con el médico antes de tomar esta vitamina.

Los suplementos de vitamina C deben tomarse a primera hora de la mañana o con la comida, ya que algunas personas tienen dificultades para conciliar el sueño si los toman más tarde.

VIGILE LA INGESTIÓN DE MINERALES

Aunque todavía no existen pruebas concluyentes, al menos un estudio sugiere que el selenio podría influir en los estados depresivos. Investigadores de la Universidad de Swansea, en Gales, observaron que los sujetos que tomaban 100 µg de selenio al día experimentaban menos síntomas de fatiga, ansiedad y depresión que aquellos que no lo hacían.

Aunque todavía es demasiado pronto para afirmar que el selenio contribuye a combatir la depresión, es conveniente asegurarse de ingerir la cantidad diaria recomendada de este mineral, que es de 70 µg. Siga una dieta equilibrada y compruebe que su suplemento polivitamínico y mineral contenga selenio.

DERMATITIS
Cómo acabar con la irritación

Cuando una esposa o un esposo reaccionan de manera desproporcionada, la fuente del asado puede acabar entre las petunias del jardín. Cuando el sistema inmunitario reacciona de forma desproporcionada a un agente irritante, aparece una dermatitis.

La dermatitis es simplemente la forma en que el sistema inuminitario le comunica su mensaje –«estoy irritado»–, en los términos claros y precisos de una molesta erupción. Y no se necesita mucho para irritar la piel de algunos individuos. Entre los culpables, se encuentran el níquel, el látex e incluso algunos alimentos. Los casos también son bastante frecuentes: el 10 % de los niños sufren dermatitis en un momento u otro de su infancia.

Sin embargo, los médicos saben que la irritación del sistema inmunitario y las alergias no son las únicas causas de la dermatitis. En ocasiones, los déficit de vitaminas y minerales desencadenan esta protesta dermatológica. Prive a su cuerpo de vitamina A, biotina o cualquier otra vitamina del complejo B, vitamina E o cinc y no tardará mucho en ver aparecer una erupción cutánea.

Hace años que sabemos que incluso las carencias leves de ciertos minerales o vitaminas pueden producir problemas en la piel, el cabello y las uñas de niños y adultos. Lo que no está tan claro es cómo las producen.

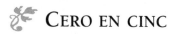 CERO EN CINC

Quizá la conexión más clara entre carencia y dermatitis es la del cinc. Imagine un techo sin tejas para protegerse de los elementos y comprenderá cómo es una piel sin este mineral.

Tome menos de la cantidad diaria recomendada de cinc (15 mg) durante varias semanas, y las tejas de su piel –la capa superior de células– comenzará a disolverse. Sin esta capa protectora, la piel se vuelve áspera y descamada, favoreciendo la penetración de bacterias, hongos y otros agentes infecciosos.

Cuando existe un déficit de cinc, la piel no cumple con su natural función de barrera. El cinc es fundamental para regular la producción de proteínas, ácidos grasos y ADN. Por lo tanto, el déficit de cinc provoca erupciones cutáneas, pérdida de apetito y del sentido del gusto y deterioro del sistema inmunitario.

Una carencia de este mineral puede causar dermatitis alrededor de la boca y del ano de los niños pequeños. Aunque este déficit no es muy común, es más frecuente que otros trastornos dermatológicos asociados con la nutrición.

Otras personas susceptibles de sufrir esta clase de dermatitis son las que padecen el síndrome del intestino irritable (un molesto trastorno digestivo), las que están sometidas a quimioterapia, los alcohólicos y algunas mujeres embarazadas. En todos estos casos, el nivel de cinc puede ser deficiente aunque se ingiera la cantidad recomendada. El problema es que el cinc no se absorbe correctamente.

Por suerte, para solucionar los problemas causados por el déficit de cinc basta con añadir un poco de este mineral a la dieta. Incluso cuando hay dificultades de absorción, el déficit de cinc suele corregirse aumentando la ingestión de este mineral. Poco después de comenzar a tomar suplementos de cinc, los trastornos dermatológicos desaparecen.

DÉLE UNA OPORTUNIDAD A LA VITAMINA E

Aunque no encontrará un estudio científico que lo confirme, los informes clínicos sugieren que la vitamina E es eficaz para combatir ciertos tipos de dermatitis.

En la revista médica británica *Lancet* se presentó el caso de un hombre saludable de 38 años que sufría de dermatitis en las manos desde hacía 4 años. Bajo la supervisión de su médico, este hombre tomó diversas medidas para combatirla, como cambiar de jabón y de reloj, poner una funda nueva en el volante de su coche, usar guantes en el gimnasio y tomar un suplemento polivitamínico y mineral. Luego comenzó a tomar 400 UI de vitamina E al día. A los 9 días de comenzar a tomar los suplementos, la dermatitis desapareció. Después de publicar este artículo, el médico que trató a aquel hombre, el doctor Olson, recibió al menos 10 cartas de personas que decían haber obtenido los mismos resultados con la vitamina E.

Aunque todas las cartas parecían verosímiles, la que más sorprendió al doctor Olson fue la de un especialista en enfermedades infecciosas de Florida que leyó el artículo y animó a su hermana a que probara el tratamiento. Esta mujer comenzó a tomar 400 UI de vitamina E y consiguió curar la dermatitis que padecía desde hacía 8 años.

LOS MEJORES ALIMENTOS

No es común que un alimento cause dermatitis, pero los expertos dicen que algunos tienen más probabilidades de hacerlo. He aquí los sospechosos habituales.

Cuidado con la leche. La leche, una excelente fuente de proteínas para los más jóvenes, en ocasiones empeora la dermatitis atópica en niños pequeños.

Esta alergia a la leche y los productos lácteos suele desaparecer con el tiempo. Sin embargo, si sospecha que su dermatitis es alérgica, pruebe eliminar la leche y los productos lácteos de la dieta. Lea con atención las etiquetas de otros alimentos, pues la leche puede aparecer como ingrediente donde menos se lo espera.

Limite el consumo de huevos. Durante un estudio japonés con 27 sujetos afectados de dermatitis, los investigadores descubrieron que 11 de ellos tenían brotes dentro de las 2 horas siguientes a la ingestión de huevos. Si cree que los huevos pueden ser la causa de su dermatitis, deje de consumirlos por unos días y, una vez que la piel haya mejorado, vuelva a comerlos. Si la dermatitis se repite, tendrá que eliminar por completo los huevos de su dieta.

Despídase del trigo. Un ingrediente del trigo denominado gluten produce erupciones rojas y molestas en los brazos, las piernas y, a veces, el cuero cabelludo de unos pocos desafortunados. En este caso, conocer la causa del problema es sólo una parte de la solución. Las personas con intolerancia al gluten tienen muchas dificultades para evitar el trigo, pues éste

---

Este médico cree que la acción antioxidante de la vitamina E evita los daños producidos por los radicales libres, daños que en estos casos se manifestaban en forma de dermatitis. Los radicales libres, productos residuales naturales del proceso celular, son moléculas inestables que roban los electrones de las moléculas sanas con el fin de mantener su propio equilibrio y en el proceso dañan a las células. Los antioxidantes neutralizan a los radicales libres ofreciéndoles sus electrones y, por consiguiente, protegiendo a las células.

Aunque por el momento sólo es una teoría, no hay razón alguna para no experimentar, ya que la vitamina E es totalmente inocua a estas dosis.

Aunque la cantidad diaria recomendada de vitamina E es de 30 UI, se cree que dosis de hasta 400 UI son inofensivas. Para obtener esta cantidad de los alimentos, tendríamos que consumir a diario 500 g de pipas de girasol, 2,5 kg de germen de trigo o 2 l de aceite de maíz.

se emplea en muchísimos productos de la industria alimentaria. Afortunadamente, cada vez se comercializan más productos sin gluten. (El gluten también se encuentra en la cebada, el centeno y la avena, aunque en cantidades inferiores.)

Olvídese de los mariscos. Las gambas y los calamares causan una dermatitis muy intensa en algunas personas. Y no se sorprenda si la langosta, las almejas, los mejillones y otros mariscos le producen picores, ya que contienen las mismas sustancias químicas irritantes.

Tenga cuidado con la soja. Esta fuente barata de proteínas, que aparece en muchos productos preparados, es otro posible desencadenante de dermatitis atópica.

Ojo con los frutos secos. Los cacahuetes completan la lista de los alimentos más proclives a causar dermatitis.

Recurra al aceite de pescado. Aunque el jurado científico todavía no ha dado su veredicto definitivo, algunos médicos han observado una reducción de los picores y la descamación de la piel en personas con eccema después de un tratamiento con cápsulas de ácidos grasos omega-3. Algunos especialistas creen que los ácidos grasos contribuyen a regular la inflamación y la reacción inmunitaria responsable de algunas dermatitis. La dosis recomendada es de 5 g 2 veces al día, aunque es conveniente consultar con un médico antes de tomar estos suplementos. Por añadidura, procure comer más pescado graso, como salmón, sardinas y atún.

 ## LA AYUDA DE LA VITAMINA C

No es ningún secreto que el déficit de vitamina C daña las encías y la piel. Y al menos un estudio demostró que el uso de suplementos contribuye a curar el eccema severo. (El eccema es una forma de dermatitis caracterizada por la descamación de la piel.)

Algunos especialistas recomiendan tomar entre 3.500 y 5.000 mg diarios de esta vitamina durante 3 meses. Es una cantidad muy alta, y puesto que las dosis de vitamina C superiores a 1.200 mg pueden producir diarrea, consulte con su médico antes de iniciar este tratamiento.

Aunque pocos médicos prescriben vitamina C para curar la dermatitis, hay razones para confiar en su eficacia. Para empezar, los investigadores acaban de descubrir que la vitamina C protege la piel de los daños producidos por la exposición al sol. Esta vita-

PRESCRIPCIONES TERAPÉUTICAS

Naturalmente, la clave para prevenir la dermatitis es descubrir el factor irritante y evitarlo. Como medida adicional, estos nutrientes pueden resultar beneficiosos para algunas personas.

Nutriente	Cantidad diaria recomendada
Vitamina C	3.500-5.000 mg
Vitamina E	400 UI
Cinc	15 mg

ADVERTENCIA MÉDICA. Las dosis de vitamina C superiores a 1.200 mg diarios pueden producir diarrea en algunas personas.

Si se encuentra en tratamiento con anticoagulantes, no debe tomar suplementos de vitamina E.

mina también acelera la cicatrización de las heridas y protege la piel de los estragos de los radicales libres. Estudios de laboratorio han demostrado que cuando se administran suplementos de vitamina C a los animales, se reducen el fotoenvejecimiento y la susceptibilidad a las quemaduras solares. Por lo tanto, no es ilógico pensar que esta vitamina contribuya a mantener la salud de la piel expuesta a otros agentes irritantes.

DIABETES
Cómo ayudar al organismo a metabolizar el azúcar

Cuando Allene Harris, de Valley Mills, se decidió a acudir al médico, 3 meses después de notar los primeros síntomas, le sorprendió que le diagnosticaran diabetes, ya que no había ningún caso en su familia.

Esta mujer recuerda que sentía un malestar general. Estaba muy cansada, pero lo atribuyó al estrés sufrido tras la muerte de su madre. Sin embargo, se alegró de saber que podía controlar el problema con medidas dietéticas. El médico le aseguró que, si hacía algunos cambios, probablemente no necesitaría tomar insulina.

Esta nueva dieta, un cuidadoso equilibrio de hidratos de carbono, proteínas y grasas, con abundante fibra, pequeñas cantidades de grasas saturadas y azúcar y el aporte calórico indispensable para mantener el peso, aumentó su nivel de energía con la misma rapidez con que bajó el nivel de azúcar. Pocos días después se encontraba mucho mejor.

Consciente de que este trastorno no desaparecería por sí solo, esta mujer se informó y comenzó a tomar medidas. Gran parte de la información la obtuvo de un grupo de apoyo a los diabéticos que cuenta con la colaboración de un nutricionista.

Esta actitud práctica y expeditiva puede marcar la diferencia entre vivir una vida larga y saludable, a pesar de la diabetes, o sufrir las consecuencias posibles: enfermedades cardíacas, ceguera, lesiones nerviosas y renales y problemas circulatorios en los pies y las manos.

No cabe duda de que la dieta es la clave en el tratamiento de la diabetes. Una nutrición adecuada puede cambiar radicalmente el estado de los enfermos diabéticos.

 ## EL DOBLE PROBLEMA DEL AZÚCAR

Casi todos sabemos que los diabéticos tienen demasiado azúcar en la sangre. Pero es preciso saber algo más para comprender esta compleja enfermedad. Para empezar, hay dos clases de diabetes.

La diabetes de tipo I, antiguamente denominada diabetes juvenil, se debe a la falta de insulina, la hormona que permite a las células mantener la glucosa circulando en el torrente sanguíneo. La glucosa es el azúcar simple que el organismo emplea como combustible. La diabetes de tipo I se llama también insulinodependiente. La deficiencia de insulina se produce a causa de la ineficacia de las células pancreáticas que segregan insulina. El problema puede deberse a un virus o a una reacción autoinmune, en la que el sistema inmunitario ataca a las células del cuerpo.

La diabetes de tipo II, o diabetes no insulinodependiente (antiguamente llamada diabetes del adulto), aparece cuando el azúcar no puede llegar al interior de las células, un trastorno denominado resistencia a la insulina. La mayoría de los diabéticos de tipo II tienen una cantidad suficiente de insulina, al menos en los primeros estadios de la enfermedad. Pero los receptores de las membranas de las células no funcionan correctamente y permiten la entrada del azúcar. Se ignora por qué ocurre esto, pero las investigaciones sugieren que el defecto de los receptores podría

LOS MEJORES ALIMENTOS

En el caso de la diabetes, la dieta es la clave de un buen tratamiento. Pero no cuente con que su médico le proporcionará toda la información necesaria.

Si es posible, solicite al médico que lo derive a un nutricionista, ya que estos profesionales saben más de dietas que la mayoría de los médicos y tienen más tiempo para dar explicaciones.

Éstas son las principales medidas dietéticas.

Reduzca la ingestión de calorías. Si tiene sobrepeso, le conviene bajar unos kilos. Pero no es preciso quedarse esquelético para observar una mejoría. Algunas personas se encuentran mucho mejor después de adelgazar 5-6 kg.

Si su nivel de azúcar es alto, descenderá un par de días después de que inice una dieta baja en calorías. (De modo que si le han prescrito insulina, es probable que el médico deba reducir la dosis.) De hecho, en los tiempos en que no había insulina, se trataba a los diabéticos con dietas bajas en calorías e hidratos de carbono y ayunos intermitentes, ya que los médicos observaron que los pacientes mejoraban cuando pasaban un poco de hambre.

Muchos médicos recomiendan reducir la ingestión de grasas para adelgazar. Sin embargo, algunos diabéticos consiguen mejores resultados limitando el consumo de hidratos de carbono.

Coma legumbres y cebada. Estos alimentos están repletos de fibra, y la mayoría de los expertos recomienda a los diabéticos duplicar la ingestión de fibra, hasta alcanzar los 30 g diarios. Algunos aconsejan llegar a los 50 g usando psilio, la fibra gelatinosa que se encuentra en el Agiolax.

La fibra lentifica la absorción de azúcares en el intestino y, en consecuencia, regula el nivel de azúcar en la sangre. En un estudio, los diabéticos que tomaban 6,8 g (unas dos cucharadas soperas) de fibra de psilio antes del desayuno y la cena, redujeron entre un 14 y un 20 % el nivel de azúcar de la sangre.

Puede obtener más fibra de la dieta consumiendo granos sin refinar, legumbres, fruta y verdura. Las fuentes óptimas son las peras deshidratadas (11,5 g en 5 mitades), el salvado de trigo (7,9 g en 2 cucharadas soperas), arándanos (7,2 g en una taza) y garbanzos (7 g en media taza).

Consuma grasas monoinsaturadas. Algunos investigadores afirman que los diabéticos de tipo II (no insulinodependientes) pueden beneficiarse más de una dieta relativamente rica en grasas monoinsaturadas (como el aceite de oliva y de cacahuete), que con el régimen habitual bajo en calorías y grasas.

Investigadores de la Universidad de Texas descubrieron que una dieta con un aporte de grasas del 45 % de las calorías totales (una mezcla de 25 % de grasas monoinsaturadas y 10 % respectivamente de poliinsaturadas y saturadas) reducía los niveles de triglicéridos (grasas que causan enfermedades cardíacas), glucosa e insulina con mayor eficacia que la típica dieta rica en hidratos de carbono. Las personas que más se beneficiaron de este cambio dietético fueron las que tenían niveles altos de triglicéridos y bajos de lipoproteínas de alta densidad (el colesterol «bueno»).

Si desea probar esta dieta, comience por reemplazar las grasas saturadas (sólidas a temperatura ambiente) y las poliinsaturadas (aceite de maíz, soja, girasol y cártamo) por aceite de oliva o cacahuete. Los aguacates y algunos frutos secos también son buenas fuentes de grasas monoinsaturadas. Lo ideal es consultar a un dietista para programar un régimen que no añada calorías innecesarias.

Limite el consumo de alcohol. Hasta hace poco tiempo el alcohol estaba terminantemente prohibido para los diabéticos, pues las bebidas alcohólicas son calorías «vacías» que estos enfermos no necesitan en absoluto.

Sin embargo, no existen pruebas concluyentes de que el consumo moderado de alcohol aumente el nivel de azúcar en la sangre, y puesto que muchos diabéticos beben de vez en cuando, la Asociación Norteamericana de Diabetes hace las siguientes recomendaciones:

- No consuma más de 2 bebidas 2 veces a la semana. Una bebida equivale a 50 ml de cualquier licor destilado, 115 ml de vino seco, 60 ml de jerez seco o 300 ml de cerveza.
- Beba únicamente durante las comidas.
- Evite las bebidas dulces como los licores, los vinos dulces y los cócteles.
- Beba despacio, de modo que la bebida escogida dure más.

deberse a los daños producidos por la exposición crónica a altos niveles de insulina.

En ambos casos, el resultado es el mismo: un exceso de azúcar en la sangre. Este exceso causa procesos oxidativos en el organismo, que conducen a toda clase de problemas. Las moléculas del azúcar reaccionan con el oxígeno para formar moléculas inestables denominadas radicales libres, que causan estragos al robar los electrones de las moléculas sanas con el fin de mantener su propio equilibrio.

Este robo de electrones daña a las células y prepara el terreno para enfermedades cardíacas, trastornos renales, visuales y nerviosos. Se cree que todos los efectos adversos de la diabetes están relacionados con la oxidación.

Por otra parte, el exceso de azúcar se adhiere a las proteínas, cambiando de manera significativa sus propiedades estructurales y funcionales. Ésta es otra causa de las complicaciones de la diabetes y una de las razones por las cuales el organismo de las personas afectadas tiene dificultades para cicatrizar las heridas o las incisiones quirúrgicas. Le resulta difícil fabricar colágeno de calidad, el tejido conjuntivo que es la principal proteína estructural del cuerpo.

La terapia nutricional para la diabetes procura cubrir todos los frentes. Ayuda a bajar el nivel de azúcar y grasa en la sangre, restituye nutrientes en las personas cuya diabetes no ha sido bien controlada y protege de los daños de la oxidación.

Los cambios dietéticos constituyen el tratamiento estándar de la diabetes, en especial de la de tipo II. Pero algunos nutrientes específicos también parecen desempeñar un papel importante.

LA VITAMINA C SALVA A LAS CÉLULAS

La diabetes por sí sola no mata a nadie. Sin embargo, sus graves complicaciones, como las enfermedades cardíacas y la ceguera, entrañan un riesgo importante. Y ahí es donde puede ayudar la vitamina C.

Diversos estudios han demostrado que la vitamina C contribuye a prevenir que el azúcar del interior de las células se convierta en sorbitol, un azúcar que las células no pueden quemar para producir energía ni tampoco eliminar. La vitamina C podría ser eficaz para reducir los daños causados por los radicales libres a las proteínas.

La acumulación de sorbitol se ha asociado con trastornos visuales, nerviosos y renales en los pacientes diabéticos. El sorbitol se acumula en las células e interfiere en una amplia variedad de reacciones químicas.

En un estudio realizado en la Universidad de Massachusetts, el nivel de sorbitol en los glóbulos rojos de diabéticos de tipo I descendió desde el doble de lo habitual a un valor normal después de un tratamiento con 100-600 mg diarios de vitamina C durante 58 días.

Se trata de un descubrimiento importante, ya que sugiere que los diabéticos podrían presentar menos complicaciones si tomaran altas dosis de vitamina C durante períodos prolongados. Teniendo en cuenta la baja toxicidad de esta vitamina y su capacidad para permeabilizar todos los tejidos del cuerpo, algunos especialistas creen que la vitamina C es una opción preferible a otros fármacos que cumplen la misma función.

El sorbitol se usa como endulcorante en algunos alimentos dietéticos, pero no entraña ningún riesgo para las personas con diabetes. Para empezar, el sorbitol dietético se absorbe mal. En segundo lugar, no penetra en el interior de las células, que es el único sitio donde produce daños.

Los médicos que recomiendan vitamina C para la diabetes fijan la dosis entre 100 y 8.000 mg diarios. En un estudio se observó que 100 mg de vitamina C funcionaban tan bien como 600 mg en personas que ya obtenían la cantidad diaria recomendada (60 mg) de los alimentos. Trabaje en equipo con su médico o nutricionista para encontrar la dosis adecuada para usted. Sin embargo, tenga en cuenta que las dosis de vitamina C superiores a 1.200 mg pueden producir diarrea en algunas personas.

Los frutos cítricos son una excelente fuente natural de vitamina C. O sume beneficios licuando un vaso de zumo de naranja con una taza de papaya cortada en cubitos. Este delicioso batido contiene casi 200 mg de vitamina C.

LA VITAMINA E PROTEGE EL CORAZÓN

La vitamina E ha adquirido una gran reputación por sus propiedades para prevenir las enfermedades cardíacas. Esto es particularmente importante en los diabéticos, cuyo riesgo de sufrir estas enfermedades es entre 2 y 4 veces superiores a la media.

Este alto nivel de riesgo se debe principalmente a los daños producidos por los radicales libres en las grasas que se encuentran en el torrente sanguíneo.

Este proceso, denominado *peroxidación de los lípidos,* conduce a la obstrucción de los innumerables y diminutos capilares que se encuentran en el cuerpo, reduce la expectativa de vida de los glóbulos rojos y favorece la agregación de las plaquetas, es decir, que las células sanguíneas tienden a adherirse entre sí y a las paredes de los vasos sanguíneos, causando importantes «atascos de tráfico».

Los diabéticos necesitan más protección de la que pueden ofrecer los antioxidantes de una dieta normal. En un estudio, los sujetos que tomaron suplementos de 100 UI de vitamina E consiguieron reducir en un 25-30 % el nivel de triglicéridos, grasas de la sangre formadas por azúcar. La vitamina E también redujo la tendencia del azúcar a adherirse a las proteínas de la sangre.

Las dosis de vitamina E recomendadas para diabéticos oscilan entre 100 y 800 UI diarias. Se comienza con la dosis más baja y se va aumentando hasta llegar a la más alta. Si usted está tomando insulina, es probable que el médico reduzca la dosis a medida que aumenta la de vitamina E. Además, debe controlarse la presión arterial, ya que algunos investigadores sugieren que la vitamina E puede elevarla.

Estas dosis altas de vitamina E son imposibles de obtener de las mejores fuentes naturales: el germen de trigo y los aceites de frutos secos y semillas. Para ingerir estas cantidades, tendrá que tomar suplementos. Sin embargo, no tome dosis superiores a 600 UI diarias de vitamina E a menos que se encuentre bajo supervisión médica.

MAGNESIO PARA LA VISTA Y MUCHO MÁS

Es probable que sea el mineral más subestimado del mundo. El magnesio no es un oligoelemento, sino un nutriente necesario para todas las funciones importantes del cuerpo. Los niveles bajos se han asociado con degeneración de la retina, altos niveles de azúcar en la sangre, hipertensión arterial y problemas de coagulación que pueden conducir a enfermedades cardíacas.

Aunque todavía no se han hecho estudios para averiguar si los suplementos de magnesio previenen las complicaciones de la diabetes, como los daños a la retina, algunas investigaciones sugieren que podría resultar útil.

En Italia, por ejemplo, los médicos descubrieron que los diabéticos de tipo II que tomaban 450 mg diarios de magnesio, producían más insulina y eliminaban el azúcar de la sangre mejor que antes de comenzar con este tratamiento.

Las personas que padecen diabetes, y en particular las que toman insulina o que no controlan su nivel de azúcar en la sangre, son propensas a una carencia de magnesio. Una de cada cuatro podrían presentar un déficit leve que a menudo pasa inadvertido, aunque ingieran cantidades suficientes de este mineral. Esto se debe a que los diabéticos eliminan grandes cantidades de magnesio por la orina.

Algunos especialistas recomiendan a los diabéticos tomar 1.000 mg de magnesio 2 veces al día durante 4 semanas para evaluar su reacción. (Durante el mismo período, prescriben 1.500 mg diarios de calcio.) Sin embargo, no tome estas cantidades sin consultar previamente con su médico, en especial si padece trastornos renales o cardíacos. En el curso de este tratamiento, la mayoría de los pacientes reducen el nivel de azúcar en la sangre, equilibran la tensión arterial y se sienten menos fatigados. Después de las 4 primeras semanas, la dosis se reduce a 500 mg diarios (100 más que la cantidad diaria recomendada), tomados junto con 1.000 mg de calcio.

Entre los alimentos ricos en magnesio se encuentran los cereales sin refinar, las almendras, los anacardos, las espinacas, las legumbres y el hipogloso.

EL CROMO AYUDA A LA INSULINA

El cromo es un oligoelemento. Este mineral, el mismo que da brillo a los guardabarros de los coches, desempeña un papel fundamental en la forma en que el cuer-

PRESCRIPCIONES TERAPÉUTICAS

Los médicos coinciden en que una buena nutrición es fundamental para las personas con diabetes. Sin embargo, su concepto de una buena nutrición varía. Aquellos que prescriben suplementos de nutrientes, recomiendan las siguientes dosis.

Nutriente	Cantidad diaria recomendada
Complejo B	100 mg
Biotina	15.000 µg
Calcio	1.000 mg
Cromo	200 mg (cromo con base de niacina o picolinato de cromo)
Magnesio	500 mg
Vitamina C	100-8.000 mg
Vitamina E	100-800 UI

Añada un suplemento polivitamínico y mineral que contenga las cantidades diarias recomendadas de todos los nutrientes esenciales.

ADVERTENCIA MÉDICA. Antes de iniciar un tratamiento con nutrientes, consulte con el médico, ya que es preciso controlar regularmente el nivel de azúcar en su sangre y la dosis de fármacos.

Si padece diabetes y desea tomar suplementos de cromo, hágalo bajo la supervisión de un médico. Éste tendrá que modificar la dosis de insulina a medida que desciende el nivel de azúcar en la sangre.

Las personas con trastornos renales o cardíacos deben consultar con su médico antes de tomar suplementos de magnesio.

Las dosis de vitamina C superiores a 1.200 mg pueden producir diarrea en algunas personas.

Es conveniente consultar con el médico antes de tomar más de 600 UI de vitamina E al día. Si se encuentra en tratamiento con anticoagulantes, no debe tomar suplementos de vitamina E.

po utiliza el azúcar. Se une a la insulina para ayudar al azúcar a atravesar la membrana celular. Por eso, el déficit de cromo provoca una resistencia de las células a la insulina y conduce a la elevación de los niveles de azúcar en la sangre. De los 15 estudios que investigaron la incidencia de los suplementos de cromo en la capacidad del organismo para usar el azúcar, 12 arrojaron resultados positivos.

En un estudio, los pacientes que tomaron 200 µg de cromo o 9 g de levadura de cerveza rica en cromo, redujeron sus niveles de azúcar, insulina, triglicéridos y colesterol total y aumentaron los de las saludables lipoproteínas de alta densidad (HDL).

El déficit de cromo no sólo afecta el metabolismo del azúcar, sino que también puede agravar el entumecimiento, el dolor y el hormigueo en los pies, las piernas y las manos que produce la diabetes. Algunos especialistas recomiendan tomar 200 µg de cromo con base de niacina, picolinato de cromo (una forma fácilmente absorbible de este mineral) o 9 g (dos cucharadas soperas) de levadura de cerveza rica en cromo.

Si bien es cierto que el cromo mejora la tolerancia a la glucosa (la capacidad del organismo para mantener niveles normales de azúcar después de comer) únicamente en las personas con una carencia de este oligoelemento, los expertos creen que se trata de un déficit muy extendido. En un estudio de población se descubrió que la mayoría de la gente ingiere entre 25 y 30 µg al día, una cantidad muy inferior a la recomendada (120 µg). Usted debe comer al menos 3.000 calorías diarias para obtener 50 µg de cromo, y 7.200 para obtener 120 µg.

Nadie sabe cuántos diabéticos presentan un déficit de cromo, y es difícil evaluar el nivel de este mineral. Entre los alimentos ricos en cromo se encuentran el brécol, el salvado de trigo, los cereales y panes integrales, los guisantes y diversas frutas. Pero tenga en cuenta que cada vez que ingiere azúcar usa las reservas de cromo del organismo.

Si tiene diabetes y desea tomar suplementos de cromo, debe hacerlo bajo la supervisión de un médico. Es probable que éste tenga que ajustar la dosis de insulina a medida que el nivel de azúcar en la sangre desciende.

 ## EL COMPLEJO B AYUDA A LOS NERVIOS

Todo el mundo sabe que las vitaminas del complejo B –niacina, tiamina, ácido fólico, vitamina B_6 y otras– son esenciales para convertir el azúcar y los hidratos de carbono en energía. Estas vitaminas intervienen en muchas de las reacciones químicas necesarias para este proceso, conocido como el metabolismo de los hidratos de carbono.

Una carencia de cualquiera de las vitaminas del complejo B puede causar problemas. Por ejemplo, el déficit de vitamina B_6 se ha asociado con un trastorno denominado intolerancia a la glucosa, que consiste en un aumento anormal del nivel de azúcar de la sangre después de comer. Esta carencia también está relacionada con la secreción deficiente de insulina y glucagón, dos hormonas esenciales en la regulación del nivel de azúcar en la sangre.

El déficit de vitaminas del complejo B también pueden ocasionar lesiones nerviosas en las manos y en los pies. Algunos estudios indican que los diabéticos experimentan menos entumecimiento y hormigueo (debidos a los daños nerviosos causados por la diabetes) cuando toman suplementos de algunas vitaminas del complejo B, como B_6 y B_{12}.

Los diabéticos suelen tener niveles bajos de vitaminas del grupo B, quizá porque la propia diabetes usa las reservas de estas vitaminas o porque, cuando la enfermedad está mal controlada, estos nutrientes se eliminan con la orina.

En general, los especialistas recomiendan tomar 100 mg diarios de un complejo de vitamina B. Luego, si existen síntomas de lesiones nerviosas, algunos prescriben dosis adicionales de tiamina, vitamina B_6 o B_{12}.

En estos casos, los médicos pueden llegar a prescribir varios centenares de miligramos al día, o inyecciones de vitamina B_{12}, hasta observar una mejoría en los síntomas.

Los pacientes reciben inyecciones de 300-500 µg de vitamina B_{12} a la semana y luego, cuando los síntomas mejoran, dosis mensuales de 500 µg de por vida. (Si no puede conseguir inyecciones de vitamina B_{12}, tome tabletas de 500-1.000 µg disueltas debajo de la lengua. Estos suplementos pueden comprarse sin receta.)

Consulte con su médico antes de tomar dosis de cualquiera de las vitaminas B superiores a la cantidad diaria recomendada, ya que pueden causar efectos secundarios. Por ejemplo, las dosis de vitamina B_6 superiores a 200 mg diarios pueden causar lesiones nerviosas.

Algunas personas también se beneficiarán tomando biotina, otra vitamina del complejo B, en dosis de hasta 15 mg (15.000 µg) diarios. Un estudio realizado por investigadores japoneses demostró que esta vitamina ayuda a las células de los músculos a usar el azúcar con mayor eficacia.

DIARREA

Cómo evitar la pérdida de nutrientes

Sus compañeros de trabajo pensarán que está loco porque allí va otra vez, corriendo por el pasillo en dirección al lavabo. Es el tercer viaje de la mañana. Y mientras corre se pregunta qué puede haber causado esta súbita diarrea. ¿Las bacterias del cerdo que comió anoche? ¿El virus de la gripe que azota su oficina? ¿Un contaminante del agua del mar?

LOS MEJORES ALIMENTOS

La diarrea aguda suele durar un par de días, pero puede hacerlo sentir débil y vulnerable. A continuación le proponemos algunas medidas para volver a ponerse en forma.

Escuche a su cuerpo. La diarrea debe comenzar a remitir 24 horas después de comenzar a beber líquidos. A partir de ese momento, escuche a su cuerpo. Cuando éste dé las primeras señales de apetito, es hora de reintroducir los alimentos.

Siga una dieta blanda. Los primeros alimentos que debe consumir son hidratos de carbono complejos y blandos, como fideos, pan blanco y salsa de manzana. Comience tomando la cuarta parte de una ración normal y observe cómo la digiere. Si no experimenta molestias digestivas y la diarrea no reaparece, aumente la ración en la comida siguiente.

Tómeselo con calma. Aumente de manera gradual la ingestión de alimentos hasta volver a la normalidad. Si en algún momento experimenta malestar o vuelve a tener diarrea, restrinja nuevamente las raciones.

Cuando pueda comer los alimentos habituales –como granos integrales– sin problemas reintroduzca la dieta normal.

Lo más probable es que no consiga averiguarlo. Hay un millón de causas diferentes para una diarrea. Afortunadamente, los casos breves, los que duran 2 o 3 días, no agotarán sus reservas de nutrientes, uno de los riesgos más importantes de la diarrea.

La diarrea infecciosa aguda, comúnmente llamada gastroenteritis, es causada por una infección vírica o bacteriana. Desaparece por sí sola y suele durar desde un par de días hasta una semana. El único riesgo inmediato es la pérdida de líquidos y electrólitos, incluyendo sal, magnesio, potasio y calcio.

Éstos son los nutrientes que regulan muchos de los procesos esenciales del cuerpo: la presión arterial, el ritmo cardíaco, la conducción nerviosa y los movimientos musculares. Sin ellos, usted corre el riesgo de sufrir alteraciones en el ritmo cardíaco, hipotensión o debilidad y calambres en las extremidades.

CUÁNDO BUSCAR AYUDA

No es preocupante que su cuerpo no consiga absorber determinados nutrientes durante unos días. Sin embargo, hay dos excepciones a esta regla: los niños pequeños y los ancianos. En estos dos grupos —el de los preescolares y los mayores de 70 años— la pérdida de fluidos y electrólitos se manifiesta con rapidez.

Entre 500 y 1.000 niños mueren cada año en Estados Unidos como consecuencia de una diarrea aguda. Esto se debe a que los niños pequeños son muy propensos a la deshidratación.

Cuando la diarrea dura más de 6-8 horas en los niños pequeños o en los ancianos, o más de 12 horas en los adultos sanos, es preciso añadir líquidos y electrólitos a la dieta. Esta medida es válida también para cualquiera que presente síntomas de deshidratación, como sequedad de boca, micción poco frecuente y piel seca.

Cuando aparecen estos síntomas, es necesario restaurar el nivel de electrólitos. Por suerte, esto se consigue con facilidad. Las pérdidas más importantes son las de sodio y potasio; por lo tanto lo primero que hay que hacer es ingerir estos dos minerales, además de líquidos y un poco de azúcar. El azúcar ayuda al cuerpo a absorber los fluidos y los nutrientes. La solución más sencilla es ir al supermercado y comprar una bebida para deportistas, como Gatorade.

PRESCRIPCIONES TERAPÉUTICAS

En la mayoría de las personas, la diarrea no tiene consecuencias importantes. Las únicas excepciones son los niños de edad preescolar y los mayores de 70 años. Cuando la diarrea persiste durante más de 8 horas en un niño pequeño o en un anciano y más de 12 horas en un adulto, es preciso reemplazar los líquidos y los nutrientes esenciales conocidos como electrólitos. Éstas son las recomendaciones de los especialistas.

Nutriente	Cantidad diaria recomendada
Potasio y sodio	100 ml de una bebida para deportistas cada hora mientras dure la diarrea (lo ideal es beber sorbos pequeños y continuos)

ADVERTENCIA MÉDICA. Si la diarrea se prolonga más de 12-24 horas en un niño pequeño o un anciano, es conveniente acudir al médico.

Si usted es un adulto sano, consulte con un médico si la diarrea persiste más de 3 días, si se acompaña de fiebre o letargo, si observa pus o sangre en las heces o si los síntomas de deshidratación continúan a pesar de sus esfuerzos por reemplazar los líquidos perdidos.

Si además de diarrea tiene náuseas o vómitos, espere a que estos síntomas desaparezcan y luego comience el tratamiento de rehidratación con pequeñas cantidades de la bebida isotónica: 100 ml por hora mientras dure la diarrea. Así conseguirá evitar la pérdida de nutrientes en la mayoría de las diarreas de corta duración.

Si el trastorno persiste durante más de 12 ó 24 horas en un niño o un anciano, es conveniente acudir al médico. Un adulto sano debe acudir al médico en los siguientes casos: si la diarrea se prolonga más de 3 días, si se acompaña de fiebre o letargo, si observa sangre o pus en las heces o si los signos de deshidratación continúan a pesar de sus esfuerzos por reemplazar los líquidos perdidos.

DISPLASIA CERVICAL
Cómo restaurar el orden entre las células

El cérvix (o cuello del útero) se raspa durante la revisión ginecológica anual, se frota durante las relaciones sexuales, se dilata en el parto y a veces se cubre con látex o se unta con crema espermicida para evitar un posible embarazo. El resto del tiempo usted se olvida de él. Fuera de la vista, fuera del pensamiento, ¿verdad?

Verdad. Hasta que el ginecólogo le dice que algo va mal.

Cada año, entre 250.000 y 1 millón de mujeres descubren que ese «algo» es una displasia cervical, una afección en la que las células que cubren el cuello del útero dejan de disponerse en ordenadas capas horizontales que reflejan su evolución desde la juventud a la madurez.

En cambio, algunas de las células más ancianas deciden reunirse con las más jóvenes y comienzan a desarrollarse. Empujan a las demás células y desorganizan las «filas».

Por fortuna, este desorden se observa con claridad en el Papanicolau. Según el número de células transgresoras, el técnico de laboratorio presentará el resultado como «lesión escamosa intraepitelial de bajo grado» en caso de displasia leve o «lesión escamosa intraepitelial de alto grado» en casos de displasia más grave. A pesar de su nombre, el carcinoma *in situ* –que es una lesión intraepitelial de alto grado– no es una forma de cáncer. La displasia se convierte en cáncer cuando las células trangresoras dejan de molestar a sus compañeras para atacar directamente el cuello del útero.

Y esto es lo que temen las mujeres a quienes se ha diagnosticado una displasia cervical. Aunque no todas las displasias se convierten en cáncer, la mayoría de los médicos considera que es un primer paso y extirpan o destruyen por otros métodos a las células involucradas.

Sin embargo, este enfoque comienza a cambiar.

Los investigadores están estudiando tanto la evolución de la displasia hacia el cáncer como su regresión hacia el estado normal (que es mucho más común). Por lo tanto, además de la pregunta de «¿por qué estas células cervicales degeneran en cáncer?», los científicos se formulan otra: «¿qué impide que el cuello del útero regrese a la normalidad?».

Se cree que la causa principal del cáncer cervical es el virus del papiloma humano, en combinación con otros factores genéticos y ambientales (como el humo del cigarrillo). Sin embargo, factores nutricionales podrían incidir en la posibilidad de que las células vuelvan a la normalidad. Basándose en los datos dis-

LOS MEJORES ALIMENTOS

El betacaroteno, un precursor de la vitamina A, es importante en la prevención y el tratamiento de la displasia cervical. Pero no es el único. Otros miembros de la familia de los carotenoides (como el licopeno, la luteína, la zeaxantina, la betacriptoxantina y el alfacaroteno) podrían ser igualmente valiosos. Los investigadores creen que muchos de estos carotenoides, responsables de los pigmentos amarillos y rojos en los alimentos, tienen propiedades curativas.

Los avances tecnológicos han proporcionado a los científicos las herramientas para medir estos carotenoides por separado. He aquí algunos alimentos ricos en carotenoides que podrían tener efectos benéficos.

Coma tomates. En un estudio llevado a cabo en Nueva York, los investigadores descubrieron que el licopeno, un carotenoide que se encuentra en los tomates, ejerce un efecto directo sobre el desarrollo de la displasia cervical. Aunque el estudio aún no ha concluido, los resultados obtenidos hasta el momento sugieren que cuanto mayor es el consumo de tomates, menor es el riesgo de desarrollar displasia cervical.

Escoja las hortalizas de hojas verdes. La col rizada, las espinacas crudas y el perejil fresco son buenas fuentes de los carotenoides luteína y zeaxantina.

Consuma más fruta. La papaya, las mandarinas y los melocotones deshidratados son buenas fuentes del carotenoide betacriptoxantina.

No olvide las verduras de color naranja. Las zanahorias y la calabaza son buenas fuentes de alfacaroteno.

ponibles hasta el momento, algunos investigadores creen que las vitaminas C y E, el betacaroteno y otros carotenoides podrían desempeñar un papel fundamental en este proceso.

Las vitaminas E y C tienen en común su capacidad para reforzar el sistema inmunitario. También son antioxidantes, lo que significa que protegen a las moléculas sanas del cuerpo de las moléculas inestables, denominadas radicales libres, que causan daños celulares al robar electrones para mantener su propio equilibrio.

 ## EL PODER DE LOS ANTIOXIDANTES

Las pruebas de que las vitaminas antioxidantes pueden revertir la displasia son dignas de atención.

Por ejemplo, en un estudio llevado a cabo en la ciudad de Nueva York, los investigadores tomaron muestras de sangre de 43 mujeres con displasia cervical y las compararon con las de mujeres sanas. La comparación reveló que los niveles más bajos de betacaroteno y vitamina E se correspondían con un alto nivel de riesgo de desarrollar displasia cervical.

Lo que más sorprendió a los científicos fue la relación directa entre los niveles de betacaroteno y vitamina E en la sangre con el estado de las anomalías en el cérvix.

En otras palabras, cuanto menos betacaroteno y vitamina E había en la sangre, más severa era la displasia.

Un estudio anterior sobre la vitamina C había arrojado resultados similares. En dicho estudio, los investigadores calcularon la cantidad de vitamina C que había en la dieta de 87 mujeres con displasia cervical y la compararon con el nivel de vitamina C en las dietas de mujeres sanas. Descubrieron que las mujeres que ingerían menos de 30 mg diarios de vitamina C tenían 10 veces más posibilidades de desarrollar displasia cervical que las que ingerían cantidades superiores.

Pero ¿aumentar la ingestión de antioxidantes ayuda a curar una displasia?

Es probable, dicen los responsables de un estudio todavía en curso. En esta investigación, mujeres afectadas de displasia tomarán 30 mg (unas 50.000 UI) de betacaroteno al día durante 9 meses.

Las perspectivas parecen optimistas, ya que estudios anteriores han demostrado que una dieta rica en betacaroteno y vitaminas C y E puede prevenir el cáncer de cérvix.

Por ejemplo, en un estudio realizado en cuatro países latinoamericanos, los investigadores descubrieron que las mujeres que ingerían a diario más de 300 mg de vitamina C y 6.000 µg (unas 10.000 UI) de betacaroteno, procedentes de frutas y zumos de frutas, tenían un 30% menos de posibilidades de desarrollar cáncer de cérvix que las que ingerían menor cantidad de estos nutrientes.

Todavía se ignora el mecanismo por el cual las vitaminas C y E mantienen a raya la displasia cervical, pero algunos científicos sospechan que estos nutrientes refuerzan la capacidad del sistema inmunitario para luchar contra invasores como el virus del papiloma humano, que aumenta el riesgo de displasia. Otros creen que los nutrientes actúan aumentando el nivel de vitamina A disponible en las células.

Depender exclusivamente de los suplementos no es la mejor manera de protegerse contra la displasia cervical, ya que las frutas y las verduras frescas, ricas en vitaminas y especialmente en betacaroteno, podrían contener otras sustancias beneficiosas.

Pero los suplementos pueden reforzar una dieta que ya incluye 5 raciones de frutas y verduras al día. Muchos nutricionistas recomiendan tomar suplementos de betacaroteno (50.000 UI diarias), vitamina C (500 mg diarios) y vitamina E (100 UI diarias).

PRESCRIPCIONES TERAPÉUTICAS

Se ha demostrado que los nutrientes de las frutas, zumos de fruta, hortalizas de hojas verdes y verduras anaranjadas y rojas reducen el riesgo de desarrollar displasia cervical.

Algunos expertos recomiendan ingerir a diario los siguientes nutrientes en forma de suplementos o a través de la dieta.

Nutriente	Cantidad diaria recomendada
Betacaroteno	50.000 UI
Ácido fólico	400 µg Hasta 800 µg para mujeres embarazadas
Vitamina C	500 mg
Vitamina E	100 UI

ADVERTENCIA MÉDICA. Si le han diagnosticado displasia cervical, necesita atención médica.

Si se encuentra en tratamiento con anticoagulantes, no debe tomar suplementos de vitamina E.

LA IMPORTANCIA DEL ÁCIDO FÓLICO

Aunque está claro que los antioxidantes como el betacaroteno y las vitaminas C y E desempeñan un papel fundamental en la protección del cérvix, el folato (la forma natural del ácido fólico) podría ser aún más importante.

A pesar de que los investigadores llevan años estudiando los efectos del folato en la displasia cervical, la relación entre los niveles de folato y la displasia es tan compleja que los resultados parecen contradictorios. Mientras que en algunos estudios se observó que los niveles bajos de folato aumentaban el riesgo de displasia, en otros no fue así.

Pero los investigadores comienzan a sospechar que estas contradicciones, por frustrantes que resulten, podrían guiarlos en la dirección correcta. Por lo tanto, en lugar de centrarse en cuántas mujeres con niveles altos de folato tienen displasia cervical, están investigando la relación entre los niveles de folato y los factores de riesgo, como el tabaquismo, el uso de anticonceptivos orales, el embarazo y la infección por el virus del papiloma humano. Todos estos factores se asocian con la aparición de la displasia.

En un estudio realizado en Birmingham, los investigadores compararon la cantidad de folato presente en los glóbulos rojos de 294 mujeres con displasia cervical con los de otras tantas mujeres sanas. Luego determinaron si las mujeres fumaban, usaban anticonceptivos orales, habían tenido hijos o habían sufrido una infección por el virus del papiloma humano. En todos los casos, el factor de riesgo se asociaba con displasia cuando las mujeres presentaban niveles bajos de folato. Por ejemplo, las mujeres con bajos niveles de folato tenían 5 veces más posibilidades de desarrollar una displasia que aquellas con niveles altos.

Los micronutrientes como el folato participan en la síntesis y reparación de ácidos nucleicos. Y un déficit de folato puede causar mutaciones cromosómicas. Es posible que las células del cérvix que han sufrido daños en el ADN relacionados con bajos niveles de folato sean más susceptibles a las agresiones de otros factores, como el humo del cigarrillo y el virus del papiloma humano, y menos capaces de revertir el proceso de la displasia cervical. En consecuencia, evolucionan hacia el cáncer de cérvix.

Según esta hipótesis, es más arriesgado tener niveles bajos de folato que niveles bajos de antioxidantes. Las investigaciones sugieren que una dieta rica en cereales, frutas y hortalizas de hojas verdes, así como verduras naranjas y rojas, contribuye a prevenir la displasia cervical. Otra razón para apreciar los alimentos frescos y naturales.

La cantidad diaria recomendada de ácido fólico es de 400 µg, aunque las mujeres embarazadas deben ingerir el doble. Por desgracia, la mayoría de las mujeres apenas ingiere 236 µg al día.

ENDOMETRIOSIS
Medidas para aliviar el dolor

Imagine un grupo de semillas de diente de león, con su algodonosa cubierta, volando al viento hasta aterrizar en su jardín, donde darán vida a una multitud de plantas nuevas. Ahora imagínese a sí misma intentando deshacerse de todas estas malezas que brotan una y otra vez, por mucho que se empeñe en arrancarlas o cortarlas. Piense también en cuánto le dolerá el cuerpo después de pasar el día arrodillada en el jardín, luchando contra estos demonios amarillos.

Bien; ya tiene una idea de la naturaleza de la endometriosis: una enfermedad que se extiende con facilidad, difícil de tratar y terriblemente dolorosa.

Naturalmente, es mucho más difícil vivir con endometriosis que con un jardín invadido por las plantas de diente de león; casi insoportable para muchas mujeres cuyo ciclo menstrual se convierte en una pesadilla a causa de los dolores y la abundancia de las hemorragias. Sin embargo, según los expertos el remedio podría estar cerca, tan cerca como el supermercado del barrio.

Los especialistas han descubierto que llevar un estilo de vida saludable es esencial para prevenir y tratar los síntomas de la endometriosis. Algunos consiguen aliviar los dolores mediante una amplia variedad de regímenes, infusiones de hierbas y suplementos de nutrientes.

Pero antes de comenzar a llenar la despensa de su casa, le resultará útil comprender las causas de la endometriosis y la forma en que esta enfermedad afecta su organismo.

 ## UN TEJIDO EXTRAÑO EN SITIOS EXTRAÑOS

La endometriosis consiste sencillamente en el crecimiento de un tejido en un sitio que no le corresponde. Durante la menstruación normal, las células que tapizan la cavidad uterina –el endometrio– se desprenden y se eliminan a través de la vagina. En las personas con endometriosis, estas células retroceden hasta las trompas de Falopio. De allí pasan a la cavidad pélvica y, como las semillas de diente de león, se implantan en sitios poco convenientes, como el cérvix y los intestinos. Puesto que están formados por tejido uterino, estos implantes responden a la estimulación hormonal, hinchándose y sangrando cada mes como si todavía estuvieran en el útero. La diferencia es que la sangre ya no tiene la vía de escape de la vagina y permanece atrapada en la pelvis, donde produce dolor, inflamación, quistes, tejido cicatrizal e incluso lesiones estructurales e infertilidad.

Nadie sabe por qué estos implantes se producen en algunas mujeres y no en otras. Algunos investigadores sospechan que se debe a una circulación excesiva de estrógenos, mientras otros culpan de la enfermedad a una deficiencia del sistema inmunitario.

 ## AL MAL TIEMPO, BUENA NUTRICIÓN

Los especialistas coinciden en que la nutrición es esencial en esta enfermedad. Independientemente de las causas, todos los sistemas del cuerpo deben funcionar con eficacia para regular las hormonas, fortalecer la inmunidad y mantener a raya la endometriosis.

Esto no significa que los tratamientos médicos convencionales, como la administración de hormonas que bloquean los estrógenos o la extirpación del tejido anómalo endometrial, sean ineficaces. Sin embargo, estos implantes a menudo vuelven a reproducirse después de una intervención quirúrgica.

Las terapias basadas en nutrientes son particularmente útiles para las mujeres que acaban de someterse a un tratamiento convencional. Las mujeres afectadas deben continuar con el tratamiento farmacológico, pero una buena nutrición es esencial para prevenir la reaparición de los síntomas.

Muchos especialistas prescriben los siguientes nutrientes para controlar la endometriosis.

Nota. Puesto que las dosis recomendadas son altas y varían de una mujer a otra, consulte con su médico antes de iniciar un tratamiento con nutrientes. Además de prescribir suplementos específicos para cada caso, los especialistas aconsejan tomar un suplemento polivitamínico y mineral.

 ## LAS VITAMINAS DEL COMPLEJO B
REDUCEN EL NIVEL DE ESTRÓGENOS

Si busca un método natural para mantener bajos los niveles de estrógenos y evitar la reaparición de la endometriosis, aumente la ingestión de vitaminas del complejo B.

El hígado es el órgano responsable de metabolizar y eliminar el exceso de estrógenos. Y las vitaminas del grupo B son esenciales para regular estas hormonas porque mantienen la salud del hígado. Ya en la década de los cuarenta, algunos estudios descubrieron que si se eliminaban las vitaminas del complejo B de la dieta de los animales, éstos eran incapaces de metabolizar los estrógenos. También se ha demostrado que los suplementos de vitamina B contribuyen a aliviar otros síntomas del exceso de estrógenos, como el síndrome premenstrual o las mamas fibroquísticas.

Algunas mujeres experimentan una mejoría notable con sólo tomar suplementos. Por ejemplo, Dian Mills, una nutricionista británica, se convirtió en una fer-

LOS MEJORES ALIMENTOS

La mejor estrategia para combatir la endometriosis es seguir una dieta rica en frutas, cereales y verduras y pobre en grasas, que pueden agravar los síntomas. Éstas son las recomendaciones de los expertos.

Restrinja el consumo de productos lácteos. La mayoría de los especialistas en el tratamiento de la endometriosis aconsejan limitar el consumo de productos lácteos.

Estos productos contienen grasas saturadas, que exigen un sobreesfuerzo al hígado y aumentan la circulación de estrógenos. Las grasas saturadas también producen la denominada prostaglandina $F_{2\alpha}$ que, al favorecer las contracciones musculares, puede agravar los dolores y la inflamación de la endometriosis.

Hágase vegetariana. Puesto que las carnes también contienen grasas saturadas, los expertos recomiendan obtener los nutrientes de los cereales sin refinar y las verduras.

Consuma productos de cultivo biológico. Siempre que pueda, compre verduras de cultivo biológico; de lo contrario, lave bien o pele las frutas y verduras antes de comerlas. Diversos estudios han demostrado una estrecha relación entre la dioxina, una sustancia química de los pesticidas, y la incidencia de endometriosis en animales de laboratorio.

Limite la cafeína. La cafeína agota las reservas de vitamina B y compromete la salud del hígado, lo que contribuye a aumentar los niveles de estrógenos y a agravar los síntomas de la endometriosis. Por lo tanto, las mujeres afectadas deben restringir el consumo de café, té, chocolate y refrescos con cafeína.

Elimine el alcohol. Para regularizar el nivel de estrógenos, y en consecuencia controlar la endometriosis, es esencial que el hígado trabaje con la máxima eficacia. Para ello, las mujeres con endometriosis deben eliminar por completo las bebidas alcohólicas.

viente defensora de los suplementos de vitamina B después de probarlos personalmente.

Esta mujer asegura que sufría unos dolores terribles y que los tratamientos tradicionales no conseguían aliviarlos. Su médico le recomendó que se sometiera a una histerectomía, pero ella se negó y acudió a un especialista en nutrición que le prescribió vitaminas del complejo B. Desde entonces no ha vuelto a tener dolores.

El tratamiento de Dian Mills se basaba en suplementos de vitaminas del complejo B, en particular tiamina, riboflavina y vitamina B_6.

Las dosis de vitaminas del complejo B para tratar la endometriosis son muy superiores a la cantidad diaria recomendada. Algunos médicos prescriben 50 mg de tiamina, riboflavina, niacina y ácido pantoténico, 30 mg de vitamina B_6, 50 µg de vitamina B_{12}, 400 µg de ácido fólico y 200 µg de biotina.

También puede reforzar la dieta con vitaminas del complejo B consumiendo cereales, pastas y arroz integrales, pescado, legumbres y hortalizas de hojas verdes.

 ## LAS VENTAJAS DE LOS ANTIOXIDANTES

Otra forma de combatir los efectos de la endometriosis es aumentar la ingestión de los siguientes antioxidantes: vitaminas C y E, betacaroteno (que en el cuerpo se convierte en vitamina A) y selenio. Los antioxidantes luchan contra los radicales libres, moléculas inestables que causan daños en los tejidos al robar los electrones de las moléculas sanas con el fin de mantener su propio equilibrio. Los médicos saben que los antioxidantes también contribuyen a fortalecer la inmunidad, alivian los dolores y reducen el volumen de la hemorragia menstrual. Todas estas propiedades son particularmente útiles en el tratamiento de la endometriosis.

Aunque los suplementos de antioxidantes no ofrecen un alivio inmediato, combinados con algunos cambios dietéticos pueden tratar los trastornos crónicos de la endometriosis.

Las dosis diarias recomendadas por los especialistas son: 1.000-4.000 mg de vitamina C, 25.000-50.000 UI de betacaroteno, 400-2.000 UI de vitamina E y 25 µg de selenio. Todas estas cantidades se han experimentado durante muchos años en pacientes de endometriosis.

Puesto que estas dosis de vitamina C y E superan con creces a la cantidad diaria recomendada, es preciso consultar con un médico antes de iniciar el tratamiento. Las dosis de vitamina C superiores a 1.200 mg diarios pueden producir diarrea en algunas personas.

Los nutricionistas advierten que no hay que abandonar el tratamiento al notar una mejoría en los síntomas.

Los antioxidantes pueden ejercer efectos notables en la regulación de la hemorragia menstrual y en la reducción de los dolores y espasmos que suelen acompañar la endometriosis, ya que las vitaminas C y A regulan el volumen de la hemorragia y la vitamina E posee propiedades antiespasmódicas.

Para aumentar la ingestión de antioxidantes en la dieta, confíe particularmente en los productos vegerales. El brécol, las espinacas y el melón de Cantalupo son excelentes fuentes de vitamina C y betacaroteno, mientras que la col, el apio y los calabacines son ricos en selenio. Para elevar el aporte de vitamina E, aliñe estas verduras con aceite de girasol o cártamo. Las almendras también son una buena fuente de esta vitamina.

PRESCRIPCIONES TERAPÉUTICAS

Los especialistas están cada vez más convencidos de las ventajas de las terapias con nutrientes para tratar la endometriosis. Sin embargo, como las dosis recomendadas son altas y pueden variar de una mujer a otra, consulte a su médico antes de iniciar este tratamiento.

Si usted padece endometriosis, es importante que ingiera la cantidad diaria recomendada de todos los nutrientes esenciales. Por lo tanto, los expertos recomiendan comenzar con un suplemento polivitamínico y mineral y añadir otros nutrientes específicos según las necesidades personales.

Nutriente	Cantidad diaria recomendada
Betacaroteno	25.000-50.000 UI
Biotina	200 µg
Ácido fólico	400 µg
Niacina	50 mg
Ácido pantoténico	50 mg
Riboflavina	50 mg
Selenio	25 µg
Tiamina	50 mg
Vitamina B_6	30 mg
Vitamina B_{12}	50 µg
Vitamina C	1.000-4.000 mg
Vitamina E	400-2.000 UI

ADVERTENCIA MÉDICA. Si tiene síntomas de endometriosis, acuda a un médico para que éste establezca el diagnóstico preciso y le prescriba el tratamiento adecuado.

Las dosis de vitamina C superiores a 1.200 mg diarios pueden producir diarrea en algunas personas.

Consulte con su médico antes de tomar las dosis de vitamina E recomendadas aquí. En cantidades superiores a 600 UI diarias, esta vitamina puede causar efectos secundarios. Si se encuentra en tratamiento con anticoagulantes, no debe tomar suplementos de vitamina E.

ENFERMEDAD CELÍACA
La lucha para obtener una buena nutrición

Una mujer pálida y débil aguarda pacientemente en la consulta del médico a que éste regrese. Ella cree que sólo está cansada, pero el médico ha visto los síntomas con anterioridad y diagnostica una anemia ferropénica causada por la enfermedad celíaca.

Esta dolencia caracterizada por la sensibilidad al trigo, el centeno, la cebada y la avena, con frecuencia produce trastornos como gases y diarrea. El culpable es el gluten, un ingrediente de todos estos cereales que daña el intestino delgado, causando inflamación y una inadecuada absorción de nutrientes.

Aunque los investigadores todavía están tratando de precisar los mecanismos del proceso químico, se cree que el déficit de una enzima produce la digestión incompleta del gluten, permitiendo la acumulación de una sustancia tóxica. Luego, esta toxina daña la mucosa que cubre el intestino delgado.

Como una esponja vieja, la mucosa intestinal dañada es incapaz de absorber nutrientes esenciales, como el hierro, el cinc, el folato (la forma natural del ácido fólico), el magnesio y el calcio, produciendo fatiga y diarrea. Hasta las vitamina liposolubles –A, D, E y K– son sólo parcialmente aprovechadas por el cuerpo. Cuando una persona padece la enfermedad celíaca durante mucho tiempo sin que se le diagnostique, el déficit de calcio puede conducir a una osteoporosis.

 ## LAS VENTAJAS DE LA RESTRICCIÓN DIETÉTICA

En la mayoría de los casos, el tratamiento consiste en evitar el gluten, cosa que no siempre resulta fácil. Hasta el pegamento de la solapa de las cartas contiene gluten. Hay personas extremadamente sensibles que reaccionan incluso ante una ínfima cantidad de esa cola, aunque no es lo más común.

Sin embargo, vale la pena el esfuerzo de evitar el gluten. Una vez que este ingrediente queda excluido de la dieta, el problema de la absorción de nutrientes se soluciona con rapidez. En un estudio de un año que observó la incidencia de una dieta sin gluten en niños con enfermedad celíaca, los investigadores descubrieron que el desarrollo óseo de estos niños era más rápido que el de los niños sanos. Puesto que los niños afectados por la enfermedad celíaca estaban por detrás de sus pares en lo referente al desarrollo óseo, la exclusión de ciertos cereales ayudó a sus cuerpos a ponerse al día.

Los regímenes libres de gluten son muy estrictos, así que es conveniente tomar un suplemento polivitamínico y mineral para obtener todos los nutrientes necesarios.

LOS MEJORES ALIMENTOS

Puesto que la enfermedad celíaca está causada por una sustancia presente en la mayoría de los cereales, la mejor solución es evitar esta sustancia. A continuación le indicamos cómo hacerlo.

Vigile al culpable. Evitar el pan y las pastas es un gran paso para eliminar el gluten de la dieta. Sin embargo, para mantener su independencia del trigo, el centeno, la cebada y la avena, deberá leer con atención las etiquetas de los productos que consuma. Muchos alimentos procesados usan trigo con una variedad de fines; por ejemplo, potenciador de sabor o espesante. En las etiquetas, es probable que este cereal aparezca como «saborizante hidrolizado vegetal» o «proteína vegetal texturizada».

Pero a veces los fabricantes ni siquiera nos dan esta pequeña pista. Por ejemplo, añaden inadvertidamente harina a los chicles y a las cortezas de maíz para evitar que se peguen al envoltorio de papel de aluminio o a las cintas mecánicas durante el proceso de envasado. Hasta una comida de restaurante que haya sido cocida en las grandes sartenes utilizadas también para freír alimentos rebozados pueden provocar reacciones.

Por eso la dieta libre de gluten es difícil de seguir. Hay incluso medicamentos que contienen trigo como parte del excipiente.

Cuidado con la leche. Muchas personas con enfermedad celíaca presentan otra forma de sensibilidad a los alimentos: son incapaces de digerir el azúcar de la leche, denominado lactosa. Por esta razón, algunos médicos recomiendan restringir el consumo de productos lácteos hasta que la recuperación sea completa. Puede tomar leche con el café o incluso con cereales de maíz o arroz, pero es conveniente no excederse durante un tiempo. Una vez que se haya recuperado, podrá comer tantos productos lácteos como desee, siempre que no sufra intolerancia a la lactosa. (Sabrá que tiene este problema si los productos lácteos le producen gases.)

 ## LA CONTRIBUCIÓN DEL CALCIO

Dado que la enfermedad celíaca puede reducir drásticamente la absorción de calcio, algunos especialistas prescriben suplementos de este mineral para paliar la carencia.

PRESCRIPCIONES TERAPÉUTICAS

El tratamiento básico para cualquier persona con enfermedad celíaca consiste en eliminar los alimentos problemáticos. Como medida adicional, muchos médicos recomiendan tomar los siguientes nutrientes.

Nutriente	Cantidad diaria recomendada
Calcio	1.000-2.000 mg

Añada un suplemento polivitamínico y mineral que contenga las cantidades diarias recomendadas de todas las vitaminas y minerales esenciales.

ADVERTENCIA MÉDICA. Si usted padece enfermedad celíaca, necesita atención médica.

Por lo general, las personas ya presentan un déficit de calcio cuando se les diagnostica la enfermedad. En la mayoría de los casos bastan entre 1.000 y 2.000 mg diarios para recuperar las reservas de calcio. La cantidad diaria recomendada de este mineral es de 1.000 mg.

ENFERMEDAD DE ALZHEIMER
Cómo combatir al ladrón de memoria

Pocas dolencias inspiran tanto temor como la enfermedad de Alzheimer. Esta enfermedad, que constituye la cuarta causa de muerte en los adultos (después de las enfermedades cardíacas, el cáncer y la apoplejía), afecta aproximadamente a 4 millones de estadounidenses. Y se espera que esta cifra se triplique a mediados del próximo siglo.

La enfermedad de Alzheimer se manifiesta de manera lenta y gradual, deteriorando la memoria y la personalidad de la persona afectada hasta que ésta se vuelve incapaz de valerse por sí misma. Por eso los ancianos con enfermedad de Alzheimer dependen de sus familiares o del personal sanitario para sobrevivir.

¿Hay alguna esperanza? En realidad, sí. Aunque probablemente pasarán décadas antes de que se encuentre una cura eficaz, algunos de los tratamientos más prometedores incluyen el uso de unas cuantas y sencillas vitaminas.

 ## LA INVESTIGACIÓN DE UN ENEMIGO ESQUIVO

Observar lo que ocurre dentro del cerebro de un paciente de Alzheimer ayuda a comprender las causas de la pérdida de memoria y de los trastornos de personalidad. Las células antes sanas forman una maraña de ovillos y mueren.

Lo que no está tan claro es qué mata a las células. Durante años, los investigadores centraron sus estudios en las placas microscópicas, fomadas por una sustancia denominada amiloide, que se acumula lentamente en la zona del cerebro responsable de la memoria y la actividad mental. La destrucción se inicia cuando estas placas comienzan a endurecerse.

Al parecer, el amiloide perpreta su crimen con la ayuda de varios cómplices, y el más importante de ellos podría acechar desde nuestro árbol genealógico. Ciertas formas de una proteína de la sangre denominada apoproteína E (ApoE), que normalmente transporta el colesterol en la sangre, parecen favorecer el depósito de amiloide en el cerebro y contribuir a su endurecimiento. Existen pruebas convincentes de que una de estas variedades, la ApoE-4, constituye un importante factor de riesgo. Las personas con ApoE-4 en los genes tienen 8 veces más posibilidades de sufrir esta enfermedad que las que sólo heredan ApoE-2 o ApoE-3. En un estudio realizado en 46 pacientes de Alzheimer, se comprobó que el 21,4 % tenía dos genes ApoE-4, mientras que sólo el 2,9 % no los tenía.

Algunos investigadores creen que el cinc puede aumentar la cantidad de amiloide tóxico depositado en el cerebro. En un estudio de laboratorio, los investigadores descubrieron que un ligero incremento del nivel de cinc hacía que el amiloide formara grumos similares a los del pegamento en sólo 2 minutos. Aunque habrá que esperar a que se realicen más estudios para determinar el papel del cinc en la enfermedad de Alzheimer, ya existen suficientes pruebas para desaconsejar megadosis de cinc. Puesto que se ha demostrado que el aumento de cinc en la dieta deteriora las funciones mentales de los enfermos de Alzheimer, los médicos recomiendan que estos pacientes no superen la cantidad diaria recomendada de 15 mg.

En estudios realizados en la década de los sesenta, algunos animales de laboratorio desarrollaron ovillos similares a los que presentan los enfermos de Alzheimer tras recibir inyecciones de aluminio. Desde entonces, otros estudios llevados a cabo con aparatos de medición más avanzados revelaron que en el tejido cerebral de personas fallecidas como consecuencia de la enfermedad de Alzheimer se encontraban altas concentraciones de aluminio. Aunque todavía no se sabe de dónde procede ese

LOS MEJORES ALIMENTOS

Hasta el momento, las investigaciones han revelado poca información sobre la incidencia de la nutrición en la enfermedad de Alzheimer. Si le preocupa la posibilidad de ingerir demasiado aluminio, controle la composición del agua que bebe y las ollas que usa para cocinar.

Cuidado con el agua. La posible conexión entre la enfermedad de Alzheimer y el aluminio todavía es motivo de polémica. Aunque muchos alimentos contienen aluminio procedente de agentes fermentantes, como las levaduras químicas, la preocupación por el aluminio se ha centrado en el agua. Más del 50% del agua potable de Estados Unidos contiene una forma de aluminio destinado a eliminar sustancias contaminantes. ¿Eso significa que debe preocuparse por el agua del grifo? Quizá.

Si el agua está correctamente purificada, no debería haber problemas. Pero no podemos estar seguros de que el proceso de purificación se lleve a cabo de la forma adecuada.

Si teme que el agua de su casa contenga aluminio, puede hacerla analizar en un laboratorio.

Vigile los utensilios de cocina. Un estudio demostró que cocinar un alimento ácido en una sartén de aluminio aumenta el nivel de aluminio en la comida. Sin embargo, todavía no hay suficientes pruebas para aconsejar a la población que se deshaga de las ollas de aluminio.

Las latas de aluminio no plantean problemas, pues están recubiertas con plástico para evitar que los ácidos de los zumos o refrescos descompongan el aluminio.

Coma con las manos. Al advertir que los pacientes con enfermedad de Alzheimer de la residencia donde trabajaba perdían peso, una nutricionista de Toledo, Ohio, redujo el número de alimentos que requerían el uso de cubiertos y añadió otros más fáciles de manipular, por ejemplo, bocadillos de carne.

Cuando un catedrático de nutrición estudió la historia clínica de estos pacientes, descubrió que los cambios dietéticos los habían ayudado a mantener el peso, La nueva dieta también redujo la sensación de frustración y mejoró el ánimo de los enfermos, animándolos a comer mayores cantidades de alimentos (la mejor fuente de vitaminas y minerales).

aluminio ni qué hace allí, los investigadores intentan determinar si desempeña un papel activo en la enfermedad de Alzheimer.

 ## OXIDACIÓN DEL CEREBRO

Independientemente de cuál sea la causa principal de la enfermedad de Alzheimer, algunos investigadores están convencidos de que la oxidación de las células cerebrales tiene una incidencia importante en el desarrollo de la enfermedad. Cuando el cuerpo quema oxígeno para obtener energía, se producen unas moléculas inestables denominadas radicales libres. Estas moléculas roban electrones a las moléculas sanas para mantener su propio equilibrio, causando daños a toda clase de células, incluidas las del cerebro.

Varios factores contribuyen a la producción de radicales libres, entre ellos la contaminación, el humo del cigarrillo y el alcohol (en otras palabras, la vida en el siglo XX). Lo que induce a pensar que la oxidación desempeña un papel clave en la enfermedad de Alzheimer es que el principal factor de riesgo de esta dolencia es la vejez. Y los daños por oxidación se acumulan durante el proceso de envejecimiento como consecuencia del metabolismo normal de las células cerebrales.

De hecho, la enfermedad de Alzheimer afecta al 10 % de los mayores de 65 años, al 20 % de los mayores de 75 y al 40 % de los mayores de 85.

Una teoría sugiere que el proceso de oxidación podría potenciar los efectos dañinos del amiloide y destruir por sí solo algunas células cerebrales.

La búsqueda de un remedio para la enfermedad de Alzheimer se complica debido precisamente a la diversidad de factores que intervienen: el ApoE-4, el cinc, el aluminio, la oxidación e incluso la inflamación de las células cerebrales. Lo más probable es que no haya una solución única y que los síntomas y las placas y los ovillos se deban a causas diferentes.

 ## VITAMINA E PARA PROTEGERSE

Aunque los investigadores están poniendo a prueba distintas tácticas para vencer a esta enfermedad, al menos un equipo de investigación ha buscado la respuesta en un sorprendente descubrimiento sobre el uso de las vitaminas en el tratamiento de la apoplejía.

Durante una apoplejía, las células afectadas del cerebro segregan un neurotransmisor denominado ácido glutámico. Esta sustancia provoca una reacción en cadena que destruye más células cerebrales al tiempo que aumenta la secreción del peligroso ácido glutámico.

Cuando en el laboratorio se exponen las células cerebrales a la vitamina E, ésta evita los daños causados por la apoplejía. Por lo tanto, puede decirse que la vitamina E tiene un efecto protector sobre las células cerebrales, reduciendo el número de ellas destruidas por el ácido glutámico.

En otro estudio se demostró que bañar las células cerebrales con vitamina E las protege de una proteína tóxica presente en las placas amiloideas. ¿Cómo? Al igual que rociar una manzana sin piel con zumo de limón evita que ésta se oxide y se ponga marrón, los antioxidantes como la vitamina E protegen las células cerebrales neutralizando los radicales libres.

Sin embargo, hay un impedimento para usar la vitamina E en el tratamiento y la prevención de la enfermedad de Alzheimer: esta vitamina no cruza bien la denominada barrera hematoencefálica (barrera sanguínea cerebral). Esta barrera, un mecanismo natural de protección, impide el paso al cerebro de la mayoría de las sustancias. Debido a este obstáculo, la vitamina E no es el compuesto ideal para emplear en una terapia contra la enfermedad de Alzheimer.

Sin embargo, en su búsqueda de un remedio, los investigadores procuran combinar la vitamina E con otra sustancia, que podría ser un esteroide, para conseguir que cruce la barrera sanguínea.

Todavía es demasiado pronto para determinar si los suplementos de vitamina E ayudan a prevenir la enfermedad de Alzheimer. La vitamina E es difícil de obtener a través de la dieta, puesto que se encuentra principalmente en los aceites vegetales. Y si una persona no consume la cantidad suficiente, el nivel de vitamina E en la sangre y en el cerebro disminuye con la edad, cosa que puede solucionarse hasta cierto punto con sus suplementos.

Aunque es necesario consultar previamente al médico, la mayoría de las personas se beneficiará con una dosis de 400 UI diarias de vitamina. Recordemos que la cantidad diaria recomendada de vitamina E es de 30 UI.

UTILIDAD DE LA TIAMINA

Mientras los investigadores que estudian la vitamina E buscan proteger el cerebro de los estragos de las placas amiloides, los que estudian la tiamina tienen un objetivo diferente: mejorar la memoria de los enfermos de Alzheimer.

En un estudio se indicó a 11 personas que presentaban síntomas de enfermedad de Alzheimer que tomaran 1.000 mg de tiamina o un placebo (píldoras similares, pero sin ningún ingrediente activo) 3 veces al día durante 3 meses. (Una dosis altísima, teniendo en cuenta que la cantidad diaria recomendada es de 1,5 mg.) Las pruebas realizadas antes del tratamiento y después de éste demostraron que la memoria de las personas que habían tomado tiamina había mejorado ligeramente.

No parece un resultado impresionante. Sin embargo, en los últimos estadios de la enfermedad de Alzheimer, las personas afectadas experimentan un notable deterioro de las facultades mentales cada 6 meses. Los resultados positivos del tratamiento con tiamina no son muy notables, pero están clínicamente comprobados.

PRESCRIPCIONES TERAPÉUTICAS

Se está investigando la posible eficacia de un par de nutrientes en el tratamiento de la enfermedad de Alzheimer. Basándose en los resultados preliminares, los siguientes son los nutrientes recomendados por los médicos.

Nutriente	Cantidad diaria recomendada
Tiamina	5.000 mg
Vitamina E	400 UI

ADVERTENCIA MÉDICA. Toda persona con enfermedad de Alzehimer debe estar bajo tratamiento médico.

Estas dosis de tiamina son miles de veces más altas que la cantidad diaria recomendada y ocasionaron náuseas a algunos de los pacientes tratados. Consulte con su médico antes de iniciar esta terapia.

Si se encuentra en tratamiento con anticoagulantes, no debe tomar suplementos de vitamina E.

En otro estudio inspirado en el anterior, los investigadores trataron a 18 pacientes con enfermedad de Alzheimer mediante dosis elevadas de tiamina (entre 3.000 y 8.000 mg), que aumentaban mensualmente.

Al final de cada mes, los sujetos pasaban un breve examen que incluía preguntas sobre la fecha, el nombre del hospital, la ciudad y el estado. Tras evaluar los resultados, el equipo de investigación descubrió una ligera mejoría en la memoria de algunos sujetos cuando las dosis de tiamina eran de 5.000 mg diarios.

En el conjunto de los sujetos, incluso cuando los resultados mostraban un deterioro, éste no era tan importante como cabía esperar en los últimos estadios de la enfermedad. En otras palabras, la evolución de los pacientes que tomaban tiamina era mejor que la prevista.

En un paciente confinado en la cama, se prevé que la puntuación de una prueba de memoria baje unos 3 puntos cada 4-6 meses. Pero no fue así en los pacientes tratados con tiamina, que mantuvieron el nivel o bajaron 1 punto o 2. En esta fase de las investigaciones, no se puede esperar mucho más.

¿Cómo puede un nutriente como la tiamina proteger la memoria? Es posible que la tiamina contribuya a fabricar un importante neurotransmisor denominado acetilcolina, que ayuda a los impulsos nerviosos que transmiten el pensamiento a cru zar los espacios que separan las células cerebrales. En los enfermos de Alzheimer, el nivel de acetilcolina es bajo. Curiosamente, las investigaciones demuestran que hasta el 37 % de los ancianos presentan un déficit de tiamina.

¿Significa esto que los enfermos de Alzheimer podrían mejorar tomando altas dosis de tiamina? Es necesario llevar a cabo más estudios para responder a esa pregunta. Aunque los resultados observados no son asombrosos, puede decirse que es un tratamiento inocuo con beneficios moderados. No se trata de una solución definitiva y los estudios se han realizado con un número reducido de pacientes, pero mientras aparezca algo mejor, ¿por qué no probarlo? Las dosis de 5.000 mg de tiamina al día sólo produjeron náuseas leves en algunos pacientes.

Si usted o algún miembro de su familia desea probar este tratamiento, consulte previamente con el médico.

ENFERMEDAD DE MÉNIÈRE
Cómo controlar el vértigo

Si alguna vez ha bebido demasiado, hasta sentir que la habitación da vueltas a su alrededor, entonces sabe exactamente lo que algunos experimentan durante un ataque agudo de la enfermedad de Ménière. Este trastorno afecta la parte del oído interno que controla el equilibrio: un delicado conjunto de membranas y terminaciones nerviosas que reaccionan ante el movimiento. Cuando esta parte del oído está dañada, produce una reacción de vértigo que sólo se resuelve con el tiempo.

Los pacientes que sufren la enfermedad de Ménière declaran sentirse mareados y con náuseas, a veces incluso tienen que sujetarse a las cosas que los rodean para mantener el equilibrio. El primer ataque puede despertar al paciente en plena noche y ser tan aterrador que éste requiera una ambulancia para desplazarse a un hospital. Los ataques menos agudos provocan náuseas, debilidad y desorientación.

Normalmente, el líquido del interior del oído interno está contenido en dos cámaras. El propósito de este líquido es ayudar a percibir la posición de la cabeza con respecto al medio externo. Esto se consigue mediante una serie de receptores situados en el oído interno que son sensibles al movimiento.

En la enfermedad de Ménière, algo, quizá un virus, interfiere en el delicado equilibrio del líquido del oído interno. La presión del líquido aumenta y finalmente rompe una delicada membrana del oído interno. La rotura va precedida muchas

LOS MEJORES ALIMENTOS

Los otorrinolaringólogos y sus pacientes coinciden en que una dieta sana puede ser una manera eficaz de aliviar los problemas de oído, por muchas razones. He aquí sus recomendaciones.

Evite la grasa. Un oído interno dañado es particularmente sensible a los niveles elevados de colesterol en la sangre. Algunos investigadores creen que la grasa vuelve la sangre más viscosa o espesa, y que ésta se distribuye a través de la pequeña arteria que desemboca en el oído interno.

Así pues, elimine la grasas, en especial las saturadas, de su dieta. Eso significa comer fruta y verduras frescas, cereales integrales, judías, productos lácteos bajos en grasa, pescado y carne magra. Coma sólo las versiones *light* de carnes en conserva, mayonesa, queso, helados y pastelería.

No sea goloso. Atiborrarse de azúcar tiene muchos efectos. Hace que su organismo aumente la producción de insulina (hormona que el organismo utiliza para obtener energía del azúcar). El exceso de azúcar en la dieta puede disparar los niveles de azúcar en la sangre. Y esto es contraproducente para los oídos.

Es bastante fácil evitar los tentempiés excesivamente dulces más comunes: las galletas, los bombones y los refrescos. Pero el azúcar acecha en otros alimentos insospechados. Las galletas bajas en grasa, los yogures de sabores, el té aromatizado y los cereales del desayuno pueden contener una enorme cantidad de azúcar. Si no está dispuesto a renunciar a los dulces, consuma estos productos con moderación.

Averigüe dónde se esconde la sal. Para reducir la sal, los expertos recomiendan leer cuidadosamente las etiquetas y evitar los productos que contengan más de 150 mg de sodio por ración. Elimine también las patatas fritas, las palomitas, las conservas en vinagre, las aceitunas, el jamón, los perritos calientes, los alimentos envasados (sopas, legumbres y verduras), los quesos curados, el requesón, el zumo de tomate, el atún, la carne en conserva, las galletas, el pan y las pizzas, o consuma las versiones bajas en sodio de estos alimentos.

Se puede reducir la sal en algunos alimentos enlatados lavando y escurriendo la comida durante 1 minuto.

Intente sustituir la sal por cebolla o ajo en polvo. De hecho, existe un mundo de sabores por explorar. Experimente aliñando el pollo con salvia o tomillo y la carne con romero o mejorana, o añada setas secas y tomate a sus guisos.

veces por una sensación de tener la oreja «llena» o sometida a presión, y es seguida de un zumbido agudo y una pérdida de audición que puede ser temporal o permanente. Otros síntomas pueden ser náuseas y vómitos, así como la percepción de un silbido permanente dentro de la cabeza.

Mientras que el vértigo suele durar entre 10 y 60 minutos, este ataque puede prolongarse durante horas. La enfermedad de Ménière puede mitigarse con ciertos fármacos para la alergia, que también son ideales para aliviar los síntomas del vértigo. Si las náuseas y los vómitos son los síntomas más persistentes en un ataque prolongado, los supositorios antináuseas también resultan útiles. Para un alivio momentáneo, los médicos suelen recetar diuréticos a fin de reducir el aumento del líquido en el interior del oído. Algunos médicos también incluyen recomendaciones dietéticas.

REDUZCA EL CONSUMO DE SAL

Para muchos médicos, el principal consejo dietético para las personas con la enfermedad de Ménière es reducir la ingestión de sodio, un nutriente esencial del que se abusa en demasiadas dietas. Algunas personas que sufren la enfermedad de Ménière son extremadamente sensibles a la sal y sus oídos parecen retener las cantidades superfluas de esta sustancia.

Una vez que la sal se ha concentrado en el líquido del interior del oído interno, es absorbido junto con una cantidad de fluido adicional, incrementando la presión en el oído interno hasta que la membrana se rompe, lo que provoca un ataque de vértigo. Finalmente, la membrana cicatriza y la situación se estabiliza.

Algunos médicos recomiendan a sus pacientes no tomar más de 1.000 ó 2.000 mg de sodio al día. La cantidad más alta es para los residentes en climas cálidos. Un estudio realizado en soldados concluyó que tomaban 11.000 mg al día. (Una cucharadita de café contiene 2.000 mg de sodio.)

Por lo tanto, parece evidente que los afectados por la enfermedad de Ménière deberían restringir la sal. Pero también deberían prestar atención a las necesidades de otros minerales.

MINERALES QUE EQUILIBRAN EL SODIO

El magnesio, el calcio y el potasio son otros minerales importantes para el funcionamiento normal del oído interno.

Debido a que estos minerales son tan importantes para un oído sano, algunos médicos aconsejan a sus pacientes afectados por la enfermedad de Ménière que se aseguren de tomar las cantidades diarias recomendadas de estos nutrientes.

Para el magnesio se recomiendan 400 mg al día. Los estudios muestran que la

PRESCRIPCIONES TERAPÉUTICAS

Los médicos recomiendan reducir la sal y añadir estos nutrientes a una dieta saludable para reducir el vértigo de la enfermedad de Ménière.

Nutriente	Cantidad diaria recomendada
Calcio	1.000 mg
Magnesio	400 mg
Potasio	3.500 mg

Añada un suplemento polivitamínico y mineral que contenga las cantidades diarias recomendadas de todas las vitaminas y los minerales esenciales.

ADVERTENCIA MÉDICA. Algunos diuréticos que en ocasiones se recetan a personas con enfermedad de Ménière pueden agotar las reservas de potasio del cuerpo. Antes de tomar suplementos de cualquier clase, consulte con su médico. Las cantidades excesivas de cualquier mineral pueden resultar dañinas.

Si padece trastornos cardíacos o renales, consulte con su médico antes de tomar suplementos de magnesio.

En caso de trastornos renales o diabetes, sólo debe tomar suplementos de potasio bajo supervisión médica.

mayoría de las personas no ingieren esta cantidad: los hombres suelen tomar 329 mg al día, y las mujeres, 207 mg al día. Los cereales integrales, las nueces y las legumbres son las mejores fuentes de magnesio. Las verduras son buenas fuentes, pero el plátano es la única fruta que proporciona esta cantidad de magnesio.

En cuanto al calcio, los médicos recomiendan ingerir una cantidad de 1.000 mg al día. Un vaso de leche con un 1 % de grasa proporciona unos 300 mg de calcio; 28 g de queso curado, unos 181 mg; y dos yogures semidesnatados, unos 415 mg.

Para obtener una cantidad saludable de potasio –3.500 mg al día o más– se debe consumir fruta fresca y verduras o sus zumos. Un vaso de zumo de tomate, por ejemplo, contiene unos 537 mg de potasio; el zumo de naranja, 496 mg, y el zumo de ciruela, 707 mg. La patatas, los boniatos, los aguacates y los plátanos también son buenas fuentes de este mineral. Dado que el potasio se elimina con el calor, es mejor consumir hortalizas crudas, asadas o al vapor.

Nota. A las personas con enfermedad de Ménière se les recetan con frecuencia diuréticos, medicamentos que incrementan la cantidad de orina. Algunos diuréticos pueden mermar las reservas de potasio y, a veces, las reservas de magnesio. Si está tomando esta clase de diuréticos, consulte con su médico para que le recete suplementos de potasio y magnesio para compensar las pérdidas. Pero no tome estos suplementos sin supervisión médica. Una cantidad excesiva puede ser dañina, especialmente si sufre trastornos cardíacos, renales o diabetes.

OTRAS VITAMINAS PUEDEN IMPEDIR EL VÉRTIGO

Existen otras vitaminas y minerales útiles para la enfermedad de Ménière. Un número de otorrinolaringólogos y otros especialistas del oído recomiendan un suplemento polivitamínico y mineral a sus pacientes con enfermedad de Ménière, pese a la falta de pruebas científicas concluyentes que la mayoría de médicos considera imprescindible para recomendar un tratamiento.

Casualmente se descubrió que en las mujeres afectadas que tomaban un complejo polivitamínico y mineral para el síndrome premenstrual, la enfermedad de Ménière remitió por completo o los síntomas de vértigo desaparecieron. Esas mujeres estaban tomando suplementos polivitamínicos y minerales de venta sin receta que contienen, entre otros nutrientes, 300 mg de vitamina B_6 y 250 mg de magnesio.

Se recomiendan estos suplementos a las personas que experimentan una sensación de tener el oído «lleno», presión en el oído o vértigo, y aunque no se sabe a qué se debe su eficacia, las personas con estos síntomas observan una notable mejoría.

Otros médicos recetan grandes cantidades de un suplemento polivitamínico y mineral que contiene una larga lista de ingredientes, incluyendo 500 mg de calcio, 500 mg de magnesio, 100 UI de vitamina D, 20 mg de cinc y una serie de otras vitaminas y minerales. Los pacientes que los toman afirman que son eficaces, ya que el estado de sus oídos y demás síntomas asociados mejoran.

Si usted decide tomar un suplemento polivitamínico y mineral, asegúrese de que sigue las medidas dietéticas recomendadas en «Los mejores alimentos». Aunque los nutrientes pueden corregir algunas carencias dietéticas, es absurdo pensar que puede contrarrestar el efecto de los malos hábitos alimentarios.

ENFERMEDAD DE PARKINSON
Cómo eliminar los temblores

«**E**s como pasar del cambio automático al manual.» Esta descripción de la enfermedad de Parkinson, de alguien con experiencia de primera mano, la resume sucintamente. A medida que esta enfermedad del sistema nervioso avanza, los movimientos que en otra época eran perfectamente naturales, como andar y escribir, requieren ahora un esfuerzo de voluntad. Y los temblores de las manos pueden complicar tareas tan simples como atarse los cordones de los zapatos. Con frecuencia, son los temblores los que inducen a los enfermos a acudir al médico en busca de un diagnóstico, pero la mayoría de las personas afectadas pueden recordar años de síntomas vagos antes de que los médicos identificaran la causa.

Muchos enfermos de Parkinson se notan lentos y perezosos, sin ánimo para nada, pero a menudo atribuyen estos síntomas a su edad avanzada. La enfermedad de Parkinson está causada por una lesión de las neuronas cerebrales de la sustancia negra, una zona situada en el centro del cerebro que ayuda a coordinar los movimientos musculares. Estas células producen una sustancia llamada dopamina, un neurotransmisor esencial para que el cerebro pueda enviar mensajes a los músculos. A medida que las neuronas mueren y los niveles de dopamina descienden, el control muscular se ve afectado.

Nadie sabe con certeza por qué mueren estas neuronas, pero la combinación de la exposición a las toxinas del entorno y una predisposición hereditaria, junto con el desgaste normal de los años, parece ser la razón más probable. Ciertas sustancias químicas pueden provocar síntomas parecidos a los de la enfermedad de Parkinson tanto en animales como en seres humanos. Algunos afectados han pasado muchos años expuestos a productos químicos, por ejemplo a los disolventes utilizados para fabricar componentes electrónicos.

 ## ELIMINAR EL ÓXIDO

Un aspecto de la terapia nutricional para la enfermedad de Parkinson está directamente relacionado con las causas probables de la dolencia.

El envejecimiento natural y la posible exposición de esa parte del cerebro a toxinas puede desencadenar reacciones químicas oxidativas que permiten la liberación de radicales libres, partículas moleculares que roban electrones de otras moléculas y ponen en marcha una reacción en cadena de lesiones celulares.

Incluso la dopamina, el neurotransmisor que se encuentra en elevada concentración en esta parte del cerebro, se oxida como parte del proceso de transmisión

LOS MEJORES ALIMENTOS

La cantidad de proteínas que usted ingiere al día puede tener una influencia notable en los síntomas de la enfermedad de Parkinson. Éstos son los cambios dietéticos que recomiendan los expertos.

Aumente los hidratos de carbono y reduzca las proteínas. Las personas que están tomando levodopa necesitan restringir la cantidad de proteínas que consumen. Las proteínas están compuestas por aminoácidos, y los que contiene la comida interfieren en la capacidad de la levodopa para penetrar en el cerebro. (La levodopa también es un aminoácido.) *Nota.* No consuma menos proteínas de las que su médico determine.

Su médico le proporcionará indicaciones detalladas sobre los alimentos que contienen hidratos de carbono y los que contienen proteínas. Debe intentar tomar una proporción de 7 g de hidratos de carbono por cada 1 g de proteínas, repartidos a lo largo de todo el día.

Eso equivale a 47 g de proteínas por cada 2.000 calorías totales, lo que se traduce en aproximadamente la mitad de las proteínas que se consumen habitualmente. Varios investigadores de Boston afirman que esta cantidad es la que consigue los mejores niveles de aminoácidos en el cerebro en personas con enfermedad de Parkinson. Si usted consume pocas proteínas, es demasiada la medicación que penetra en el cerebro, causando temblores y movimientos incontrolados de los músculos.

Por otra parte, si usted consume demasiadas proteínas, la dopamina no tendrá tanto efecto sobre las neuronas cerebrales y acabará con la rigidez característica del Parkinson.

Éste es un ejemplo de un menú diario típico de esta dieta óptima:

de mensajes nerviosos. A lo largo de los años, a medida que la dopamina se oxida, puede llegar a matar a las mismas neuronas que la producen y utilizan para el funcionamiento motor normal.

En ocasiones se recomienda a los enfermos de Parkinson vitaminas C y E, ya que estos dos nutrientes actúan como antioxidantes. Detienen la reacción en cadena de los radicales libres ofreciendo sus propios electrones, lo que evita daños en las moléculas sanas. Se ha prestado más atención a la vitamina E porque actúa en las partes grasas de las neuronas (el tejido nervioso y cerebral contiene muchas membranas grasas). Éstos son los últimos descubrimientos de los investigadores.

Desayuno

1/2 taza de melocotón en almíbar

2 galletas integrales grandes

2 cucharaditas de margarina

2 cucharadas soperas de jarabe

1 vaso de leche con 2 % de grasa

Café o té

Almuerzo

3/4 de taza de legumbres

1 cucharada sopera de queso gratinado

1 rebanada de pan de maíz

2 vasos de zumo de naranja

2 ciruelas pequeñas

Cena

100 g de jamón dulce

3 rodajas de piña en almíbar

1 boniato mediano

3 coles de Bruselas

1 1/2 vasos de zumo de naranja o limón

1/2 copa de sorbete helado

Cuidado con las habichuelas. Las habichuelas que se consumen en los países mediterráneos y en Oriente Medio contienen dopamina. Comer más de media ración de habichuelas junto con la dosis diaria de levodopa puede producir síntomas de sobredosis de dopamina, incluyendo agitación y movimientos involuntarios adicionales.

VITAMINA E: PROMESA Y DECEPCIÓN

En teoría, se administra vitamina E contra la enfermedad de Parkinson porque este nutriente destruye los radicales libres y, en consecuencia, puede proteger contra las lesiones que éstos causan al cerebro. Si usted produce una cantidad excesiva de estas sustancias químicas reactivas y potencialmente dañinas a lo largo de los años, y si interpone algo similar a una esponja para absorber o detener sus efectos, podría protegerse aún más contra una lesión cerebral.

Sin embargo, esto es sólo teoría. En la práctica, los resultados de la investigación han sido decepcionantes.

Es cierto que en un estudio se descubrió que las personas en las primeras fases de la enfermedad de Parkinson que tomaban vitaminas E y C lograban retrasar la necesidad de medicarse 2 1/2 años más en comparación con las personas que no tomaban estas vitaminas. (Las que tomaban vitaminas fueron aumentando la dosis progresivamente hasta 3.200 UI de vitamina E y 3.000 mg de vitamina C al día, fraccionadas en 4 tomas.)

Sin embargo, un amplio estudio realizado a escala nacional en Estados Unidos y conocido como estudio DATATOP, comprobó que la ingestión de 2.000 UI diarias de vitamina E durante 2 años no produjo beneficio alguno en los enfermos de Parkinson.

Para algunos médicos, la vitamina E aún no ha dicho la última palabra. Los resultados negativos no indican gran cosa. Podrían deberse a una dosificación incorrecta, a la incapacidad de hacer llegar más vitamina E al cerebro, o a que los pacientes empezaron a tomarla demasiado tarde en el curso de su enfermedad para que el tratamiento resultase de utilidad. Para sus defensores, estos hallazgos negativos no excluyen la posibilidad de que la vitamina E y otros antioxidantes puedan ayudar a combatir la enfermedad de Parkinson.

Las investigaciones actuales se orientan hacia los «antioxidantes con receta», variedades modificadas químicamente que no se encuentran en la naturaleza y que penetran en el cerebro con más facilidad que la vitamina E.

Sin duda, hoy recomiendan la vitamina E a sus pacientes menos neurólogos que antes de conocerse los decepcionantes resultados del estudio DATATOP, exceptuando a los que han decidido adoptar una postura bastante sensata: la vitamina E no hace daño y podría hacer bien. Las personas enfermas de Parkinson a menudo comen mal, y un programa completo de suplementos nutritivos podría estar indicado en algunos casos.

Estos especialistas no recomiendan tomar vitamina E, pero tampoco desaniman a sus pacientes que la toman. Algunos médicos incluso la toman ellos mismos para prevenir dolencias cardíacas.

Otros médicos, convencidos de las propiedades antioxidantes de la vitamina E, sugieren que es conveniente tomar 400 UI, 3 veces al día.

Un enfermo de Parkinson que creía estar tomando 800 UI de vitamina E al día como parte de un estudio descubrió más tarde que él estaba en el grupo de los que recibían un placebo (pastillas inocuas), no vitaminas. Supuso que si los especialistas consideraban que merecía la pena emprender un gran estudio para comprobar los efectos de la vitamina E, él también podía probarla. Hoy la utiliza para quemaduras y cortes y afirma que su poder curativo es impresionante. También se cree que la vitamina E resulta útil en la prevención de las dolencias cardíacas y del cáncer.

Sin embargo, los resultados no son concluyentes. El enfermo mencionado aún

PRESCRIPCIONES TERAPÉUTICAS

Los fármacos, no las vitaminas y los minerales, son el tratamiento convencional para la enfermedad de Parkinson. Sin embargo, los médicos especialistas en nutrición recomiendan los siguientes nutrientes.

Nutriente	Cantidad diaria recomendada
Tiamina	50 mg
Vitamina E	1.200 UI, divididas en 3 dosis

Añada un suplemento polivitamínico y mineral que contenga las cantidades diarias recomendadas de todos los minerales y vitaminas esenciales, incluyendo los oligoelementos.

ADVERTENCIA MÉDICA. Si usted padece la enfermedad de Parkinson, tome suplementos sólo bajo supervisión médica.

La vitamina E en dosis superiores a 600 UI al día puede tener efectos adversos en algunas personas. Además, si usted tiene algún problema de coagulación o ha sufrido un infarto, consulte con su médico antes de tomar suplementos de vitamina E en cualquier cantidad. Si se encuentra en tratamiento con anticoagulantes, no debe tomar suplementos de vitamina E.

podía jugar al tenis 5 años después de iniciar su tratamiento, pero su coordinación distaba mucho de la que tenía antes de iniciarse la enfermedad.

La gran cantidad de vitamina E que a veces se recomienda contra la enfermedad de Parkinson no se obtiene comiendo una cantidad normal de comida, ni siquiera de los alimentos más ricos, como el aceite de girasol y de almendras, el germen de trigo, los frutos secos, los cereales integrales y las verduras de hojas verdes. Según algunos especialistas, no se han encontrado efectos adversos en las personas que toman hasta 1.600 UI de vitamina E al día. Además, muchos expertos creen que la ingestión de hasta 600 UI al día es segura y no requiere supervisión médica. Sin embargo, si usted decide tomar dosis altas de vitamina E, consulte antes con su médico.

Si tiene algún problema de coagulación o ha sufrido un infarto, o si en su familia hay antecedentes de infarto, sólo debería tomar grandes cantidades de vitamina E bajo supervisión médica. Si se encuentra en tratamiento con anticoagulantes, no debe tomar suplementos de vitamina E. Es posible que, en estas cantidades, la vitamina interfiera en la absorción y la acción de la vitamina K, que favorece la coagulación de la sangre.

UN SEGURO ADICIONAL

Algunos médicos recomiendan a sus pacientes tomar un suplemento polivitamínico y mineral con las cantidades diarias recomendadas de todas las vitaminas y minerales esenciales, incluyendo los oligoelementos. Existen indicios de que el selenio, un mineral con propiedades antioxidantes, puede desempeñar algún papel en la enfermedad de Parkinson. En las personas que la padecen, la región del cerebro afectada, la sustancia negra, presenta un bajo nivel de un compuesto de selenio llamado glutatión-peroxidasa. Algunos expertos especulan con que estos niveles tan bajos de la sustancia pueden contribuir a preparar el terreno para la lesión neuronal.

Estos expertos recomiendan además un suplemento que incluya una dosis de hasta 50 mg de tiamina en un preparado del complejo vitamínico B. Lo recetan porque los pacientes que lo toman aseguran que se sienten mucho más despiertos y enérgicos. De hecho, existen indicios de que las personas enfermas de Parkinson tienen niveles bajos de las vitaminas del complejo B y de que podrían beneficiarse ingiriendo cantidades adicionales.

Las personas que toman levodopa deben consultar con su médico antes de tomar vitamina B_6, ya que ésta anula los efectos de la levodopa si se toma sola. Los expertos afirman que la vitamina B_6 no produce este efecto cuando la levodopa se toma en combinación con carbidopa (en el medicamento Sinemet).

ENFERMEDAD DE RAYNAUD
Dedos congelados

¿Es posible que Moisés tuviera la enfermedad de Raynaud? La Biblia dice que al patriarca hebreo se le puso la mano blanca como la nieve después de tocar una vara que Dios le había pedido que recogiese. Moisés debió de pasar nervios, ya que la vara había sido una serpiente minutos antes. Entonces Dios le ordenó que metiera la mano entre la ropa, donde pronto recuperó su color normal.

Los pacientes que padecen esta enfermedad no tienen que hallarse en una situación semejante para que sus dedos se pongan blancos. Basta un poco de frío o de nerviosismo para que se desencadenen los síntomas.

 ## FRÍO EN LOS HUESOS

Según expertos de la Universidad de Boston, la enfermedad de Raynaud es la forma extrema de una reacción normal. Cuando exponemos las manos al frío, las pequeñas arterias de las puntas de los dedos se constriñen, enviando sangre al interior del cuerpo para que se caliente. Cuando experimentamos calor, las arterias se relajan y se reanuda la circulación de los dedos con normalidad.

En esta enfermedad, sin embargo, las arterias se cierran y permanecen cerradas ante la mínima causa. Los síntomas se pueden manifestar simplemente al sacar los cubitos del refrigerador o al experimentar un poco de nerviosismo. Primero la sangre abandona los dedos y éstos se ponen blancos; a continuación se vuelven azules, ya que se estanca en ellos sangre mal oxigenada; finalmente, se ponen rojos a medida que la sangre oxigenada regresa. Un episodio de éstos puede durar desde menos de un minuto hasta varias horas.

Algunas personas, en especial si se trata de mujeres jóvenes, desarrollan esta dolencia sin motivo aparente. Según los expertos, estas mujeres tienden a sufrir

LOS MEJORES ALIMENTOS

Los esquimales no suelen padecer esta enfermedad. Pero la grasa de ballena no es fácil de conseguir, de modo que pruebe esta alternativa:

Coma pescados grasos. Un estudio realizado en Nueva York descubrió que los ácidos grasos de peces como el salmón, la caballa, el atún y las sardinas parecen contribuir a dilatar los vasos sanguíneos de pacientes con la enfermedad de Raynaud.

Según ese mismo estudio, los síntomas desaparecieron por completo en 5 de las 11 personas que tomaron 12 cápsulas de aceite de pescado al día (un total de 3,96 g en forma de ácido licosapentaenoico y 2,64 g en forma de ácido diocosahexaenoico) durante dos períodos de 6 semanas consecutivos. En las otras 6 personas, el tiempo de tolerancia de las manos al agua fría aumentó de 31 a 47 minutos (un 50 %).

Sin embargo, en un grupo de personas que tomó aceite de oliva sólo una experimentó una mejoría considerable.

migrañas y otras enfermedades relacionadas con hipersensibilidad de los vasos sanguíneos.

Para algunos especialistas, la enfermedad de Raynaud es un síntoma temprano de enfermedades autoinmunes como esclerodermia o lupus. (Una enfermedad autoinmune es aquella en que el sistema inmunológico ataca al propio organismo, en lugar de combatir virus y bacterias). Según los expertos, ambas enfermedades dañan los vasos sanguíneos y alteran las proteínas de la sangre, lo cual puede afectar la circulación de los vasos capilares.

PRESCRIPCIONES TERAPÉUTICAS

Los nutrientes que favorecen la circulación en los capilares de los dedos de la mano son muy útiles para la enfermedad de Raynaud. Éstas son las recomendaciones de los especialistas.

Nutriente	Cantidad diaria recomendada
Nicotinato de inositol	1.500-4.000 mg, fraccionados en 3 ó 4 dosis
o bien	
Ácido nicotínico	Hasta 200-300 mg
Vitamina E	800 UI, fraccionadas en 2 dosis

ADVERTENCIA MÉDICA. Tanto el nicotinato de inositol como el ácido nicotínico son formas de niacina. Las dosis altas de niacina pueden dañar el hígado. Si padece algún trastorno hepático, limítese a tomar la cantidad diaria recomendada (20 mg), para lo cual no necesita supervisión médica.

Según su grado de tolerancia, el ácido nicotínico puede provocar reacciones adversas en dosis de sólo 50-75 mg. Los médicos recomiendan comenzar por la dosis mínima que resulte eficaz y no superar los 100 mg diarios sin supervisión médica.

Consulte con su médico antes de tomar más de 600 UI de vitamina E al día, ya que una dosis alta de este nutriente puede causar efectos secundarios en algunas personas.

Si se encuentra en tratamiento con anticoagulantes, no debe tomar suplementos de vitamina E.

Ciertas medicinas, como los betabloqueantes (usados para reducir la presión arterial) y la ergotamina (para las migrañas) pueden causar esta enfermedad, según los expertos. Lo mismo se aplica al síndrome de túnel carpiano y a ciertos trastornos de la coagulación de la sangre. Lo mejor es consultar con un médico para averiguar la causa de los síntomas.

En Estados Unidos, esta dolencia no suele tratarse mediante terapia nutricional. Sin embargo, en ocasiones se recomiendan dos nutrientes, la niacina y la vitamina E, para aliviar los síntomas. He aquí cómo funcionan.

LA NIACINA DESPEJA LOS VASOS SANGUÍNEOS

Es bien sabido que la niacina, una de las vitaminas del complejo B, dilata los vasos sanguíneos. Si la toma en cantidades altas, experimentará una sensación de quemazón, prurito, enrojecimiento y cosquilleo en la cara, el cuello, los brazos y el pecho, que durará media hora o incluso más. De hecho, una forma de niacina de liberación retardada llamada nicotinato de inositol puede obtenerse en España con el nombre de Hexanicit, un medicamento recetado precisamente para la enfermedad de Raynaud.

Especialistas de un centro médico de Arkansas sugieren que, si se desea probar el nicotinato de inositol, se tomen entre 500 y 1.000 mg 3 ó 4 veces al día. Estos expertos afirman que la combinación de inositol retrasa la liberación de niacina.

Otra posibilidad es tomar ácido nicotínico, aunque éste también provoca reacciones como las descritas. Según el nivel de tolerancia del paciente, éstas pueden presentarse con dosis de sólo 50 mg. Los expertos recomiendan comenzar con la dosis mínima que resulte eficaz y no sobrepasar en ningún caso los 100 mg diarios sin supervisión médica.

Independientemente de la forma en que se tome, las dosis altas de niacina pueden dañar el hígado. Si usted padece algún trastorno hepático, no exceda la cantidad diaria recomendada (20 mg) a menos que se encuentre bajo supervisión médica.

LA VITAMINA E FAVORECE LA CIRCULACIÓN

La mayoría de los médicos considera que un caso clínico (en que se sigue el progreso de un paciente que sufre una enfermedad determinada o que sigue un tratamiento específico) es menos fiable que un estudio científico. De hecho, no hay estudios que demuestren los efectos beneficiosos de la vitamina E para la enfermedad de Raynaud. Pero hay varios casos de pacientes que atestiguan sus virtudes, y uno en particular que llama la atención por lo espectacular de la mejoría obtenida.

Es el informe de un paciente de 45 años que sufrió durante 6 meses úlceras cada vez más graves y gangrena en las puntas de los dedos. El médico le recetó 400 UI de vitamina E 2 veces al día y le recomendó que se aplicase vitamina E directamente en la zona afectada. Al cabo de 8 semanas, los dedos habían sanado por completo, y un año más tarde seguían perfectamente gracias a una dosis de mantenimiento. Este médico dice haber tratado a otras 20 personas con problemas de circulación en las manos, la mayoría de las cuales se beneficiaron del uso de la vitamina E.

Según los expertos, hay varios motivos para la posible eficacia de esta vitamina. Tal vez favorezca la circulación de los capilares porque reduce la tendencia de las células a adherirse entre sí y a las paredes de los vasos sanguíneos. Además, es posible que acelere la curación de las úlceras que en ocasiones acompañan a la enfermedad de Raynaud.

Consulte con su médico si piensa tomar más de 600 UI de vitamina E al día, ya que las dosis altas pueden provocar efectos secundarios en algunas personas.

ENFERMEDAD DE WILSON
Cómo neutralizarla con cinc

A la edad de 22 años, cierta mujer pesaba 30 kg, consumía 700 calorías al día, estaba deprimida, no menstruaba, parloteaba incesantemente y se preocupaba constantemente por todo.

Sus médicos sospecharon que se trataba de un trastorno de la alimentación y la ingresaron en un hospital de Maryland, donde empezaron a hacerle análisis.

Todos los resultados eran normales hasta que llegaron al hígado. Allí, los médicos encontraron que la mujer tenía al menos 15 veces la cantidad normal de cobre almacenado, un signo indudable de que tenía la enfermedad de Wilson, una patología en la que distintos tejidos se intoxican lentamente con cobre.

 ## OJOS VERDOSOS Y LABIOS TEMBLOROSOS

El cobre es un nutriente que necesitan todas las células, sobre todo para el desarrollo de nervios sanos, tejido conectivo y el pigmento oscuro del pelo y la piel. Todos necesitamos un poco de cobre. En las personas que padecen la enfermedad de Wilson, sin embargo, una alteración genética permite que el metal se acumule hasta niveles tóxicos en el cerebro, el hígado, los riñones y los ojos. Las cantidades astronómicas acumuladas pueden provocar una merma en las facultades mentales, demencia e insuficiencia hepática.

Por fortuna, es una enfermedad muy rara, que puede prevenirse y tratarse. Afecta a unas 30 personas por millón, en general de edades comprendidas entre los 10 y los 40 años, y es más frecuente entre los judíos de Europa oriental y sus descendientes.

Dependiendo del lugar donde se acumulen los niveles tóxicos de cobre, los síntomas pueden variar desde malestar, fatiga, hipersensibilidad en los labios y quizá fiebre moderada –que a la vez parecen indicar una infección vírica o una hepatitis aguda– hasta trastornos de la alimentación, interrupción de la menstruación, temblores en los miembros y un signo característico, que es la aparición de un anillo pardoverdoso alrededor de las córneas.

Según los pioneros de la investigación en este campo, el mayor problema es reconocer la enfermedad. Muchos casos no llegan a diagnosticarse porque la enfermedad aparenta ser una hepatitis, por ejemplo, o una cirrosis hepática causada por el alcohol.

Aún complica más su reconocimiento el hecho de que los síntomas no aparecen simultáneamente sino de forma sucesiva durante un largo período. En lugar de mostrar complicaciones neurológicas evidentes, por ejemplo, muchas personas sufrirán alteraciones en la conducta a lo largo de varios años. Pueden estar deprimidos y suelen perder el poder de concentración mental. Si están en edad escolar, sus calificaciones bajan bruscamente. Y si trabajan, disminuye su rendimiento. Se vuelven temperamentales y pueden desarrollar tendencias suicidas o volverse exhibicionistas.

A menudo, estas conductas se atribuyen al consumo de drogas, porque son personas normales que de repente parecen volverse locas. Sus parejas a menudo los abandonan durante estos períodos.

EL BENDITO CINC

Por fortuna, la enfermedad de Wilson puede prevenirse y tratarse con cinc, según algunos especialistas.

En una serie de estudios realizados en la Universidad de Michigan se descubrió que el cinc promueve la formación de metalotioneína, una sustancia que se aferra a todo el cobre que encuentra y lo retiene en las células intestinales hasta que éstas son sustituidas y excretadas junto con otros residuos intestinales.

Las células intestinales, como las que recubren la piel, se recambian con bastante rapidez. Tienen una vida media de unos 6 días y, cuando mueren y se expulsan a través de los intestinos, se llevan con ellas el cobre, que se elimina con los excrementos.

Pero el cinc no es lo primero a lo que recurren los médicos cuando se diagnostica la enfermedad de Wilson. El cinc actúa con demasiada lentitud en las personas con síntomas, pero los investigadores han desarrollado un nuevo fármaco llamado tetratiomolibdato, un compuesto que actúa con eficacia en el tratamiento inicial de las personas con síntomas cerebrales. Los especialistas lo administran durante 8 semanas y luego lo sustituyen por cinc.

En las personas con trastornos hepáticos usan una combinación de otro fármaco, el clorhidrato de trientina y cinc. La trientina ayuda a eliminar el cobre con bastante rapidez.

Una vez iniciada la terapia sólo con cinc, los pacientes con enfermedad de Wilson son dados de alta. No se pretende eliminar todo el cobre de su organismo, ya que es un nutriente esencial, y sin él morirían. Lo que se pretende con la terapia de cinc es reducir la sobrecarga de cobre e impedir que vuelva a acumularse.

Por eso ya pueden volver a una dieta normal. Los dos únicos alimentos que los médicos les prohíben son hígado, que está cargado de cobre, y marisco, que contiene cantidades moderadamente altas.

UNA ESPONJA PARA EL COBRE

¿Cuánto cinc se requiere para absorber el cobre sobrante del organismo?

Un estudio realizado en Michigan concluyó que con 150 mg de cinc al día, tomados en 3 dosis independientes de 50 mg, al menos una hora antes o después de comer, se consigue la eliminación óptima del cobre. Como el cinc puede ser tóxico en semejantes cantidades, es importante someterse a supervisión médica mientras se recurre a esta terapia.

Tomar cinc con las comidas anula el efecto del mineral. Es casi como no tomarlo porque se combina con otras sustancias de la comida y apenas actúa. Pero si se separa de la comida, con sólo 25 mg ya se observa un efecto detectable sobre el equilibrio del cobre.

Y por eso también las personas que sufren la enfermedad de Wilson no deben tomar grandes cantidades de cinc, porque en muy poca cantidad ya altera los niveles de cobre del cuerpo. Más de la cantidad diaria recomendada de cinc (15 mg) puede provocar fácilmente un déficit de cobre en 2 ó 3 semanas.

PREVENCIÓN DEL PROBLEMA

El cinc tiene, además, el potencial de prevenir la aparición de síntomas en las personas que han heredado el gen aberrante pero son asintomáticas. Por desgracia, la única manera de detectar la posibilidad de tener la enfermedad de Wilson antes de la aparición de síntomas es que la sufra un hermano o una hermana.

Por eso los hermanos de los que la padecen deben hacerse análisis de orina periódicamente para detectar los niveles de cobre demasiado altos a tiempo. Las probabilidades de que desarrollen la enfermedad en algún momento de la vida son del 25%.

PRESCRIPCIONES TERAPÉUTICAS

El cinc contrarresta la acumulación tóxica de cobre en el cerebro, el hígado, los riñones y los ojos de las personas que padecen la enfermedad de Wilson. Ésta es la cantidad que recomiendan los expertos.

Nutriente	Cantidad diaria recomendada
Cinc	150 mg, divididos en 3 dosis separadas regularmente a lo largo del día, al menos 1 hora antes o después de comer

ADVERTENCIA MÉDICA. Cualquiera que tenga la enfermedad de Wilson debe someterse a supervisión médica, especialmente porque la cantidad de cinc recomendada aquí puede ser tóxica. Por la misma razón, las personas que no tienen la enfermedad de Wilson no deben tomar tanto cinc sin conocimiento y consentimiento de un médico. El cinc puede agotar las reservas corporales de cobre.

La enfermedad de Wilson es autosómica recesiva, lo que significa que afecta a las personas que tienen los dos pares del gen anormal que desencadena la enfermedad. Los padres son portadores obligados, pero como cada progenitor sólo tiene un par del gen, ellos son completamente normales.

Por suerte, incluso los niños que heredan la enfermedad serán completamente normales sólo con regular el cinc de su dieta.

ENFERMEDADES CARDÍACAS
Los riesgos de los estados carenciales

Su amigo Lou acaba de sufrir un infarto. Estaba jugando al golf, como todos los sábados por la mañana, cuando se tambaleó y cayó al suelo.

El dolor era insoportable. Pero los compañeros de juego de Lou lo llevaron al hospital de inmediato, los médicos corrigieron una obstrucción en una arteria, y Lou se está recuperando.

La experiencia lo ha asustado... y a usted también. Lou tiene sólo 45 años, hace ejercicio, alterna el trabajo con la diversión y controla su colesterol. No es ningún tonto.

Entonces, ¿por qué ha sufrido un ataque al corazón?

Desde hace al menos una década, los médicos saben que las medidas fundamentales para prevenir un infarto son evitar el tabaco, seguir una dieta baja en colesterol, ingerir un mínimo de grasas, hacer por lo menos tres sesiones de ejercicio físico a la semana y mantener a raya el estrés.

Sin embargo los especialistas acaban de descubrir que algunos nutrientes específicos, en particular las vitaminas C y E y el betacaroteno, podrían ser igualmente importantes.

Aunque no puede afirmarse con seguridad que la falta de estos nutrientes aumente la propensión a los ataques cardíacos, parece haber indicios de que así es. En un estudio todavía en curso, los investigadores han comparado las dietas de más de 73.000 enfermeras y han descubierto que una dieta rica en vitamina E reduce el riesgo de infarto en un 52 %, una dieta rica en vitamina C, en un 43 %, y una dieta rica en betacaroteno (uno de los nutrientes que dan color a las frutas y verduras amarillas), en un 38 %. Además, las mujeres que ingerían cantidades altas de los tres nutrientes tenían un 63 % menos de probabilidades de sufrir un infarto que las que no lo hacían.

¿Cómo actúan estos nutrientes?

Nadie lo sabe. Hasta el momento, los científicos tienen más teorías que respuestas. Pero se cree que estos tres nutrientes neutralizan las lipoproteínas de baja densidad (LDL), el colesterol «malo» que daña las arterias, y evita sus efectos nocivos.

COMPRENDER LA ENFERMEDAD

Para entender las propiedades protectoras de estos nutrientes, primero es conveniente examinar las causas de las enfermedades cardíacas.

La mayoría de estas enfermedades, incluyendo la angina del pecho y los trastornos eléctricos responsables de gran parte de las muertes súbitas, son causadas por la aterosclerosis, una enfermedad en la que el colesterol se acumula en las paredes de las arterias coronarias y las estrecha. El estrechamiento reduce el flujo sanguíneo al corazón y aumenta el riesgo de que un grupo de células sanguíneas se agrupen y obstruyan una arteria. Cuando esto ocurre, o ante un espasmo súbito de la arteria, se interrumpe el paso de la sangre al corazón y se produce el ataque cardíaco.

La aterosclerosis, que a menudo se describe como un endurecimiento de las arterias, es un proceso silencioso que puede iniciarse en la infancia. Comienza cuando las células que tapizan una arteria sufren daños como consecuencia del impacto

LOS MEJORES ALIMENTOS

Lo que usted come –y lo que no come– es un factor determinante en la aparición de una enfermedad cardíaca. He aquí algunos consejos para prevenir la primera causa de muerte en los países desarrollados.

Reduzca la ingestión de grasas. La ingestión diaria de colesterol debe limitarse a 300 mg y el consumo diario de grasas no debe superar al 30% de las calorías totales.

La mayoría de los estadounidenses obtienen aproximadamente el 40% de las calorías de las grasas. Para reducir la ingestión de grasas, evite las carnes rojas, los productos lácteos enteros, las «comidas rápidas» y los productos de bollería y coma más frutas y verduras.

Pásese al pescado. En un estudio sobre varios miles de fumadores, los investigadores de la Universidad de Manoa, en Hawai, descubrieron que en los sujetos que comían pescado más de 2 veces a la semana el riesgo de morir por enfermedades cardíacas se reducía a la mitad.

El pescado podría ser una de las armas más eficaces contra estas enfermedades, ya que las sociedades con dietas basadas en pescado tienen los índices más bajos de infartos.

Consuma fruta y verdura. Un estudio holandés sobre más de 800 hombres de edades comprendidas entre 65 y 84 años reveló que cuanto más alto era el consumo de bioflavonoides (procedentes del té, las cebollas y las manzanas), menor era el riesgo de morir por enfermedades cardíacas.

Los bioflavonoides son compuestos estrechamente ligados a la vitamina C que podrían neutralizar al colesterol «malo» (LDL) y reducir la tendencia de los glóbulos rojos a adherirse entre sí y obstruir las arterias. Estos nutrientes se encuentran en casi todas las plantas, de modo que las mejores fuentes son las frutas y las verduras.

Coma soja. Los productos de soja, como el tofu, contienen isoflavonas, sustancias naturales que podrían prevenir la formación de placa en las paredes arteriales.

No olvide el ajo. Varios estudios sugieren que comer de medio a un diente de ajo al día puede reducir significativamente el nivel total del colesterol. Recuerde que el colesterol alto es uno de los principales factores de riesgo de las enfermedades cardíacas.

constante de la presión arterial, de la exposición repetida a sustancias químicas tóxicas (como el humo del cigarrillo), de las altas concentraciones de LDL o de una infección vírica.

Una vez producido el daño, el organismo intenta repararlo. Las LDL y unas células sanguíneas denominadas monocitos acuden al lugar y procuran solucionar el problema. Cuando no lo consiguen, células procedentes de otras partes de la pared arterial se desplazan hasta allí y forman una alfombrilla protectora –comúnmente llamada placa– sobre la lesión. Esta placa se endurece, absorbe calcio y continúa creciendo hasta que adquiere relieve en la luz de la arteria. Con el tiempo, la placa puede estrechar la arteria lo suficiente para obstruir el flujo sanguíneo y preparar el camino para un ataque.

LOS TRES MOSQUETEROS EN ACCIÓN

Durante años, los médicos han intentado prevenir la aterosclerosis diciéndoles a sus pacientes que se abstuvieran de todas aquellas cosas que dañan a las arterias: «¡Deje de fumar!», «¡Deje de consumir alimentos ricos en colesterol!», «¡Deje de comer grasas!». Pero en los próximos años, estos mismo médicos darán un paso al frente: podrán decir a sus pacientes cómo frenar la formación de la placa, independientemente de sus causas.

Es una historia complicada que los científicos apenas han comenzado a desentrañar. Al parecer, las LDL no contribuyen a formar la placa aterosclerótica a menos que la grasa que contienen se vuelva rancia al exponerse al oxígeno en la pared arterial, un proceso denominado oxidación.

Por suerte, los estudios de laboratorio sugieren que hay por lo menos dos nutrientes que pueden evitar la oxidación de estas partículas, y por eso se los llama antioxidantes.

¿Cuáles son estos nutrientes? Las vitaminas C y E, las mismas que parecen reducir el riesgo de las enfermedades cardíacas en los estudios. Aunque hasta hace poco se creía que el betacaroteno también tenía propiedades antioxidantes, ahora se sabe que no es así. Los científicos están explorando otros mecanismos que explicarían la incidencia beneficiosa del betacaroteno en las enfermedades cardíacas. Es posible que ésta se deba a su capacidad para regenerar la vitamina E.

LA VITAMINA E NEUTRALIZA EL COLESTEROL

Aunque estos tres nutrientes desempeñan un papel en la prevención de la aterosclerosis, la vitamina E es la que ofrece mayor protección.

En un estudio realizado en Dallas, 24 hombres tomaron placebo o suplementos con 800 UI de vitamina E, 1.000 mg de vitamina C y 30 mg (50.000 UI) de betacaroteno. Después de 3 meses, los científicos descubrieron que en los hombres que tomaban suplementos el proceso de oxidación duró el doble de tiempo que en aquellos que tomaban placebo. El primer grupo redujo en un 40 % el número de partículas oxidadas de LDL en comparación con el segundo grupo. Estos resultados sugieren que el tratamiento antioxidante usado en el estudio podría frenar, y quizá prevenir, la aterosclerosis.

Intrigados sobre cuál era el nutriente que realizaba la mayor parte del trabajo antioxidante, los investigadores compararon al grupo que tomaba el «cóctel» antioxidante con un grupo similar que tomaba exclusivamente 800 UI de vitamina E.

¿El resultado? No se observaron diferencias significativas.

No es que la vitamina C y el betacaroteno no estuvieran cumpliendo con su trabajo, pero es posible que sus esfuerzos quedaran eclipsados por el gran poder de la vitamina E.

Estudios científicos sugieren que la vitamina E se une a las LDL en el hígado y luego pasa a la sangre. Una vez que forma parte de la partícula de LDL, la vitamina E evita que ésta se vuelva rancia y forme una placa que podría obstruir la arteria. En cambio, la partícula de LDL y su pasajero, la vitamina E, atraviesan la pared arterial, donde permanecen montando guardia. Y mientras haya una reserva importante de vitamina E y otros antioxidantes para reemplazar a la vitamina E cuando ésta se use, la partícula de colesterol será inofensiva.

Al menos ésta es la teoría. Por fortuna, la vitamina E parece ser tan eficaz para prevenir la placa en la vida real como en el laboratorio.

En un estudio sobre casi 40.000 hombres, investigadores de la Universidad de Harvard descubrieron que los que tomaban, como mínimo, 100 UI diarias de vitamina E durante al menos 2 años reducían el riesgo de sufrir un infarto en un 37 %. Un estudio paralelo con más de 87.000 enfermeras de edades comprendidas entre los 34 y los 59 años arrojó resultados semejantes.

En otro estudio realizado en Alburquerque con 440 personas que habían sido sometidas a una angioplastia (un procedimiento para abrir las arterias obstruidas), se observó que las 57 que tomaban una media de 574 UI diarias de vitamina E tenían la mitad de probabilidades de sufrir un ataque cardíaco que aquellas que no tomaban esta vitamina.

Lo mismo parece ocurrir con personas que han sido sometidas a un bypass. Cuando los investigadores de la Universidad de California estudiaron la ingestión de vitaminas en hombres y mujeres de 40 a 59 años de edad a los que se había practicado un bypass, descubrieron que en los hombres que tomaban más de 100 UI diarias de vitamina E la placa se acumulaba en las arterias a un ritmo significativamente más lento.

¿Qué importancia tiene esto para la población general? Los expertos sólo pueden responder a esta pregunta a medias. Diversos estudios han demostrado que la ingestión de 100 UI de vitamina E al día protege contra las enfermedades cardíacas.

Estas dosis no pueden obtenerse de los alimentos, por lo que se requieren suplementos. Sin embargo, los especialistas opinan que es demasiado pronto para hacer recomendaciones específicas.

No obstante, tras observar los resultados del estudio realizado con las enfermeras, muchos médicos han comenzado a tomar vitamina E. Es una situación paradójica, en que las pruebas parecen lo bastante concluyentes para que los propios médicos comiencen a tomar suplementos de esta vitamina, pero no lo suficiente para que los receten a sus pacientes.

Aunque algunos de los médicos que intervinieron en esta investigación no recomiendan suplementos de vitamina E, otros creen que dosis diarias de 100-200 UI podrían resultar beneficiosas. La cantidad diaria recomendada de vitamina E es de 30 UI.

Si usted padece una enfermedad cardíaca, consulte con su médico antes de tomar suplementos de vitamina E.

 ## EL BETACAROTENO PREVIENE EL INFARTO

Aunque eclipsado por la vitamina E en los estudios de laboratorio, el betacaroteno es un nutriente esencial para combatir las enfermedades cardíacas.

Una investigación tras otra confirman las virtudes del betacaroteno. En uno de estos estudios, 333 hombres de 40 a 84 años con enfermedades cardíacas graves tomaron 50 mg (83.000 UI) de betacaroteno en días alternos. Aunque no se observó ningún efecto durante el primer año, a partir del segundo el riesgo de infarto de los sujetos se redujo a la mitad.

Otros investigadores han descubierto que las propiedades protectoras del betacaroteno podrían potenciarse en las personas con mayores factores de riesgo, como las que fuman o tienen niveles elevados de colesterol.

Por ejemplo, en un estudio realizado en Baltimore, los investigadores compararon el nivel sanguíneo de betacaroneto y otros carotenoides de 123 sujetos de 35 a 65 años que habían sufrido un infarto con los de otras personas de edades similares que no habían sufrido infarto.

El estudio descubrió que en los fumadores con nivel más bajo de betacaroteno el riesgo de infarto era 3,5 veces superior al de los no fumadores con niveles altos de betacaroteno.

El betacaroteno también podría proteger el corazón de las personas con niveles de colesterol alto. Investigadores de la Universidad de Tennessee estudiaron durante 13 años a 1.800 hombres de 40 a 59 años con niveles altos de colesterol. Tras comparar el estado de los 282 hombres que habían sufrido infartos con el de los que permanecían sanos, se descubrió que los sujetos con un nivel alto de betacaroteno y otros carotenoides en la sangre tenían un 40 % de probabilidades menos de sufrir un infarto que aquellos con los niveles más bajos.

Esto no quiere decir que usted pueda fumar cuanto quiera o consumir alimentos ricos en colesterol y permanecer sano. Sin embargo, cuanto más alto es el nivel de carotenoides, menor es el riesgo de sufrir un ataque cardíaco.

¿CÁPSULAS O ZANAHORIAS?

Los investigadores recomiendan comer 5 raciones o más de frutas y verduras al día, incluyendo algunas ricas en carotenoides, para protegerse de las enfermedades cardíacas. Sin embargo, son menos entusiastas a la hora de prescribir suplementos de betacaroteno.

¿Por qué el betacaroteno de la dieta es mejor que el de las cápsulas? Una posibilidad es que este nutriente no actúe solo. El betacaroteno representa sólo la quinta parte de los carotenoides que se encuentran en las verduras y frutas de color amarillo y anaranjado. De modo que es posible que cuando usted come una zanohoria o toma una cápsula de aceite de zanahoria, los demás carotenoides contribuyan al efecto atribuido al betacaroteno.

Otra posibilidad es que el betacaroteno tenga un límite terapéutico. En otras palabras, que en cantidades moderadas sea beneficioso, y en exceso, perjudicial. Se ha especulado con la posibilidad de que, a dosis altas, el betacaroteno interfiera en los efectos protectores de algún otro nutriente.

Estas reservas no son sólo las precauciones lógicas de los científicos. Se basan en un estudio realizado en Finlandia con 29.000 fumadores hombres, que se proponía descubrir si el betacaroteno y otros suplementos sintéticos podían prevenir el cáncer y las enfermedades cardíacas.

Aunque la mayoría de los investigadores esperaba que los suplementos redujeran el riesgo de cáncer o enfermedades cardíacas, los resultados del estudio finlandés sugieren lo contrario. De hecho, se observó que los fumadores que tomaron 20 mg (unas 33.000 UI) diarios de betacaroteno sintético tenían más probabilidades de contraer estas dos enfermedades.

Algunos investigadores atribuyen este resultado al hecho de que la mayoría de los grandes fumadores también bebe en exceso, y el alcohol destruye el betacaroteno del organismo. Otros creen que las dosis altas de betacaroteno podrían inhibir la absorción o el efecto de otros antioxidantes.

Los restantes científicos están totalmente desconcertados. Aunque algunos expertos consideran que el estudio finlandés es excepcional, otros opinan que los resultados son dignos de atención.

Habrá que esperar a que se realicen nuevas investigaciones. Mientras tanto, es prudente dejar de fumar y seguir una dieta equilibrada que contenga las cantidades diarias recomendadas de todos los nutrientes esenciales.

PRESCRIPCIONES TERAPÉUTICAS

Aunque los investigadores sospechan que los niveles bajos de vitamina E, betacaroteno y vitamina C podrían aumentar el riesgo de enfermedades cardíacas, la mayoría de los especialistas son reacios a recomendar cantidades específicas de estos nutrientes.

Esto se debe, en primer lugar, a que todavía no se han realizado estudios a gran escala en los que se hayan comprobado los efectos de las dosis altas de determinados nutrientes. En segundo lugar, es probable que cada persona necesite una cantidad diferente para conseguir efectos terapéuticos, ya que el grado de absorción puede variar de un individuo a otro.

Sin embargo, un investigador ha cogido al toro por los cuernos.

En un estudio publicado en Gran Bretaña, el doctor K. F. Gey del Instituto de Bioquímica y Biología Molecular de Berna, Suiza, comparó varios estudios sobre nutrientes realizados en distintas partes del mundo. Basándose en las conclusiones generales de dichos estudios, este investigador afirma que aquellos que deseen prevenir las enfermedades cardíacas deberían ingerir las cantidades indicadas a continuación de los principales antioxidantes: betacaroteno y las vitaminas E y C. El doctor Gey cree que es preferible obtener estos aportes de la dieta a tomar suplementos.

Nutriente	Cantidad diaria recomendada
Betacaroteno	10.000-25.000 UI
Vitamina C	60-250 mg
Vitamina E	60-100 UI

 ## LA VITAMINA C: UN ANTIOXIDANTE AL ABORDAJE

Aunque el papel de la vitamina E y del betacaroteno en la prevención de la aterosclerosis ya ha quedado bastante claro, el de la vitamina C aún está por definir.

Tras una década de prometedoras pruebas de laboratorio, la vitamina C podría no ser tan eficaz como esperaban los científicos. Sin embargo, algunos estudios indican que contribuye a la prevención de las enfermedades cardíacas.

Por ejemplo, un equipo de investigadores de la Universidad de California que determinó la ingestión de vitamina C en más de 11.000 hombres y mujeres de 25

Pero hay otros minerales y vitaminas importantes para la salud del corazón. Puesto que los niveles bajos de estos nutrientes parecen aumentar el riesgo de enfermedades cardíacas, la mayoría de los médicos aconseja ingerir la cantidad diaria recomendada a través de la dieta o, en caso necesario, de un suplemento polivitamínico y mineral.

Nutriente	Cantidad diaria recomendada
Ácido fólico	400 µg
Hierro	18 mg
Selenio	70-100 µg
Cinc	15 mg

ADVERTENCIA MÉDICA. Si usted padece una enfermedad cardíaca, sólo debe tomar suplementos bajo supervisión médica.

Las dosis de las vitaminas antioxidantes C y E son muy superiores a las cantidades diarias recomendadas de estos nutrientes. El margen entre una cantidad y otra es amplio porque la dosis óptima varía de una persona a otra.

Si se encuentra en tratamiento con anticoagulantes, no debe tomar suplementos de vitamina E.

a 74 años de edad, descubrieron que las personas que ingerían más de 50 mg de vitamina C al día, además de un suplemento polivitamínico y mineral, reducían en un 28 % el riesgo de muerte por enfermedades cardiovasculares.

Estos hallazgos parecen indicar que la vitamina C es tan importante como la E o el betacaroteno en la prevención de la aterosclerosis, lo que parece lógico si se tiene en cuenta qué hace cada uno de estos nutrientes y cómo se complementan entre sí.

Para comprender la función de estos nutrientes, es preciso distinguir entre las dos clases de antioxidantes: los hidrosolubles, entre los que se encuentra la vitamina C, y los liposolubles, como la vitamina E.

El mecanismo de acción es similar, pero trabajan en distintas partes del cuerpo. Los antioxidantes hidrosolubles están en la sangre y otras soluciones acuosas del cuerpo, mientras que los liposolubles son transportados por las partículas de LDL. Estos últimos se trasladan a los tejidos grasos del cuerpo y, a bordo de las LDL, penetran en las paredes de las arterias.

Se cree que la vitamina E también combate la aterosclerosis desde otro frente. Cuando una partícula de LDL agota sus reservas de vitamina E, la vitamina C regenera la E, devolviéndole su capacidad para prevenir la aterosclerosis. Aunque éstos son hallazgos de laboratorio, no hay razones para pensar que no ocurre lo mismo en las personas.

Todavía se ignora la cantidad exacta de vitamina C necesaria para conseguir estos resultados, pero muchos cardiólogos recomiendan tomar entre 250 y 500 mg diarios.

 ## EL ÁCIDO FÓLICO COMBATE LAS ENFERMEDADES CARDÍACAS

Aunque no cabe duda de que los antioxidantes son las principales armas del organismo para luchar contra la aterosclerosis, el folato (la forma natural del ácido fólico) también podría poner su granito de arena.

Hace varios años los investigadores descubrieron que las personas con niveles sanguíneos elevados de homocisteína (un aminoácido que se encuentra en la carne y que puede dañar las paredes arteriales) suelen sufrir aterosclerosis y ataques cardíacos a edades tan tempranas como los 20 o los 30 años.

Algunas de estas personas tienen un defecto genético que les impide metabolizar la homocisteína. Otras simplemente presentan un déficit de vitamina B_6, B_{12} o folato.

Los investigadores todavía ignoran cuál es la causa de estos niveles elevados de homocisteína, pero comienzan a figurarse cómo reducirlos. Al parecer, el folato evita la acumulación de homocisteína.

Tras estudiar a 150 hombres de 28 a 59 años con enfermedades cardíacas, un equipo de investigadores de Montreal descubrió que los niveles de homocisteína pueden reducirse tomando a diario 50 mg de vitamina B_6 o 5.000 mg de ácido fólico.

Puesto que estas dosis son entre 12 y 15 veces superiores a la cantidad diaria recomendada, los médicos no las prescribirán hasta que estudios posteriores revelen los efectos a largo plazo. (Las dosis altas de vitamina B_6 pueden causar lesiones nerviosas.)

Mientras tanto, los especialistas aconsejan comer espinacas o tomar un suplemento polivitamínico y mineral. De este modo ingerirá la cantidad diaria recomendada de ácido fólico (400 µg) y mantendrá los niveles de homocisteína lo bastante bajos para prevenir una acumulación.

LA CONTRIBUCIÓN DE TRES MINERALES

Además de garantizar el aporte adecuado de folato, una dieta equilibrada y rica en productos vegetales lo ayudará a prevenir las enfermedades cardíacas por otras razones.

Los investigadores han asociado los niveles bajos de tres nutrientes –selenio, cinc y hierro– con el riesgo de padecer enfermedades cardíacas.

En un estudio realizado en Dinamarca con casi 3.000 hombres y mujeres de 53 a 74 años, los investigadores descubrieron que el riesgo de enfermedades cardíacas aumentaba en un 55 % en aquellos que ingerían menos selenio en la dieta. Es más, los investigadores sospechan que cerca del 19 % de los infartos sufridos por algunos sujetos del estudio fueron causados por los bajos niveles de este nutriente.

La cantidad diaria recomendada de selenio es de 70 µg. Sin embargo, la mayoría de los especialistas coinciden en que pueden ingerirse hasta 100 µg sin riesgo de efectos adversos.

El cinc también podría desempeñar un papel en la prevención de la aterosclerosis. Algunos estudios de laboratorio sugieren que el cinc sería necesario para preservar las paredes arteriales de los daños ocasionados por la hipertensión, el colesterol alto y el tabaco.

El cinc contribuye a reparar y fortalecer las células que tapizan las arterias del corazón. De modo que es posible que este mineral ayude a prevenir la aterosclerosis al mantener en buen estado las paredes arteriales, impidiendo que el colesterol y los ácidos grasos formen placa.

La cantidad diaria recomendada de cinc es de 15 mg.

Un tercer mineral que podría ayudar a combatir las enfermedades cardíacas es el hierro. Un estudio realizado en Maryland con más de 4.000 hombres y mujeres reveló que las personas con niveles de hierro adecuados en la sangre eran menos propensas a morir a causa de enfermedades cardiovasculares que aquellas con niveles bajos de este mineral. Los investigadores también observaron que un nivel adecuado de hierro podría prevenir las enfermedades coronarias.

Sin embargo, otros especialistas asocian los niveles altos de hierro con un aumento del riesgo de enfermedades cardíacas. Por lo tanto, la conveniencia de una alta ingestión de hierro todavía es objeto de debate.

La cantidad diaria recomendada de hierro es de 18 mg.

ENVEJECIMIENTO
Una solución radical

Antes de tenderse en la playa de Litchfield, Carolina del Sur, Elizabeth (38 años) unta cuidadosamente su piel lozana con un bronceador con filtro solar, se cubre el cabello moreno con un pañuelo y protege sus bonitos ojos azules con unas gafas de sol.

A su lado hay una nevera de playa con varias botellas de agua mineral y una macedonia de frutas para el almuerzo. También lleva consigo las zapatillas que usará para su caminata diaria de 3 km a la orilla del mar.

Elizabeth es consciente de su belleza. En su cuerpo perfecto no hay señales de arrugas ni de estrías, y está firmemente decidida a continuar así. Hará todo lo posible para luchar contra el envejecimiento hasta el día de su muerte.

¿Qué posibilidades tiene de conseguirlo? Sin duda, más que hace una década. En ese entonces, los científicos ya habían descubierto las causas de la aparición de arrugas, bolsas bajo los ojos, manchas de la edad y enfermedades potencialmente mortales. Las razones eran, y aún son, factores genéticos, patológicos y ambientales, como el tabaco, la dieta y el propio proceso de envejecimiento. Sin embargo, en la actualidad los científicos saben que cada uno de esos factores pueden combatirse –e incluso alterarse– mediante la ingestión adecuada de vitaminas y minerales.

 ## EL BOMBARDEO QUÍMICO

Tanto las enfermedades que contribuyen al envejecimiento como el «deterioro» físico y mental que asociamos con la edad parecen desencadenarse a causa del largo bombardeo químico de unas moléculas dañinas que nos afectan de múltiples maneras.

Estas moléculas, que los científicos denominan radicales libres, se reproducen en nuestro cuerpo como consecuencia del tabaquismo, las infecciones crónicas e incluso el metabolismo normal de las células, que convierte los hidratos de carbono y las grasas en la energía necesaria para sobrevivir. Sí; el solo hecho de desayunar produce un número asombroso de estas moléculas dañinas, por lo que es imposible eliminarlas por completo.

Por desgracia, los radicales libres tienen la insidiosa costumbre de robar electrones a las células sanas del cuerpo para mantener su propio equilibrio, dañando a estas células y a su ADN, el código genético que indica a cada célula cómo cumplir su función. Y sin una copia perfecta del código del ADN, las células no saben qué hacer. Los bioquímicos calculan que cada célula es «atacada» 10.000 veces al día por los radicales libres que circulan por el cuerpo.

LOS MEJORES ALIMENTOS

Aunque un buen programa antienvejecimiento ha de basarse antes que nada en obtener un aporte adecuado de vitaminas y minerales, he aquí otros factores que conviene tener en cuenta.

Abuse del ajo. Según estudios recientes, además de ayudarnos a permanecer jóvenes previniendo el cáncer y las enfermedades cardíacas, el ajo también podría alargar la vida de las células de la piel y mantener su aspecto juvenil.

Coma proteínas. Aunque los ancianos suelen comer como pajaritos, lo cierto es que para permanecer activos necesitan más proteínas que un elefante.

Un estudio realizado en la Universidad de Boston demostró que una persona de 55 años necesita entre 0,8 y 1 g de proteínas diarias por cada kilogramo de peso corporal. Esta cantidad supera en un tercio a la recomendada habitualmente por los nutricionistas. Esto quiere decir que si usted pesa 68 kg, debe consumir entre 54 y 68 g diarios de proteínas.

El pescado y el pollo son dos buenas fuentes de proteínas. Una ración de 100 g de pechuga de pollo o 100 g de atún contienen, respectivamente, 27 y 25 g de proteínas. Si a esto le añade un vaso de leche desnatada, sumará otros 10 g de proteínas.

Evite las grasas. Las investigaciones médicas han demostrado que el consumo de grasas produce radicales libres y, en consecuencia, contribuye al envejecimiento. Otra buena razón para ceñirse a una dieta baja en grasas.

¿El resultado? Según la gravedad del ataque y la rapidez con que recuperen su forma gracias a la ayuda de las patrullas de reparación celular, las células mutan o mueren. Y cuando ocurre cualquiera de estas dos cosas, se inicia el silencioso proceso bioquímico causante de la mayoría de las dolencias asociadas con la edad: trastornos cardíacos, hipertensión arterial, enfermedad de Parkinson, cáncer, cataratas, diabetes e, incluso, enfermedad de Alzheimer.

Algunos científicos creen que los radicales libres afectan el proceso de envejecimiento de una forma aún más directa: un número cada vez mayor de expertos considera que el propio proceso de envejecimiento se debe a las reacciones del organismo ante los radicales libres.

Esta teoría afirma que el bombardeo constante de los radicales libres podría producir una acumulación de daños. El proceso sería el siguiente: cuando la célula es atacada, las patrullas de reparación celular acuden al rescate y le permiten volver a funcionar. Pero cuando la célula es bombardeada una y otra vez, llega un momento en que las patrullas de reparación celular no pueden restablecerla por completo. Por lo tanto, esa célula continúa cumpliendo su función, pero con menor eficacia.

En el caso de una célula de la piel, por ejemplo, el resultado será una piel arrugada en lugar de lisa. Si la célula atacada está en los ojos, la vista sufrirá un deterioro.

En cualquier caso, los científicos han descubierto que los radicales libres pueden llegar a producir daños en el 40 o el 50 % de las proteínas de una persona anciana. Las proteínas cumplen numerosas funciones en el cuerpo, desde regular las reacciones químicas hasta proporcionar energía para mantener las estructuras orgánicas.

Todo esto, sumado al descubrimiento de que las proteínas dañadas reducen la esperanza de vida de los animales de laboratorio, ha llevado a muchos científicos a sospechar que los radicales libres podrían ser la causa directa del envejecimiento.

 ## ANTIOXIDANTES NATURALES

Aunque millones de radicales libres bombardean nuestras células sanas a diario, poseemos unos sistemas innatos de lucha contra los radicales libres que hacen que los daños se manifiesten únicamente a largo plazo. Estos sistemas combaten los radicales libres durante cada segundo del día.

Cada sistema está ingeniosamente diseñado para producir antioxidantes, sustancias químicas naturales que neutralizan a los radicales libres (u oxidantes, como se los llama a veces) ofreciéndoles sus propios electrones. De este modo, los antioxidantes protegen las moléculas sanas del cuerpo.

Cada antioxidante cumple una tarea diferente en una parte específica de la célula. Se guían por las instrucciones genéticas de los cromosomas y obtienen su poder de algunos nutrientes específicos presentes en la dieta. Por ejemplo, un antioxidante natural depende de la disponibilidad de cobre, cinc y manganeso, mientras que otro depende del hierro, y un tercero del selenio.

¿Qué cantidades de estos nutrientes necesitamos? Lo importante es mantener un equilibrio saludable, por lo que el mejor consejo que puede darse a la población es que se asegure de ingerir, como mínimo, la dosis diaria recomendada de todos los minerales y vitaminas esenciales.

 ## COMPLEMENTAR LOS ANTIOXIDANTES NATURALES DEL ORGANISMO

Aunque el organismo produce antioxidantes naturales para neutralizar los daños de los radicales libres, no fabrica la cantidad necesaria para combatir el bombardeo continuo de estas moléculas en el mundo moderno. Los mecanismos naturales del cuerpo para luchar contra los radicales libres no fueron diseñados para lidiar con habitaciones llenas de humo de tabaco, una dieta cargada de grasas y la exposición a virus nuevos y cada vez más virulentos.

Es probable que esto cambie cuando los científicos descubran cómo alterar nuestros genes para producir más antioxidantes naturales. Pero entretanto tenemos otra opción: potenciar los antioxidantes naturales con antioxidantes artificiales, es decir, con suplementos.

Algunos estudios de laboratorio sugieren que los suplementos de antioxidantes –sobre todo de vitaminas C, E, betacaroteno y selenio– son capaces de neutralizar los radicales libres que escapan a la acción de los antioxidantes naturales.

Aunque no existe consenso científico sobre las dosis más adecuadas, algunos nutricionistas recomiendan las siguientes: 200-400 UI diarias de vitamina E, 1.500-2.000 mg diarios de vitamina C y 25.000 UI de betacaroteno en días alternos. También es aconsejable tomar un comprimido de 50 µg de selenio por la mañana y otro por la noche.

PRESCRIPCIONES TERAPÉUTICAS

La cantidad de vitaminas y minerales necesarias para frenar el proceso de envejecimiento, o prevenir las enfermedades que lo aceleran, es motivo de polémica entre los científicos. Hasta que las investigaciones arrojen más luz sobre este tema, he aquí las recomendaciones de algunos expertos:

Nutriente	Cantidad diaria recomendada
Betacaroteno	25.000 UI, en días alternos
Selenio	100 µg, divididos en dos dosis
Vitamina C	1.500-2.000 mg
Vitamina E	200-400 UI

Además, es recomendable tomar un suplemento diario con las cantidades recomendadas de todos los minerales y vitaminas esenciales.

ADVERTENCIA MÉDICA. Las dosis altas de vitamina C recomendadas aquí pueden producir diarrea en algunos individuos.

Si se encuentra en tratamiento con anticoagulantes, no debe tomar suplementos de vitamina E.

¿Conseguirá de esta forma detener el proceso de envejecimiento? Nadie puede asegurarlo, aunque así parece ocurrir en animales de laboratorio. Sin embargo, pasarán varias décadas antes de que las personas que toman altas dosis de antioxidantes puedan responder a esta pregunta.

Pero en el ínterin, un dato parece absolutamente claro: las personas que toman suplementos de antioxidantes o que consumen frutas y verduras ricas en antioxidantes como parte de la dieta habitual, previenen el desarrollo de enfermedades que aceleran el proceso de envejecimiento.

Más de 50 estudios realizados durante la última década demuestran que una ingestión importante de alimentos ricos en betacaroteno reduce el riesgo de cáncer. Más de 40 estudios han comprobado lo mismo con la vitamina C. Y un análisis comparativo que midió las cantidades de antioxidantes consumidas por la población estadounidense demostró que en los individuos que ingieren habitualmente frutas y verduras –las principales fuentes de betacaroteno, vitamina C y selenio–, el riesgo de cáncer de pulmón, boca, esófago, estómago, páncreas, cuello del útero y vejiga, se reduce a la mitad comparado con el de aquellos que comen cantidades menores de estos alimentos.

Además, las personas con bajos niveles de vitamina C, E y carotenoides –como el betacaroteno– son más propensas a las cataratas y a la degeneración macular, una enfermedad de la vista que afecta principalmente a los ancianos. En las personas que ingieren cantidades importantes de estos nutrientes, el riesgo de ataques cardíacos se reduce en un 37 %.

Por lo tanto, los antioxidantes no se limitan a prevenir las enfermedades que aceleran el envejecimiento; también parecen contribuir a mantener la calidad de vida.

La mejor táctica para mantenerse joven durante más tiempo es seguir una dieta equilibrada y nutritiva. Es importante consumir alimentos ricos en vitamina C, E y betacaroteno, como verduras amarillas y anaranjadas, frutas en general y cereales.

Como medida adicional, se puede tomar un suplemento de vitaminas y minerales al día. El objetivo es morir «joven» a la edad más tardía posible.

EPILEPSIA
Cómo tranquilizar el cerebro

Como todos los tejidos nerviosos, nuestro cerebro depende de impulsos eléctricos para transmitir y recibir mensajes. Las corrientes eléctricas que penetran en el cerebro a través de la médula espinal o de los nervios ópticos nos permiten procesar centenares de millones de datos y reaccionar ante el entorno: rascarnos donde nos pica, desviarnos del camino para no atropellar a un animal despistado o añadir un punto al final de esta frase.

En circunstancias normales, las corrientes eléctricas discurren ordenadamente por el cerebro. Sin embargo, en la epilepsia estas corrientes sufren cortocircuitos debido a múltiples razones. El resultado es un aumento súbito de la actividad eléctrica que provoca un ataque. Éste puede limitarse a un breve episodio en el que el paciente se queda mirando al vacío –denominado crisis de ausencia– o manifestarse con convulsiones y pérdida de conciencia.

Las causas son diversas: una lesión cerebral como consecuencia de un accidente, una embolia o falta de oxígeno en el cerebro en el momento del nacimiento, una infección vírica o bacteriana grave (como la meningitis o la encefalitis) o, simplemente, un episodio de fiebre alta.

 ## EL PAPEL DE LOS NUTRIENTES

Con menor frecuencia, los ataques son el resultado de una enfermedad metabólica o un trastorno hereditario que impide la utilización correcta de un nutriente particular, como una vitamina o un aminoácido. Los ataques asociados con trastornos metabólicos casi siempre se inician poco después del nacimiento y muy rara vez después de los 6 años.

En aproximadamente el 50 % de los casos, es posible detectar la enfermedad metabólica. Al establecer el diagnóstico, los especialistas –pediatras especializados en neurología– tendrán en cuenta entre 20 y 80 enfermedades metabólicas asociadas con esta clase de ataques. En ocasiones, los síntomas pueden controlarse mediante una dieta que restrinja el consumo de ciertos alimentos. Por ejemplo, los niños afectados de fenilcetonuria deben evitar el aminoácido fenilalanina, que se encuentra en grandes cantidades en el aspartamo (un sustituto del azúcar).

En otros casos, la solución estriba en añadir determinados nutrientes. Los niños que sufren ataques epilépticos debido a la incapacidad de su organismo para absorber la vitamina B_6, conseguirán superar su deficiencia metabólica tomando 25-50 mg diarios de esta vitamina.

Si sospecha que los ataques epilépticos de su hijo se deben a un trastorno metabólico, consulte a un especialista. No intente tratar el problema sin la supervisión de un médico.

Aunque algunos ataques son consecuencia de un déficit de nutrientes, los médicos creen que rara vez ésta es la causa de las convulsiones recurrentes. La carencia de magnesio, tiamina, vitamina B_6 y cinc se ha asociado con ataques epilépticos en algunos individuos, ya que estos nutrientes son esenciales para las reacciones químicas que se producen en el cerebro.

LOS MEJORES ALIMENTOS

Aunque la mayoría de los casos de epilepsia no se tratan con cambios dietéticos, hay algunas excepciones. Los siguientes consejos podrían resultarle útiles.

Pida información sobre la dieta cetogénica. En niños con epilepsia resistente a los fármacos o en los que reciben dosis tan altas de medicación que produce efectos secundarios intolerables, a veces se recomienda una dieta prácticamente libre de hidratos de carbono y azúcares y rica en grasas.

Esta dieta obliga al organismo a quemar grasas en lugar de azúcares, y durante este proceso el cuerpo produce unas sustancias residuales, denominadas acetonas, que contribuyen a evitar los ataques. Algunos estudios sugieren que el 30 % de los niños que prueban esta dieta consiguen evitar por completo los ataques. En otro 40 %, los beneficios son lo bastante notables para mantener la dieta. Algunos pueden reducir la medicación, sufren menos ataques o simplemente se encuentran mejor.

La mayoría de los niños que obtienen resultados positivos mantienen esta dieta restrictiva durante 2 años y luego comienzan a reintroducir los hidratos de carbono y azúcares de manera gradual. A menudo los ataques no reaparecen ni siquiera después de interrumpir la dieta.

Es preciso complementar la dieta con suplementos de vitaminas y minerales, puesto que se trata de un régimen pobre en vitaminas liposolubles y calcio. Los críticos opinan que un elevado consumo de grasas no es saludable para el desarrollo de los niños. Sin embargo, los médicos no han observado mayor incidencia de enfermedades cardíacas ni trastornos del crecimiento en los pacientes tratados con esta dieta.

Evite el aspartamo. Según las autoridades de la Food and Drug Administration de Estados Unidos, el aspartamo no provoca ataques epilépticos, excepto en los enfermos con fenilcetonuria, un trastorno metabólico que impide la integración de la fenilalanina (el aminoácido que se encuentra en el aspartamo). No obstante, algunos informes aislados han asociado este aditivo alimentario con ataques epilépticos en individuos sanos.

En uno de estos informes se describe el caso de una mujer que reemplazó el azúcar por aspartamo para endulzar el té helado. Puesto que esta mujer bebía unos 4 litros de té al día, ingería cantidades importantes de aspartamo. Después de varias semanas, la mujer comenzó a sufrir convulsiones. Los médicos no encontraron ninguna anomalía y los ataques remitieron en cuanto la mujer volvió a tomar el té con azúcar.

Basándose en el sentido común, los expertos sugieren que si usted toma aspartamo más de 2 veces al día, lo elimine por completo de la dieta durante una semana y observe los resultados.

Limite el consumo de alcohol. Las personas que beben en exceso son 3 veces más propensas a la epilepsia que las que no beben; su nivel de riesgo es semejante al de los que han sufrido lesiones craneales o infecciones del sistema nervioso central. En 1 de cada 4 casos de epilepsia diagnosticada en la edad adulta, los síntomas se asocian con el abuso del alcohol.

Evite el café. Aunque la mayoría de las personas puede tomar 2 o 3 tazas de café o té al día sin problemas, un pequeño porcentaje de los epilépticos son hipersensibles a la cafeína y deberían evitarla por completo.

Identifique los alimentos conflictivos. La sensibilidad a los alimentos puede producir convulsiones en personas con antecedentes personales o familiares de alergias a los alimentos. Estas personas suelen presentar síntomas adicionales, como migraña, frecuentes dolores de estómago, diarrea e hiperactividad.

A menudo es difícil identificar los alimentos responsables, de modo que si sospecha que tiene este problema, consulte con un especialista. Es posible que sea sensible a un alimento y no lo sepa. También es muy común que las personas consuman a diario los alimentos responsables de su alergia.

En un estudio realizado en un hospital infantil de Londres, los médicos descubrieron que la leche de vaca, el queso, los frutos cítricos, el trigo y dos aditivos de los alimentos (la tartrazina y el ácido benzoico) son los principales detonantes de ataques en niños epilépticos. La tartrazina (un tinte alimentario) y el ácido benzoico (un conservante) se encuentran en miles de productos procesados, de modo que la mejor manera de evitarlos es leer con atención las etiquetas. Aunque algunos alimentos son más proclives que otros a producir alergias, es importante señalar que cada persona es biológicamente diferente y en consecuencia reacciona de distinta manera ante ciertos productos o aditivos.

En personas que sufren ataques epilépticos, las terapias nutricionales tienen el objetivo de corregir los trastornos metabólicos o los estados carenciales. En ciertos casos también es preciso tomar altas dosis de determinados nutrientes para contrarrestar los posibles efectos secundarios de algunos medicamentos y de los propios ataques epilépticos.

Según los especialistas, lo ideal es combinar el tratamiento tradicional con una nutrición óptima. Éstas son sus recomendaciones.

 # La vitamina E previene los ataques

Hay buenas razones para creer que la vitamina E es eficaz en la prevención de ciertas clases de ataques epilépticos. En estudios de laboratorio, los animales tratados con vitamina E son más resistentes a los ataques inducidos por la presurización del oxígeno, el hierro y ciertas sustancias químicas. Y los estudios clínicos sugieren que las personas que toman anticonvulsivantes tienen niveles bajos de vitamina E.

Por eso, los investigadores de la Universidad de Toronto decidieron analizar los niveles de vitamina E en 24 niños epilépticos con convulsiones imposibles de controlar por medio de fármacos.

En los 12 niños que tomaron vitamina E, la frecuencia de los ataques se redujo en más del 60%. (Tomaron 400 UI diarias durante 3 meses, además de los medicamentos habituales.) En 6 de los niños este porcentaje llegó al 90%. En comparación, ninguno de los 12 niños que tomaron placebo (sustancia inactiva) junto la medicación habitual mostraron una mejoría significativa.

Pero aún hay más: cuando los niños que tomaban placebo los reemplazaron por vitamina E, la frecuencia de los ataques se redujo entre un 70 y un 100% en todos los casos. Los investigadores no observaron efectos secundarios.

La vitamina E no tiene una acción antiepiléptica directa, es decir, no ejerce efecto alguno una vez iniciado un ataque. Sin embargo, podría destruir los radicales libres en ciertas formas de epilepsia, (como en las convulsiones postraumáticas) y, en consecuencia, proteger las membranas de las células cerebrales.

Los radicales libres son moléculas inestables generadas por reacciones químicas en las que interviene el oxígeno. Estas moléculas son potencialmente nocivas porque se apoderan de los electrones de las moléculas sanas situadas en el interior de las membranas celulares y, en el proceso, dañan a estas membranas protectoras. Los antioxidantes evitan estos daños ofreciendo sus propios electrones a los radicales libres.

En los animales, los ataques epilépticos pueden inducirse mediante sustancias químicas que producen radicales libres (p. ej., el cloruro de hierro). Del mismo modo, el hierro de la sangre que penetra en el cerebro después de una lesión craneal puede causar ataques epilépticos. Y el propio ataque genera más radicales libres, creando así un círculo vicioso.

Algunos médicos usan vitamina E con buenos resultados en pacientes con ataques que no responden a los fármacos anticonvulsivantes tradicionales. Estos especialistas dicen que, aunque no se trata de un remedio definitivo, la vitamina E puede resultar muy útil. Los resultados suelen observarse después de unos 3 meses de tratamiento.

Al parecer, dosis diarias de 400 UI de acetato de d-alfa-tocoferol (la forma biológicamente más activa de vitamina E) es inocua y eficaz incluso en niños de 3 años. (Los especialistas en nutrición aconsejan no administrar más de 50 UI diarias a niños menores de 1 año.) La mayoría de los adultos pueden tomar hasta 600 UI de vitamina E sin riesgo de efectos secundarios, pero no exceda estas cantidades sin consultar previamente con su médico. Estas dosis altas son muy difíciles de obtener a través de la dieta.

Es fundamental tomar estos suplementos bajo la supervisión de un médico, ya que en algunos casos será posible reducir la dosis de los fármacos anticonvulsivantes.

EL SELENIO PUEDE INTERRUMPIR LOS ATAQUES

El mineral selenio, otro nutriente con propiedades antioxidantes, también parece contribuir a controlar los ataques epilépticos en algunos niños.

Gracias a diversos estudios, los investigadores han descubierto que ciertos niños con ataques graves e incontrolables e infecciones frecuentes tienen bajos niveles sanguíneos de glutatión-peroxidasa, una enzima antioxidante que depende del selenio.

Una dosis de 50-150 µg de selenio puede reducir notablemente la frecuencia de los ataques. Se cree que estos niños presentan un trastorno metabólico que les impide usar eficazmente el selenio.

Antes de tomar suplementos de selenio o de administrárselos a un niño epiléptico, consulte con el médico. Aunque se ha descubierto que las dosis diarias de hasta 150 µg son inocuas en niños con un déficit grave de este mineral, las necesidades varían de acuerdo con el grado de carencia, y el exceso de selenio puede ser perjudicial para la salud.

En el caso de epiléticos adultos, los nutricionistas recomiendan suplementos de 50-200 µg diarios para controlar los ataques. Sin embargo, no tome más de 100 µg de este mineral sin la supervisión de un médico. Si desea aumentar la ingestión de selenio en la dieta, coma ajo, cebolla, cereales integrales, brécol, col y pescado.

PRESCRIPCIONES TERAPÉUTICAS

Algunos nutrientes han demostrado cierta eficacia en la prevención de los ataques epilépticos. Sin embargo, tenga en cuenta que los suplementos recomendados a continuación tienen la finalidad de complementar la nutrición, y no constituyen un tratamiento por sí mismos. Es importante acudir a un especialista en nutrición sobre todo antes de administrar suplementos a los niños. He aquí los nutrientes recomendados por algunos médicos.

Nutriente	Cantidad diaria recomendada
Ácido fólico	No más de 2.500 µg para niños de 5 a 15 años 400-500 µg para adultos 1.600 µg para las mujeres en edad fértil que se encuentran en tratamiento con anticonvulsivantes 3.000 µg para las mujeres que se encuentran en tratamiento con anticonvulsivantes y desean quedar embarazadas, tomados 3 meses antes de suspender el uso de anticonceptivos. (Estas dosis sólo se venden con receta médica.)
Selenio	50-150 µg para niños 50-200 µg para adultos

LA CONTRIBUCIÓN DEL ÁCIDO FÓLICO

El déficit de folato (la forma natural del ácido fólico) no parece desempeñar ningún papel en los ataques epilépticos. Sin embargo, algunos fármacos anticonvulsivantes agotan las reservas de esta vitamina del complejo B y producen anomalías en la formación de los glóbulos rojos.

El déficit de folato también puede producir graves defectos congénitos, como los defectos del tubo neural. Éstos se producen en los primeros estadios del embarazo, a menudo antes de que la mujer se dé cuenta de su estado. (Para más información sobre los defectos congénitos, véase p. 197.)

Por eso, cualquier mujer en edad fértil que se encuentre en tratamiento con fármacos anticonvulsivantes debe tomar al menos 1.600 µg diarios de ácido fólico, y si planea quedarse embarazada, ha de elevar la dosis a 3 mg (3.000 µg), comen-

Vitamina E	400 UI para niños de 3 años o más (acetato de d-alfa-tocoferol)
	400-600 UI para adultos (acetato de d-alfa-tocoferol)

Añada un suplemento polivitamínico y mineral que contenga la cantidad diaria recomendada de todos los nutrientes esenciales.

ADVERTENCIA MÉDICA. Si le han diagnosticado epilepsia, necesitará atención médica.

No tome más de 400 µg diarios de ácido fólico a menos que se encuentre bajo supervisión médica. Las dosis altas de esta vitamina pueden enmascarar los síntomas del déficit de vitamina B_{12}, también denominado anemia perniciosa.

No tome más de 100 µg de selenio al día a menos que se encuentre bajo supervisión médica.

No tome más de 600 UI de vitamina E sin supervisión médica. En los niños menores de 1 año, la dosis no ha de superar las 50 UI diarias. Si se encuentra en tratamiento con anticoagulantes, no debe tomar suplementos de vitamina E.

zando 3 meses antes de suspender el uso de anticonceptivos. (Estas dosis tan altas sólo se venden con receta médica.)

Otras personas en tratamiento con anticonvulsivantes deben tomar 400 µg de ácido fólico, la cantidad habitual en los suplementos polivitamínicos y minerales. Sin embargo, algunos médicos prescriben hasta 5.000 µg diarios.

No tome más de 400 µg diarios de ácido fólico sin la supervisión de un médico, porque las dosis altas de esta vitamina pueden enmascarar los síntomas del déficit de vitamina B_{12}, también conocido como anemia perniciosa.

Algunos expertos dicen que los niños de entre 5 y 15 años pueden ingerir hasta 2.500 µg diarios sin riesgo de efectos secundarios, aunque es importante consultar previamente con un médico.

Muchos especialistas aconsejan a los pacientes epilépticos tomar también un suplemento polivitamínico y mineral, ya que se sospecha que las carencias de vitamina B_6, cinc y magnesio podrían incidir en los ataques de epilepsia.

ESCLERODERMIA
Remedios para los duros de piel

Los pacientes con esclerodermia (literalmente, piel dura) están prisioneros dentro de una gruesa capa de tejido cicatrizal. Esta enfermedad puede convertir un rostro expresivo en una máscara, o hacer que las manos parezcan garras. Uno de cada tres pacientes presenta también trastornos intestinales, renales, cardíacos o pulmonares.

Al igual que el lupus y la artritis reumatoide, la esclerodermia es una enfermedad autoinmune. Esto quiere decir que el sistema inmunológico (es decir, los glóbulos blancos que normalmente nos protegen contra las bacterias, los virus y otros cuerpos extraños) se vuelve contra el propio organismo. En este caso, el ataque va dirigido contra un tejido conjuntivo denominado colágeno, que se encuentra por todo el cuerpo, incluyendo la piel, los músculos y los órganos internos.

El ataque del sistema inmunológico produce primero inflamación, con dolor en las articulaciones e hinchazón en las manos. Con el tiempo, se forma un tejido cicatrizal que hace que la piel se vuelva gruesa, dura y brillante. Los músculos se debilitan. Casi todos los afectados de esclerodermia sufren también la enfermedad de Raynaud, una sensibilidad extrema al frío en las manos y los pies. La enfermedad de Raynaud hace que los vasos sanguíneos se contraigan y que los dedos de las manos y los pies se vuelvan blancos, con grandes molestias y dolores.

 ## LA LUCHA CONTRA LA TOXICIDAD

El asesor médico de la Fundación contra la Artritis de Estados Unidos afirma que en la la mayoría de los casos se desconoce la causa de esta enfermedad. Sin embargo, se han observado síntomas similares en personas expuestas a sustancias químicas como el cloruro de polivinilo (que se halla en plásticos blandos) y el tricloroetileno (un disolvente de grasa que se emplea en la limpieza en seco). Los mineros también pueden desarrollar esclerodermia después de años de trabajo. Casos similares de enfermedades del tejido conjuntivo se han detectado en España, a causa del consumo de aceite adulterado, y en Estados Unidos, a causa del triptófano contaminado, un suplemento de aminoácidos empleado para combatir el insomnio.

Los médicos tratan la esclerodermia con medicamentos que inhiben el sistema inmunológico y reducen la inflamación. También pueden prescribir fármacos para asegurar un buen funcionamiento del corazón o los riñones. Los antibióticos y medicamentos que estimulan el movimiento de los alimentos de un extremo al otro del tracto digestivo pueden combatir el aumento excesivo de bacterias y los problemas de absorción que a veces acompañan a la esclerodermia.

LOS MEJORES ALIMENTOS

Los médicos coinciden en que una dieta sana puede mejorar el estado general de los enfermos con esclerodermia. He aquí sus recomendaciones.

Reduzca el consumo de grasas. Sin duda ya sabrá que ésta es una buena medida para prevenir las enfermedades cardíacas y el cáncer. En el caso de una dolencia inflamatoria crónica como la esclerodermia, también es necesario reducir el consumo de grasas (en especial las saturadas) ya que éstas agravan la inflamación. Además, las comidas ricas en grasas son más difíciles de digerir.

Consuma productos lácteos pobres en grasas, carnes magras y aliños de ensalada bajos en grasas. Los especialistas de la universidad estatal de Nueva York recomiendan ceñirse a una dieta prácticamente vegetariana.

Coma pescado. El aceite de pescados grasos como la caballa, el salmón y el atún tiene un efecto ligeramente antiinflamatorio, según los expertos. Algunas personas toman cápsulas de aceite de pescado, pero como también es conveniente reducir el consumo de grasas, lo ideal es sustituir una comida rica en grasas por un plato de pescado a la plancha.

Tome yogur. Si bien los antibióticos son esenciales para destruir bacterias nocivas del sistema digestivo, también destruyen bacterias beneficiosas. El yogur así como las tabletas de *Acidophilus* restituyen las bacterias beneficiosas para el intestino y evitan la proliferación de las perjudiciales.

Los especialistas no creen que la dieta tenga mayor incidencia en esta enfermedad. Pero un profesor de la universidad estatal de Nueva York afirma que una buena nutrición es importante para mantener un estado de salud óptimo a pesar de la enfermedad.

La mayoría de los médicos que optan por una terapia nutricional prescriben suplementos líquidos o inyecciones intravenosas para ayudar a los pacientes a absorber los nutrientes con mayor facilidad. Algunos médicos incluso recomiendan cambios en la dieta y añaden nutrientes que contribuyen a reducir la inflamación y la presión sobre órganos como el corazón o los riñones. Sus recomendaciones son las siguientes.

 ## CÓMO REDUCIR LA INFLAMACIÓN

Los médicos coinciden en que la esclerodermia comienza con una inflamación y que su desarrollo depende de la persistencia de dicha inflamación en el cuerpo. Por esta razón es conveniente que los pacientes con enfermedades inflamatorias

PRESCRIPCIONES TERAPÉUTICAS

La mayoría de los médicos no recomiendan suplementos para esta enfermedad. Pero según otros, hay una serie de nutrientes eficaces contra los dos problemas clave de estos enfermos: la inflamación y la malabsorción. He aquí sus recomendaciones.

Nutriente	Cantidad diaria recomendada
Betacaroteno	25.000 UI
Selenio	50 µg
Vitamina B$_{12}$	1.000 µg
Vitamina E	1.000 UI
Cinc	15 mg

Añada un suplemento polivitamínico y mineral que aporte la cantidad diaria recomendada de las vitaminas y minerales esenciales.

ADVERTENCIA MÉDICA. Si tiene esclerodermia y desea tomar estos nutrientes, consulte previamente con su médico, sobre todo si padece trastornos renales o hipertensión arterial.

Las dosis de vitamina E superiores a 600 UI diarias pueden causar efectos secundarios, de modo que consulte con su médico antes de tomar cantidades tan altas. Si se encuentra en tratamiento con anticoagulantes, no tome suplementos de vitamina E.

(artritis reumatoide, esclerodermia o lupus) se aseguren de tomar cantidades óptimas de vitamina E, selenio y betacaroteno (el pigmento amarillo que se encuentra en las hortalizas de hojas verdes y en frutas y verduras de color amarillo o anaranjado). Se cree que estos nutrientes, denominados antioxidantes, reducen la inflamación neutralizando algunas de las sustancias bioquímicas que intervienen en el proceso.

La inflamación produce moléculas inestables llamadas radicales libres, que dañan las células robando electrones a las moléculas sanas de la membrana exterior de la célula. Los antioxidantes ofrecen sus propios electrones a los radicales libres, protegiendo así a las células.

Hasta el momento no se han realizado muchos estudios científicos que demuestren la eficacia del uso de antioxidantes en el tratamiento de la esclerodermia. En un estudio con animales de laboratorio, un suplemento de vitamina E ayudó a prevenir la acumulación de depósitos de calcio en los tejidos blandos, un trastorno común en los enfermos con esclerodermia. En otro estudio, tres pacientes con esta enfermedad tomaron 800-1.200 UI de vitamina E diariamente y experimentaron una mejoría en la dureza y rigidez de las manos, un descenso de los depósitos de calcio en los tejidos blandos y, en un par de casos, la curación de las ulceraciones de los dedos.

Estudios con animales afectados de una enfermedad inflamatoria más corriente, el lupus, demuestran que estos nutrientes pueden detener los daños causados por la inflamación.

Los expertos recomiendan tomar diariamente 1.000 UI de vitamina E, 25.000 UI de betacaroteno y un suplemento polivitamínico y mineral que incluya 50 μg de selenio y 15 μg de cinc. (El organismo usa el cinc para fabricar una enzima que neutraliza los radicales libres.) Las dosis de vitamina E superiores a 600 UI diarias pueden causar efectos secundarios, por lo que sólo deben tomarse bajo supervisión médica.

No obstante, los expertos no recomiendan suplementos de vitamina C para los enfermos con esclerodermia. (La vitamina C también es un antioxidante). Esto se debe a que dicha vitamina favorece la producción de colágeno, y los afectados de esclerodermia presentan un exceso de colágeno. De hecho, en un estudio se intentó someter a los pacientes a una dieta muy pobre en vitamina C, pero esto resultó imposible debido al gran número de alimentos que contienen esta vitamina y no se obtuvieron resultados.

La vitamina E y el betacaroteno se consideran inocuos incluso en dosis altas. Pero si usted tiene esclerodermia, consulte con su médico antes de tomar estos u otros nutrientes, sobre todo si padece trastornos renales o hipertensión arterial.

 ## PROBLEMAS DE ABSORCIÓN

El principal problema de las personas que padecen esclerodermia es la mala absorción de las vitaminas y los minerales. El intestino absorbe cantidades inadecuadas de nutrientes debido a las lesiones o al crecimiento excesivo de bacterias. Los médicos suelen recomendar antibióticos para eliminar las bacterias y restablecer la absorción hasta cierto punto. Pero algunos pacientes requieren que estos suplementos se administren en forma de líquidos o, en algunos casos, de inyecciones intravenosas.

Sin embargo, según los especialistas, incluso aquellos que no necesitan fórmulas de alimentación especiales pueden beneficiarse de un suplemento polivitamínico y mineral. Estos enfermos tienen grandes problemas para absorber las vitaminas A, D, E, y K, que son liposolubles. Si no obtienen las cantidades adecuadas, pueden desarrollar una serie de síntomas.

Los especialistas sospechan que algunos pacientes con esclerodermia presentan debilidad ósea por falta de vitamina D o hemorragias por falta de vitamina K. Por eso recomiendan a estos pacientes que acudan también a un reumatólogo, médico especializado en esta clase de trastornos. Estos síntomas no forman parte del curso normal de la esclerodermia, y es preciso acudir a un especialista que sepa qué síntomas pueden prevenirse con una nutrición adecuada.

Según los expertos, además de un déficit de vitaminas liposolubles, los enfermos con esclerodermia también pueden presentar una carencia de vitamina B_{12}, cuyos síntomas son fatiga, pérdida de memoria y trastornos de la locomoción. La mayoría de las personas con problemas de absorción necesitan inyecciones de vitamina B_{12} para alcanzar los niveles normales en la sangre. Una dosis oral de 1.000 µg al día (que supera con creces a la cantidad diaria recomendada de 6 µg) puede mantener dichos niveles dentro de los límites normales en personas con problemas de absorción leves.

ESCLEROSIS LATERAL AMIOTRÓFICA
Una solución radical

El astrofísico Stephen Hawking se encuentra en la tercera década de la enfermedad con mayor tasa de mortalidad en 5 años.

No sabe cómo ha sobrevivido todo este tiempo, pero en estos años «adicionales» ha desarrollado sus teorías sobre los agujeros negros, el tiempo y el espacio y el comienzo del universo. En su tiempo libre, Hawking –que sólo puede mover unos cuantos músculos faciales y un dedo de la mano izquierda– escribió *Breve historia del tiempo,* un libro del que se han vendido cinco millones y medio de ejemplares.

Este científico padece esclerosis lateral amiotrófica (ELA), también conocida como enfermedad de Lou Gehrig. Esta enfermedad degenerativa destruye poco a poco las células nerviosas de la médula espinal y del cerebro. Como consecuencia se produce un debilitamiento progresivo de los músculos que afecta las extremidades, el tronco, los músculos respiratorios, la garganta y la lengua. El sentido del tacto permanece normal, así como la vejiga, los intestinos y la función sexual. El intelecto tampoco se ve afectado. Se cree que hay dos clases de ELA: una que aparece de manera aparentemente fortuita y otra que podría tener una base genética.

Aunque hasta el momento no existe curación, se está estudiando un tratamiento esperanzador para el futuro, en el que se usan vitamina E y otros nutrientes.

Los médicos ignoran cuál es la causa de la mayoría de los casos de ELA. Disponen de más información sobre la forma hereditaria de la enfermedad, que afecta sólo a uno de cada 10 afectados. En aproximadamente el 20% de los casos se ha detectado un gen anormal dependiente del cinc y del cobre.

Este gen controla la capacidad del organismo para fabricar un antioxidante natural denominado superóxido-dismutasa (SOD).

Los antioxidantes son sustancias que destruyen los radicales libres, unas moléculas producidas en el curso de los procesos naturales del organismo y que causan tantos estragos en el cuerpo como un elefante en una cristalería. Los radicales libres roban electrones a las moléculas sanas con el fin de mantener su propio equilibrio. Los antioxidantes ofrecen sus electrones a los radicales libres y de este modo protegen a las moléculas sanas.

LOS MEJORES ALIMENTOS

Desde el punto de vista de la nutrición, la principal dificultad de los enfermos con esclerosis lateral amiotrófica (ELA), o enfermedad de Lou Gehrig, es consumir las suficientes calorías para mantener un peso normal. Algunas personas presentan mayor demanda de calorías, otras pierden el apetito y otras tienen dificultades para tragar.

Éstas son las sugerencias de los especialistas para cualquiera de estos casos.

Coma tarta de queso. Naturalmente, los médicos quieren que el enfermo coma fruta, verduras, carne, productos lácteos y cereales sin refinar. Pero a veces también necesitan comer hidratos de carbono simples. Pruebe a mezclar dos cucharadas soperas de leche en polvo desnatada con la tarta de queso. Esto añade proteínas a la tarta y la hace más nutritiva.

No restrinja el colesterol ni el azúcar. Los enfermos deben aprender a pensar en los alimentos desde una perspectiva distinta. La restricción del colesterol y de azúcar carece de sentido en esta enfermedad.

Coma alimentos blandos. La tarta de queso, por ejemplo, tiene una textura que la hace fácil de comer. Si presta atención a la textura de los alimentos, tendrá menos problemas para tragar. Los alimentos pegajosos, quebradizos, viscosos y gomosos dificultan la masticación y son más difíciles de tragar.

PRESCRIPCIONES TERAPÉUTICAS

Aunque aún no lo saben con seguridad, los científicos sospechan que ciertos nutrientes podrían ayudar a prevenir la muerte de células nerviosas en personas con ELA. Los investigadores están poniendo a prueba algunos de estos nutrientes (betacaroteno, selenio, vitaminas C y E) en dosis varias veces superiores a las cantidades diarias recomendadas. También experimentan con la coenzima Q_{10} y la N-acetilcisteína, que actúan en el organismo de forma semejante a la vitamina E.

Puesto que aún no se conocen los resultados de las pruebas, los científicos no saben si estos nutrientes serán eficaces y no están en condiciones de recomendar cantidades específicas. Por lo tanto, si desea probar una terapia nutricional con dosis altas de estos minerales y vitaminas, consulte con su médico.

Antes de tomar estos nutrientes, tenga en cuenta las siguientes precauciones.

Las dosis de vitamina C superiores a 1.200 mg diarios pueden producir diarrea en algunas personas.

Si se encuentra en tratamiento con anticoagulantes, no debe tomar vitamina E.

Si padece ELA, ha de estar bajo los cuidados de un especialista. En ningún caso inicie un tratamiento con nutrientes por su cuenta. Las dosis altas de vitaminas y minerales sólo deben tomarse bajo supervisión médica.

Varios nutrientes son antioxidantes, como el SOD. En el organismo actúan varios tipos de SOD, cuya principal función parece ser luchar contra los radicales libres, aunque aún no existen pruebas concluyentes al respecto.

Los estudios de laboratorio sugieren que cuando hay un exceso de radicales libres, éstos destruyen a las células nerviosas, y si el nivel del antioxidante SOD es crónicamente bajo, es imposible proteger a estas células.

Sin embargo, el proceso todavía no está claro. Se sabe que las células contienen SOD por alguna razón, y que cuando existen alteraciones celulares, se producen enfermedades como la ELA.

Para comprobar sus teorías en el laboratorio, los investigadores aislaron células nerviosas y redujeron sus niveles de SOD. Como ocurre en los pacientes con ELA, las células murieron.

En otras muestras de células nerviosas, los investigadores volvieron a reducir el nivel de SOD y añadieron un factor de crecimiento nervioso para averiguar si protegía a las células. Pero, una vez más, las células murieron.

En una tercera muestra de estas células, los científicos redujeron el nivel de SOD y añadieron vitamina E.

Las células sobrevivieron.

LA VITAMINA E OFRECE NUEVAS ESPERANZAS

No se sabe si la vitamina E puede prevenir la muerte de las células nerviosas en pacientes de ELA, pero esto es lo que esperan los científicos.

Los primeros estudios realizados usando dosis bajas de vitamina E y otros antioxidantes no dieron buenos resultados. Sin embargo, recientemente los investigadores del Hospital General de Massachusetts, en Boston, han creado un cóctel de antioxidantes que podría ser lo bastante potente para proteger a las células nerviosas.

¿La receta? Una combinación de coenzima Q_{10}, N-acetilcisteína, vitaminas E y C, betacaroteno y selenio en cuatro píldoras que los pacientes deben tomar a diario.

Se están administrando estas píldoras a la mitad de los sujetos de un estudio controlado, diseñado para probar los efectos de los antioxidantes en la ELA. La otra mitad de los participantes en el estudio toma placebo (pastillas sin actividad terapéutica).

Aunque todavía no hay pruebas de que estas píldoras funcionen, los científicos no creen que puedan ser perjudiciales. Además, los enfermos con ELA no tienen tiempo para esperar que se realicen nuevas investigaciones. Estos pacientes siempre están dispuestos a probar cualquier tratamiento no ortodoxo. Hacen lo que sea para sentirse mejor.

Los científicos tampoco se han quedado sentados esperando los resultados de las pruebas clínicas. Continúan analizando las células nerviosas en el laboratorio y han descubierto que la vitamina E combinada con un factor de crecimiento nervioso previene la muerte celular mejor que la vitamina E sola. Aunque todavía no existe un medicamento que combine estos dos agentes, ya puede hablar con su médico sobre la conveniencia de tomar los antioxidantes utilizados en el estudio de Boston.

ESCLEROSIS MÚLTIPLE

Cómo frenar esta enfermedad degenerativa

Leonard Flynn, de Morganville, Nueva Jersey, se considera afortunado. En 1988 le diagnosticaron esclerosis múltiple, pero este especialista en química orgánica cree estar más sano ahora que en los años anteriores. Para demostrarlo, escaló el monte

LOS MEJORES ALIMENTOS

Los cambios en la dieta no son el tratamiento tradicional para la esclerosis múltiple. No obstante, algunos especialistas afirman que los cambios dietéticos pueden marcar diferencias en el curso de la enfermedad.

Escoja las grasas. Algunos estudios sugieren que reducir las grasas saturadas y aumentar la ingestión de dos ácidos grasos esenciales, los ácidos gammalinolénico (AGL) y eicosapentaenoico (AEP), puede ser beneficioso para los afectados de esclerosis múltiple.

Los médicos que recomiendan este tipo de dieta suelen indicar a sus pacientes que limiten el consumo de grasas saturadas a aproximadamente el 10 % de las calorías totales, eliminando las carnes grasas, la mantequilla, la mayonesa y todos los productos lácteos. Después, para mantener la ingestión total de grasas entre el 25 y el 30 % de las calorías, los médicos recetan suplementos de AGL (procedente del aceite de prímula o de borraja) y AEP (procedente del pescado graso).

La proporción recomendada es una parte de AGL por cuatro partes de AEP, si es posible en un producto de laboratorio con componentes ultrapuros.

Las dietas pobres en grasas más recomendadas en Estados Unidos limitan el consumo diario de grasas saturadas a 10-15 g, y el de grasas no saturadas (como aceite de cártamo, de girasol, de oliva y de hígado de bacalao) a 20 g. Algunos pacientes han seguido esta dieta durante más de 35 años.

Un argumento defendido con vehemencia por algunos especialistas es que la grasa animal es el verdadero culpable de la esclerosis múltiple. Para ellos, la dieta pobre en grasas ha ayudado a más de 3.000 enfermos de todo el mundo, en cualquier fase de la enfermedad, pero además previene las discapacidades en el 95 % de los casos cuando la dieta se adopta con un tiempo de antelación.

Combata el estreñimiento con salvado. Para estimular a los intestinos perezosos, un problema asociado a la esclerosis múltiple, médicos e inves-

Scenery, un pico de la isla de Saba, en el Caribe, que tiene más de 1.000 escalones de piedra tallados en su empinada ladera. Leonard afirma que hace un tiempo no habría podido subir estas escaleras.

Atribuye su mejoría a una dieta baja en grasas saturadas que, según sugieren

tigadores recomiendan comer mucha fibra todos los días. Los cereales integrales, la fruta, las verduras y las legumbres ayudan a mover los intestinos con regularidad.

Beba mucha agua. Tomar mucha agua también alivia el estreñimiento. Y constituye una protección contra las infecciones de vejiga que pueden atormentar a las personas con esclerosis múltiple. (Para combatir con más energía la infección, pruebe el zumo de arándanos.)

Identifique a sus alimentos enemigos. La idea de que las alergias o la intolerancia a ciertos alimentos pueden contribuir a agravar los síntomas de esclerosis múltiple todavía no ha sido demostrada de forma concluyente. Sin embargo, algunos médicos creen que determinados alimentos pueden desencadenar o empeorar los síntomas de algunos pacientes.

Dos médicos holandeses citan varios informes sobre personas cuyos síntomas empeoraron después de atiborrarse de chocolate, lo que sugiere que las sustancias químicas del cacao, el café y las bebidas de cola pueden ser tóxicas para las neuronas cuando se consumen en grandes cantidades. (Es cierto que el chocolate puede ser tóxico a grandes dosis para algunos animales. Por ejemplo, un perro que engulla una caja de chocolatinas puede desarrollar espasmos y debilidad muscular y cardíaca, además de perder el control de las funciones intestinales y urinarias, los mismos síntomas que se asocian con la esclerosis múltiple.)

En un caso en particular el consumo de piña natural se asoció con debilidad muscular y pérdida de visión de una mujer. Y según otro estudio, en Estados Unidos y otros 21 países, la incidencia de esclerosis múltiple se relaciona de una forma sorprendente con el consumo de leche.

Mientras que la mayoría de los médicos desestiman estas posibles relaciones, el sentido común indica que si sus síntomas parecen empeorar después de comer un alimento en concreto, le conviene eliminarlo de su dieta durante al menos unas cuantas semanas y comprobar si aprecia alguna mejoría.

algunos estudios, ralentiza el curso de la enfermedad. Además, toma los mismos nutrientes antioxidantes que se consideran protectores contra el cáncer y las dolencias cardíacas: vitaminas C y E, selenio y betacaroteno, el pigmento anaranjado de las zanahorias, el melón de Cantalupo y otras frutas y verduras de color amarillo o naranja. También come mucho pescado graso, principalmente sardinas, salmón y atún, e incorpora grasas adicionales como aceite de girasol y de cártamo.

Esto no significa que la esclerosis múltiple no sea una enfermedad grave o que pueda curarse con una dieta en concreto. Pero hay formas de conseguir que la vida de estos enfermos sea más llevadera. Los médicos están particularmente esperanzados con tres nuevos fármacos, probados en estudios a gran escala, que han demostrado reducir significativamente la tasa de recaídas. Estos estudios demuestran también que dos de estos fármacos frenan el avance de la enfermedad y retrasan el desarrollo de la incapacidad física.

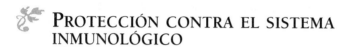

PROTECCIÓN CONTRA EL SISTEMA INMUNOLÓGICO

Una de las características de la esclerosis múltiple es que ciertas células del sistema inmunológico atacan los nervios, provocando una rotura en la cubierta grasa que rodea y aísla a las neuronas. Esta lesión se produce principalmente en el cerebro y la médula espinal. Cuando la cubierta se rompe, se interrumpen los mensajes que van y vienen del cerebro. Un mensaje del cerebro para mover una pierna, por ejemplo, puede acabar en un callejón sin salida antes de abandonar el cerebro, sin llegar jamás a los músculos de la pierna que pueden realizar la acción.

Nadie sabe con certeza qué provoca este ataque del sistema inmunológico contra los nervios. Algunos estudios sugieren que factores genéticos desempeñan un papel importante en su aparición; otros factores de riesgo comprenden desencadenantes externos, posiblemente la exposición a un virus, que al parecer produce cambios en el sistema inmunológico.

Según cuáles sean los nervios específicos que pierden su cubierta grasa, los síntomas pueden incluir visión borrosa o doble, entumecimiento, pérdida del control de la vejiga y fatiga o temblores en brazos o piernas. En algunos casos, la fatiga es tan acusada que se califica de paralizante. La mayor parte de los síntomas aumentan y se alivian, con la consiguiente sucesión de crisis y remisiones en el transcurso de los años.

Muchos médicos opinan que la nutrición tiene poco o nada que ver con el desarrollo o el avance de la esclerosis múltiple, y que ninguna medida dietética puede reparar las neuronas dañadas.

Sin embargo, también abundan los médicos que opinan que una dieta sana es vital para mejorar el estado general y reducir las discapacidades resultantes de la esclerosis múltiple. Estos médicos pretenden evitar los déficit de nutrientes y mantener a sus pacientes lo más sanos posible, a fin de que no desarrollen dolencias crónicas adicionales, como afecciones cardíacas o diabetes, que pueden agravar los sín-

PRESCRIPCIONES TERAPÉUTICAS

Los fármacos constituyen el tratamiento convencional contra la esclerosis múltiple. Sin embargo, algunos nutrientes podrían resultar de utilidad. Esto es lo que recomiendan algunos especialistas.

Nutriente	Cantidad diaria recomendada
Selenio	100 µg
Vitamina B$_{12}$	500 µg
Vitamina C	1.000-2.000 mg, repartidos en 2-4 dosis
Vitamina E	800 UI

Añada un suplemento polivitamínico y mineral que contenga las cantidades diarias recomendadas de todos los minerales y vitaminas esenciales.

ADVERTENCIA MÉDICA. Si le han diagnosticado esclerosis múltiple, debe estar bajo tratamiento médico.

Las inyecciones de vitamina B$_{12}$ son necesarias para las personas con problemas de absorción de este nutriente.

Las dosis de vitamina C superiores a 1.200 mg diarios pueden provocar diarrea en algunas personas.

Conviene consultar con su médico antes de tomar más de 600 UI de vitamina E al día. Si se encuentra en tratamiento con anticoagulantes, no debe tomar suplementos de vitamina E.

tomas de esclerosis múltiple. Una simple infección que eleve la temperatura corporal 0,5 °C puede intensificar dichos síntomas.

A continuación enumeramos algunas medidas que, según los especialistas en nutrición, podrían contribuir a controlar de los síntomas de la esclerosis múltiple. No olvide que incluso los médicos que recomiendan alguna terapia nutricional la utilizan junto con otros tratamientos médicos, incluida la fisioterapia. Es conveniente que el paciente colabore con su médico para determinar juntos el tratamiento más apropiado en su caso.

Los nutrientes antioxidantes pueden ayudar

Existen pruebas de que el deterioro de la cubierta grasa de los nervios es causado por una lesión oxidativa. Esta alteración, conocida también como peroxidación lipídica (de las grasas), se produce debido a que unas moléculas inestables llamadas radicales libres roban electrones a las moléculas sanas de dicha cubierta grasa, provocando su rotura y desgarramiento, que acaba destruyendo el nervio. Los radicales libres se generan en los ataques a las células del sistema inmunológico. También aparecen cuando el organismo se expone a determinados productos químicos tóxicos.

Varios investigadores de Chicago han descubierto que, durante una crisis, los enfermos con esclerosis múltiple tienen niveles de pentano (un subproducto de la peroxidación lipídica) en el aliento significativamente superiores a los que presentan cuando sus síntomas se encuentran en períodos de remisión.

Estos hallazgos respaldan considerablemente la teoría de que el mecanismo de destrucción de la esclerosis múltiple está relacionado con los radicales libres. Según sus autores, estos estudios demuestran que habría que probar antioxidantes contra la esclerosis múltiple. Sin embargo, todavía es necesario realizar más estudios para comprobar que los antioxidantes son realmente útiles contra esta enfermedad.

A la vista de estos resultados, algunos médicos recomiendan a sus pacientes con esclerosis múltiple tomar un complejo de nutrientes de los llamados «antioxidantes», que neutralizan los radicales libres aportándoles sus propios electrones y protegiendo así del daño a las moléculas sanas del organismo. Estos nutrientes incluyen vitaminas C y E, betacaroteno y selenio. Las cantidades recomendadas varían enormemente.

Si bien algunos médicos recomiendan una ingestión de al menos, 500 mg de vitamina C, 2-4 veces al día, y de 100 µg de selenio y 800 UI de vitamina E, una vez al día, no es mala idea consultar al médico de cabecera antes de tomar más de 600 UI diarias de vitamina E. A algunas personas, la vitamina C en dosis superiores a 1.200 mg al día puede provocar diarrea.

 ## Vigile la dosis de vitamina B_{12}

La mayoría de los médicos occidentales afirman que no hay pruebas de que el déficit de vitamina B_{12} contribuya a la evolución de la esclerosis múltiple, o de que esta vitamina ayude a mitigar los síntomas. Aun así, parecen existir ciertas relaciones potenciales entre los nutrientes, esenciales para el adecuado funcionamiento de los nervios, y esta enfermedad degenerativa.

Por ejemplo, el déficit de vitamina B_{12} puede reproducir algunos de los síntomas de la esclerosis múltiple, como el entumecimiento y el temblor de brazos y piernas, la pérdida de equilibrio y la fatiga.

Una carencia grave de vitamina B_{12} puede provocar una rotura de la cubierta mielínica parecida a la que se produce en la esclerosis múltiple. Por eso muchos médicos comprueban que no haya un déficit de vitamina B_{12} cuando aparecen síntomas de esta terrible enfermedad. Aunque la mayoría de la gente ingiere suficiente vitamina B_{12} en su dieta normal, los problemas de absorción pueden desembocar en una deficiencia, especialmente en personas de 60 años o más. Si usted tiene problemas de absorción, probablemente necesite inyecciones de vitamina B_{12} o tomar suplementos dietéticos durante el resto de su vida, dependiendo de su caso particular.

Distintos estudios arrojan conclusiones diferentes con respecto a la cantidad de personas a las que se ha diagnosticado esclerosis múltiple o síntomas afines que tiene bajos niveles de vitamina B_{12} en la sangre. Por ejemplo, en un estudio realizado por investigadores británicos se descubrió que un número relativamente alto de personas con esclerosis múltiple, tiene bajos niveles de vitamina B_{12}. En el Hospital Clínico de Cleveland se midieron los niveles de vitamina B_{12} en sangre y dos compuestos relacionados con ella, la homocisteína y el ácido metilmalónico, y se encontraron menos personas con déficit de vitamina B_{12} que en el estudio británico.

Para algunos especialistas, los resultados son desconcertantes. Consideran que faltan piezas importantes en el rompecabezas y que aún es pronto para afirmar que en la esclerosis múltiple exista siempre un déficit funcional de vitamina B_{12}.

Para complicar todavía más las cosas, las personas afectadas presentan a menudo lo que se conoce como macrocitosis leve. En su sangre hay glóbulos rojos más grandes de lo normal pero inmaduros, que recuerdan un caso incipiente de anemia perniciosa, una enfermedad asociada con un grave déficit de vitamina B_{12}. Sin embargo, en la mayoría de los casos no puede diagnosticarse una anemia perniciosa claramente establecida.

Su médico puede determinar con unas pocas pruebas si usted tiene problemas de absorción. Si es así, necesitará inyecciones de vitamina B_{12}. En caso contrario, puede tomar sin riesgo vitamina B_{12} por vía oral en dosis de hasta 500 µg al día, según algunos especialistas. (Esta cantidad es muy superior a la cantidad diaria recomendada, que es de sólo 6 µg.)

También es importante que su médico compruebe los niveles en sangre de folato (la forma en que se presenta el ácido fólico en la naturaleza), debido a que un déficit de esta vitamina puede provocar síntomas parecidos a los de la carencia de vitamina B_{12}, aunque con consecuencias neurológicas mucho más benignas. Si usted presenta un déficit, deberá tomar suplementos de ácido fólico para que sus niveles en sangre vuelvan a la normalidad, pero siempre debe hacerlo bajo supervisión médica.

ESCORBUTO

La solución con la vitamina C

Es muy probable que usted sólo haya oído hablar del escorbuto en las películas de piratas. El escorbuto (un término con que se define a una serie de síntomas causados por una carencia prolongada de vitamina C) es muy raro en la actualidad. Pero en épocas pasadas constituyó una auténtica y terrible plaga. Aparte del hambre, el escorbuto es la enfermedad causada por déficit nutricional que ha causado más sufrimiento en el curso de la historia.

 ## UNA ENFERMEDAD DE MARINEROS

En la época de las expediciones navales el escorbuto mató o incapacitó a innumerables marineros. A menudo las largas travesías, incluso a bordo de grandes barcos capitaneados por exploradores legendarios como Magallanes o Vasco da Gama, se convertían en encerronas mortales para la tripulación. Da Gama perdió entre 100 y 160 hombres a causa del escorbuto en un viaje de 10 meses de duración.

Los soldados estacionados durante largas campañas invernales a menudo corrían la misma suerte: heridas que no sanaban, dolor muscular, encías sangrantes, caída de los dientes, fatiga, insuficiencia renal, neumonía y, finalmente, la muerte.

Entre 1556 y 1857 hubo en Europa más de 100 epidemias de escorbuto, incluyendo la famosa «hambruna de la patata» en Irlanda (las patatas eran la fuente principal de vitamina C en ese país).

Muchos expertos de la época la consideraban una enfermedad contagiosa, y nadie conocía sus causas. Finalmente, James Lind, un médico de la armada británica, llegó a la conclusión de que la dieta de los marineros, que consistía en galletas y carnes en salazón, carecía de «principios ácidos».

Para comprobarlo, dividió a los enfermos en grupos. Algunos añadieron naranjas a su dieta, otros limones, otros vinagre, otros agua de mar.

Al cabo de 6 días, los que habían comido naranjas y limones estaban lo bastante sanos como para reincorporarse a sus obligaciones. Se había demostrado que esta terrible enfermedad podía ser curada con los nutrientes adecuados. En 1753, el doctor Lind publicó un tratado en el que describía su estudio y daba recomendaciones para el tratamiento, si bien sus observaciones no se llevaron a la práctica hasta 50 años después.

LA PERSISTENCIA DEL ESCORBUTO

La dieta actual, que contiene muchos alimentos ricos en vitamina C, ha acabado prácticamente con el escorbuto en Estados Unidos durante este siglo. Pero hay factores que indican la posibilidad de un aumento de casos futuros. Uno de ellos es el cambio demográfico. Un especialista de la Universidad de Texas afirma que si bien el escorbuto se considera poco común en Estados Unidos, existe un riesgo aumentado en dos grupos de población: los ancianos internados en residencias geriátricas y los alcohólicos.

Este especialista había leído acerca del escorbuto en la facultad, pero hace unos pocos años se topó con su primer caso. Un hombre de 59 años de edad se presentó en la sala de urgencias quejándose de encías sangrantes, puntos rojos en las piernas y brazos (de hecho, venas hemorrágicas), fatiga y debilidad. Durante 6 meses, este hombre había comido exclusivamente galletas saladas y entre 8 y 10 cervezas diarias.

¿Qué tiene de malo esa dieta? Todo. Pero la causa directa del escorbuto era la falta de fruta y verduras, que son las mejores fuentes de vitamina C.

Según los expertos, una vez que la persona ha enfermado, la propia dolencia dificulta la adopción de las medidas dietéticas necesarias para recuperarse. Esto conduce a una auténtica emergencia médica.

Uno de los síntomas de esta enfermedad es la pérdida de apetito, que hace aun menos probable que el enfermo coma alimentos ricos en vitamina C. Además, el dolor de encías impide que el paciente siga una dieta normal.

 # GRUPOS DE RIESGO

Aunque los médicos no suelen ver casos extremos de escorbuto, los especialistas en nutrición advierten que un número elevado de ancianos se encuentra en el límite de lo que se ha denominado subescorbuto. Si viven solos o en residencias, es posible que consuman sólo las frutas y verduras imprescindibles para obtener la cantidad recomendada diaria de vitamina C (60 mg).

Pero según expertos de la Universidad de Alberta, esta cantidad podría ser insuficiente para la personas mayores. Muchos ancianos toman aspirinas u otros analgésicos a diario para aliviar los síntomas de la artritis, y estos fármacos pueden reducir el nivel de vitamina C en la sangre hasta en un 50 %. La aspirina no sólo impide la absorción de la vitamina C en el tracto gastrointestinal, sino que también daña a la propia vitamina C.

Las personas con úlcera también corren el riesgo de enfermar de escorbuto. Al evitar las comidas ácidas para aliviar el dolor, a menudo reducen el consumo de importantes fuentes de vitamina C, como las naranjas y los limones.

PRESCRIPCIONES TERAPÉUTICAS

Aunque el escorbuto es muy raro en la actualidad, todavía se presentan casos aislados. Sin embargo, existe una dolencia conocida como subescorbuto que es bastante más frecuente. Éstos son los nutrientes recomendados para prevenir ambas enfermedades.

Nutriente	Cantidad diaria recomendada
Para el escorbuto	
Vitamina C	500-1.000 mg durante una semana, seguidos de 100 mg durante un mes y de una dosis de mantenimiento de 60 mg
Para el subescorbuto	
Vitamina C	200 mg

ADVERTENCIA MÉDICA. Si padece escorbuto, necesita atención médica. El especialista prescribirá la dosis de vitamina C adecuada en cada caso.

Fumar un paquete de cigarrillos al día también puede reducir la cantidad de vitamina C absorbida en un 50 %. Por eso se recomienda a los fumadores que tomen 100 mg de vitamina C al día.

Una combinación de los tres factores (carencia prolongada de vitamina C, uso de aspirinas y hábito de fumar) puede provocar subescorbuto. Los síntomas son cicatrización lenta de heridas, pequeños puntos rojos en los brazos (especialmente si se ejerce presión) fatiga exacerbada y encías sangrantes.

TRATAMIENTO

¿Cuánta vitamina C es necesaria para tratar los síntomas del escorbuto y el subescorbuto? Según los expertos, todo depende de la gravedad del déficit inicial.

Para empezar, una persona con escorbuto avanzado debe estar bajo supervisión médica. Durante la primera semana de tratamiento, entre 500 y 1.000 mg de vitamina C suelen bastar para compensar el déficit y atajar síntomas como las encías sangrantes y la aparición de puntos rojos en los brazos. Durante la segunda semana, la dosis se reduce a 100 mg, y se mantiene estable durante el mes siguiente. A partir de ese momento, la cantidad diaria recomendada (60 mg) suele ser suficiente para evitar una recaída.

¿Cuánta vitamina C debe tomar si cree que corre riesgo de subescorbuto? Según los expertos, unos 200 mg diarios.

Para aquellos que toman aspirinas con frecuencia, se recomienda tomar la vitamina C 3 horas después de la aspirina. Así el cuerpo tiene tiempo de absorber la aspirina sin dañar la vitamina C. Si padece úlcera, la solución es tomar la vitamina C justo después de la comida, y nunca con el estómago vacío. También puede probar el éster-C, una presentación de la vitamina C con base de calcio que previene el dolor causado por el ácido. Este producto se comercializa en tiendas de alimentos naturales.

FATIGA
Qué hacer cuando fallan las fuerzas

¿**Q**ué tienen en común todas las salas de espera de los médicos, además de un montón de ejemplares atrasados de revistas?

Un montón de personas cansadas.

Las estadísticas dicen que la fatiga es una de las razones más frecuentes para acudir al médico. Y no es de extrañar, habida cuenta del gran número de trastornos, tanto leves como graves, que tienen la fatiga entre sus síntomas. El estrés, la depresión, los problemas de tiroides, la anemia y las alergias alimentarias pueden causar cansancio persistente.

Y aunque parezca una obviedad, lo cierto es que muchos de nosotros no dormimos lo suficiente. Si bien algunas personas pueden mantener su nivel de actividad durmiendo 4 o 5 horas diarias, la mayoría necesita entre 6 y 9 horas de sueño. La mejor manera de saber si usted duerme lo suficiente es observar cómo se siente durante el día.

Si la fatiga se prolonga durante 6 meses o más, o es tan intensa que le impide desarrollar sus actividades cotidianas, es posible que padezca el síndrome de fatiga crónica, una misteriosa enfermedad que se manifiesta con síntomas semejantes a los de una gripe, dolores musculares persistentes y problemas de memoria y concentración. El síndrome de fatiga crónica es un trastorno poco común, que ataca principalmente a individuos de 25 a 50 años. Los expertos calculan que entre todas las personas que consultan al médico porque se sienten cansadas, sólo una de cada 30 tienen síndrome de fatiga crónica.

Hay algunas vitaminas y minerales que pueden ayudarlo a vencer el cansancio.

LOS MEJORES ALIMENTOS

En la lucha contra la fatiga, lo que usted no come es tan importante como lo que come.

Evite el alcohol. El alcohol es un depresor del sistema nervioso central, de modo que es lo último que necesita una persona con síntomas persistentes de fatiga.

No recurra a la cafeína. Cuando uno tiene que esforzarse para mantener los ojos abiertos, la cafeína se convierte en una gran tentación. Sin embargo, si usted se pasa el día bebiendo café, té o refrescos de cola, sólo conseguirá agravar los síntomas. Aunque la cafeína produce una subida temporal del nivel de energía, en pocas horas se sentirá tan cansado como antes... o incluso más.

Reemplace la cafeína por una infusión de hierbas que contenga jengibre. El jengibre es ligeramente estimulante, pero no produce efecto rebote.

Domine sus ansias de azúcar. Los azúcares simples, como los que se encuentran en las galletas, los caramelos y los postres, producen un aumento súbito del nivel de azúcar en la sangre que lo hará sentir momentáneamente animado. Pero después de la subida inicial, el nivel de azúcar cae en picado, dejándolo más agotado que antes.

Limite el consumo de grasas. Los alimentos grasos, incluyendo la mayoría de las carnes, son difíciles de digerir. Comer carne 2 ó 3 veces al día es como comer la comida de Navidad 21 veces en una semana. Si lo hace, gastará toda su energía en digerir los alimentos. Por lo tanto, opte por una dieta pobre en grasas y rica en cereales integrales, legumbres y fruta y verdura frescas, la misma que se recomienda para prevenir las enfermedades cardíacas y algunas clases de cáncer.

 HIERRO: EL SOSPECHOSO HABITUAL

Una de las causas más frecuentes de la fatiga es la anemia ferropénica. Se calcula que el 20 % de las mujeres en edad de menstruar son anémicas debido a la sangre que pierden cada mes. Aquellas que tienen menstruaciones abundantes presentan el nivel de riesgo más alto, aunque la anemia también es habitual entre las adolescentes, las mujeres embarazadas y las premenopáusicas.

Si sospecha que tiene anemia, consulte con su médico, ya que la única forma de asegurarlo es mediante un análisis de sangre.

Incluso si no está anémico, una pequeña carencia de hierro puede afectar su nivel de energía, por lo que se beneficiará ingiriendo más hierro en la dieta. Los especialistas que prescriben suplementos de hierro para tratar el cansancio suelen fijar la dosis entre 12 y 15 mg diarios. La mejor fuente de hierro la constituyen los productos animales, de modo que coma carnes magras, ostras y almejas cocidas. Algunas verduras, como las espinacas, y ciertas legumbres, como las lentejas y las judías pintas, también son ricas en hierro, pero éste no se absorbe con tanta facilidad como el hierro de las carnes.

Si usted es vegetariano, acompañe las verduras ricas en hierro con zumo de naranja o con un suplemento de vitamina C para facilitar la absorción de este mineral. Además, muchos panes y cereales están enriquecidos con hierro.

 ## POTASIO Y MAGNESIO: UNA PODEROSA COMBINACIÓN

El potasio y el magnesio son otros dos minerales potencialmente beneficiosos para las personas con fatiga persistente. En estudios en los que se administraron suplementos de potasio y magnesio, el 90 % de los sujetos advirtió un aumento en su

PRESCRIPCIONES TERAPÉUTICAS

Éstos son los nutrientes recomendados por los expertos para combatir la fatiga.

Nutriente	Cantidad diaria recomendada
Hierro	12-15 mg
Magnesio	100-200 mg
Potasio	100-200 mg
Vitamina C	4.000 mg

ADVERTENCIA MÉDICA. Las personas con trastornos renales o cardíacos deben consultar con su médico antes de tomar suplementos de magnesio.

Los diabéticos o las personas con trastornos renales deben consultar con su médico antes de tomar suplementos de potasio.

Las dosis altas de vitamina C pueden causar diarrea en algunas personas.

nivel de energía. Tome entre 100 y 200 mg diarios de cada mineral durante 6 meses y observe los resultados. Estas dosis son inocuas para cualquier persona sana, aunque si padece trastornos renales o cardíacos no debe tomar suplementos de estos minerales sin consultar antes con su médico.

 ## ANÍMESE CON VITAMINA C

Aunque aún no existen pruebas concluyentes, algunos estudios sugieren que la vitamina C puede ayudar a combatir el cansancio. En 1976 se estudió a un grupo de 411 dentistas y a sus esposas y se descubrió que los que presentaban niveles bajos de esta vitamina tenían el doble de síntomas de fatiga que los que presentaban niveles altos. En otro estudio sobre adolescentes varones se observó que incluso aquellos que tenían una carencia leve de esta vitamina consiguieron aumentar su nivel de energía después de tomar suplementos de vitamina C durante 3 meses.

Algunos especialistas recomiendan hasta 4.000 mg diarios de vitamina C para tratar la fatiga persistente. Sin embargo, estas dosis altas pueden producir diarrea en algunas personas. Si éste es su caso, reduzca la dosis hasta que la diarrea desaparezca.

FIBROSIS QUÍSTICA
La importancia de la nutrición

Cuando un equipo de investigadores anunció en una conferencia de prensa que había hallado el gen responsable de la fibrosis quística –una enfermedad hereditaria potencialmente mortal, que obstruye los pulmones de los niños afectados con una mucosidad espesa– la noticia produjo una oleada de entusiasmo en los numerosos centros de fibrosis quística de Estados Unidos.

Según los investigadores, puede pasar una década antes de que descubran cómo corregir este gen, pero el remedio ya está en camino.

Los especialistas que atienden a los niños afectados, ahora lo hacen con renovadas esperanzas. Hace poco tiempo, esta enfermedad se consideraba mortal. Sin embargo, en la actualidad, los médicos saben que cuantos más años de vida saludable puedan añadir a los enfermos, mayores serán sus probabilidades de probar una de las nuevas terapias.

Y muchos expertos creen que la nutrición desempeña un papel fundamental en esta lucha.

DESNUTRIDOS EN LA TIERRA DE LA ABUNDANCIA

Hace 15 años, la mayoría de los niños nacidos con fibrosis quística no llegaban a adultos. La espesa mucosidad producida por las glándulas de secreción bloqueaba las vías respiratorias, obstruía el tracto digestivo y estimulaba el desarrollo de bacterias que provocaban frecuentes y peligrosas infecciones en los pulmones.

En la actualidad, al menos la mitad de estos niños consigue llegar a los 30 años. Y puesto que las mujeres afectadas viven una vida más larga y saludable, algunas quedan embarazadas, un hecho que hace que la comunidad médica oscile entre la alegría y la preocupación, pues es preciso aprender a ayudarlas.

El problema es que si una mujer con fibrosis quística tiene grandes dificultades para obtener los nutrientes esenciales para sobrevivir, es difícil que pueda proporcionárselos a un ser en formación.

En las personas sanas, la mucosa del tracto digestivo es resbaladiza y fina, de modo que la comida se desliza con facilidad y los nutrientes atraviesan las paredes intestinales, pasando a la sangre y de ahí al resto del cuerpo. Sin embargo, en las personas afectadas de fibrosis quística, el tracto digestivo está cubierto por una mucosa tan espesa que la mayoría de los nutrientes –cuando no todos– no consiguen atravesar las paredes intestinales para llegar a la sangre. Por eso estos enfermos corren un serio riesgo de sufrir desnutrición.

Para colmo, el páncreas –que produce enzimas que nos ayudan a digerir las proteínas, las grasas y los hidratos de carbono– también está cubierto por esta espesa mucosa. Las enzimas producidas por las células pancreáticas salen de este órgano a través de pequeños canales que se vacían en el intestino delgado. Pero si estos canales están obstruidos por la mucosidad, la mayoría de las enzimas no llegan a los alimentos. Por eso, gran parte de la comida ingerida por un enfermo de fibrosis quística no se digiere bien.

Esta enfermedad afecta a todos los nutrientes: las proteínas, las grasas, los hidratos de carbono, las vitaminas y los minerales.

 CÓMO SATISFACER LAS CRECIENTES DEMANDAS DEL ORGANISMO

Por desgracia, precisamente cuando el cuerpo es menos capaz de absorber los nutrientes que requiere, su necesidad de estos nutrientes aumenta en más de un 20%.

Esta enfermedad crónica y progresiva ataca con particular saña las vías respiratorias. Los pulmones se degeneran. Las personas se enferman más y más, mientras su organismo trabaja a marchas forzadas. Por eso la nutrición es tan importante: cuanto más involucrados estén los pulmones, más trabaja el cuerpo y mayores son sus demandas de energía.

LOS MEJORES ALIMENTOS

Algunas de las recomendaciones dietéticas adecuadas para la población general pueden ser perjudiciales para las personas con fibrosis quística.

En esta enfermedad, a menudo una buena nutrición es exactamente la antítesis de lo que nos han enseñado.

De hecho, muchos especialistas recomiendan a sus pacientes comer en restaurantes de comida rápida, porque los alimentos ricos en grasa, sodio y proteínas son vitales para ellos.

Éstos son algunos de los consejos «radicales» para los afectados de fibrosis quística.

Atibórrese. Consuma muchas calorías. La fibrosis quística produce un enorme gasto de energía metabólica, y la única forma de compensarlo es atiborrándose de alimentos ricos en calorías. Coma pocas ensaladas, que tienen pocas calorías, y escoja alimentos como las hamburguesas, los batidos y la tarta de queso.

Coma grasas. Las personas con fibrosis quística necesitan grasas. Lo ideal es que estos pacientes obtengan más del 30 % de las calorías totales de las grasas.

Añada mantequilla o margarina al pan, las verduras, las pastas, las patatas y el arroz. Acompañe con nata los postres, el café o el chocolate caliente. Cubra la fruta y las patatas asadas con crema de leche. Consuma el jugo de la carne asada y salsas con grasa. No aliñe las ensaladas con aderezos

Por desgracia, cuando uno no se encuentra bien, tampoco le apetece comer. De modo que precisamente cuanto mayores son las necesidades del cuerpo, menor es el apetito.

Si a los adultos con fibrosis quística les resulta difícil satisfacer las necesidades diarias de nutrientes, los niños afectados lo tienen mucho peor, pues han de cubrir las exigencias de un organismo en desarrollo.

En las tablas de peso y estatura que usan habitualmente los pediatras, los niños con fibrosis quística se encuentran casi siempre en el nivel más bajo, en el percentil 10. Eso significa que el 90 % de los niños de su edad están más desarrollados que ellos. Por eso el objetivo de los médicos es ayudar a estos niños a crecer como los demás para que lleguen a la edad adulta fuertes y nutridos.

Las adolescentes afectadas tienen menos problemas psicológicos debido a la imagen corporal que propugna nuestra sociedad. En una cultura que equipara la delgadez con el ideal de belleza, no les importa ser las más delgadas de la clase. Sin embargo, esto puede ser peligroso para su salud.

bajos en calorías, sino con aceites naturales, que por otra parte tienen más vitamina E. ¡Y no hay necesidad de eliminar la pizza de la dieta!

Evite los fritos. Aunque los alimentos ricos en grasas son estupendos, no coma fritos. Para digerir los fritos se necesita más bilis, y las personas con fibrosis quística producen poca bilis.

Use mucha sal. Las glándulas sudoríparas de los enfermos con fibrosis quística funcionan mal. En lugar de reabsorber el sodio y el cloruro, como ocurre en las personas sanas, éstos se eliminan con la sudación y permanecen en la piel. Por eso los afectados deben complementar la dieta con alimentos salados o directamente con sal. Sin embargo, no recurra a las tabletas de sal, porque son excesivamente concentradas.

¿Cuál es la cantidad adecuada? Entre un cuarto de cucharadilla y una cucharadilla al día (1.375-5.500 mg), dependiendo de los alimentos que consuma.

Esto también incluye a los bebés. Los padres siempre se sorprenden cuando se les dice que salen la comida del bebé. Una vez más, parece la antítesis de una buena nutrición. Pero cada individuo tiene necesidades específicas y los alimentos preparados para bebés ya no tienen sal añadida.

Beba mucha agua. Los enfermos de fibrosis quística deberían tomar unos 2 l de agua al día, además de la contenida en los alimentos que comen. Esto se debe a que exceso de sal que exudan los hace propensos a la deshidratación, sobre todo en los climas cálidos.

GANAR LA BATALLA CON MEDIDAS PREVENTIVAS

Una vez que los enfermos con fibrosis quística han pasado la etapa de desarrollo de la adolescencia, los médicos y nutricionistas suspiran aliviados. Pero sólo temporalmente. Todavía deben ayudar a los adultos con fibrosis quística a almacenar los nutrientes necesarios para combatir las frecuentes infecciones asociadas con esta enfermedad.

Para satisfacer las demandas del cuerpo, la mayoría de los enfermos con fibrosis quística ha de seguir una dieta equilibrada y –bajo la atenta supervisión de médicos y nutricionistas– tomar suplementos especiales de enzimas digestivas pancreáticas, un suplemento polivitamínico y mineral y otras vitaminas y minerales específicos, según cuál sea su estado en cada momento.

El problema fundamental es la ingestión calórica. Si algo afecta al crecimiento, el nivel de energía, la calidad de vida y la capacidad para luchar contra las infecciones es la adecuada absorción de calorías. Una vez que una persona absorbe las calorías suficientes para mantener su peso corporal, los tratamientos con nutrientes pasan a segundo plano.

De hecho, cuando un enfermo de fibrosis quística consume las calorías necesarias para mantener el peso, los médicos no suelen prescribir más suplementos que los imprescindibles en cada caso.

Casi todos lo especialistas coinciden en la necesidad de mantener el régimen dietético y farmacológico lo más sencillo posible. Sin embargo, incluso si se sigue una dieta equilibrada y se toman sustitutos de enzimas pancreáticas, la mayoría de los pacientes con fibrosis quística necesitarán vitaminas y minerales.

Esto se debe a que la eficacia de las enzimas es incierta. No hay forma de saber con exactitud qué cantidad de enzimas se necesitan en cada momento. La dosis se fija siguiendo unos criterios generales, y las enzimas no son enteramente fiables. La densidad de la mucosidad varía de forma constante, y la gente come alimentos distintos cada día. Con tantos factores en juego, la cantidad de nutrientes que se absorbe es variable.

Por eso es importante analizar una vez al año los niveles de nutrientes en la sangre. Las necesidades de las personas con fibrosis quística varían, y es muy probable que el tratamiento adecuado para un año sea inadecuado para el siguiente. Quizá haya que reducir ciertas vitaminas y minerales y aumentar otros. Y puesto que los déficit de nutrientes hacen que el afectado sea aún más vulnerable a las infecciones, los niveles de vitaminas y minerales son tan importantes como los de fármacos.

Es importante recordar que una persona con fibrosis quística debe estar bajo la atención de un médico. Sólo un especialista puede recomendar las clases y dosis de suplementos vitamínicos y minerales necesarias en cada momento.

FLEBITIS
Cómo evitar los trastornos venosos

Usted cree que se ha dado un golpe en la pierna o que ha forzado un músculo, pero no recuerda cuándo ni dónde. Eso es porque no ocurrió. El dolor que siente no se debe a una magulladura ni a una lesión muscular. Es flebitis, una inflamación de las venas que puede tener diversas causas, desde permanecer demasiado tiempo de pie hasta tomar anticonceptivos orales.

La flebitis es frecuente. No es grave si se produce en una vena superficial, ya que existen muchas de estas venas y el cuerpo puede recanalizar la circulación de la sangre sin problemas.

Sin embargo, cuando se produce en una vena profunda, la flebitis se denomina tromboflebitis y constituye un trastorno grave. Por lo general conlleva la formación de un coágulo en la vena y desencadena problemas circulatorios que pueden ser mortales. Si el coágulo se desprende puede llegar al cerebro, a los pulmones o al corazón y causar lesiones muy serias.

La tromboflebitis no tiene síntomas claros, pero puede detectarse con ultrasonidos. Debe tratarse de inmediato con anticoagulantes. La flebitis superficial suele ocurrir en venas varicosas y se cura con una combinación de ejercicio físico y reposo con los pies en alto. Los especialistas afirman que dejar de fumar también es importante, ya que las sustancias químicas del tabaco llegan a la corriente sanguínea y provocan coágulos.

Los siguientes consejos dietéticos también pueden resultar útiles para prevenir la flebitis.

PREVENIR COÁGULOS CON VITAMINA B

Hace varios años los investigadores descubrieron que un alto nivel en la sangre de un aminoácido llamado homocisteína puede dañar las células endoteliales, es decir, las células que recubren las paredes de las arterias. Una vez dañadas estas células, los depósitos de colesterol se acumulan con rapidez. En estos casos a menudo se presentan enfermedades graves de corazón, o incluso infartos, en personas de edades comprendidas entre los 20 y los 40 años.

Un equipo de investigadores holandeses halló elevados niveles de homocisteína en personas proclives a formar coágulos de sangre en las venas. Cuanto más aumentaba el nivel de homocisteína, más aumentaba el riesgo de coágulos. Incluso un nivel moderado de esta sustancia parece estar asociado a un riesgo 2 ó 3 veces superior al normal.

¿Qué tiene que ver la vitamina B con todo esto? Sabemos que tres vitaminas B (el folato –la forma natural del ácido fólico–, la B_6 y la B_{12}) ayudan a eliminar la homocisteína de la sangre. Unos especialistas de Montreal pioneros en este campo afirman que un déficit en cualquiera de las tres puede incrementar los niveles de homocisteína.

LOS MEJORES ALIMENTOS

Éstas son las recomendaciones de los expertos para prevenir la flebitis.

Coma alimentos que favorezcan la circulación. Ciertos alimentos tienen propiedades anticoagulantes y pueden reducir la tendencia de las plaquetas a adherirse entre sí y a las paredes de los vasos sanguíneos. Entre ellos se incluyen el ajo, la cebolla, el jengibre y la pimienta de cayena.

Dichos especialistas suelen comprobar el nivel de folato y de vitamina B_6 en personas con concentraciones elevadas de homocisteína para luego recomendar los suplementos pertinentes. (Se ha comprobado que la mayoría de los pacientes –hombres de mediana edad con enfermedades coronarias– no suelen presentar una carencia de vitamina B_{12}.)

Se ha demostrado que la ingestión de 2,5 mg (2.500 µg) de folato o 25 mg de vitamina B_6 reduce la homocisteína a un nivel normal en la mayoría de los pacientes. Hay personas que necesitan tomar ambos, y aquellas con una posible carencia adicional de vitamina B_{12} (ancianos, vegetarianos estrictos y personas con problemas de absorción) deben asegurarse de mantener el nivel adecuado. Los especialistas recomiendan asegurarse de ingerir 2 µg de B_{12} al día.

Las altas cantidades de ácido fólico y de vitamina B_6 que recomiendan los especialistas sólo pueden obtenerse de los suplementos y, en el caso del ácido fólico, éstos deben tomarse bajo supervisión médica. Esto se debe a que el ácido fólico

PRESCRIPCIONES TERAPÉUTICAS

Estos nutrientes no curan los casos agudos de flebitis, pero los expertos creen que pueden prevenir recaídas.

Nutriente	Cantidad diaria recomendada
Ácido fólico	2.500 µg
Vitamina B_6	25 mg
Vitamina B_{12}	2 µg
Vitamina E	200-600 UI

ADVERTENCIA MÉDICA. Si padece flebitis, debe estar bajo tratamiento médico.

Consulte con el médico antes de tomar los suplementos vitamínicos recomendados aquí, ya que es preciso practicar un análisis de sangre para decidir cuáles son las cantidades y combinaciones necesarias. Además, las dosis de ácido fólico superiores a 400 µg diarios pueden enmascarar un déficit de vitamina B_{12}.

Si se encuentra en tratamiento con anticoagulantes, no debe tomar suplementos de vitamina E.

puede enmascarar un déficit de vitamina B$_{12}$. Incluso las personas que siguen una dieta saludable (2-3 raciones de fruta y 3-4 de verdura al día), consumen apenas unos 190 µg de folato al día. En cuanto a la vitamina B$_6$, los hombres consumen una media de 1,9 mg y las mujeres de 1,2 mg diarios, procedentes de alimentos como el pollo, el pescado, el cerdo y los huevos.

La vitamina B$_{12}$ es menos problemática. La mayoría de la gente consume una cantidad adecuada, procedente de alimentos como la carne, los productos lácteos y los huevos. Los hombres consumen casi 8 µg al día y las mujeres 5 µg. Sin embargo, las personas con problemas de absorción necesitan inyecciones de esta vitamina.

LA CIRCULACIÓN MEJORA CON VITAMINA E

Cada vez hay más pruebas de que la vitamina E protege de las enfermedades cardiovasculares, ya que ayuda a bloquear los procesos químicos que conducen a la aterosclerosis o endurecimiento de las arterias.

La vitamina E desempeña un importante papel adicional en la flebitis. Varios estudios indican que ayuda a prevenir coágulos de sangre potencialmente mortales. En concreto, ayuda a evitar que las plaquetas, que intervienen en la formación de coágulos, se adhieran entre sí y a las paredes de los vasos sanguíneos.

Cuando las plaquetas se adhieren a estas paredes pueden causar coágulos con rapidez. Los estudios sugieren que un tratamiento con vitamina E podría contribuir a la prevención de fenómenos tromboembólicos o al desprendimiento y desplazamiento de coágulos, especialmente en los diabéticos del tipo I (insulinodependientes), que presentan un nivel de riesgo especialmente alto.

Los expertos recomiendan tomar entre 200 y 600 UI de vitamina E al día. Algunos sugieren que basta con 200 UI para reducir la adherencia de las plaquetas.

Si se está en tratamiento con anticoagulantes, no deben tomarse suplementos de vitamina E.

GINGIVITIS

Vitamina C para unas encías sanas

¿**S**us encías sangran y se separan de los dientes por mucho que se cepille los dientes y use hilo dental?

Es probable que padezca una gingivitis severa. En tal caso, tiene motivos para

LOS MEJORES ALIMENTOS

Estas medidas dietéticas lo ayudarán a conservar la salud de las encías.

Evite los refrescos. Los refrescos de lata contienen un exceso de fósforo, un mineral que puede robar el calcio de sus huesos y, en consecuencia, favorecer la osteoporosis. Algunos investigadores creen que antes de desaparecer de las caderas o de la columna, el calcio desaparece de las mandíbulas, propiciando la pérdida de los dientes.

Muchas jóvenes adolescentes que abusan de los refrescos e ingieren poco calcio en su dieta tienen mandíbulas de mujeres ancianas. Cuando llegan a los 30 años, muchas de estas jóvenes se ven obligadas a usar dentadura postiza.

Limite la ingestión de azúcar. Además de promover la caries dental, el azúcar afecta las mandíbulas. Aunque no existen pruebas científicas definitivas, muchos dentistas creen que el azúcar alimenta a las bacterias causantes de la gingivitis.

preocuparse. Si no se eliminan inmediatamente, las partículas de comida y las bacterias se combinan para formar la placa dental, que se endurece sobre los dientes e irrita las encías. Éstas sangran y con el tiempo comienzan a separarse de los dientes, formando huecos donde se acumula más suciedad. Poco tiempo después, la placa comienza a atacar las raíces de los dientes y el hueso de la mandíbula. Éste es el punto en que la gingivitis se convierte en un trastorno más serio: la enfermedad periodontal. Si ésta no se trata, la persona afectada puede perder los dientes.

Para mantener la salud de las encías, la mayoría de los dentistas insisten en que hay que combatir al enemigo con cepillados frecuentes e hilo dental. Pero no cabe duda de que la dieta también desempeña un papel.

La boca es una parte más del cuerpo, de modo que se beneficiará de cualquier medida que contribuya a la salud general. Si usted se alimenta mal o tiene hábitos tóxicos, como fumar o beber en exceso, perjudicará todo su organismo, incluida la boca.

CONFÍE EN LA VITAMINA C

Sin lugar a dudas, la vitamina C es el nutriente que más incide en la salud de la boca, para bien, cuando los niveles de esta vitamina son altos, y para mal cuando son bajos. Los peores problemas dentales y de encías que ven los dentistas aparecen en personas con déficit de vitamina C.

Para determinar los efectos de la carencia de vitamina C en las encías, investigadores de la Universidad de California sometieron a un grupo de 11 hombres a una dieta rotativa que excluía las frutas y las verduras. Los sujetos tomaban suplementos de vitamina C disueltos en zumo de uva sólo durante determinadas semanas. Al final del estudio, los investigadores descubrieron que a medida que los niveles de vitamina C descendían, las encías sangraban más. Y a la inversa, cuando los sujetos ingerían más vitamina C, las encías sangraban menos.

Otros estudios con animales de laboratorio confirmaron que el déficit de vitamina C produce inflamación en las encías, disminución del contenido de minerales en los huesos de las mandíbulas y pérdida de dientes.

¿Por qué tantos estragos? Porque la vitamina C es esencial para la producción de colágeno, la proteína básica de todos los tejidos fibrosos, incluidas las encías. La

PRESCRIPCIONES TERAPÉUTICAS

Si además de cepillarse los dientes y usar hilo dental con frecuencia se asegura de ingerir la cantidad necesaria de vitamina C, observará una mejoría notable en la salud de sus encías. Éstas son las recomendaciones de los especialistas para mantener la boca sana.

Nutriente	Cantidad diaria recomendada
Vitamina C	1.000-2.000 mg (cápsulas de liberación lenta), fraccionados en dos tomas 1/2 cucharadilla de vitamina C (cristalina) disuelta en un zumo de cítrico sin azucarar, usado como enjuague dental (mantenga en la boca durante 1 minuto)

ADVERTENCIA MÉDICA. Si usted tiene gingivitis, debe estar bajo la supervisión de un dentista.

La vitamina C masticable y en polvo erosiona el esmalte dental, de modo que es preferible usar la forma cristalina como enjuague. La erosión del esmalte dental puede causar sensibilidad en los dientes. Algunos dentistas recomiendan usar este enjuague durante períodos alternos de 3 a 5 días. Complete el tratamiento bebiendo abundante agua fresca.

Las dosis de vitamina C superiores a 1.200 mg pueden producir diarrea en algunas personas.

vitamina C fortalece las encías débiles y hace que la membrana que las recubre sea más resistente a la penetración de las bacterias.

Para combatir la gingivitis, algunos especialistas recomiendan usar vitamina C como suplemento y como enjuague dental. Mezcle media cucharadilla de vitamina C cristalina con un poco de zumo de cítricos sin azucarar, efectúe un enjuague durante 1 minuto con esta mezcla y luego tráguela. Después de cada tratamiento, beba abundante agua fresca.

La vitamina C cristalina también se llama ácido ascórbico puro en polvo y se vende en tiendas de productos naturales. Tenga en cuenta que las tabletas masticables de vitamina C pueden alterar el esmalte dental, por lo tanto es mejor efectuar los enjuagues con la variedad cristalina.

También puede tomar cápsulas de 500 mg de vitamina C de liberación lenta: una por la mañana y otra por la noche. (Las dosis de vitamina C superiores a 1.200 mg pueden producir diarrea en algunas personas.) Mientras tanto, continúe cepillándose los dientes y usando hilo dental.

GLAUCOMA
Formas de aliviar la presión

Thomas Goslin presentaba los síntomas clásicos de glaucoma: una persistente acumulación de líquido en los globos oculares, que generaba una presión excesiva y pérdida de la visión periférica.

Siguiendo el consejo de su oftalmólogo, Goslin comenzó a usar gotas oculares, uno de los tratamientos más comunes. Goslin era reacio a aplicarse estas gotas porque tenía antecedentes de reacciones alérgicas a los medicamentos. Ésta no fue una excepción, y después del primer día de tratamiento, este hombre estaba dispuesto a probar cualquier tratamiento alternativo.

Goslin encontró un médico que trataba el glaucoma con cambios dietéticos y suplementos de nutrientes y se puso en sus manos. Después de un cuidadoso examen ocular y un análisis de nutrientes, el médico recomendó suplementos de vitamina C y cromo.

Goslin tardó un año en observar una mejoría significativa, pero desde entonces ha recuperado la visión periférica que creía perdida para siempre.

Este hombre tomó suplementos orales de cromo hasta que su médico descubrió que su cuerpo no absorbía correctamente este mineral debido a la interferencia de otros nutrientes. Ahora toma dos gotas de cromo acuoso al día, aplicadas debajo de la lengua, 30 minutos antes de comer o 3 horas después de una comida, pero nunca junto con la vitamina C.

IMPORTANCIA DE LA DIETA

Para combatir el glaucoma, que en los estadios avanzados puede producir ceguera, los oftalmólogos prescriben gotas oculares o recurren a la cirugía para aliviar la presión en el interior de los globos oculares.

Aunque estos tratamientos son necesarios en algunos casos, diversas investigaciones sugieren que muchas personas obtienen una notable mejoría con sólo poner en práctica algunos cambios dietéticos.

En muchos casos, después de ingerir la cantidad adecuada de nutrientes durante un período de varios años, las personas con glaucoma pueden suspender el uso de medicación o reducir las dosis.

LA CONTRIBUCIÓN DEL CROMO

Además de asegurarse de que la graduación de sus gafas esté actualizada, una de las mejores maneras de reducir la presión ocular es tomar un mineral llamado cromo.

En un estudio realizado en la Universidad de Columbia, más de 400 personas detallaron los alimentos que habían consumido durante los 2 meses anterio-

LOS MEJORES ALIMENTOS

Ponga en práctica estos consejos para combatir el glaucoma.

Evite el vanadio. El vanadio es un oligoelemento que puede interferir en la absorción del cromo. Y el cromo es fundamental para normalizar la presión del interior del globo ocular. El vanadio se encuentra en las algas marinas, en los peces grandes (como el tiburón, el pez espada y el atún), en el pollo y el pavo que se venden normalmente en los comercios (ya que suelen alimentarlos con pescado), en el vinagre, los champiñones, el chocolate y el algarrobo.

Limite los dulces. Las reservas de cromo que podrían usarse para mantener estable la presión intraocular, se distraen de su función para ayudar a metabolizar el azúcar añadido de la dieta.

res. Luego se les practicaron análisis para determinar el nivel de vitaminas y minerales en el cuerpo. Los resultados demostraron que los sujetos que no ingerían suficiente cromo o que consumían demasiados alimentos ricos en vanadio tenían un alto riesgo de desarrollar glaucoma. (El vanadio es otro mineral común que se encuentra en muchos alimentos, como las algas marinas y los peces de gran tamaño.)

¿Cuáles son los músculos que en la actualidad usamos más que en cualquier otra época de la historia? Los músculos responsables de enfocar la vista. ¿Y qué nutriente contribuye a facilitar esta función muscular? El cromo, sobre todo si seguimos una dieta rica en azúcares refinados. Es preciso tener un nivel adecuado de cromo para abastecer de energía a los músculos de los ojos.

¿Y cuál es la relación entre los músculos oculares y el glaucoma? Cuando usted realiza tareas que exigen fijar la vista durante períodos prolongados, como leer, se produce una acumulación de líquidos en el globo ocular. En algunos casos, los fluidos no drenan correctamente y la presión aumenta, produciendo glaucoma.

Los diabéticos de tipo II (no insulinodependientes) son más propensos al glaucoma. Y no es de extrañar, porque tanto los diabéticos como los enfermos de glaucoma suelen tener niveles bajos de cromo.

Las mejores fuentes naturales de cromo son la yema de huevo, la levadura de cerveza y la mayoría de los alimentos sin refinar de alto contenido energético. En consecuencia, las frutas maduras y dulces y las verduras ricas en fécula contienen cantidades considerables de este mineral.

La cantidad diaria recomendada de cromo es de 120 µg.

Si desea tomar suplementos de cromo, consulte con su médico. Esto es particularmente importante si padece diabetes, pues el cromo puede provocar un descenso en el nivel de azúcar en la sangre, con lo que disminuiría la necesidad de insulina. Por lo tanto, el médico deberá controlar el nivel de insulina mientras tome estos suplementos.

Muchas personas cometen el error de tomar los suplementos de cromo junto con los de vitamina C. Tenga presente que la vitamina C interfiere en la absorción del cromo.

LA VITAMINA C ALIVIA LA PRESIÓN

Al igual que el cromo, la vitamina C parece reducir la presión intraocular, pero por una vía diferente. Los estudios demuestran que esta vitamina eleva la acidez de la sangre, lo que por sí solo ayuda a normalizar la presión. (La presión intraocular es la presión en el interior de los globos oculares. En los pacientes con glaucoma, esta presión es demasiado alta y dificulta el riego sanguíneo a los ojos.)

Pero la vitamina C ofrece otro beneficio a sus ojos: ayuda a los músculos ocula-

PRESCRIPCIONES TERAPÉUTICAS

Si usted padece glaucoma, debe estar bajo supervisión médica. Cuando esta enfermedad no se trata, puede producir ceguera.

Los especialistas suelen tratar el glaucoma con gotas oculares. Si usted desea complementar el tratamiento médico con suplementos de nutrientes, consulte con su oftalmólogo.

Nutriente	Cantidad diaria recomendada
Cromo	120 µg
Vitamina C	750-1.500 mg, fraccionados en dos tomas

ADVERTENCIA MÉDICA. El glaucoma no suele tratarse con nutrientes y esta terapia no es eficaz en todos los casos. Si usted padece glaucoma, debe estar bajo supervisión médica y continuar con el tratamiento prescrito por el especialista.

Si desea tomar suplementos de cromo, consulte con su médico. Esto es especialmente importante en los diabéticos, ya que el cromo puede alterar el nivel de azúcar en la sangre. Muchas personas cometen el error de tomar los suplementos de cromo junto con los de vitamina C. Tenga presente que la vitamina C interfiere en la absorción del cromo.

Las dosis de vitamina C superiores a 1.200 mg diarios pueden producir diarrea en algunas personas.

res a utilizar mejor la energía. Las dosis que han demostrado mayor eficacia se encuentran entre los 750 y los 1.500 mg. Cantidades superiores aumentan el riesgo de que la sustancia gelatinosa del ojo se vuelva más líquida y se separe de la retina y las estructuras situadas en la parte posterior del ojo. (La retina contiene una capa de células fotosensibles que capota las imágenes.) Las dosis de vitamina C superiores a 1.200 mg pueden producir diarrea en algunas personas.

Tome parte de la vitamina C con zumo de naranja en ayunas y luego deje pasar una comida antes de ingerir el resto. La vitamina C interfiere en la absorción de otros nutrientes, como el cobre o el cromo.

El glaucoma no suele tratarse con nutrientes y esta terapia no es eficaz en todos los casos. Si padece glaucoma, debe estar bajo supervisión médica y continuar tomando los fármacos prescritos por el especialista.

GOTA

Cómo contraatacar con la dieta

Se la ha definido como la enfermedad de los excesos. Sin embargo, no todos los enfermos de gota encajan en la imagen del hombre maduro y obeso que bebe cerveza y come carne en abundancia.

Una de estas pacientes, Frances George, afirma que es especialmente sensible a las carnes (en particular las rojas), las salsas y otros alimentos grasos. Pero esta mujer no culpa a sus hábitos, sino a sus genes, pues su padre y su hijo también tienen gota. De hecho, sólo cuando los médicos diagnosticaron esta enfermedad a su hijo adolescente, ella sospechó que sus dolores de tobillo podían tener la misma causa. El hecho de que el dolor no estuviera localizado en el dedo gordo del pie la despistó durante un tiempo.

La gota es una forma de artritis y se manifiesta con los mismos síntomas: dolor articular e hinchazón. Por lo general, el dolor se localiza en la primera articulación del dedo gordo del pie, en otras articulaciones del pie, en la rodilla y, a veces, en la muñeca o el codo.

El dolor aparece cuando se forman cristales de ácido úrico en el líquido que rodea la articulación. Esto ocurre cuando los niveles de ácido úrico son muy altos o, paradójicamente, descienden de forma súbita. Entre las causas de la gota se encuentran el consumo de alcohol y alimentos ricos en grasas, los fármacos hipotensores, la intoxicación por plomo e incluso algunos trastornos metabólicos hereditarios. El ácido úrico también puede cristalizarse y causar daños en los riñones y otros tejidos blandos. Por lo tanto, hay razones aún más importantes que la prevención del dolor para evitar esta enfermedad.

Los ataques de gota suelen comenzar por la noche, cuando una articulación se hincha y duele. Aunque no siempre despiertan al enfermo, éste puede irse a dormir sintiéndose perfectamente y amanecer con dolor e hinchazón. En el caso de Frances George, los ataques sobrevenían después de comer carne durante varios días seguidos o tras darse un festín en un restaurante con bufet libre. Aunque en estas ocasiones Frances no come más que los demás, es la única que paga las consecuencias con un ataque de gota.

Esta mujer sabe que cuando se ciñe a una dieta vegetariana, consigue aliviar los síntomas. De modo que eso es lo que hace cuando le duele el tobillo.

Según los especialistas, la mayoría de los pacientes de gota responde bien a los cambios dietéticos. De hecho, a veces es el único requisito necesario para controlar los síntomas. Algunos deben eliminar por completo el alcohol, mientras que otros también tienen que restringir el consumo de ciertos alimentos, como las carnes rojas. Estos alimentos contienen purinas, unos compuestos proteicos que se convierten en ácido úrico en el cuerpo.

PRESCRIPCIONES TERAPÉUTICAS

Los cambios dietéticos y los fármacos –no las vitaminas– son la principal estrategia para prevenir los ataques de gota. Sin embargo, algunos expertos creen que estas vitaminas pueden contribuir al tratamiento.

Nutriente	Cantidad diaria recomendada
Ácido fólico	10.000-40.000 µg
Vitamina E	400-800 UI

Añada un suplemento que contenga las cantidades diarias recomendadas de todas las vitaminas del complejo B.

ADVERTENCIA MÉDICA. Si tiene síntomas de gota, acuda a un médico para que establezca el diagnóstico preciso y prescriba el tratamiento adecuado.

Estas dosis de ácido fólico superan con creces la cantidad diaria recomendada (400 µg) y sólo pueden adquirirse con receta médica. No tome estos suplementos a menos que se encuentre bajo supervisión médica. Las dosis altas de ácido fólico pueden enmascarar los síntomas de anemia perniciosa, una enfermedad causada por el déficit de vitamina B_{12}.

Consulte con su médico antes de tomar más de 600 UI diarias de vitamina E. Si se encuentra en tratamiento con anticoagulantes, no debe tomar suplementos de vitamina E.

Paradójicamente, la gota también puede ser consecuencia de una dieta muy baja en calorías (p. ej., el hacer ayuno), pues cuando el cuerpo comienza a descomponer los tejidos, los niveles de ácido úrico ascienden.

Aunque el principal tratamiento dietético de la gota no se basa en la ingestión de nutrientes específicos, algunos de ellos pueden resultar útiles.

EL ÁCIDO FÓLICO DISUELVE LOS CRISTALES

Algunos médicos recomiendan tomar ácido fólico, una vitamina del complejo B que en dosis altas inhibe a la xantina-oxidasa, la enzima responsable de la producción de ácido úrico en el organismo. De hecho, uno de los fármacos utilizados para tratar la gota, el alopurinol (Zyloric) también inhibe a esta enzima.

Aunque el ácido fólico no es eficaz por sí solo, puede beneficiar a algunas personas como parte de un tratamiento dietético y farmacológico. Esta vitamina no resolverá un ataque agudo, cuando los cristales de ácido úrico ya se han formado en la articulación. Pero puede resultar útil para prevenir futuros ataques.

La dosis recomendada oscila entre 10.000 y 40.000 μg diarios de ácido fólico (entre 25 y 100 veces la cantidad diaria recomendada de 400 μg). Estas cantidades no pueden obtenerse ni siquiera de los alimentos más ricos en ácido fólico, por lo que es preciso tomar suplementos. Los suplementos de ácido fólico sólo se venden con receta, de modo que si quiere probar este tratamiento, tendrá que consultar previamente con su médico.

Y hay otra buena razón para tomar ácido fólico bajo supervisión médica. Aunque no en todos los estudios se observaron efectos secundarios causados por las dosis altas de esta vitamina, en uno de ellos los sujetos que tomaron 15 mg diarios (15.000 mg) experimentaron náuseas, hinchazón, trastornos del sueño e irritabilidad.

Por otra parte, las dosis altas de ácido fólico pueden enmascarar los síntomas de la anemia perniciosa, una enfermedad causada por un déficit de vitamina B_{12}.

Puesto que algunos expertos afirman que las dosis altas de cualquier vitamina del complejo B podrían acarrear un déficit de las otras, es muy probable que su médico le recete un suplemento de todo el complejo B.

PROPIEDADES ANTIINFLAMATORIAS DE LA VITAMINA E

Algunos médicos prescriben vitamina E junto con los fármacos para tratar la gota. Aunque no existen pruebas científicas de la eficacia de la vitamina E para prevenir los ataques de gota, esta vitamina tiene propiedades que pueden reducir la inflamación.

Los especialistas recomiendan tomar entre 400 y 800 UI de vitamina E tanto durante como después de los ataques. (Consulte con su médico antes de tomar más de 600 UI de vitamina E.)

QUÉ VITAMINAS EVITAR

Durante un ataque de gota, es prudente evitar una ingestión excesiva de vitamina C y niacina, ya que ambas elevan el nivel de ácido úrico en el cuerpo. Por otra parte, las dosis bajas de aspirina (un medicamento comúnmente recetado como antiinflamatorio) también aumentan el nivel de ácido úrico. Los demás antiinflamatorios no esteroideos son seguros.

LOS MEJORES ALIMENTOS

Incluso cuando la gota se controla con fármacos, los médicos consideran prudente hacer algunos cambios en los hábitos dietéticos para prevenir futuros ataques. De esa manera podrá evitar los efectos secundarios de los medicamentos al tiempo que sigue una dieta saludable para el corazón.

En la mayoría de los casos, los pacientes con gota responden bien a los siguientes cambios dietéticos.

Eche a las purinas de su plato. El hígado, el buey, el cordero, la ternera, los mariscos, la levadura, los arenques, las sardinas, la caballa y las anchoas son alimentos ricos en purinas, unos compuestos proteicos que forman ácido úrico en el cuerpo. Los médicos recomiendan evitar estos alimentos durante un ataque de gota y restringir su consumo el resto del tiempo.

Diga adiós a la botella. El alcohol causa una acumulación de ácido úrico en el cuerpo, ya que, además de aumentar su producción, dificulta su eliminación.

En muchos casos, evitar el alcohol es la única medida necesaria para prevenir los ataques. Si usted bebe esporádicamente, tome licores destilados o vino, ya que estas bebidas tienen menos purinas que la cerveza.

Coma cerezas. Muchas personas con gota juran que las cerezas alivian los ataques. Sin embargo, sólo un estudio publicado en 1950 sugirió que comer unos 250 g de cerezas frescas o enlatadas al día disminuía el nivel de ácido úrico.

Las cerezas, los arándanos, las moras y otras frutas del bosque son ricas en antocianidinas y procianidinas. Al parecer, estos compuestos ayudan a fortalecer el tejido conjuntivo que forma las articulaciones y a inhibir a las enzimas destructoras de estos tejidos, segregadas por las células inmunitarias durante la inflamación.

Beba agua. Beber agua en abundancia mantiene la orina clara y favorece la eliminación de ácido úrico. La ingestión de agua o de otras bebidas no alcohólicas durante un ataque es particularmente importante, porque evita que se formen cristales de ácido úrico que podrían producir cálculos renales.

Baje de peso. Si usted tiene sobrepeso, adelgazar le ayudará a reducir los niveles de ácido úrico. Siga una dieta rica en fibra y pobre en grasas, con verduras, fruta, granos integrales, legumbres, etc.

Sin embargo, es importante adelgazar de manera gradual. Si se produce una pérdida sustancial de peso en poco tiempo, los niveles de ácido úrico aumentarán, propiciando nuevos ataques.

HEMATOMAS

Trucos para evitar morados

Usted tropieza con el borde de la alfombra, choca contra la cama u olvida que se ha dejado un cajón abierto cuando corre a atender el teléfono, y su distracción le deja una dolorosa marca. Todos hemos tenido algún hematoma. Basta con un golpe súbito y fuerte para que los vasos sanguíneos que están debajo de la piel se rompan, derramando sangre en los tejidos circundantes y creando la colorida paleta de negros, azules, lilas, amarillos y verdes que conocemos como hematoma. Para que el hematoma se desvanezca, el cuerpo debe absorber la sangre derramada, lo cual puede llevar días o semanas, dependiendo de la extensión de los daños.

Aunque para la mayoría los hematomas no son más que una pequeña molestia, para otros, en particular los ancianos, puede convertirse en una pesadilla en tecnicolor. A medida que la piel envejece, se vuelve más fina y frágil, un estado exacerbado por los años de exposición solar. En consecuencia, los vasos sanguíneos son más vulnerables a las lesiones. Por eso muchas personas mayores padecen una afección denominada púrpura senil: hematomas en las manos, los brazos y, a veces, las piernas que se producen al menor golpe y tardan meses en desaparecer. Casi todas las personas de más de 70 u 80 años presentan este trastorno, aunque su incidencia es muy variable.

Si usted es propenso a los hematomas, pruebe este tratamiento de primeros auxilios: durante las primeras 24 horas, aplique cubitos de hielo envueltos en una toalla sobre la zona afectada, y al día siguiente aplique compresas calientes. Pero si quiere prevenir los hematomas y volverse menos propenso a su aparición, los mejores remedios son el mineral cinc y una crema enriquecida con vitaminas C o K. Para una protección adicional, aumente la ingestión de estos nutrientes en su dieta.

 ## LA VITAMINA K CONTRA LOS MORADOS

La vitamina K, que ha tomado su nombre de la palabra alemana *koagulation*, se emplea desde hace tiempo para acelerar la coagulación y prevenir las hemorragias, en particular en casos de intoxicación por aspirina o sobredosis de fluidificantes de la sangre. Los cirujanos plásticos la administran para evitar los hematomas postoperatorios.

Ahora cualquier persona puede beneficiarse de sus propiedades. Las investigaciones demuestran que la aplicación tópica de vitamina K atenúa los hematomas, incluso aquellos causados por púrpura senilis.

En un estudio realizado con 12 sujetos con hematomas importantes, un espe-

LOS MEJORES ALIMENTOS

Las vitaminas C y K han demostrado ser los nutrientes más eficaces para combatir los hematomas. Sin embargo, algunos investigadores creen que también deben tenerse en cuenta los bioflavonoides, unos compuestos químicos relacionados con la vitamina C que se encuentran en frutas y verduras.

Coma cítricos. El consumo de naranjas y otros frutos cítricos eleva las concentraciones de rutina, un bioflavonoide descubierto en los años cincuenta que podría contribuir a reforzar los capilares frágiles y reducir el riesgo de hematomas.

Sin embargo, es importante recordar que aunque este compuesto puede prevenir la aparición de hematomas, no es eficaz para tratarlos una vez que han aparecido.

El trigo sarraceno es una excelente fuente de rutina.

cialista aplicó una crema con vitamina K en un brazo de cada paciente y otra crema idéntica, aunque sin vitamina K, en el otro. Después de un mes de tratamiento, los brazos tratados con esta vitamina tenían muchos hematomas menos que los otros.

También se aplicó vitamina K sólo en una parte del hematoma, y se comprobó que esta zona se curaba en un período de 5-7 días, mientras que la otra tardaba 11-13 días en sanar.

Además, la vitamina K refuerza las paredes de los vasos sanguíneos, reduciendo la propensión a los hematomas.

Los resultados del estudio mencionado nos llevan a formular una pregunta lógica: si la aplicación tópica de la vitamina K es eficaz para curar los hematomas, ¿es posible evitar el problema comiendo más alimentos ricos en este nutriente, como verduras de hojas verdes, frutas, semillas y productos lácteos? Por el momento no existen pruebas concluyentes al respecto, pero algunos estudios parecen sugerir que sí.

Aunque ingerir vitamina K puede resultar útil (la cantidad diaria recomendada es de 80 µg), una vez que ha aparecido el hematoma se necesitan altas dosis en la zona afectada, y la mejor forma de obtenerla es mediante el tratamiento tópico.

PAPEL DE LA VITAMINA C

La vitamina C, un nutriente esencial para combatir el escorbuto que se encuentra en abundancia en los frutos cítricos y el brécol, también contribuye a fortalecer el colágeno (el tejido de la piel) que rodea los vasos sanguíneos y, en consecuencia, ayuda a combatir los hematomas.

Aunque todavía son necesarios más estudios, existen indicios de que un suplemento de vitamina C de 500-1.000 mg diarios puede resultar útil para prevenir los hematomas en la población anciana.

La bibliografía médica sugiere que entre los 55 y los 65 años muchas personas presentan carencia de vitamina C. No está claro si este déficit se debe a una ingestión insuficiente o a una mala absorción, pero los suplementos de vitamina C podrían paliar el problema.

Si desea obtener resultados óptimos, aplique la vitamina C tópicamente. El doctor Pinell, un especialista en el tema, ha creado una loción con el 10% de vitami-

PRESCRIPCIONES TERAPÉUTICAS

Algunos expertos coinciden en que ciertas vitaminas y minerales no sólo curan los hematomas, sino que también los previenen. Aunque estos nutrientes son más eficaces aplicados tópicamente, los suplementos orales podrían resultar útiles como preventivos. He aquí las recomendaciones de los expertos.

Nutriente	Cantidad diaria recomendada/Aplicación
Vía oral	
Vitamina C	500-1.000 mg
Vitamina K	80 µg
Cinc	15 mg
Aplicación tópica	
Vitamina C	Loción al 10%
Vitamina K	Crema al 1%

ADVERTENCIA MÉDICA. En casos excepcionales, los hematomas frecuentes e inexplicables pueden indicar trastornos de coagulación, enfermedades inmunitarias o efectos secundarios de ciertos medicamentos. Si presenta hematomas con suma facilidad, consulte con su médico.

na C. En pruebas experimentales, la aplicación de esta loción en un lado de la cara de sujetos lesionados produjo una notable disminución de los hematomas. Al usar la loción, se obtiene un nivel de vitamina C entre 20 y 40 veces superior al que se obtendría mediante la ingestión de la vitamina.

Esta loción puede resultar especialmente útil para los ancianos, que presentan mayor riesgo de deficiencias de vitamina C, y para tratar problemas cutáneos, como los hematomas. Para más información, vea la página 556.

CONTRIBUCIÓN DEL CINC

Aunque la eficacia del cinc en la lucha contra los hematomas no está tan clara como la de las vitaminas C y K, este mineral favorece la cicatrización de las heridas y podría contribuir también a curar los hematomas.

El cinc desempeña un papel fundamental en la cicatrización de las heridas y la reparación de la piel, pero probablemente sea más importante para los ancianos.

Puede obtener la cantidad diaria recomendada (15 mg) aumentando el consumo de moluscos, mariscos, cereales sin refinar y carnes magras. Una sola ostra al vapor contiene la sorprendente cantidad de 12,7 mg de cinc.

Nota. En casos excepcionales, los hematomas frecuentes e inexplicables pueden indicar un trastorno de la coagulación, una enfermedad inmunitaria o un efecto secundario de ciertos medicamentos, de modo que si presenta hematomas con suma facilidad, consulte a su médico.

HERPES GENITAL
Trucos para evitar visitas inoportunas

«Sexo seguro.» Mire donde mire, encontrará este mensaje: siempre que mantenga relaciones sexuales, protéjase.

A pesar de esta advertencia, en el transcurso de los años millones de personas se han contagiado infecciones recidivantes, la más frecuente de las cuales es el herpes simple tipo 2 o herpes genital.

Incluso en la actualidad, pese al alto grado de información pública sobre estos problemas, cada año medio millón de estadounidenses contrae herpes genital. Y una vez que el herpes ataca, se convierte en un huésped permanente. Aunque la mayor parte del tiempo se encuentra en estado de latencia, la infección reaparece de vez en cuando para recordarle que sigue ahí. Por suerte, los accesos o brotes posteriores no son tan molestos como el primero, que se manifiesta con síntomas semejantes a los de la gripe y una dolorosa proliferación de ampollas en la zona genital o en sus alrededores. Sin embargo, en los nuevos brotes también aparecen lesiones que pican, escuecen, supuran y pueden hacerle la vida imposible durante aproximadamente una semana.

Aún no se sabe con seguridad cuáles son los agentes desencadenantes, pero los científicos asocian la reactivación del virus con el estrés y otros factores que comprometen el sistema inmunitario, como el período menstrual, la fiebre y las lesiones físicas.

LA NUTRICIÓN PUEDE AYUDAR

Aunque los investigadores están experimentando con una vacuna, por el momento no existe ninguna cura para el herpes genital. Sin embargo, los médicos suelen recetar un fármaco de eficacia demostrada, el Zovirax (aciclovir). Algunos estudios han puesto de manifiesto que si este medicamento se toma durante la crisis inicial, puede reducir el número de recaídas.

También se han probado terapias con nutrientes, pero los resultados han sido contradictorios: lo que funciona para algunos es ineficaz para otros.

Éstos son los nutrientes que algunos expertos recomiendan como tratamientos preventivos.

FORTALEZCA EL SISTEMA INMUNITARIO CON VITAMINA C

Puesto que el herpes suele reactivarse cuando decaen las defensas, algunos especialistas recomiendan tomar vitamina C, un nutriente que ayuda a los glóbulos blancos a cumplir su función.

Existen pruebas científicas de que la vitamina C fortalece el sistema inmunitario y, en consecuencia, debería resultar útil. Sin embargo, no todas las personas notan una mejoría tomando dosis altas de vitamina C. Es probable que los suplementos funcionen sólo cuando existe una carencia de este nutriente.

Los médicos que recomiendan dosis elevadas de vitamina C para tratar el herpes genital fijan la dosis entre 1.000 y 4.000 e incluso 8.000 mg fraccionados durante el día mientras dure el período activo de la infección. Estas dosis superan con creces la cantidad diaria recomendada, que es de sólo 60 mg. A partir de los 1.200 mg pueden presentarse efectos secundarios, por ejemplo, diarrea. Por lo tanto, consulte con su médico antes de probar este tratamiento.

LOS MEJORES ALIMENTOS

Además de controlar el estrés, algunas medidas dietéticas pueden ayudar a prevenir la reactivación del herpes genital. Éstos son los consejos de los expertos.

Atibórrese de lisina. Los investigadores han descubierto que la lisina, un aminoácido indispensable para el cuerpo, interfiere en la reproducción del virus del herpes. En consecuencia, aumentar la ingestión de lisina puede reducir el número de brotes.

Las mejores fuentes de lisina son el pescado, el pollo, el queso, las patatas, la levadura de cerveza y las legumbres.

Reduzca el consumo de arginina. Dicen que toda fuerza tiene su antagonista. En el caso de la lisina, la antagonista es la arginina, otro aminoácido necesario para el organismo.

La arginina, que ha sido asociada con la reactivación del virus del herpes, se encuentra en abundancia en los cacahuetes y otros frutos secos y semillas, así como en el chocolate y la gelatina. Aunque no es preciso que elimine por completo estos alimentos, los médicos sugieren limitar su ingestión en situaciones de estrés.

Si sospecha que no ingiere suficiente vitamina C en la dieta, aumente el consumo de frutas y verduras, en particular, naranjas, brécol y pimientos rojos.

 ## BUSQUE ALIVIO EN EL CINC

El mineral cinc actúa como un agente doble en la lucha contra el herpes, ya que trabaja tanto desde el interior como desde el exterior.

Al igual que la vitamina C, el cinc estimula el sistema inmunitario aumentando la producción de los linfocitos T, que defienden al organismo de las infecciones víricas. Aunque los efectos del cinc todavía no se han demostrado científicamente, los médicos que abogan por las terapias naturales para prevenir los rebrotes del herpes genital suelen recomendar suplementos de cinc.

No existe un consenso general sobre la dosis, que oscila entre 30 y 60 mg diarios, una cantidad muy superior a la recomendada (15 mg). (Consulte con su médico antes de tomar dosis de cinc superiores a 15 mg diarios.) Y puesto que el cinc puede interferir en la absorción del cobre, los especialistas recomiendan tomar 1 mg de cobre por cada 10 mg de cinc.

Si desea aumentar la ingestión de cinc en la dieta, consuma más marisco. Media docena de ostras medianas cocidas al vapor contienen 76 mg de cinc.

Los hombres con herpes genital también pueden usar una pomada tópica que contiene óxido de cinc. Aplicado directamente sobre las lesiones, este ungüento alivia el escozor y seca con rapidez las ampollas. Sin embargo, lo médicos advierten que no hay que usar pomadas de óxido de cinc para tratar el herpes vaginal,

PRESCRIPCIONES TERAPÉUTICAS

Aunque ningún tratamiento contra el herpes genital es eficaz en todos los casos, algunas personas consiguen reducir la intensidad de los síntomas y el número de brotes aumentando la ingestión de los siguientes nutrientes.

Nutriente	Cantidad diaria recomendada/Aplicación
Vía oral	
Cobre	3-6 mg (1 mg por cada 10 mg de cinc)
Vitamina A	50.000 UI
Vitamina C	1.000-8.000 mg fraccionados en varias tomas durante el período activo de la infección
Cinc	30-60 mg
Aplicación tópica	
Óxido de cinc	Como ingrediente de un ungüento, aplicado directamente sobre la zona afectada (sólo para hombres)

ADVERTENCIA MÉDICA. Si tiene síntomas de herpes genital, acuda a su médico para que establezca el diagnóstico preciso y prescriba el tratamiento adecuado.

Las dosis altas de vitamina A pueden resultar tóxicas. Consulte con el médico antes de superar las 15.000 UI diarias (o 10.000 UI en el caso de mujeres en edad fértil). Las embarazadas no deben seguir este tratamiento.

Las dosis de vitamina C superiores a 1.200 mg diarios pueden producir diarrea en algunas personas.

No tome más de 15 mg diarios de cinc sin consultar previamente con su médico.

ya que estos productos con propiedades secantes no deben aplicarse sobre las mucosas.

Tenga en cuenta que el óxido de cinc no actúa como un agente antivírico, aunque alivia el dolor y el prurito.

MANTÉNGALO A RAYA CON VITAMINA A

Aunque no es un tratamiento habitual, algunos médicos recomiendan dosis altas de vitamina A para estimular el sistema inmunitario y prevenir la reactivación del herpes.

La vitamina A ayuda al sistema inmunitario a luchar contra los virus, de modo que alivia los síntomas y reduce el número de brotes.

Estos especialistas suelen prescribir una dosis de 50.000 UI diarias de vitamina A durante el período activo de la infección. Sin embargo, puesto que la vitamina A puede resultar tóxica en dosis elevadas, consulte con su médico antes de probar este tratamiento.

La ingestión de 10.000 UI diarias de vitamina A durante los primeros estadios del embarazo se ha asociado con la aparición de defectos congénitos. Por lo tanto, no tome estos suplementos si está embarazada.

HERPES LABIAL
Estrategias para sanar los labios

Se dice que durante el rodaje de *Las brujas de Eastwick*, Michelle Pfeiffer tuvo un brote de herpes labial. Sin embargo, el director no lo hizo cubrir con maquillaje ni interrumpió la filmación porque añadía carácter al personaje. Por desgracia, a los que no interpretamos a una belleza deprimida en la pantalla, lo único que nos añade el herpes labial es desolación.

También puede volvernos irritables porque, además de antiestético, el herpes labial es muy doloroso. Anuncia su aparición con una sensación de calor y hormigueo. Luego llegan las pústulas: pequeñas ampollas llenas de pus que en general se unen para formar una grande que supura, pica, escuece y forma una costra antes de desaparecer en unos 7 a 10 días.

Para colmo, el herpes labial rara vez desaparece para siempre. Causado por el virus herpes simple, se convierte en un «amigo de por vida» de la persona infectada. Por fortuna, permanece latente la mayor parte del tiempo, pero diversos facto-

LOS MEJORES ALIMENTOS

Puesto que el virus del herpes simple a menudo aguarda a que usted esté estresado o enfermo para atacar, los médicos creen que la mejor manera de prevenirlo es mantener la serenidad y seguir una dieta saludable. Por otra parte, algunos especialistas han descubierto que ciertos alimentos pueden prevenir o desencadenar los brotes. Éstas son sus recomendaciones.

Recurra a la lisina. La lisina es un aminoácido que inhibe el desarrollo del virus herpes simple y, en consecuencia, limita el número de brotes.

Puede aumentar la ingestión de lisina consumiendo patatas, leche, levadura de cerveza, pescado, pollo y legumbres. Pero como la dosis óptima para prevenir los brotes de herpes es superior a la que puede obtenerse de los alimentos, algunos médicos prescriben suplementos.

Tome 1 ó 2 dosis de 500 mg al día, según la intensidad de la lesión.

Limite la ingestión de arginina. La otra cara de la moneda es la arginina, otro aminoácido que se encuentra en alimentos como el chocolate, los guisantes, los cereales, los cacahuetes, la cerveza, la gelatina y las uvas pasas. Al parecer, el virus del herpes labial necesita arginina para desarrollarse. Por lo tanto, restrinja el consumo general de estos alimentos y elimínelos de su dieta durante un brote.

res como el estrés, la fiebre, las enfermedades o la exposición al sol, pueden animarlo a enseñar su temible cabeza. Además, no se restringe a la zona de los labios. El herpes de tipo 1 puede afectar la boca, las fosas nasales, los dedos e incluso los párpados (el tipo 2 afecta a los genitales).

Por suerte, por molesto que sea este virus, usted no tiene por qué rendirse a su poder. Si controla el estrés y usa una crema de protección labial, contribuirá a prevenirlo. Y algunos médicos creen que los ungüentos con óxido de cinc, de venta sin receta, aceleran la curación de la lesión una vez aparecida.

Otros especialistas recomiendan tratamientos con nutrientes que, si bien no están clínicamente comprobados, pueden ayudar a prevenir los brotes o acelerar la curación de las lesiones ya existentes. He aquí algunos consejos.

PREVÉNGALO CON VITAMINA C

Algunos expertos aseguran que es posible evitar un brote de herpes labial tomando altas dosis de vitamina C ante la primera señal de hormigueo.

En cuanto comience a sentir el escozor y el hormigueo característicos del herpes labial, tome vitamina C con bioflavonoides. La combinación de estos nutrientes inhibe la evolución del virus. Tome 1.000 mg de vitamina C y de bioflavonoides en cuanto note los primeros síntomas y luego 500 mg de cada nutriente 3 veces al día durante los 2 ó 3 días siguientes. (Los bioflavonoides son compuestos químicos estrechamente ligados a la vitamina C. Aunque algunos suplementos de vitamina C contienen bioflavonoides, también pueden adquirirse suplementos específicos.)

Algunas personas han observado una notable reducción de los brotes sustituyendo los suplementos corrientes de vitamina C por otros con bioflavonoides añadidos. Pero si a pesar de todo el herpes labial reaparece, añada un suplemento con dosis altas al que toma habitualmente. Tenga en cuenta que las dosis de vitamina C superiores a 1.200 mg pueden producir diarrea en algunas personas.

También es posible aumentar la ingestión de vitamina C y bioflavonoides en la dieta comiendo fruta (en especial, cítricos), verduras, frutos secos y semillas.

PRESCRIPCIONES TERAPÉUTICAS

Si los continuos brotes de herpes labial lo llevan por el camino de la amargura, algunos expertos opinan que encontrará alivio en estos nutrientes.

Nutriente	Cantidad diaria recomendada/Aplicación
Vía oral	
Vitamina C	1.000 mg al notar los primeros síntomas de un brote; luego, 1.500 mg fraccionados en 3 tomas durante 1 ó 2 días
Aplicación tópica	
Vitamina E	El aceite de una cápsula, aplicado directamente sobre la lesión
Óxido de cinc	Como ingrediente de un ungüento de venta sin receta

ADVERTENCIA MÉDICA. Las dosis de vitamina C superiores a 1.200 mg diarios pueden producir diarrea en algunas personas.

COMBÁTALO CON CINC

Una vez que el herpes labial ha hecho su molesta aparición, puede secarlo y acelerar la curación aplicando una pequeña cantidad de un ungüento con óxido de cinc directamente sobre la zona afectada.

Si el herpes avanza hacia el interior, pida al médico o al dentista que le aplique una inyección de cinc protamina, un compuesto de cinc y proteína.

Algunos especialistas inyectan una pequeña cantidad de esta sustancia en la lesión, que cicatriza con suma rapidez. Se calcula que el cinc reduce el tiempo de curación en un 30 ó 40 %.

 ## AÑADA VITAMINA E

Finalmente, algunos médicos han descubierto que la aplicación tópica de vitamina E puede aliviar el dolor del herpes labial. Para probar este tratamiento, abra una cápsula de vitamina E y aplique el aceite directamente sobre la lesión.

Nota. Si el herpes afecta la zona que rodea los ojos, consulte con el médico antes de aplicar cualquier tratamiento tópico.

HERPES ZOSTER

Las secuelas de la varicela

La varicela infantil no es una enfermedad grave. Una erupción, un poco de fiebre, un par de días en cama y ya está. Lo más probable es que ni siquiera recuerde cuándo la tuvo.

Pero el virus que la causa permanece en los nervios de la médula espinal, y puede reactivarse años después en forma de herpes zoster.

Cuando el virus se reactiva, se desplaza por el nervio afectado, que normalmente está en el tronco, el cuello o la cara. Este nervio se inflama y se vuelve extremadamente sensible al tacto. Se experimenta prurito en la zona de la piel donde termina el nervio, que acaba por cubrirse de dolorosas ampollas que persisten una semana o más.

El herpes zoster no debe tomarse a la ligera. Es un trastorno extremadamente doloroso, pero los médicos pueden aliviarlo. Por otra parte, algunos estudios sugieren que la neuralgia postherpética –el dolor que persiste después de un ataque de herpes zoster– es menos frecuente si durante las 72 horas siguientes a la aparición de las ampollas se inicia un tratamiento con altas dosis de los fármacos adecuados para evitar la multiplicación del virus.

Las personas que corren mayor riesgo de padecer esta enfermedad son los seropositivos, los pacientes con cáncer tratados con quimioterapia y aquellas que han sido sometidas a un trasplante y deben tomar medicamentos inmunosupresores. Y el riesgo aumenta con la edad.

Según un profesor de la Universidad de Texas, la mayoría de los médicos trata el herpes zoster con medicamentos. Existen unos cuantos fármacos en fase de experimentación que podrían demostrar una eficacia muy superior a la de los que se emplean actualmente.

Aun así, hay médicos que añaden terapia nutricional a sus recomendaciones, con la esperanza de reducir la inflamación, proteger los nervios y restablecer las defensas. He aquí sus consejos.

LA VITAMINA B$_{12}$ Y SU PAPEL EN LA RECUPERACIÓN DE LOS NERVIOS

Se considera un remedio anticuado y no funciona para todo el mundo. Pero algunos médicos recetan inyecciones de vitamina B$_{12}$ para combatir el herpes zoster.

Expertos de Washington afirman que, pese a ser un tratamiento anticuado, se puede confiar en sus efectos beneficiosos. Por lo general alivia el dolor (acaso más que cualquier fármaco) y parece acortar la duración de las crisis.

En un estudio realizado en la India, 21 pacientes con herpes zoster experimentaron una «reacción espectacular», a juzgar por el alivio del dolor y la rapidez con que desaparecieron las ampollas a partir del segundo o tercer día de un tratamiento con inyecciones de vitamina B$_{12}$. Además, ninguno de los sujetos padeció neuralgia postherpética.

Según los expertos, está demostrado que la vitamina B$_{12}$ desempeña un papel importante en el funcionamiento de los nervios. Los nervios la necesitan para mantener la cubierta protectora de mielina, una gruesa capa de membranas grasas que rodea y aísla los nervios.

Las inyecciones de vitamina B$_{12}$ garantizan una mayor absorción que los suplementos orales de esta vitamina. Si desea probar este tratamiento, consulte con su médico. Las dosis varían. Los expertos de Washington antes mencionados prescriben hasta 2.000 µg 1 ó 2 veces por semana hasta que mejoran los síntomas y luego reducen la dosis. Otros médicos recomiendan 500 µg diarios durante 6 días y después semanalmente durante 6 semanas.

Es imposible obtener una cantidad tan alta a través de los alimentos. Los suplementos pueden producir efectos beneficiosos a partir de 1.000-2.000 µg diarios.

LOS MEJORES ALIMENTOS

El virus del herpes zoster responde a las mismas recomendaciones dietéticas que el herpes simple (el virus que causa ampollas en los labios) y el herpes genital. He aquí los detalles.

Preste atención a los aminoácidos. Las investigaciones sugieren que la ingestión de grandes cantidades de lisina, un aminoácido esencial, inhibe la reproducción del virus del herpes zoster.

Los expertos recomiendan 2.000-3.000 mg de lisina al día durante un episodio de herpes zoster, y más en casos persistentes. Aunque la lisina se encuentra en alimentos como la carne vacuna, el cerdo, los huevos y el tofu, para obtener cantidades tan altas es preciso tomar suplementos. Este aminoácido no produce efectos secundarios, ya que sólo se toma en dosis altas durante poco tiempo. La lisina puede encontrarse en tiendas de alimentos naturales.

Reduzca los alimentos ricos en arginina. Éstos incluyen, por ejemplo, el chocolate, las nueces y las semillas. Según los expertos, la lisina funciona mejor cuando el paciente reduce la ingestión de arginina, otro aminoácido. Eso se debe a que la lisina podría inhibir la capacidad del virus para absorber arginina.

Estas dosis de vitamina B_{12} son muy altas (la cantidad diaria recomendada es de 6 µg) y sólo deben tomarse bajo supervisión médica.

Además de vitamina B_{12}, algunos médicos recetan inyecciones de ácido fólico y de las restantes vitaminas del complejo B: tiamina, riboflavina, niacina, vitamina B_6, etc. Esto se debe a que muchas de estas vitaminas actúan juntas y, al aumentar la dosis de cada una de ellas, se acelera el proceso de curación.

LA VITAMINA C SECA LAS AMPOLLAS

No es una investigación reciente, pero un par de estudios –uno de 1949 y otro de 1950– sugieren que los enfermos con herpes zoster experimentan un alivio significativo cuando se someten a un tratamiento de altas dosis de vitamina C administrada por vía intravenosa.

En uno de los estudios, realizado en Carolina del Norte, 7 de 8 personas con herpes zoster dijeron sentir menos dolor al cabo de un par de horas de la primera dosis; además, sus ampollas se secaron en un día y desaparecieron en tres. En el otro estudio, realizado en Francia, 327 pacientes se curaron por completo tras 3 días de tratamiento con vitamina C por vía intravenosa.

Según expertos de un instituto médico de California, la vitamina C estimula el sistema inmunológico de diferentes maneras. Además, los estudios demuestran que la vitamina C en dosis altas puede inhibir la reproducción de ciertos tipos de virus, incluyendo los de la familia de los herpes.

Se ignora cuál es el mecanismo por el cual la vitamina C inhibe los virus. Según los expertos citados, es probable que actúe a través de varios mecanismos.

Gracias a sus propiedades antioxidantes, la vitamina C también puede neutralizar las sustancias bioquímicas inflamatorias que las células del sistema inmunológico producen para defender al cuerpo de los agentes agresores. De este modo se protegen otras células cercanas, que de lo contrario resultarían dañadas por la lucha entre los virus y el sistema inmunológico.

Para combatir las infecciones víricas, los médicos prescriben vitamina C por vía intravenosa (en forma de ascorbato sódico neutralizado) o por vía oral (en cuyo caso se establece la dosis máxima que no cause diarrea). Se trata de inundar el cuerpo de vitamina C. Estas dosis elevadas ayudan a mantener los niveles sanguíneos y celulares suficientemente altos para aliviar la inflamación. Los expertos suelen prescribir dosis intravenosas diarias durante 3-5 días, que es lo que tardan en desaparecer las ampollas. De este modo se evitan también los casos de neuralgia postherpética.

Las dosis altas de vitamina C pueden causar diarrea. Por ese motivo, el médico debe determinar cuál es la cantidad máxima tolerada por cada paciente. Además, la dosis de vitamina C que una persona puede tolerar sin sufrir sus efectos laxantes aumenta de forma proporcional con la severidad de la enfermedad o la infección. Si desea probar esta terapia para el herpes zoster, consulte con su médico.

Aunque es imposible obtener un aporte de vitamina C tan alto a través de los alimentos, muchos médicos recomiendan incluir cítricos en la dieta diaria. Esto se debe a que las membranas y el interior de la piel de estos frutos contienen bioflavonoides, compuestos químicos relacionados con la vitamina C que también aumentan las defensas y combaten la inflamación.

ALIVIO PARA LOS NERVIOS CON VITAMINA E

Una de las peores secuelas potenciales de un ataque de herpes zoster es un dolor persistente causado por la inflamación crónica de los nervios. Aunque no hay investigaciones recientes, estudios antiguos sugieren que el problema se resuelve con dosis altas de vitamina E.

En uno de estos estudios, realizado en 1973, se observaron «resultados notables» tras un tratamiento con vitamina E administrada por vía oral y tópica. De 13 pacientes, 9 experimentaron un alivio completo o casi completo, 2 una mejoría

PRESCRIPCIONES TERAPÉUTICAS

El herpes zoster se trata con fármacos. Sin embargo, algunos médicos recomiendan también estos nutrientes.

Nutriente	Cantidad diaria recomendada
Vitamina B$_{12}$	1.000-2.000 µg
Vitamina C	La dosis máxima tolerada sin que se produzca diarrea, prescrita por un médico
Vitamina E	400-600 UI

ADVERTENCIA MÉDICA. Si usted padece herpes zoster, necesita atención médica.

Esta dosis de vitamina B$_{12}$ es muy superior a la cantidad diaria recomendada y sólo debe tomarse bajo supervisión médica. Según la severidad del caso, es posible que deba administrarse en forma inyectable.

Antes de recetar una dosis alta de vitamina C, el médico debe determinar cuál es la cantidad que puede tolerar el paciente, ya que las dosis superiores a 1.200 mg diarios pueden producir diarrea. Es importante analizar esta terapia con un médico.

Si se encuentra en tratamiento con anticoagulantes, no tome suplementos de vitamina E.

considerable, y 2 sólo una mejoría ligera. Dos de los sujetos que presentaron una remisión completa estaban entre los que habían sufrido dolor crónico durante más tiempo: uno durante 13 años y el otro durante 19.

Los expertos explican que la vitamina E se incorpora a las membranas grasas de todas las células, incluyendo las células nerviosas, que están protegidas por una cubierta de mielina. Una vez allí, la vitamina E ayuda a proteger a las células del daño de un posible ataque vírico. La vitamina E podría neutralizar las sustancias bioquímicas nocivas producidas por las células del sistema inmunológico al atacar al virus. También puede ayudar a detener las lesiones asociadas con la inflamación crónica.

Los autores del citado estudio usaron altas dosis de vitamina E: 1.200-1.600 UI diarias. Otros expertos recomiendan 400 UI diarias. Las dosis superiores a 600 UI diarias requieren supervisión médica.

EL PAQUETE NUTRICIONAL COMPLETO

La vitamina E, al igual que otros nutrientes, aumenta las defensas del organismo, una propiedad especialmente útil para los enfermos con herpes zoster. Según los expertos, muchos de estos pacientes tienen un sistema inmunitario debilitado y necesitan grandes cantidades de nutrientes para reforzarlo. Estos nutrientes son, entre otros, vitamina A, vitaminas del complejo B, cinc y selenio. (Para más información sobre las medidas destinadas a estimular el sistema inmunológico, véase p. 357.)

HIPERTENSIÓN ARTERIAL
Cómo corregirla con minerales

Usted no está dispuesto a comerse las patatas fritas que le han servido. Las pone en otro plato y le pide al camarero que se las lleve.

No se trata de la última dieta de moda; sencillamente, usted procura prevenir la hipertensión. El médico de su padre decía que los alimentos salados –como las patatas fritas, los frutos secos y los embutidos– subían la presión arterial y que habían preparado el terreno para la apoplejía que sufrió su padre. Usted no quiere tener el mismo problema, así que no cederá a la tentación de comerse ni una sola de esas endemoniadas patatas.

Procurar mantener una tensión adecuada para evitar una apoplejía, un infarto o enfermedades renales es una excelente idea. Sin embargo, la estrategia de eliminar la sal de la dieta es un arma de doble filo. Estudios recientes sugieren que incluso podría contribuir a originar el problema que se intenta prevenir. Según los investigadores, es probable que la hipertensión sea consecuencia de un bajo nivel de potasio, magnesio y calcio en el cuerpo.

MIRAR LA SAL DESDE UNA NUEVA PERSPECTIVA

Hasta hace unos años, nadie sabía con exactitud qué hacía bajar o subir la tensión. Sin embargo, las cosas han cambiado.

Algunos especialistas creen que cuando la presión arterial sube, es preciso añadir minerales a la dieta, y no reducir la ingestión de sal. Por desgracia, la idea de que la sal es mala para los hipertensos es una de las más extendidas y aceptadas en la comunidad médica.

Los médicos continúan haciendo esta recomendación porque muchos de ellos ignoran los resultados de las investigaciones que han clarificado la relación entre la sal (compuesta por un 40 % de sodio y un 60 % de cloruro) y otros nutrientes.

La idea de que hay que eliminar la sal de la dieta de los hipertensos se mantiene porque los efectos del cloruro de sodio en la presión arterial son complejos. Sin embargo, al menos un estudio de laboratorio demostró que las personas que experimentan un aumento de la presión arterial cuando toman cloruro de sodio probablemente respondan al sodio sólo en ausencia del potasio, el calcio y el magnesio.

En otras palabras, el exceso de sal no es ni nunca ha sido responsable de la hipertensión arterial.

LA SAL: UN MINERAL INCOMPRENDIDO

Si se mira hacia atrás, no es difícil entender por qué los médicos malinterpretaron los efectos del cloruro de sodio sobre la presión arterial.

Nadie conocía las causas de la hipertensión. Para averiguarlas, los investigadores realizaron una serie de estudios en los que midieron la presión a los sujetos, les preguntaron qué comían y luego compararon las respuestas con un ordenador.

Los resultados parecían indicar que las personas que consumían mucha sal tenían la presión ligeramente más alta. Sin embargo, no había mayor diferencia entre la tensión de los grandes consumidores de sal y aquellos que procuraban reducir la ingestión de sal en la dieta. De hecho, tantas personas mantenían los mismos valores de tensión después de seguir un régimen pobre en sal, que los investigadores comenzaron a preguntarse si algunas personas eran más sensibles al sodio que otras.

Aunque parece que es así, lo más probable es que el factor determinante de esa sensibilidad sea la carencia de otros minerales: potasio, calcio y magnesio.

¿Cómo se ha llegado a esta conclusión? En gran parte, porque los regímenes bajos en sal no han tenido el impacto que se esperaba en la reducción de la tensión arterial.

En un estudio realizado en la Universidad de Bonn, Alemania, 147 personas de edades comprendidas entre los 19 y los 78 años siguieron una dieta baja en sal (1.000 mg o media cucharadita al día) durante una semana. Los investigadores compararon las lecturas de la presión arterial de los sujetos con las lecturas hechas después de otra semana de una dieta con abundancia de sal (15.000 mg o 7 1/2 cucharaditas al día).

Aunque la dieta baja en sal redujo la tensión en el 17 % de los sujetos, los valores permanecieron prácticamente estables en el 67 % y la presión aumentó en el

LOS MEJORES ALIMENTOS

Aunque las vitaminas y los minerales desempeñan un papel fundamental en la prevención –y quizá en el tratamiento– de la hipertensión arterial, hay otras medidas dietéticas que pueden ayudar a mantener la presión adecuada.

Reduzca la ingestión calórica. La obesidad es uno de los principales factores de riesgo de hipertensión. Los obesos son entre 2 y 6 veces más propensos a sufrir este trastorno que las personas con un peso normal. Los especialistas aconsejan adelgazar ingiriendo 500 calorías menos al día y haciendo ejercicio físico.

Coma pescado. Los pescados grasos, como la caballa y el salmón, contienen ácidos grasos omega-3, un tipo de grasas que, en grandes cantidades, parece reducir la presión arterial. En un estudio, los sujetos con hipertensión moderada que tomaron 6 g de aceite de pescado al día durante 12 semanas consiguieron bajar su presión arterial entre 2 y 4 puntos. Los especialistas recomiendan comer pescados grasos con la mayor frecuencia posible. Siempre que el pescado no esté frito, no añadirá calorías a la dieta diaria, pues reemplazará a las dañinas grasas saturadas.

Evite el alcohol. El efecto del alcohol sobre la presión arterial es tan significativo que algunos investigadores creen que las bebidas alcohólicas son las responsables del 5 % de los casos de hipertensión. Investigadores de la Universidad de Harvard descubrieron que de las 3.275 enfermeras de 34 a 59 años de edad que participaron en un estudio de 4 años, aquellas que consumían 2 ó 3 bebidas alcohólicas al día tenían un 40 % más de probabilidades de sufrir hipertensión que las que no bebían. Si usted bebe alcohol, limite el consumo a un máximo de 2 bebidas diarias.

Limite los dulces. Algunos estudios sugieren que el azúcar refinado –el que se encuentra en la azucarera y en las golosinas– aumenta la presión arterial. Los científicos todavía no saben cuál es la cantidad de azúcar necesaria para causar problemas, pero de todos modos es aconsejable restringir la ingestión de dulces.

16 % restante. Lo que es peor, el nivel de lipoproteínas de baja densidad (el colesterol «malo») de estos sujetos aumentó considerablemente.

En consecuencia, la dieta pobre en sal no consiguió reducir la tensión arterial en aproximadamente el 80 % de los sujetos del estudio alemán. En cambio, este estudio reveló que un régimen semejante podría tanto bajar como elevar la presión en personas con una tensión normal, así como elevar el nivel del colesterol lo suficiente para aumentar el riesgo de enfermedades cardíacas.

De hecho, ésta podría explicar los resultados de otros estudios que revelaron que los hombres que consumían menos sal (5.000 mg o 2 1/2 cucharaditas) tenían 4 veces más posibilidades de sufrir un ataque cardíaco que los que consumían el doble de sal. Aunque se han realizado pocas investigaciones con mujeres, se cree que éstas podrían presentar la misma tendencia.

No tendría sentido que el sodio, un mineral que el cuerpo necesita para sobrevivir, fuera tan dañino como se creía. Existe una necesidad biológica de sodio, y las personas sanas parecen requerir entre 3.500 y 4.200 mg diarios en la dieta. Sin nada de sal, nuestra tensión arterial sería tan baja que perderíamos el conocimiento.

De hecho, el sodio es tan necesario que existen mecanismos fisiológicos –sistemas hormonales– para conservar el cloruro de sodio. Y estos mecanismos no existirían si el sodio no fuera importante. Tampoco sería lógico que la ingestión media de la población permaneciera relativamente constante, incluso en países diferentes. Aunque algunos han responsabilizado a los alimentos procesados (como los embutidos y las hamburguesas) de los 3.500 mg de sal que casi todos ingerimos a diario, lo cierto es que la gente consume más o menos la misma cantidad de sal, coma lo que coma.

Estudios científicos realizados en Estados Unidos, México, Europa, Canadá y Asia demuestran que la ingestión de sodio es prácticamente igual en todo el mundo (entre 3.500 y 4.200 mg diarios).

EL PODER DEL POTASIO

El cuerpo necesita una cantidad determinada de sodio para mantener la presión arterial, pero también necesita otros minerales, como el potasio, para evitar que el nivel de sodio se eleve en exceso.

La mayoría de los investigadores coincide en que deberíamos ingerir la cantidad recomendada de este mineral (3.000 mg) todos los días.

Pero ¿esos niveles ayudan a bajar la presión arterial? Sí. En un estudio realizado en Baltimore con 87 mujeres y hombres afroamericanos, los investigadores dividieron a los sujetos en dos grupos y administraron suplementos de 3.120 mg diarios de potasio a un grupo y placebo al otro.

Después de las 3 semanas que duró el estudio, la presión sistólica (el número más alto de la lectura) de las personas que tomaron los suplementos descendió una media de 6,9 puntos, mientras que la presión diastólica (el número más bajo) descendió una media de 2,5 puntos. No hubo cambios en la presión arterial de las personas que tomaron placebo.

Nadie sabe con exactitud por qué el potasio baja la presión arterial. Algunos científicos creen que este mineral relaja los pequeños vasos sanguíneos, mientras otros sostienen que favorece la eliminación de agua y sal del cuerpo.

Sin embargo, puesto que casi todos ingerimos sólo 2.600 mg diarios de este mineral, los especialistas recomiendan añadir a la dieta un mínimo de 3 raciones diarias de frutas y verduras ricas en potasio, como plátanos, patatas y productos lácteos (un vaso de leche contiene casi tanto potasio como un plátano).

Los suplementos de potasio están contraindicados para los diabéticos, las personas con trastornos renales o aquellas que se encuentren en tratamiento con antiinflamatorios, diuréticos ahorradores de potasio, inhibidores de la enzima de conversión del angiotensinógeno o ciertos medicamentos para el corazón, como la heparina.

 # LA MAGIA DEL MAGNESIO

Al igual que el potasio, el magnesio parece desempeñar un papel importante en la reducción de la presión arterial, sobre todo en personas con déficit de este mineral.

En un estudio realizado en Suecia con 71 personas con hipertensión moderada, los investigadores administraron 350 mg diarios de magnesio a los sujetos con carencia de este mineral. La presión arterial de estas personas descendió varios puntos.

Pero ¿el magnesio tiene algún efecto en pacientes hipertensos sin déficit de este mineral?

Aunque varios estudios sugieren que no, al menos uno parece indicar que es posible. En este estudio, llevado a cabo en Bélgica y Holanda, se controló la presión arterial de 47 mujeres hipertensas. Después de 6 meses de tomar 485 mg diarios de magnesio, los valores de la presión sistólica de estas mujeres disminuyeron una media de 2,7 puntos, y los de la presión diastólica, 3,4 puntos. Algunas de estas mujeres tenía niveles bajos de magnesio en la sangre, pero la mayoría no.

Es probable que este descenso no parezca considerable, pero para una persona con hipertensión moderada puede suponer la diferencia entre tomar medicamentos y comer salmón, un alimento rico en magnesio.

La mayoría de la gente necesita entre 300 y 400 mg diarios de magnesio para mantener la tensión estable. (La cantidad diaria recomendada de este mineral es de 400 mg.) En Estados Unidos, sólo los varones adultos ingieren esta cantidad, mientras que las mujeres oscilan entre 220 y 260 mg diarios. Las mejores fuentes naturales de magnesio son las hortalizas de hojas verdes, el pescado, los granos sin refinar, las legumbres y los frutos secos.

Si usted padece trastornos renales o cardíacos, consulte con su médico antes de tomar suplementos de magnesio.

CALCIO PARA MAMÁS Y NIÑOS

Aunque algunos estudios sugieren que el calcio podría contribuir a mantener la presión arterial bajo control, un grupo de expertos que se reunió en Bethesda, Maryland, determinó que en casi todas las investigaciones el calcio parece tener un papel secundario y que la recomendación de aumentar la ingestión de calcio para regular la presión no está justificada en la mayoría de los pacientes.

Las únicas excepciones son las mujeres que sufren hipertensión durante el embarazo y los niños con déficit de calcio.

En un estudio realizado en Jacksonville, Florida, los investigadores demostraron que la ingestión diaria de 2.000 mg de calcio reducía en un 54 % el riesgo de hipertensión en las mujeres embarazadas.

Sin embargo, hasta que los científicos lleguen a un acuerdo sobre las personas que podrían beneficiarse de la ingestión adicional de calcio, los médicos aconsejan asegurarse de tomar la cantidad diaria recomendada de este mineral.

Las dosis óptimas son las siguientes:

- Hombres de 25 a 65 años: 1.000 mg
- Mujeres de 25 a 50 años: 1.200-1.500 mg
- Mujeres menopáusicas (de 51 a 65 años) en tratamiento con estrógeno: 1.500 mg
- Mujeres menopáusicas (de 51 a 65 años) que no estén en tratamiento con estrógenos: 1.500 mg
- Hombres y mujeres de más de 65 años: 1.500 mg

Por desgracia, algunos estudios de población sugieren que las mujeres de 25 a 50 años ingieren sólo entre 685 y 778 mg diarios de calcio en la dieta; y las mujeres de más de 50 años, entre 600 y 700 mg diarios. Los varones adultos son los que más se acercan a la cantidad recomendada, tomando entre 700 y 1.000 mg diarios.

 ## EL PAPEL DE LA VITAMINA C

Varios estudios sugieren que la vitamina C también podría ayudar a bajar la presión arterial.

Tras analizar los resultados de cuatro estudios realizados en la Universidad de Tufts, Massachusetts, los investigadores descubrieron que cuanto más baja era la ingestión de vitamina C en la dieta, más alta era la presión arterial.

En uno de estos estudios se observó que los sujetos que ingerían más de 240 mg diarios de vitamina C al día, tenían un 50 % menos de probabilidades de sufrir hipertensión que aquellos que ingerían menos de 60 mg diarios.

Hay varias investigaciones en curso para comprobar si la vitamina C puede bajar la presión arterial. Mientras tanto, los resultados del estudio de Tufts sugieren que es recomendable mantener un aporte de 240 mg diarios de esta vitamina. (Aunque la cantidad diaria recomendada de vitamina C es de sólo 60 mg, la dosis de 240 mg se considera segura.)

PRESCRIPCIONES TERAPÉUTICAS

Hay varios nutrientes que ayudan a regular la presión arterial. Éstas son las cantidades que los especialistas recomiendan ingerir a diario preferentemente en la dieta o, si es necesario, tomando suplementos.

Nutrientes	Cantidad diaria recomendada
Calcio	1.000 mg para hombres de 25 a 65 años y para mujeres menopáusicas (de 51 a 65 años) en tratamiento con estrógenos 1.200-1.500 mg para mujeres embarazadas o lactantes 1.500 mg para mujeres menopáusicas (de 51 a 65 años) que no estén en tratamiento con estrógenos y para hombres de más de 65 años
Magnesio	300-400 mg
Potasio	3.500 mg
Vitamina C	240 mg

ADVERTENCIA MÉDICA. Si le han diagnosticado hipertensión arterial, necesita atención médica.

Si padece trastornos cardíacos o renales, debe consultar con su médico antes de tomar suplementos de magnesio.

Los suplementos de potasio están contraindicados para los diabéticos, las personas con trastornos renales o aquellas que se encuentren en tratamiento con antiinflamatorios, diuréticos ahorradores de potasio, inhibidores de la enzima de conversión del angiotensinógeno y ciertos medicamentos para el corazón, como la heparina.

INFECCIÓN URINARIA
Cómo eliminar el problema

Para algunas mujeres, los síntomas son muy familiares: quemazón y dolor al orinar y necesidad constante de ir al lavabo, incluso cuando acaban de hacerlo. La orina es turbia, de olor fuerte y, en ocasiones, está teñida de sangre. Es el problema de siempre: una infección del tracto urinario causada por bacterias que han ascendido desde la uretra a la vejiga.

Después de los resfriados, las infecciones del tracto urinario son la segunda dolencia más común entre las mujeres, cuya anatomía facilita la aparición de este trastorno. (En los hombres, las infecciones urinarias son mucho más raras, pero potencialmente más serias ya que suelen asociarse a problemas de próstata.)

Las mujeres que contraen esta clase de infecciones, y en particular aquellas que las padecen de forma crónica, podrían tener problemas con las células que recubren la vejiga. Por alguna razón, estas células experimentan un cambio que facilita la adhesión de las bacterias a las paredes de la vejiga y de la vagina. Una vez que las bacterias están en la vagina, es fácil que asciendan a la vejiga.

Por lo general, las bacterias que llegan a la vejiga son eliminadas rápidamente con la orina, pero en algunos casos no ocurre así.

PRESCRIPCIONES TERAPÉUTICAS

Los médicos no suelen recurrir a las vitaminas para prevenir o tratar las infecciones del tracto urinario. Pero algunos recomiendan la ingestión de vitamina C, sobre todo si se está en tratamiento con un fármaco que potencia su acción con la acidez de la orina. Puede fraccionar la dosis y tomar la mitad 2 veces al día.

Nutriente	Cantidad diaria recomendada
Vitamina C	1.000 mg

Los médicos recomiendan tomar una serie de precauciones para minimizar el riesgo de infección en mujeres propensas. Por ejemplo, orinar inmediatamente antes y después de las relaciones sexuales y pensárselo dos veces antes de usar un diafragma. Las mujeres que utilizan este método anticonceptivo tienen 2 o 3 veces más posibilidades de contraer infecciones urinarias que las que no lo usan, ya que el diafragma irrita la superficie vaginal, favoreciendo la adhesión de las bacterias.

Las cremas espermicidas también aumentan el riesgo de infecciones, pues alteran el equilibrio natural de las bacterias «buenas» en la vagina y en la zona circundante. Asimismo, estas cremas pueden producir irritación o inflamación, con lo que facilitan la fijación de las bacterias que luego migran a la vejiga.

La mayoría de los médicos tratan las infecciones urinarias con antibióticos. A veces aconsejan a las pacientes con infecciones recidivantes tomar una cápsula de antibiótico cada vez que mantienen relaciones sexuales.

Algunos especialistas recomiendan reforzar estas medidas con terapia nutricional.

 ## AUMENTE LA ACIDEZ CON VITAMINA C

Algunos médicos creen que elevar la acidez del pH de la orina (el equilibrio ácido-alcalino) contribuye a tratar las infecciones urinarias, frenando el desarrollo de bacterias en la vejiga. Para ello, recomiendan el uso de suplementos de vitamina C. Aunque los efectos no están demostrados y no existen estudios sobre el particular, el tratamiento es eficaz en algunas mujeres.

La vitamina C también se prescribe cuando la mujer está en tratamiento con fármacos antisépticos, como mandelato de metenamina o hiporato de metenamina, que actúan mejor cuando la orina es ácida. Estos medicamentos suelen prescribirse como terapia a largo plazo para prevenir las infecciones recidivantes y resistentes a los antibióticos.

Los médicos que recomiendan el uso de vitamina C para prevenir o tratar las infecciones urinarias suelen fijar la dosis en 1.000 mg diarios. Para alcanzar esta cantidad, usted debería comer unas 14 naranjas al día. De hecho, en este caso las naranjas y su zumo no son las mejores fuentes de vitamina C. Debido a la forma en que el organismo lo metaboliza, el zumo de naranja no es tan eficaz como los suplementos para acidificar la orina.

Es posible comprobar la acidez de la orina con tiras tratadas con nitrazina, una especie de papel tornasolado de venta en farmacias. Siga las instrucciones de uso que encontrará en el envase.

LOS MEJORES ALIMENTOS

Beber mucha agua es la única medida dietética para tratar las infecciones urinarias en la que coinciden todos los médicos. Algunos recomiendan consumir más alimentos ácidos, ya que la acidez de la orina inhibe el desarrollo de las bacterias. Otros consideran que este método es poco práctico, pues el equilibrio ácido de la orina puede cambiar en el curso de una hora. Quizá lo más conveniente sea experimentar con distintos alimentos hasta descubrir la clase de dieta menos irritante para la vejiga. Los alimentos alcalinos pueden aliviar algunos síntomas, como la urgencia por orinar y la frecuencia de la micción, pero son ineficaces para tratar una infección bacteriana.

Éstos son los consejos de los especialistas. (*Nota*. Estas medidas dietéticas no curarán una infección establecida, pero pueden ayudar a evitar que ésta se repita o a aliviar las molestias al orinar.)

Beba mucho. La medida dietética más importante para prevenir las infecciones del tracto urinario (y para acelerar la curación) es beber agua en abundancia: entre 6 y 8 vasos de 200 ml al día. Una buena hidratación favorece la expulsión de las bacterias de la vejiga.

Tome zumo de arándanos. Las mujeres siempre han confiado en las propiedades del zumo de arándanos para combatir las infecciones urinarias, pero en la actualidad hay pruebas científicas de la eficacia de este antiguo remedio popular.

En un estudio realizado en la Facultad de Medicina de Harvard, se dividió en dos grupos a 153 mujeres mayores (de una edad media de 78 años). El primer grupo bebió 300 ml diarios de zumo de arándanos natural o endulzado con aspartamo, mientras que el segundo grupo bebió una bebida artificial, semejante en color y sabor. Durante un período de 6 meses se hicieron pruebas de orina una vez al mes y se descubrió que el riesgo de infección en las mujeres que habían bebido el zumo auténtico era un 42 % inferior al de las que habían bebido el zumo artificial.

En el pasado se creía que el zumo de arándanos acidificaba la orina e inhibía el desarrollo de las bacterias. Sin embargo, en este estudio se demostró que la orina no se volvía más ácida, lo que induce a pensar que el zumo de arándanos tiene alguna otra propiedad que evita que las bacterias se adhieran a la membrana interna de la vejiga, facilitando su eliminación e impidiendo su reproducción.

En investigaciones posteriores no se observó que otros zumos (pomelo, naranja, guayaba, mango y piña) tuvieran componentes capaces de evitar la adhesión de las bacterias.

Permanezca neutral. Algunos médicos creen que los alimentos ácidos retrasan la curación de las infecciones urinarias porque el ácido irrita aún más la vejiga ya inflamada. En consecuencia, recomiendan neutralizar la orina con una dieta pobre en ácidos combinada con la ingestión de antiácidos o de una cucharadita de bicarbonato de sodio diluido en un vaso de agua 2 veces al día.

Detecte al enemigo. Si sospecha que algún ingrediente de su dieta exacerba las crisis, evítelo. Los posibles culpables son los alimentos que contienen cafeína (café, té, chocolate, bebidas de cola y algunos fármacos), el zumo de guayaba, los cítricos, las manzanas, el melón de Cantalupo, las uvas, los melocotones, la piña, las ciruelas, las fresas, los tomates, las comidas picantes, las bebidas alcohólicas o carbonatadas y el vinagre. También puede resultar útil eliminar los alimentos que contienen los aminoácidos tirosina, tiramina, triptófano y aspartato. Entre ellos se cuentan el aspartamo, los aguacates, los plátanos, la cerveza, el queso, los higadillos de pollo, el chocolate, la carne enlatada, las judías secas, la mayonesa, los frutos secos, las cebollas, las ciruelas y uvas pasas, el pan de centeno, la sacarina, la salsa de soja y el yogur.

INFERTILIDAD
Cómo mejorar el índice de probabilidades

Con tantas precauciones que se toman para prevenir los embarazos, cualquiera diría que quedar embarazada es muy fácil. Y casi siempre lo es. Cada año se conciben en el mundo 900.000 niños, la mayoría por sistemas de «baja tecnología».

Pero aproximadamente una de cada seis parejas tiene dificultades para concebir.

Muchas veces se descubre que el problema es «mecánico». Una trompa de Falopio obstruida evita que el huevo se encuentre con el espermatozoide. Un varicocele –una variz en el testículo– interfiere en la producción de espermatozoides al hacer que la sangre se concentre en los testículos y aumente de temperatura. Estos dos trastornos pueden corregirse con procedimientos quirúrgicos.

Otras veces, sin embargo, el problema no es evidente y puede estar relacionado con desequilibrios hormonales o metabólicos. Es entonces cuando conviene llevar a cabo una tarea de detective para descubrir si los hábitos o el estilo de vida reducen las probabilidades de procrear.

Tanto en los hombres como en las mujeres, factores como el estrés, el tabaquismo y el abuso del alcohol pueden dificultar la concepción. Otro tanto ocurre con el uso de ciertos fármacos, la exposición a productos tóxicos y el déficit o el exceso de determinados nutrientes.

Incluso entre las personas cultas y con una buena posición económica hay muchas que no se alimentan bien. Por otra parte, los que cuidan su alimentación –como los vegetarianos– pueden tener déficit de nutrientes que afecten a la fertilidad.

LA VITAMINA C MANTIENE LOS ESPERMATOZOIDES EN MOVIMIENTO

Imagine que intenta abrirse paso entre una multitud de personas pegadas las unas a las otras. Nadie llegará muy lejos. Esto es lo que ocurre con los espermatozoides cuando un hombre no ingiere suficiente vitamina C.

La falta de vitamina C hace que el esperma se aglutine, un problema que se diagnostica fácilmente cuando se observa una muestra de semen con el microscopio.

En un estudio se administraron 500 mg de vitamina C 2 veces al día a un grupo de hombres con este problema. El porcentaje de esperma aglutinado se redujo del 20% inicial a menos del 11%.

Los investigadores también descubrieron que los suplementos de vitamina C aumentan el recuento, la motilidad y la viabilidad de los espermatozoides en hombres fumadores y reducen el número de alteraciones en el esperma.

LOS MEJORES ALIMENTOS

Introducir ciertos cambios en la dieta para tratar la infertilidad es un recurso casi tan antiguo como el mundo. Sin embargo, como los médicos no ganan dinero ofreciendo esta clase de consejos, rara vez hacen alusión a la dieta. Éstas son las sugerencias de los expertos en nutrición.

Busque su peso fértil. La grasa corporal desempeña un papel importante en los niveles de hormonas, en especial en las mujeres, pero también en los hombres.

Las mujeres extremadamente delgadas tienen muy pocos estrógenos (y las mujeres obesas demasiados) para quedarse embarazadas.

Los hombres muy delgados, como los corredores de maratón, suelen tener un recuento de esperma bajo, mientras que los hombres obesos tienen niveles bajos de testosterona y altos de estrógenos, lo que dificulta la producción de espermatozoides.

Los especialistas recomiendan a estas personas engordar o adelgazar hasta alcanzar el peso normal para su altura y su constitución.

Las mujeres delgadas necesitan engordar para regularizar el ciclo menstrual. Y aunque aquellas con sobrepeso no tienen por qué llegar a la esbeltez, a menudo deben adelgazar por las mismas razones.

Una vez que un hombre ha alcanzado su peso ideal, tendrá que esperar 3 ó 4 meses —el tiempo necesario para fabricar una nueva tanda de espermatozoides— para observar los resultados.

Éste es un tratamiento que todo médico debería proponer antes de prescribir hormonas. Busque un endocrinólogo especializado en reproducción.

Abandone el hábito de beber. Los expertos coinciden en que el alcohol es tóxico tanto para el aparato reproductor del hombre como para el de la mujer. Cuanto más beba y más tiempo lleve bebiendo, mayor será el impacto en la fertilidad.

¿Cuánto es demasiado? En un estudio realizado en la Universidad de Harvard, los investigadores descubrieron que las mujeres que consumían más de 7 bebidas alcohólicas a la semana tenían un 60 % más de probabilidades de ser infértiles (debido a problemas de ovulación) que las mujeres abstemias. Incluso en las que bebían con moderación (4-7 bebidas a la semana) el riesgo de infertilidad aumentaba en un 30 %.

Una bebida alcohólica es el equivalente a 300 ml de cerveza, 100 ml de vino de mesa o una medida de licor destilado.

SALVE SU CORAZÓN Y SALVARÁ SU VIDA AMOROSA

Es probable que usted haya acumulado millones de espermatozoides. Sin embargo, ninguno de estos nadadores de élite llegará a fertilizar al óvulo si su pene es incapaz de descargar su valiosa mercancía. Nos referimos a su potencia, o a la capacidad de mantener una erección el tiempo necesario para tener relaciones sexuales.

Aunque la impotencia puede obedecer a múltiples razones, en los hombres mayores de 40 años suele deberse a problemas circulatorios asociados con la aterosclerosis. Los mismos depósitos de grasa que obstruyen las arterias del corazón pueden acumularse en las finas arterias del pene. ¿El resultado?: una cantidad insuficiente de sangre para bombear los cilindros esponjosos que provocan la erección.

Los fármacos usados para tratar la hipertensión o las lesiones nerviosas asociadas con la diabetes también pueden causar impotencia.

De modo que si quiere conservar su potencia después de los 60, siga la misma dieta baja en grasas recomendada para proteger el corazón.

Las sustancias químicas tóxicas del humo del cigarrillo con el tiempo llegan al semen, el fluido en el que nadan los espermatozoides. La vitamina C, que alcanza grandes concentraciones en el semen, neutraliza estas sustancias y evita que produzcan daños en los espermatozoides.

En este estudio se descubrió que la vitamina C era eficaz a partir de los 200 mg diarios y se observó la máxima mejoría en los hombres que tomaron 1.000 mg de vitamina C al día durante un mínimo de 1 mes. Para ingerir esta cantidad con la dieta, usted tendría que comer unas 25 tazas de nabos o rábanos troceados al día, un régimen que no lo ayudará a ponerse de humor para concebir. Por lo tanto, los médicos aconsejan recurrir a los suplementos. Pero no olvide los alimentos ricos en vitamina C. Consuma cítricos y sus zumos, pimientos rojos y (¡ejem!) fruta de la pasión.

 ## CONTROLE LA INGESTIÓN DE CINC

Piense en él como en un mineral viril.

Aunque el cinc es esencial tanto para las mujeres como para los hombres, desempeña un papel especialmente importante en la producción de testosterona, la principal hormona masculina. Cuando el nivel de cinc es bajo, disminuye la producción de testosterona, lo que puede conducir a la infertilidad.

En un estudio en que los sujetos siguieron una dieta pobre en cinc se observó un marcado descenso en el nivel de testosterona y en el recuento de espermatozoides. Cuando estos hombres volvieron a ingerir la cantidad diaria recomendada de cinc (15 mg), el nivel de testosterona y el recuento de espermatozoides regresaron progresivamente a la normalidad en un período de 6 a 12 meses.

El cinc también influye en la motilidad de los espermatozoides, es decir, en su capacidad para abrirse paso por el sistema reproductor femenino y llegar al óvulo.

Algunos expertos creen que la disminución en el recuento o la movilidad de los espermatozoides puede deberse a razones tan diversas como usar calzoncillos demasiado ceñidos o beber agua contaminada con plomo.

Si su ingestión de cinc en la dieta es baja, es probable que obtenga resultados positivos tomando suplementos bajo supervisión médica.

Es fácil obtener la cantidad diaria recomendada de cinc comiendo alimentos ricos de este mineral o, en caso necesario, tomando suplementos. Sin embargo, debe hacerlo bajo supervisión médica. El exceso de cinc es tóxico y contraproducente, ya que interfiere en la absorción del cobre. La dosis necesaria varía de una persona a otra, de modo que los especialistas no se atreven a fijar una cantidad óptima. Si sus niveles de cinc son muy bajos, es probable que deba comenzar con una dosis alta y reducirla progresivamente a medida que estos niveles se acercan a la normalidad.

Diversos estudios han demostrado que los hombres ingieren entre 10 y 15 mg de cinc al día de alimentos como la carne y los mariscos. Los individuos con mayor riesgo de déficit son los vegetarianos, los que hacen dietas a menudo y los ancianos, que en algunos casos ingieren menos de la mitad de la cantidad diaria recomendada.

Sin duda alguna, las ostras son la mejor fuente de cinc. Seis de estos suculentos moluscos aportan 76 mg (¡pero asegúrese de que estén cocidas!). El buey, la ternera, el cordero, el cangrejo y otros mariscos también son buenas fuentes, seguidas por el trigo, el germen de trigo y los granos integrales.

EL TRUCO DE LA SAL Y LA PIMIENTA

Son muchos los nutrientes recomendados para los problemas de fertilidad, tanto para los hombres como para las mujeres. Se cree que el magnesio y las vitaminas B_6, B_{12} y E son beneficiosas, aunque hay pocas pruebas científicas que lo confirmen.

Con frecuencia los médicos no saben qué hacer, de modo que añaden un poco de «sal y pimienta», experimentando con cantidades variables de distintos nutrientes sin saber a ciencia cierta si alguno funcionará. Pero no hay estudios científicos serios que ofrezcan una receta mágica para fabricar bebés.

De modo que los expertos aconsejan usar el sentido común. Aunque suene reiterativo, la mejor estrategia es seguir una dieta equilibrada y saludable con un mínimo de 5 raciones diarias de frutas y verduras, cereales sin refinar, y una proteína de

PRESCRIPCIONES TERAPÉUTICAS

Los médicos coinciden en que una dieta equilibrada y sana es el primer paso para tener éxito en la concepción. Pero en algunos casos, los nutrientes pueden ayudar. Éstos son los que recomiendan los especialistas.

Nutriente	Cantidad diaria recomendada
Para hombres	
Vitamina C	200-1.000 mg
Vitamina E	400-800 UI
Cinc	15 mg

Añada un suplemento polivitamínico y mineral que contenga las cantidades diarias recomendadas de todos los nutrientes esenciales.

Para mujeres	
Vitamina E	400-800 UI

Añada un suplemento polivitamínico y mineral prenatal que contenga las cantidades diarias recomendadas de todos los nutrientes esenciales.

ADVERTENCIA MÉDICA. En nutrición, más cantidad no significa necesariamente mejores resultados. Los especialistas sospechan que un exceso de determinados nutrientes también puede afectar a la fertilidad.

Algunos médicos recomiendan a las mujeres comenzar a tomar suplementos prenatales unos meses antes de interrumpir el uso de anticonceptivos.

Consulte con su médico antes de tomar más de 600 UI diarias de vitamina E. Si se encuentra en tratamiento con anticoagulantes, no debe tomar vitamina E.

buena calidad, como carne, pescado, huevos o leche. Tome un suplemento polivitamínico y mineral para cubrir todos los frentes. Si es vegetariano, asegúrese de ingerir las cantidades diarias recomendadas de cinc, vitamina B_{12}, hierro y otros nutrientes esenciales.

Si desea tomar suplementos de vitamina E, fije la dosis entre 400 y 800 UI diarias. Es conveniente consultar con el médico antes de tomar más de 600 UI diarias de esta vitamina.

INMUNIDAD

Cómo fortalecer las defensoras del organismo

Si desea saber cómo ganar una guerra, examine las estrategias de los grandes generales de la historia.

O estudie a su sistema inmunitario, una compleja red de mecanismos de defensa diseñada para proteger su organismo de la invasión de los invasores que causan enfermedades.

Su sistema inmunitario libra una batalla constante contra una horda implacable: organismos microscópicos aéreos, causantes de la gripe y el resfriado, que intentan adherirse a su nariz o su garganta; partículas cancerígenas que penetran en los pulmones; hongos que se pegan a sus pies en la ducha del gimnasio, e incluso las bacterias que se reproducen en el bocadillo de carne que ha dejado fuera de la nevera.

LOS SOLDADOS NECESITAN ALIMENTO

Hace tiempo que los investigadores médicos descubrieron la relación entre una buena nutrición y el vigor del sistema inmunitario. Ellos saben, por ejemplo, que en los países subdesarrollados cada año mueren millones de niños de rubéola, neumonía y diarrea porque no ingieren suficiente vitamina A para mantener en forma el sistema inmunitario.

Pero en los países desarrollados también hay déficit de nutrientes, aunque casi siempre revisten menor gravedad. Los expertos creen que una carencia leve de determinadas vitaminas o minerales, así como el aumento de la demanda de nutrientes en ciertas etapas de la vida, pueden entorpecer la tarea del sistema inmunitario.

Por ejemplo, se sabe que la respuesta inmunitaria de muchos ancianos es deficiente. No se sabe con seguridad si ésta es una consecuencia inevitable del envejecimiento, de un proceso fisiológico, de años de mala nutrición, de los hábitos inadecuados o de un aumento de las demandas del cuerpo. Es probable que se deba a la combinación de todos estos factores.

Diversos estudios han demostrado que un tercio de los ancianos aparentemente sanos ingieren una cantidad insuficiente de varios nutrientes. Las carencias más comunes son las de hierro, cinc y vitamina C. Cuando estos déficit se corrigen con cambios dietéticos o con la administración de suplementos, se observa una mejoría significativa en la inmunidad.

Aunque todavía no cuentan con todos los datos necesarios, los investigadores comienzan a identificar el papel que desempeña cada nutriente en la tarea de combatir las infecciones y otras enfermedades.

 # LA VITAMINA A Y LA INMUNIDAD

La vitamina A se encuentra a la cabeza de los nutrientes indispensables para mantener en forma el sistema inmunitario.

Mientras se estudiaban los efectos de la vitamina A en los niños, los investigadores observaron que incluso una carencia leve de esta vitamina puede debilitar las defensas del tracto respiratorio. El déficit de vitamina A afecta la mucosa protectora del tracto respiratorio, y las bacterias y los virus se aprovechan de esta indefensión.

¿Cómo incide esto en la salud de un niño? Después del ataque del virus de la gripe, por ejemplo, la membrana que recubre la garganta se repara sola. Sin embargo, esto no ocurre en las personas con déficit de vitamina A. En cambio, es posible que una célula anómala reemplace a una célula sana. De este modo, la persona es más propensa a sufrir un episodio gripal más intenso o a contraer otra infección sobreañadida.

La relación entre el déficit de vitamina A y la intensidad de las enfermedades respiratorias está muy clara.

Estos déficit son más frecuentes en los países pobres, cuyos habitantes no tienen posibilidades de consumir alimentos ricos en vitamina A, como hortalizas de hojas verdes y leche enriquecida.

En consecuencia, las autoridades sanitarias de estos países prescriben rutinariamente suplementos de vitamina A para evitar que la rubéola y otras infecciones, en particular la diarrea, amenacen la vida de las personas. En algunos países, esta medida preventiva ha reducido en un 30% la tasa de muerte por déficit de nutrientes.

Muchos expertos creen que el déficit de vitamina A también está bastante extendido entre los niños estadounidenses. En una investigación sobre la vitamina A se ha asociado el déficit de esta vitamina con una menor resistencia a la neumonía, la tuberculosis, la tos ferina y la diarrea infecciosa.

Otro estudio sobre 20 niños estadounidenses enfermos de rubéola reveló que el 50% de los sujetos presentaba una carencia de vitamina A.

¿Cómo es posible que los niños de un país donde abundan la leche y la verdura fresca sufran un déficit de vitamina A? En primer lugar, la rubéola agota las reservas de esta vitamina. En segundo lugar, muchas personas, y en especial los niños, no consumen suficientes alimentos ricos en vitamina A.

Todos los estudios sobre los hábitos alimentarios han demostrado que la ingestión de vitamina A es muy baja entre los niños, sobre todo en las regiones más pobres.

¿Cuánta vitamina A se necesita? La cantidad diaria recomendada es de 5.000 UI.

LOS MEJORES ALIMENTOS

Comer bien puede ayudar a fortalecer el sistema inmunitario. Además de una dieta basada principalmente en cereales sin refinar, fruta y verdura, los especialistas recomiendan lo siguiente.

Añada zumo al hierro. Si acompaña la carne o las legumbres con un vaso de zumo de naranja, ayudará a su cuerpo a absorber mejor el hierro. Pero las naranjas no son la única fuente de vitamina C, de modo que conseguirá el mismo efecto comiendo brécol, melón de Cantalupo o fresas junto con los alimentos ricos en hierro.

Evite los dulces. Varios estudios médicos han descubierto que la producción de anticuerpos desciende después de comer apenas 18 g de azúcar, la cantidad contenida en una lata de refresco azucarado.

EL BETACAROTENO FORTALECE EL SISTEMA INMUNITARIO

El betacaroteno es el pigmento que da color a las zanahorias, el melón de Cantalupo y otras frutas y verduras amarillas o anaranjadas. Pero los investigadores han descubierto que este nutriente hace mucho más que dar color a sus alimentos favoritos.

Concretamente, varios estudios han demostrado que el betacaroteno fortalece el sistema inmunitario.

En uno de estos estudios, el número de linfocitos T colaboradores aumentó en un 30% en los sujetos que tomaron 180 mg diarios (casi 299.000 UI) de betacaroteno durante 2 semanas. (Los linfocitos T colaboradores son importantes componentes del sistema inmunitario.)

En otro estudio llevado a cabo en la Universidad de Arizona, en Tucson, tres grupos de hombres y mujeres tomaron dosis diarias de 15 mg (unas 25.000 UI), 30 mg (unas 50.000 UI) o 60 mg (casi 100.000 UI) de betacaroteno durante 2 meses. En los sujetos que tomaron 30 mg o más, se observó una mejoría significativa de la respuesta inmunitaria y un aumento tanto de las células citotóxicas (*natural killer*) como de los linfocitos activados, que también son importantes componentes del sistema inmunitario.

En estudios sobre pacientes de sida, así como en investigaciones sobre ancianos con lesiones orales precancerosas, se observó un efecto inmunológico semejante tras la administración de 30 mg diarios de betacaroteno durante 3 meses.

En las pruebas clínicas se ha experimentado con dosis de entre 50.000-100.000 UI diarias. Estas dosis se consideran seguras y potencialmente eficaces para prevenir las enfermedades cardíacas y el cáncer.

Hasta el momento, los investigadores no han hallado un nivel tóxico de betacaroteno. Un efecto secundario potencial es la coloración anaranjada de la piel, que se desvanece en cuanto se reduce la dosis.

Los estudios sugieren que los fumadores podrían beneficiarse más que nadie del uso de suplementos de betacaroteno, ya que el cáncer de pulmón se ha asociado con niveles bajos de este nutriente. Y el riesgo de esta forma de cáncer se reduce en las personas que ingieren cantidades considerables de betacaroteno con la dieta o en forma de suplementos. Sin embargo, la mayoría de los médicos todavía recomienda dejar de fumar y consumir más frutas y verduras.

No existe una cantidad diaria recomendada de betacaroteno, pero los especialistas en nutrición aconsejan ingerir entre 8.300 y 10.000 UI al día. La mayoría de la gente obtiene un aporte de 1.600-3.300 UI de los alimentos.

LA CONTRIBUCIÓN DE LA VITAMINA B$_6$

Un equipo de investigadores de Massachusetts descubrió que cuando se retiraba la vitamina B$_6$ de la dieta de los ancianos, la respuesta inmunitaria se debilitaba. Por otra parte, la dosis de vitamina B$_6$ necesaria para volver a fortalecer el sistema inmunitario era superior a la cantidad diaria recomendada (2 mg). Cuando se administraron 50 mg diarios de vitamina B$_6$ a los sujetos de este estudio, la inmunidad aumentó hasta alcanzar un nivel más alto que al comienzo del estudio.

Estos resultados sugieren dos cosas: en primer lugar, que la cantidad diaria recomendada de vitamina B$_6$ no es suficiente para mantener una salud óptima en los ancianos y, en segundo lugar, que la ingestión de vitamina B$_6$ aumenta la inmunidad.

De hecho, otros investigadores han demostrado que los ancianos no suelen ingerir suficiente vitamina B$_6$. Un estudio realizado en una residencia geriátrica de Nuevo México reveló que los sujetos ingerían apenas la cuarta parte de la vitamina B$_6$ necesaria.

Tanto si es usted joven como anciano, puede aumentar la ingestión de vitamina B$_6$ comiendo garbanzos, zumo de ciruelas, pavo, patatas y plátanos. Un plátano aporta el 33% de la cantidad diaria recomendada de vitamina B$_6$, y un vaso de zumo de ciruelas, el 28% de esta cantidad.

LA VITAMINA C ACAPARA VOTOS

Todos los científicos están de acuerdo en que la vitamina C es esencial en la producción de glóbulos blancos, la infantería de nuestro sistema inmunitario.

Las investigaciones sugieren que la vitamina C estimula de un modo u otro a los glóbulos blancos para que desempeñen su trabajo con mayor eficacia. Los glóbulos blancos atacan a la célula infectada, la rodean, la destruyen y luego se marchan.

En un estudio se ha demostrado que los niveles de vitamina C no necesitan ser muy bajos –ni siquiera en hombres sanos de 25 a 43 años– para producir un deterioro de la función inmunitaria. Durante este estudio de 3 meses, los investigadores descubrieron que la ingestión de 20 mg de vitamina C al día causaba reacciones retardadas en una prueba cutánea diseñada para provocar una respuesta inmunitaria, como hinchazón o erupción. Es más; los sujetos no consiguieron recuperar los niveles de vitamina C que presentaban antes de iniciar la dieta deficitaria hasta 3 semanas después de tomar 250 mg diarios de vitamina C.

Aunque la cantidad diaria recomendada de vitamina C (60 mg) es inferior a la utilizada en muchos de estos estudios, mucha gente no alcanza este aporte.

Son muchas las personas que no ingieren ni siquiera el 75 % de la cantidad diaria de vitamina C, a pesar de la abundancia de fuentes de este nutriente. De hecho, con tantas frutas y verduras ricas en esta vitamina, nadie debería presentar una carencia. Un vaso de 200 ml de zumo de naranja aporta el 200 % de la cantidad diaria recomendada, y media taza de pimiento rojo picado, el 158 %.

¿Pero la cantidad recomendada es suficiente para mantener el sistema inmunitario en perfectas condiciones? Los investigadores todavía no conocen la respuesta a esta pregunta. Sin embargo, muchos especialistas en nutrición recomiendan tomar, como mínimo, 500 mg al día.

LOS BENEFICIOS POTENCIALES DE LA VITAMINA D

La vitamina D desempeña un papel importantísimo en el sistema inmunológico. Cuando los investigadores de la Universidad de Wisconsin estudiaron animales con déficit de vitamina D, descubrieron que el timo de estos animales no estaba cumpliendo con su trabajo de generar suficientes células inmunitarias. Y se necesitaron 8 semanas de una dieta con niveles adecuados de vitamina D para restablecer el sistema inmunitario.

La cantidad diaria recomendada de vitamina D es de 400 UI. Este nutriente se encuentra en los huevos y en la leche enriquecida. Usted también crea sus propias reservas mediante una reacción natural que se produce cuando el sol entra en contacto con su piel.

De modo que, ¿quién no recibe el aporte adecuado? Según los expertos, las personas que no consumen leche para evitar problemas digestivos o las que no se exponen al sol para prevenir las arrugas podrían presentar un riesgo de carencia. Éste es un problema más común entre los ancianos que entre los jóvenes, ya que los primeros no fabrican tanta vitamina D en la piel, no se exponen tanto al sol, usan más bronceadores con filtros protectores (que inhiben la producción de vitamina D) y no consumen mucha leche. Por eso algunos especialistas creen que los ancianos deberían tomar suplementos polivitamínicos para obtener la cantidad diaria recomendada de vitamina D.

La vitamina D se encuentra en casi todos los suplementos polivitamínicos y minerales, así como en muchos suplementos de calcio.

 ## VITAMINA E: UN CONOCIDO ALIADO

La historia de la vitamina E y la inmunidad es larga y positiva. Durante años, los investigadores han observado efectos positivos sorprendentes en el sistema inmunitario al usar suplementos de vitamina E, como un aumento de los niveles de interferón e interleucina. El sistema inmunitario produce estos dos compuestos bioquímicos para combatir las infecciones.

En un estudio, investigadores de la Universidad de Tufts dividieron a una serie de voluntarios ancianos en dos grupos: 18 tomaron diariamente suplementos de 800 mg de vitamina E y 14 tomaron placebo (píldoras sin actividad terapéutica). Después de un período de 30 días, se observó que los sujetos que habían tomado vitamina E habían aumentado en un 69 % la cantidad de interleucina 2 y disminuido los niveles de unas sustancias denominadas prostaglandinas, que reducen el número de glóbulos blancos que protegen el organismo.

Este estudio demostró que al administrar dosis de vitamina E a ancianos se consigue estimular su respuesta inmunitaria.

La vitamina E también ayuda a prevenir los daños por oxidación, que se han asociado con una respuesta inmunitaria deficiente. Al parecer, cuando las células asesinas, como los macrófagos, cumplen con su tarea de atacar y absorber virus, bacterias y otros invasores, generan radicales libres como producto residual. Los radicales libres son moléculas inestables que roban electrones a las moléculas sanas con el fin de mantener su propio equilibrio, debilitando a las células en el proceso. La vitamina E neutraliza los radicales libres, ofreciéndoles sus propios electrones.

¿Cuánta vitamina E se necesita para estimular el sistema inmunitario? Los expertos suelen fijar la dosis en 400 UI diarias.

 ## LAS VENTAJAS DEL HIERRO

El hierro es un mineral importante para mantener la salud del sistema inmunitario. Sin embargo, la carencia de hierro es bastante común. Este déficit puede deberse a la ingestión insuficiente de alimentos ricos en hierro, como carnes rojas y hortalizas

PRESCRIPCIONES TERAPÉUTICAS

Una buena nutrición es esencial para mantener un sistema inmunitario sano. Los expertos recomiendan tomar un suplemento que contenga las cantidades diarias recomendadas de todas las vitaminas y la mayoría de los minerales. Si su suplemento polivitamínico y mineral no contiene las dosis recomendadas a continuación, añada suplementos específicos.

Nutriente	Cantidad diaria recomendada
Betacaroteno	8.300-10.000 UI
Hierro	18 mg
Vitamina A	5.000 UI
Vitamina B$_6$	2-50 mg
Vitamina C	500 mg
Vitamina D	400 UI
Vitamina E	400 UI
Cinc	15 mg

ADVERTENCIA MÉDICA. Si se encuentra en tratamiento con anticoagulantes, no debe tomar suplementos de vitamina E.

de hojas verdes. Las mujeres en edad fértil también suelen tener bajas reservas de hierro como consecuencia de la pérdida mensual de sangre. Algunos trastornos digestivos, como la úlcera, también puede causar pérdida de sangre, al igual que las infecciones parasitarias y, naturalmente, las heridas graves.

Este mineral, que se almacena en el hígado, el bazo y la médula ósea, se usa principalmente para producir hemoglobina en la sangre. Los médicos no diagnostican un déficit hasta que los niveles de hemoglobina comienzan a descender.

La cantidad diaria recomendada de hierro es de 18 mg y se considera suficiente para mantener el sistema inmunitario en forma. Muchos investigadores advierten de los riesgos de ingerir más de esta cantidad, ya que el exceso de hierro puede causar dolores abdominales, diarrea y estreñimiento.

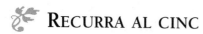 ## RECURRA AL CINC

Al igual que el hierro, el cinc es esencial para preservar el número de los principales defensores del sistema inmunitario, los linfocitos.

Cuando el cuerpo se expone a un agente patógeno, las células del sistema inmunitario comienzan a multiplicarse. Es el primer paso para matar al invasor. Y tanto el hierro como el cinc intervienen en este proceso. Una ingestión insuficiente de cinc hará que los linfocitos respondan con mayor lentitud a los invasores y que un número menor de estas células llegue al campo de batalla.

Por suerte, el déficit severo de cinc es muy raro, pero las carencias moderadas son mucho más frecuentes. Los vegetarianos estrictos son los más propensos a este déficit, ya que no consumen carne ni mariscos, las principales fuentes de cinc.

La cantidad diaria recomendada de cinc (15 mg) basta para mantener el sistema inmunitario en óptima forma. Y no es difícil alcanzar esta cifra: 100 g de carne roja aportan el 32 %, mientras que 6 ostras al vapor aportan 5 veces esta cantidad.

 ## LOS SUPLEMENTOS POLIVITAMÍNICOS: UN SEGURO A TODO RIESGO

Muchas investigaciones sugieren que es conveniente tomar un suplemento polivitamínico y mineral. En un estudio canadiense de 1 año de duración se administró a la mitad de los 100 sujetos participantes un suplemento polivitamínico y mineral con cantidades adicionales de vitamina E y betacaroteno. La otra mitad tomó un placebo. Al final del estudio, los investigadores descubrieron que el grupo que tomaba suplementos había padecido la mitad de resfriados y otras enfermedades infecciosas que el grupo que tomaba placebo. Y cuando estas personas se enfermaban, se recuperaban en la mitad de tiempo.

Otro estudio posterior arrojó resultados similares. Los investigadores usaron pruebas cutáneas para medir la respuesta inmunitaria a las proteínas de las bacterias y hongos que causan tuberculosis, difteria, tétanos y otras enfermedades. Después de 1 año, los sujetos que habían tomado suplementos tenían un sistema inmunitario considerablemente más fuerte que los que habían tomado placebo.

¿Cómo es posible que una simple tableta de vitaminas y minerales marque una diferencia tan grande en el funcionamiento del sistema inmunitario? Según los expertos, es probable que las personas mayores tengan una demanda de nutrientes superior a la de las cantidades diarias recomendadas o que estas cantidades no sean adecuadas para garantizar una inmunidad óptima.

INSOMNIO
Estrategias para vencerlo

Ve más a los presentadores de los programas nocturnos que a cualquiera de sus parientes. La taquillera de la sesión de madrugada lo llama por su nombre de pila. No recuerda cuándo fue la última vez que pagó la tarifa completa por una llamada de larga distancia; de hecho, le gustaría tener más amigos en distintas zonas horarias para charlar con ellos al amanecer.

Si alguna vez a tenido problemas para conciliar el sueño, sepa que no es el único. Aproximadamente el 30 % de los adultos pasa una mala noche de vez en cuando, lo que le impide rendir al máximo al día siguiente. Precisamente su nivel de rendimiento diurno es lo que determina si la falta de sueño constituye un problema.

No importa cuántas horas duerma; lo importante es cómo se encuentra al día siguiente. Algunas personas duermen sólo 4 horas, pero al día siguiente se sienten bien. Estas personas no tienen insomnio.

LOS MEJORES ALIMENTOS

Si padece insomnio, lo que come puede ser tan importante como lo que no come. He aquí algunas sugerencias para asegurarse de que la dieta no está saboteando su sueño.

Elimine los sospechosos habituales. Evite los alimentos que contienen cafeína, como el café, el té, los refrescos de cola y el chocolate. Todo el mundo sabe que la cafeína quita el sueño. Lo que quizá no sepamos es hasta qué punto lo hace. Algunas personas con insomnio son tan sensibles a la cafeína, que basta con que tomen 1 ó 2 tazas de café al día para que no puedan dormir.

Evite la copa de la noche. Tomar una copa antes de irse a la cama es uno de los remedios más antiguos contra el insomnio. Pero aunque lo ayude a conciliar el sueño antes, puede hacer que se despierte durante la noche.

No saquee la nevera. Abandone el hábito de levantarse por la noche para picar algo. Si a menudo se despierta con hambre, coma un tentempié rico en proteínas como un yogur o un bol de cereales con leche. Eso bastará para calmar los ataques de hambre nocturna.

DESCENSO AL REINO DE LOS SUEÑOS

Hasta hace unos años, el principal remedio contra el insomnio de los nutricionistas era el triptófano. Este aminoácido, que se vendía en las tiendas de productos naturales, ayudó a conciliar el sueño a miles de personas. Pero todo cambió en 1990, cuando un grupo de personas contrajo una extraña enfermedad que afectaba la sangre y los músculos a causa de tomar suplementos de triptófano japoneses que estaban contaminados.

Los especialistas del Centro de Trastornos del Sueño de la Clínica Mayo dicen que si estuvieran convencidos de que los suplementos contienen triptófano puro, seguirían recomendándolos. Este aminoácido no ayuda a dormir a todo el mundo, pero vale la pena probarlo durante un par de semanas. El pavo, las espinacas y la leche son buenas fuentes de triptófano, y quizá ésta sea la razón por la cual tomar un vaso de leche caliente antes de acostarse siempre fue un remedio popular contra el insomnio.

Aunque una mala noche no le amargará la vida, una sucesión de noches sin dormir puede acarrearle problemas serios. Algunos de los peores accidentes industriales del siglo se han debido a errores cometidos por operarios que no habían dormido lo suficiente. Si usted padece insomnio crónico, sabrá que una noche sin dormir afecta su estado de ánimo, su rendimiento laboral y su relación con los demás.

BUSCAR POR DEBAJO DE LA SUPERFICIE

El insomnio no es una enfermedad, sino un indicio de que algo va mal. En aproximadamente la mitad de los casos, la causa es psicológica. La depresión, el estrés laboral y los problemas de pareja pueden producir insomnio.

Otras veces la causa es física, como una alergia o un dolor crónico. En tal caso, el tratamiento adecuado para los síntomas solucionará también el insomnio.

Las noches en vela también pueden deberse a factores ambientales (ruidos), malos hábitos de sueño (dormir hasta tarde los fines de semana) y problemas de ritmo circadiano (dormirse a horas inoportunas).

Finalmente, un número creciente de estudios sugiere que la dieta puede afectar el sueño de manera positiva o negativa. Hay muchos otros factores que tienen mayor importancia que la nutrición, como las enfermedades, el estrés, la depresión y el estilo de vida. Sin embargo, una vez que se han descartado estos factores, las investigaciones indican que algunos nutrientes pueden mejorar la calidad del sueño.

 ## EL COBRE SE LLEVA LA PALMA

En un estudio realizado por el Departamento de Agricultura de Estados Unidos se descubrió que la ingestión insuficiente de cobre está asociada con las dificultades para conciliar el sueño de las mujeres premenopáusicas. Las que ingerían menos de 1 mg diario de cobre tardaban más en quedarse dormidas y se sentían menos descansadas por la mañana que las que seguían la misma dieta pero tomaban un suplemento de 2 mg de cobre al día.

La cantidad diaria recomendada de cobre es de 2 mg; una cantidad mínima que, sin embargo, muchas personas no ingieren. La mayoría de la población toma apenas 1 mg de cobre al día. No es una carencia lo bastante importante para producir síntomas, pero sí para afectar el sueño. Las mejores fuentes naturales de cobre son la langosta y las ostras cocidas. Las semillas, los frutos secos, los champiñones y las legumbres también contienen cobre, pero tendría que comer varias raciones de estos alimentos al día para alcanzar la cantidad diaria recomendada de este mineral.

 ## EL HIERRO CAMBIA LAS COSAS

El hierro es otro mineral que parece influir sobre la calidad del sueño. En un estudio realizado por el Departamento de Agricultura de Estados Unidos se descubrió que las mujeres que ingerían un tercio de la cantidad diaria recomendada se despertaban más durante la noche y tenían un sueño más ligero que las que ingerían dicha cantidad. Los niveles bajos de cobre y de hierro aumentan el número de horas de sueño, pero eso no es necesariamente una ventaja. Cuando una persona está enferma, duerme más. Un tiempo total de sueño mayor a menudo indica que el cuerpo procura compensar una deficiencia, lo que puede ocurrir cuando ingiere cantidades insuficientes de hierro o cobre.

Si sospecha que sus trastornos de sueño se deben a la ingestión insuficiente de cobre o hierro, la forma más sencilla de solucionar el problema es tomar un suplemento polivitamínico y mineral que contenga 2 mg de cobre y la cantidad diaria recomendada de hierro (15 mg para las mujeres en edad de menstruar y 10 mg para los hombres y las mujeres menopáusicas).

 ## EL ALUMINIO PUEDE QUITARLE EL SUEÑO

Otro mineral que parece afectar al sueño es el aluminio. Un equipo de investigadores comparó la calidad del sueño de mujeres que consumían más de 1.000 mg de

PRESCRIPCIONES TERAPÉUTICAS

Algunos médicos recomiendan los siguientes nutrientes para dormir a pierna suelta todas las noches.

Nutriente	Cantidad diaria recomendada
Cobre	2 mg
Hierro	10 mg para los hombres y las mujeres meno-páusicas 15 mg para las mujeres en edad de menstruar
Magnesio	400 mg

ADVERTENCIA MÉDICA. Las personas con trastornos cardíacos o renales deben consultar con el médico antes de tomar suplementos de magnesio.

aluminio al día con la de otras que consumían sólo 300 mg diarios de este mineral. Las mujeres que ingerían más aluminio dormían peor.

Todos absorbemos pequeñas cantidades de aluminio del aire y del agua, así como de las ollas de aluminio y de algunos desodorantes, pero esto no basta para causar trastornos del sueño. Sin embargo, si toma antiácidos con regularidad, debe saber que muchas marcas contienen entre 200 y 250 mg de aluminio por cuchara-dilla. Si tiene problemas para conciliar el sueño, deje de tomar el antiácido duran-te un par de semanas y observe si duerme mejor. También puede probar un antiá-cido sin aluminio. Lea la lista de ingredientes en las instrucciones de uso.

 CONTROLE LA INGESTIÓN DE MAGNESIO

Algunas investigaciones también han asociado los niveles bajos de magnesio con el sueño poco profundo y los despertares nocturnos. Un bajo nivel de magnesio en sangre indica que su ingestión de este mineral es insuficiente, probablemen-te inferior a los 200 mg diarios. Esto no es infrecuente, sobre todo en las perso-nas que consumen pocas calorías, como las que hace dieta para adelgazar o los ancianos.

Incluso si su ingestión de magnesio es adecuada, ciertos fármacos pueden evitar que el cuerpo absorba con eficacia este mineral. Los más comunes son los diuréticos prescritos para tratar la hipertensión. Si los toma, el médico debería controlar sus niveles de magnesio en sangre. Informe a su médico de toda la medicación que tome, sobre todo si está en tratamiento con distintos especialistas.

La cantidad diaria recomendada de magnesio es de 400 mg. Si decide tomar suplementos, esta cantidad es suficiente para tratar el insomnio. Si padece trastornos cardíacos o renales, consulte con su médico antes de tomar suplementos de magnesio.

LUPUS

Estrategias contra el ataque del sistema inmunitario

La mayor parte del tiempo el sistema inmunitario es su mejor amigo. Hace todo lo posible para combatir a los gérmenes invasores y mantener su salud. Pero en ciertos casos –por ejemplo, en los enfermos con lupus– el sistema inmunitario confunde al enemigo.

Esta enfermedad dolorosa y potencialmente mortal se presenta cuando el sistema inmunitario ataca los tejidos del cuerpo, causando lesiones e inflamación. Puede afectar prácticamente cualquier órgano: la piel, los vasos sanguíneos, los ojos, los pulmones, los nervios o las articulaciones.

En los casos más graves, el sistema inmunitario se desentiende de sus funciones protectoras y propicia toda clase de infecciones. Nadie sabe cuál es la causa de esta enfermedad, pero se sospecha que podría deberse a la combinación de una tendencia genética con un factor desencadenante externo, como un virus.

El lupus afecta a una de cada 2.000 personas, en su mayoría mujeres de 13 a 48 años (entre la pubertad y la menopausia) y es más frecuente entre las afroamericanas. Algunas contraen la forma más común de esta enfermedad, el lupus eritematoso sistémico, que afecta la totalidad del organismo. Otra forma de la enfermedad, el lupus eritematoso discoide, afecta a la piel, pudiendo llegar a desfigurar a la persona. En ambos casos, la enfermedad puede remitir entre brote y brote. Hasta hace poco tiempo el lupus se trataba con corticoides como la prednisona (Dacortin), que reduce la inflamación y suprime la respuesta inmunitaria. Pero la mayoría de los pacientes recién diagnosticados no toman corticoides, sino antiinflamatorios no esteroideos, como la aspirina. Además, deben realizar ciertos cambios dietéticos.

LOS MEJORES ALIMENTOS

Modificar los hábitos alimentarios es una excelente medida para controlar los síntomas del lupus y prevenir trastornos cardíacos y renales, sus secuelas más graves.

Elimine las grasas. Naturalmente, nos referimos a las saturadas. Está demostrado que estas grasas aumentan la inflamación y propician las enfermedades cardíacas. Para reducir la ingestión de grasas saturadas, consuma sólo raciones pequeñas de carne magra y quesos pobres en grasas y aumente la proporción en su dieta de cereales sin refinar, frutas y verduras frescas.

Evite la alfalfa. Según los expertos, los brotes, las tabletas y las infusiones de alfalfa contienen un compuesto estimulante del sistema inmunitario denominado canavanina. En dosis altas, este compuesto puede desencadenar problemas inmunitarios.

No consuma embutidos ni salchichas de Frankfurt. Estos alimentos contienen ingredientes que, a largo plazo, pueden agravar los síntomas del lupus.

Limite la ingestión de champiñones y habas. Aunque estos dos alimentos añaden sabor a la comida, ambos contienen hidrazinas y aminas, unas sustancias que agravan los síntomas del lupus.

Coma mucho ajo. Varios estudios han demostrado que el ajo es sorprendentemente eficaz para reducir el colesterol de la sangre y prevenir la obstrucción de las arterias.

Es muy importante acudir a un médico (preferiblemente un reumatólogo, que se especializa en artritis y enfermedades autoinmunes) para que prescriba el tratamiento adecuado y haga un seguimiento de la evolución del paciente, ya que las personas con lupus pueden presentar inflamación en los riñones, en los vasos sanguíneos o en otros órganos y no presentar síntoma alguno hasta que las lesiones son graves. El médico controlará regularmente los riñones mediante análisis de sangre y de orina.

La terapia nutricional para el lupus consiste en corregir los déficit inducidos por los fármacos y seguir una dieta equilibrada para prevenir trastornos cardíacos. Las mujeres que padecen lupus tienen muchas más probabilidades de lo normal de contraer enfermedades cardíacas.

Además, algunos médicos aconsejan tomar antioxidantes para reducir la inflamación y proteger el corazón. Existen pruebas de que las vitaminas C y E contribuyen a prevenir las enfermedades cardiovasculares, por lo que son esenciales para los pacientes con lupus que presentan un riesgo de trastornos cardíacos muy superior al normal (incluso en el caso de mujeres muy jóvenes).

Algunos especialistas también recomiendan consumir aceite de pescado para reducir la inflamación.

Éstos son los nutrientes usados para aliviar los síntomas del lupus.

 ## LA PROTECCIÓN DE LOS ANTIOXIDANTES

La inflamación produce unas moléculas inestables, denominadas radicales libres, que dañan a las células al robar los electrones de las moléculas sanas. Los antioxidantes neutralizan a los radicales libres ofreciéndoles generosamente sus propios electrones.

PRESCRIPCIONES TERAPÉUTICAS

El lupus se trata con fármacos y no con suplementos. Pero algunos expertos creen que los siguientes nutrientes pueden ayudar a aliviar los síntomas.

Nutriente	Cantidad diaria recomendada
Betacaroteno	25.000 UI
Calcio	1.000 mg
Selenio	50 µg
Vitamina C	1.000 mg
Vitamina D	400 UI
Vitamina E	1.000 UI
Cinc	15 mg

ADVERTENCIA MÉDICA. Los enfermos con lupus no deben tomar suplementos de vitaminas o minerales sin consultar previamente con su médico.

Las dosis altas de vitamina D pueden resultar tóxicas, de modo que sólo deben tomarse bajo supervisión médica.

Es conveniente consultar con el médico antes de tomar más de 600 UI diarias de vitamina E. Si se encuentra en tratamiento con anticoagulantes, no debe tomar vitamina E.

¿DEBE COMER PESCADO?

Si usted padece lupus, es probable que haya oído hablar de los beneficios potenciales del aceite de pescado. Los médicos suelen recomendar el consumo de pescados grasos para tratar varias enfermedades autoinmunes, como el lupus, la artritis reumatoide, la enfermedad de Raynaud, la psoriasis y la esclerodermia. (Las enfermedades autoinmunes se presentan cuando el sistema inmunitario reacciona contra el propio organismo.) Estos trastornos se manifiestan con inflamación o dolor e hinchazón de las articulaciones, la piel y los órganos vitales. Pero como no son infecciosas, no responden a los antibióticos.

Al parecer, el aceite de pescado reduce la inflamación al sustituir a otras grasas en la producción de sustancias bioquímicas inflamatorias.

El cuerpo produce dos grupos de sustancias bioquímicas potencialmente inflamatorias –las prostaglandinas y los leucotrienos– usando las grasas disponibles. Si usted come carne y huevos, su cuerpo utilizará un ingrediente de las grasas de esos alimentos, el ácido araquidónico, para producir formas potentes de las mencionadas sustancias bioquímicas. (Aunque en menor medida, también puede utilizar aceite de maíz, cártamo o girasol.) Sin embargo, si los aceites de pescado abundan en el cuerpo, éste los usa para producir formas de prostaglandinas y leucotrienos menos proclives a causar inflamación.

¿Contribuye el pescado a aliviar los síntomas del lupus? En estudios de laboratorio, ratones con lupus que consumieron grandes cantidades de aceite de pescado en lugar de otras grasas experimentaron una mejoría en la función renal y la inmunidad y una reducción de los síntomas de inflamación.

No cabe duda de que la inflamación produce radicales libres. Y a su vez el lupus produce inflamación, a veces en todo el cuerpo. Algunos médicos prescriben vitaminas C y E, selenio y betacaroteno a los pacientes con la esperanza de que, con el tiempo, estos nutrientes neutralicen a los radicales libres y reduzcan la inflamación.

Los estudios sobre animales con lupus han demostrado que estos nutrientes frenan los daños asociados con la inflamación.

Las dosis diarias para tratar el lupus son las siguientes: 1.000 mg de vitamina C, 1.000 UI de vitamina E, 25.000 UI de betacaroteno y un suplemento con 50 µg de selenio y 15 mg de cinc. Pero no olvide consultar con su médico antes de tomar estos nutrientes.

Sin embargo, en los pocos estudios realizados con seres humanos, los resultados han sido decepcionantes.

Pero eso no significa que el aceite de pescado no sea útil. Es probable que los sujetos de los estudios consumieran poco aceite de pescado en comparación con otras grasas. También es posible que iniciaran la dieta en un estadio demasiado avanzado de la enfermedad o que la siguieran durante un tiempo demasiado breve para observar mejorías.

Si usted padece lupus y desea aumentar la ingestión de aceite de pescado, sustituya las carnes y los huevos por pescados grasos (asados o hervidos, nunca fritos). Unos 6 g diarios bastan para reducir la inflamación, aunque para prevenir las enfermedades cardiovasculares es preciso consumir 15-18 g al día. Una cápsula de aceite de pescado contine sólo 300 mg (0,3 g), de modo que tendría que tomar 60 cápsulas al día para ingerir 18 g.

Sin embargo, 200 g de caballa, salmón del Pacífico o atún fresco contienen 5 g de ácidos grasos omega-3, el equivalente a 16 cápsulas de un suplemento. (Los ácidos grasos omega-3 son el ingrediente más beneficioso del aceite de pescado.) Una ración igual de arenques contiene 4,2 g de estos ácidos grasos; las anchoas de lata, 4,1 g y el salmón rosado de lata, 3,38 g.

Algunos médicos temen que los aceites de pescado combinados con ciertos antiinflamatorios, como la aspirina, prolonguen el tiempo de coagulación. Sin embargo, en un estudio reciente no se observó aumento alguno del tiempo de coagulación en sujetos con artritis reumatoide que tomaban aspirina.

En dos estudios se administró vitamina E a personas con lupus discoide, una forma de la enfermedad caracterizada por piel roja e irritada en la zona de la nariz y las mejillas. Los sujetos que tomaron más de 300 UI de vitamina E al día (en la mayoría de los casos la dosis osciló entre 900 y 1.600 UI) observaron una mejoría en la piel. Por otra parte, un médico británico asegura que las dosis altas de betacaroteno (50 mg o 83.000 UI al día) curaron por completo los eritemas solares de tres de sus pacientes con lupus discoide.

Se cree que las vitaminas C y E y el betacaroteno son inocuos incluso a dosis altas. Pero el selenio y el cinc tienen un margen de seguridad más estrecho. No es conveniente tomar más de 100 μg de selenio y 15 mg de cinc al día a menos que se haga bajo supervisión médica.

FORTALEZCA LOS HUESOS CON CALCIO Y VITAMINA D

Con frecuencia, las personas con lupus severo deben tomar corticoides, como la prednisona. Estos fármacos reducen la inflamación, pero se cobran su tributo. Uno de los efectos secundarios es la pérdida de masa ósea.

Si las mujeres toman estos medicamentos en la tercera o la cuarta década –período en que deberían mantener una masa ósea óptima– es muy probable que padezcan osteoporosis a edades muy tempranas, entre los 40 y los 50 años.

Por eso los especialistas en nutrición aconsejan a estas mujeres tomar como mínimo 1.000 mg diarios de calcio, ya sea con la dieta o en forma de suplementos. También tendrían que ingerir la cantidad diaria recomendada de vitamina D (400 UI) para facilitar la absorción del calcio. Algunos médicos prescriben suplementos, pero otros reservan los suplementos de vitamina D para las mujeres que ya presentan signos de osteoporosis en las radiografías especiales que miden la densidad ósea. Puesto que la vitamina D puede resultar tóxica en dosis altas, sólo deben tomarse suplementos bajo supervisión médica.

Un vaso de leche con un 1 % de grasa, la mejor fuente de calcio, aporta 300 mg de este mineral, de modo que tendrá que tomar más de 3 vasos al día para alcanzar la cantidad diaria recomendada. Esa misma cantidad de leche aporta 400 UI de vitamina D. La yema de huevo y los pescados grasos, como el salmón, son otras fuentes excelentes de vitamina D.

LLAGAS EN LA BOCA
Cómo aliviar las molestias

Sin lugar a dudas, el antiguo proverbio de «ojos que no ven, corazón que no siente» no puede aplicarse a las llagas de la boca. En efecto, estas pequeñas ulceraciones blancas con bordes rojos no se ven desde el exterior y las personas que lo rodean no notarán nada extraño. Sin embargo, usted sabrá que están allí cada vez que abra la boca para hablar o –¡ay!– para comer.

La estomatitis aftosa, la denominación médica de las llagas de la boca, constituye casi un misterio médico. Nadie sabe por qué algunas personas padecen con frecuencia estas molestas lesiones en la lengua, las encías o las paredes de la cavidad bucal. Se cree que entre los factores desencadenantes se encuentran la herencia, el

LOS MEJORES ALIMENTOS

Usted conoce por experiencia el efecto de ciertos alimentos. Por ejemplo, sabe que las patatas fritas, saladas y crujientes, le harán ver las estrellas si tocan la llaga que tiene en la boca. Y no les dará esa oportunidad. Pero ¿sabía que algunos alimentos pueden producir llagas nuevas? He aquí lo que los expertos en salud bucal recomiendan comer (o no comer).

Evite los cítricos. Los alimentos ácidos, como los tomates y las frutas cítricas, agravan el estado de las llagas existentes y pueden estimular la formación de otras. Si usted es propenso a estas ulceraciones, limite el consumo de bebidas como el zumo de pomelo o la limonada.

Coma yogur. Un yogur diario mantiene a raya las llagas de la boca. Si es propenso a estas afecciones, coma al menos 4 cucharadas de yogur al día para prevenir recaídas. Como tratamiento curativo, consuma un mínimo de 200 g diarios de yogur. Tenga en cuenta que para hacer efecto el yogur ha de contener cultivos de *Lactobacillus acidophilus*, así que lea la etiqueta con atención.

estrés, el consumo de ciertos alimentos y las abrasiones causadas, por ejemplo, por la dentadura postiza.

Estas llagas suelen desaparecer por sí solas en un plazo de 10 a 14 días, pero no hay necesidad de sufrir en silencio durante tanto tiempo. El médico puede prescribirle un gel con hidrocortisona, que alivia las molestias y acelera la curación, o un ungüento de venta sin receta, como Hurricaine, que anestesia la zona afectada. Pero si usted es propenso a contraer estas llagas, algunas medidas dietéticas lo ayudarán a evitar que se repitan. He aquí lo que recomiendan los expertos.

 ## PREVÉNGALAS CON VITAMINA C

Aunque todavía no se han realizado estudios que demuestren la eficacia de los suplementos de vitamina C, éstos tienen fama de ayudar a combatir las llagas de la boca. Muchos dentistas aseguran que la vitamina C es un buen remedio preventivo.

De hecho, mejora las aftas y el herpes labial. Sin embargo, a diferencia de lo que sucede con el herpes labial, es imposible predecir la aparición de llagas en la boca, por lo que la persona propensa deberá tomar suplementos de vitamina C a diario.

PRESCRIPCIONES TERAPÉUTICAS

Sólo el tiempo garantiza la desaparición de una llaga en la boca. Pero si desea acelerar la recuperación y prevenir la aparición de nuevas ulceraciones, algunos expertos recomiendan los siguientes nutrientes.

Nutriente	Cantidad diaria recomendada/Aplicación
Vía oral	
Vitamina C con bioflavonoides	500 mg como preventivo
	1.000 mg ante la primera señal de una llaga y 1.500 mg fraccionados en 3 dosis hasta que la ulceración desaparezca
Añada un suplemento polivitamínico y mineral con las cantidades diarias recomendadas de ácido fólico, hierro y vitamina B$_{12}$.	
Aplicación tópica	
Vitamina E	El aceite de una cápsula, aplicado directamente sobre la zona afectada

ADVERTENCIA MÉDICA. Las dosis de vitamina C superiores a 1.200 mg diarios pueden producir diarrea a algunas personas.

Los expertos recomiendan tomar 500 mg al día, sobre todo si usted fuma o se encuentra en una situación de estrés. Para tratar una llaga que ya ha hecho su aparición, tome 1.000 mg de vitamina C de inmediato, y continúe el tratamiento con 3 tomas de 500 mg al día, hasta que la lesión haya desaparecido. (Recuerde que algunas personas pueden tener diarrea si toman más de 1.200 mg diarios de vitamina C.) Sin embargo, asegúrese de tomar la vitamina C con bioflavonoides, que potencian su acción. Los bioflavonoides son compuestos químicos estrechamente ligados a la vitamina C.

Aunque las naranjas y los pomelos son excelentes fuentes de vitamina C y de bioflavonoides, el exceso de cítricos puede empeorar las llagas o inducir su aparición en personas propensas. Por lo tanto, los especialistas consideran que es más recomendable tomar suplementos.

TOME UN SUPLEMENTO POLIVITAMÍNICO

Si las llagas de la boca lo visitan más a menudo que sus amigos, quizá necesite algo más que vitamina C. Según los investigadores, es probable que usted presente una carencia de ciertos nutrientes.

Aunque todavía no existen pruebas concluyentes, diversos estudios han vinculado los déficit de ácido fólico, hierro y vitamina C con la repetición de estas lesiones en la boca, por lo que algunos médicos opinan que aumentar la ingestión de estos nutrientes es una buena medida preventiva.

Los especialistas creen que lo ideal es cubrir todos los frentes tomando un suplemento polivitamínico y mineral con las cantidades diarias recomendadas de estos nutrientes.

 ## EXPRIMA UNA CÁPSULA DE VITAMINA E

Si a pesar de sus esfuerzos para prevenirlas, las llagas hacen su aparición, la vitamina E puede ser un remedio eficaz. Para obtener un alivio inmediato, en lugar de tomar un suplemento o de comer alimentos ricos de este nutriente, abra una cápsula de vitamina E y vierta su contenido sobre la zona afectada.

MAMAS FIBROQUÍSTICAS
Cómo reducir los bultos

Debra tenía 18 años cuando se descubrió un bulto en el pecho. Luego advirtió que tenía un bulto casi idéntico y en la misma posición en el otro pecho. Su madre la acompañó al ginecólogo, que la examinó y le dio una orden para hacerse una mamografía. La joven estaba convencida de que tenía cáncer.

Cuando se armó de valor para interrogar al médico, éste le explicó que tenía mamas fibroquísticas y que no podía hacer nada al respecto, aparte de familiarizarse con sus pechos para detectar cualquier anormalidad. Aunque el médico le dijo que no se preocupara, Debra no dejaba de preguntarse si esa «enfermedad» era la antesala de un cáncer.

Diez años y varios quistes más tarde, comprendió que las mamas fibroquísticas

LOS MEJORES ALIMENTOS

¿**A**lguna vez ha deseado que la comida que ingiere fuera directamente a su pecho en lugar de a su estómago? Esto suele ocurrir en las mujeres con mamas fibroquísticas, aunque ellas no se den cuenta. Algunos médicos recomiendan los siguientes cambios dietéticos para aliviar el dolor y reducir el tamaño de los quistes.

Limite el consumo de café. Algunos expertos creen que el tratamiento más eficaz y económico para las mamas fibroquísticas consiste en reducir la ingestión de café. Esto se debe a que la cafeína estimula la producción de estrógenos y aumenta la inflamación y el dolor en los pechos.

Según los investigadores, las mujeres que ingieren más de 500 mg de cafeína al día (la cantidad contenida en 4 tazas de café) son 2,3 veces más propensas a las mamas fibroquísticas que aquellas que no consumen esta sustancia. Al parecer, basta con eliminar la cafeína de la dieta para experimentar una reducción de los síntomas del 60-65 %.

Otras fuentes de cafeína son el té, el chocolate y los refrescos de cola.

Reduzca la ingestión de grasas. El consumo excesivo de grasas saturadas aumenta los niveles de estrógenos y estimula el desarrollo de quistes. Algunos especialistas recomiendan a las mujeres evitar las grasas animales siempre que sea posible. Esto significa restringir la ingestión de carnes y comer productos lácteos desnatados.

no son una enfermedad y que algunos cambios dietéticos pueden contribuir a aliviar el dolor y reducir los bultos.

Debra no está sola. Según los ginecólogos, muchas mujeres sufren este doloroso trastorno y se asustan cuando conocen el diagnóstico. En la mayoría de los casos, los síntomas pueden aliviarse con un tratamiento sencillo y natural, como la nutrición.

Sin embargo, lo primero que debe hacer es comprender las causas de esta proliferación de quistes en las mamas.

 ## LOS TEMIDOS QUISTES

La expresión mamas fibroquísticas significa simplemente pechos llenos de quistes y es un trastorno que afecta a alrededor del 70 % de las mujeres en algún momento de su vida, sobre todo durante los años fértiles. Es muy probable que al llegar a la

Sálvese con el salvado. Al mismo tiempo que reduce la ingestión de grasas, aumente la de fibra. La fibra absorbe los estrógenos y ayuda a eliminarlos del cuerpo. Los nutricionistas recomiendan a las mujeres con mamas fibroquísticas 25-30 g diarios de fibra, el doble de lo que come la mayoría de las mujeres. Para aumentar la ingestión de fibra, consuma más cereales integrales, frutas y verduras.

Vuélvase abstemia. El hígado es el órgano responsable de metabolizar los estrógenos circulantes, y el alcohol es tóxico para el hígado. Por lo tanto, las mujeres con mamas fibroquísticas deberían evitar por completo las bebidas alcohólicas o consumirlas sólo excepcionalmente.

Reduzca el sodio. Los médicos han descubierto que el volumen de líquidos retenidos afecta a los quistes benignos de mama. Y puesto que el sodio favorece la retención de líquidos, muchos especialistas aconsejan limitar la ingestión de sodio a menos de 1.500 mg diarios. (Una cucharadita de sal de mesa contiene 2.000 mg de sodio.)

Cómase un diurético. Un diurético es una sustancia que ayuda al cuerpo a liberarse del exceso de líquidos. Como medida complementaria a la reducción de sodio, los médicos recomiendan aumentar la ingestión de alimentos naturalmente diuréticos, como el perejil, el apio y el pepino.

menopausia, los quistes se reduzcan o incluso desaparezcan. Sin embargo, algunas mujeres posmenopáusicas pueden tener mamas fibroquísticas como consecuencia de una terapia de sustitución hormonal, sobre todo si la dosis de estrógenos es demasiado alta.

En la mayoría de los casos, los quistes son muy pequeños al principio, pero crecen de forma paulatina y pueden alcanzar el tamaño de un huevo. Los bultos se perciben cada mes cuando los estrógenos estimulan las glándulas mamarias, causando acumulación de líquidos e hinchazón. A veces estos quistes son el resultado de una obstrucción de los conductos galactóforos (por los que pasa la leche) y algunas mujeres observan pequeñas secreciones en los pezones. Aunque no consitituyen ningún riesgo para la vida, las mamas fibroquísticas inflamadas pueden producir malestar físico y psíquico.

Si bien no existe cura para este trastorno, es posible aliviar los síntomas. Teniendo en cuenta que el factor desencadenante es hormonal, los médicos creen que la mejor manera de reducir los bultos y el dolor es disminuir los niveles de estrógenos en la sangre. Aunque la terapia hormonal es una alternativa digna de consideración, algunos especialistas sostienen que los tratamientos con nutrientes son igualmente eficaces y no tienen los efectos secundarios de la administración de hormonas. Éstos son sus consejos.

Nota. Aunque usted tenga mamas fibroquísticas, es importante que el médico examine cada bulto nuevo.

ALIVIE EL DOLOR CON VITAMINA E

Si bien los estudios clínicos realizados durante la década pasada arrojaron resultados contradictorios, y desde entonces no se han realizado nuevas investigaciones, muchos médicos continúan recomendando vitamina E para tratar las mamas fibroquísticas.

Nadie sabe con exactitud por qué, pero lo cierto es que la vitamina E alivia los síntomas producidos por los niveles altos de estrógenos y tiene un efecto antiinflamatorio que en muchos casos reduce el dolor de las mamas fibroquísticas.

Bernard Ginsberg, un médico de Santa Mónica, California, probó el tratamiento con vitamina E en sus pacientes y, pese a su inicial escepticismo, observó resultados notables. Esto se debe a que la vitamina E, junto con la B_6, contrarresta los efectos de los estrógenos y aumenta el metabolismo de las hormonas femeninas, eliminándolas de esta forma de la circulación.

Este especialista prescribe a sus pacientes dosis de 600 UI diarias de esta vitamina, una cantidad que demostró su eficacia en varios estudios sobre vitamina E y mamas fibroquísticas.

Es imposible ingerir estas dosis sin suplementos, pero si desea añadir una saludable cantidad de vitamina E a su dieta, consuma almendras, germen de trigo y aceite de girasol.

LA AYUDA ADICIONAL DE LA VITAMINA A

Un prometedor estudio piloto sugiere que la vitamina A también podría contribuir a aliviar los síntomas de las mamas fibroquísticas.

En este estudio realizado en la Universidad de Montreal, 12 mujeres con dolores entre moderados e intensos en los pechos tomaron altas dosis de vitamina A durante 3 meses. Nueve de ellas experimentaron una notable reducción del dolor, y 5 advirtieron una reducción en el tamaño de los quistes. La mala noticia es que la dosis administrada en el estudio fue de 150.000 UI diarias, una cantidad 30 veces superior a la recomendada. Puesto que el exceso de vitamina A puede resultar tóxico, pocos especialistas se atreverían a prescribir dosis semejantes.

LA CONTRIBUCIÓN DEL ACEITE DE PRÍMULA

¿**D**esea un remedio contra el dolor y la inflamación de las mamas fibroquísticas que no tenga los efectos secundarios de las terapias hormonales? La solución podría ser el aceite de prímula, una excelente fuente de ácido gammalinoleico, que el organismo utiliza para regular el equilibrio de sal y líquidos. Los investigadores galeses que han estado estudiando este suplemento durante casi 20 años sostienen que es el mejor tratamiento contra el dolor de las mamas fibroquísticas y que no produce efectos secundarios.

El aceite de prímula es una buena fuente de ácidos grasos esenciales y tiene efectos diuréticos y antiinflamatorios.

Para aliviar los dolores y reducir el tamaño de los quistes, los expertos aconsejan tomar 1.000 mg 3 veces al día durante 3 meses. Sin embargo, consulte con su médico antes de comenzar a tomar estos suplementos.

El director del estudio dice que las mujeres con dolores intensos en los pechos podrían beneficiarse del uso de suplementos de esta vitamina. Sin embargo, puesto que se trata de un compuesto potencialmente tóxico, es conveniente actuar con cautela y esperar a que se realicen nuevas investigaciones con dosis inferiores de vitamina A.

Mientras tanto, algunos especialistas tratan a sus pacientes con suplementos de 25.000-50.000 UI diarias de betacaroteno. El betacaroteno, también llamado provitamina A, se convierte en vitamina A en el cuerpo y no presenta riesgos de toxicidad a dosis altas.

Si bien es posible adquirir suplementos de betacaroteno, resulta muy fácil obtener el aporte necesario comiendo naranjas y frutas y verduras amarillas. Por ejemplo, un solo boniato tiene la asombrosa cantidad de 10.000 UI.

MEJORES PECHOS CON VITAMINA B$_6$

Aunque todavía no existen pruebas científicas concluyentes, algunos médicos prescriben vitamina B$_6$ a las mujeres con mamas fibroquísticas porque se sabe que esta vitamina es esencial para mantener un nivel normal de hormonas.

Algunas mujeres que toman vitamina B$_6$ aseguran que reduce la hinchazón de los pechos. La dosis recomendada por los especialistas es de 50 mg, 2 o 3 veces al día, antes de que aparezca el dolor, lo que suele ocurrir una semana antes de la regla. Sin embargo, consulte con su médico antes de tomar más de 100 mg diarios

PRESCRIPCIONES TERAPÉUTICAS

Aunque los médicos todavía no pueden ofrecer una solución definitiva para el dolor y la inflamación de las mamas fibroquísticas, algunos especialistas han probado con éxito los siguientes nutrientes.

Nutriente	Cantidad diaria recomendada
Betacaroteno	25.000-50.000 UI
Yodo	150 µg
Vitamina B$_6$	100-150 mg, fraccionados en 2 ó 3 tomas
Vitamina E	600 UI

ADVERTENCIA MÉDICA: Si detecta un bulto nuevo o extraño en un pecho, acuda al ginecólogo.

Los suplementos de yodo diatómico todavía no están disponibles en el mercado, y el yodo utilizado para desinfectar heridas es venenoso. Hasta tanto se legalicen estos suplementos, ingiera yodo de sus fuentes naturales.

Consulte con su médico antes de tomar más de 100 mg diarios de vitamina B$_6$, ya que las dosis altas de esta vitamina pueden causar lesiones nerviosas.

Si se encuentra en tratamiento con anticoagulantes, no debe tomar suplementos de vitamina E.

de vitamina B$_6$, pues las dosis altas de esta vitamina se han asociado con lesiones nerviosas.

Para aumentar la ingestión de vitamina B$_6$ en la dieta, añada un plátano al cereal de la mañana y una patata asada a la cena.

 ## YODO EN EL HORIZONTE

Según los investigadores, el yodo podría ser la solución del futuro para las molestias de las mamas fibroquísticas. Sin embargo, antes de que corra en busca del salero, sepa que la sal yodada no le será de gran ayuda. Los expertos recomiendan yodo diatómico, y los suplementos de esta sustancia aún no han sido aprobados por las autoridades sanitarias.

No obstante, los resultados de los estudios preliminares son prometedores. En una investigación llevada a cabo en Ontario, más de 1.000 mujeres con mamas fibroquísticas recibieron suplementos de yoduro de sodio (el que se encuentra en la sal yodada), yoduro unido a proteínas o yodo diatómico. El yodo diatómico redujo el dolor en la mayoría de las mujeres y mostró el nivel más bajo de efectos secundarios.

En teoría, el yoduro sódico podría ser de alguna utilidad porque se convierte en yodo elemental en el organismo. Sin embargo, las dosis requeridas para tratar las mamas fibroquísticas serían muy altas y producirían importantes efectos secundarios. Por otra parte, el exceso de sodio produce retención de líquidos, lo que podría agravar el estado de unos pechos ya inflamados.

Los investigadores creen que el yodo previene los síntomas de las mamas fibroquísticas al reducir la sensibilidad de los conductos galactóferos a los estrógenos circulantes. Con un poco de suerte, dentro de pocos años se comercializará un suplemento de yodo diatómico.

Mientras tanto, usted puede beneficiarse de algunos de los efectos de esta sustancia comiendo alimentos ricos en yodo, como mariscos y algas de mar, y asegurándose de ingerir la cantidad diaria recomendanda de yodo (150 µg).

Nota. El yodo utilizado para desinfectar heridas es venenoso y no debe ingerirse en ninguna circunstancia.

MANCHAS DE LA EDAD
Cómo hacerlas desaparecer

A nadie le gusta tener una mancha en la reputación o en la camisa. ¡Y mucho menos descubrirlas en la piel al mirarse en el espejo!

Pero a medida que envejecemos, muchos vemos aparecer estas antiestéticas manchas, sobre todo en la cara y en las manos. La causa y la denominación –manchas de la edad o del sol– nos traen sin cuidado; lo único que queremos es que desaparezcan.

Las manchas de la edad –cuyo nombre técnico es *lentigos*– son consecuencia de un exceso de pigmentación que se deposita en la piel durante años de exposición solar.

Nota. Aunque la mayoría de las manchas de la edad son inofensivas y sólo requieren una visita al dermatólogo, en ocasiones pueden enmascarar formas tempranas de cáncer de piel. Si alguna de estas manchas se extiende, cambia de color, pica o sangra, acuda al médico lo antes posible. Como medida de precaución adicional, solicite al médico que examine su piel durante el chequeo anual.

DECOLÓRELAS CON ÁCIDO RETINOICO

Originalmente elaborado para tratar la acné, el ácido retinoico ha ganado una súbita y merecida fama como crema antiarrugas. Aunque no es una fuente de juventud, contribuye a eliminar arrugas superficiales, imperfecciones y manchas de la piel estimulando la renovación celular mediante un proceso metabólico que los científicos aún no acaban de comprender.

Para eliminar las manchas de la edad, los dermatólogos suelen recomendar aplicaciones tópicas de la dosis más alta de ácido retinoico (Retin-A) que el paciente pueda tolerar. La zona tratada se descama, y después de unos meses, la mancha se decolora o desaparece por completo.

Si usted se parece a los sujetos de una investigación realizada en la Universidad de Michigan, podría obtener resultados en sólo un mes. En dicho estudio se trató durante diez meses a 58 personas con manchas de la edad y, en la mayoría de los casos, las manchas se decoloraron al cabo de un mes. Al final de los diez meses, las manchas se aclararon en el 83 % de las personas tratadas con ácido retinoico, y en el 32 %, por lo menos una de estas manchas desapareció por completo.

El ácido retinoico es incluso más eficaz cuando se usa en combinación con otros tratamientos.

John F. Romano, catedrático y dermatólogo de Nueva York, recomienda a sus pacientes aplicarse ácido glicólico por la mañana y ácido retinoico por la noche.

Retin-A presenta una concentración del 0,4 %. Este producto se vende sólo con receta médica y es preciso aplicarla bajo supervisión del dermatólogo.

Dado que el ácido retinoico renueva continuamente las células muertas de la piel, además de eliminar las manchas existentes evita la aparición de otras nuevas. La única desventaja es que deja al descubierto una capa de piel previamente protegida de la evaporación y los efectos adversos del clima. Por eso, uno de los efectos secundarios más comunes del ácido retinoico es una piel seca e hipersensible al sol, que se irrita o descama con facilidad. Aunque este problema suele remitir con el tiempo, si está usando ácido retinoico necesitará una buena crema hidratante. Las lociones con filtro solar también son imprescindibles durante el tratamiento.

PROTEJA LA PIEL CON VITAMINA C

Así como la vitamina D es la vitamina del sol, la vitamina C es la mejor protección contra los rayos solares.

LOS MEJORES ALIMENTOS

Por desgracia, no existe un alimento mágico que haga desaparecer las manchas de la edad. Sin embargo, algunos pueden reducir su sensibilidad a la causa principal del problema: el sol. A continuación se indican los alimentos que debe evitar antes de exponerse a los rayos del sol.

Deje la loción de zanahoria en casa. Ciertas frutas y verduras (en particular, el apio, la chirivía, las zanahorias y las limas) contienen psoralenos, unas sustancias químicas que pueden aumentar la sensibilidad al sol. A menos que usted sea alérgico a los psoralenos, la ingestión de estos alimentos antes de exponerse al sol no supondrá ningún problema. Sin embargo, lávese bien las manos (que ya son susceptibles a la aparición de manchas de la edad) después de manipular estos alimentos. El contacto directo de los psoralenos con la piel aumenta el riesgo de quemaduras solares.

En términos generales, esta vitamina es importante para mantener la juventud de la piel. La ingestión de 300-500 mg diarios de vitamina C contribuye a preservar la lozanía del cutis.

Los investigadores también han demostrado la eficacia de la vitamina C en aplicaciones tópicas. Esta vitamina reduce de manera notable los daños producidos por los radicales libres durante la exposición al sol. Los radicales libres son moléculas naturales inestables que roban electrones a las moléculas sanas para mantener su propio equilibrio. Si no se los controla, los radicales libres pueden causar daños importantes en los tejidos. Los antioxidantes —entre los que se encuentra la vitamina C— neutralizan los radicales libres ofreciéndoles sus propios electrones y, por consiguiente, protegen a las moléculas sanas. Puesto que la vitamina C previene los daños del sol sobre la piel, es lógico suponer que también sirva para evitar las consecuencias de la exposición solar, como las arrugas y las manchas de la edad.

Algunos dermatólogos recomiendan usar una vitamina C de uso tópico junto con los bronceadores con filtro solar. Para una protección óptima, debe aplicarse una vez al día, junto con el bronceador con filtro solar. Para más información, vea la página 556.

Aunque la ingestión de frutos cítricos contribuye a mantener una piel saludable, no basta con comer naranjas para proteger la piel del sol. Las lociones con vitamina C aportan entre 20 y 40 veces más cantidad de este nutriente que la que puede ingerirse en la dieta.

CONTROLE LOS DAÑOS DEL SOL CON VITAMINA E

La vitamina E, una vitamina antioxidante que últimamente se añade a cualquier producto –desde lacas para uñas hasta champúes– también es eficaz en la prevención de los daños solares.

Los investigadores han demostrado que la vitamina E en aceite evita irritaciones si se aplica dentro de las 8 horas posteriores a la exposición solar. Sin embargo,

PRESCRIPCIONES TERAPÉUTICAS

La única vitamina que ha demostrado alguna eficacia para eliminar las manchas de la piel es la A, en aplicación tópica y bajo supervisión médica en forma de ácido retinoico. Sin embargo, varios nutrientes contribuyen a prevenir los daños solares que causan las manchas de la edad. Éstas son las dosis recomendadas por los expertos:

Nutriente	Dosis diaria recomendada/Aplicación
Vía oral	
Selenio	50-200 µg (l-selenometionina)
Vitamina C	300-500 mg
Vitamina E	400 UI (d-alfa-tocoferol)
Aplicación	
Vitamina A	Crema al 0,4 % (Retin-A)
Vitamina C	Loción al 10 %
Vitamina E	Crema o aceite con una concentración mínima del 5 %, aplicados después de la exposición solar

ADVERTENCIA MÉDICA. El selenio es tóxico en dosis diarias superiores a 100 µg, de modo que si desea usar esta terapia para proteger la piel, consulte previamente con el médico.

Si se encuentra en tratamiento con anticoagulantes, no tome suplementos orales de vitamina E.

puesto que la propia vitamina E produce radicales libres en contacto con los rayos ultravioletas, los expertos recomiendan aplicarla después (nunca antes) de tomar el sol.

El aceite de vitamina E y las cremas enriquecidas con esta vitamina pueden adquirirse sin receta en farmacias o perfumerías. Las investigaciones demuestran que un producto con un mínimo del 5 % de vitamina E puede ser eficaz para combatir los efectos tardíos de la exposición solar.

Por otra parte, es posible aprovechar las propiedades protectoras de la vitamina E mediante la ingestión de suplementos, que ejercen una eficaz acción antinflamatoria y reducen los daños del sol sobre la piel. La dosis adecuada es de 400 UI diarias de d-alfa-tocoferol.

Entre las fuentes naturales de vitamina E se encuentran los aceites vegetales poliinsaturados, el germen de trigo, las espinacas y las pipas de girasol.

PROTÉJASE DEL SOL CON SELENIO

Otra forma de prevenir los efectos dañinos del sol es añadir más selenio a la dieta.

El selenio nos protege del sol, evitando la pigmentación y las manchas de la edad, pero puesto que el contenido de este mineral en el suelo es muy variable, pocas personas ingieren la cantidad suficiente para aprovechar sus propiedades.

Para neutralizar los radicales libres producidos por la exposición solar y evitar daños en la piel, tome 50-200 µg de selenio en forma de l-selenomentionina. La dosis dependerá de su lugar de residencia y de los antecedentes de cáncer en su familia. En dosis superiores a 100 µg, el selenio puede ser tóxico, de modo que si desea usarlo para proteger la piel, consulte antes con el médico.

Para aumentar el nivel de selenio en su dieta, coma atún: una lata de 100 g contiene hasta 99 µg de selenio.

MENOPAUSIA

Reinventar el cambio de vida

Algunas mujeres sufren angustiosos trastornos durante la menopausia. Otras, en cambio, apenas notan cambio alguno.

En cualquier caso, lo cierto es que a finales de este siglo tendrán la menopausia muchas más mujeres en todo el mundo que en cualquier otra época de la historia.

La menopausia es un proceso que puede durar una década o más. La mayoría de las mujeres tienen su último período entre los 48 y los 52 años, pero los cambios menopáusicos empiezan mucho antes. Las mujeres suelen notar cambios en sus ciclos a partir de los 40 años o incluso antes. Las menstruaciones pueden ser más cortas o largas, ligeras o abundantes y pueden volverse más seguidas o distanciadas.

 ## LA RELACIÓN DE LOS ESTRÓGENOS

Es durante este período de tiempo, conocido como perimenopausia, que los ovarios paulatinamente reducen la producción de hormonas femeninas, o estrógenos, y la mujer empieza a notar los efectos que esto produce en su cuerpo. ¿Por qué algunas mujeres experimentan este malestar durante la menopausia, mientras que otras nunca notan mucho más que un sofoco?

Esto puede ser debido a que algunas mujeres experimentan unos descensos más acusados en los niveles de estrógenos que otras. Un estudio sobre los efectos de la soja en los síntomas menopáusicos reveló que las mujeres asiáticas, que tienen un nivel más bajo de estrógenos antes de la menopausia que las mujeres occidentales, experimentan unos descensos menos acusados de estrógenos, y ésta puede ser una razón por la que notan menos síntomas menopáusicos. Se cree que la dieta puede influir en estos síntomas.

Y algunas mujeres afortunadas, alrededor del 25-30%, no dejan de producir estrógenos por completo. Incluso después de que sus ovarios dejan de producir estrógeno, las glándulas suprarrenales y una pequeña zona de los ovarios continúan produciendo pequeñas cantidades de esta hormona. Aunque estas cantidades no son suficientes para provocar la menstruación, sirven para mantener a raya los síntomas más comunes de la menopausia.

Aunque se ignora la razón, algunas mujeres simplemente son buenas productoras de estrógenos.

La cantidad de estrógenos que el cuerpo continúa produciendo está fuera del control de la mujer. Pero existen muchos otros factores que la mujer puede controlar y que pueden reducir las molestias menopáusicas. Las mujeres que evitan el estrés, que controlan la ingestión de cafeína y hacen ejercicio físico con regularidad no sufren tantas molestias como las que no toman ninguna de estas medidas.

Aunque no existen pruebas clínicas, parece ser que las mujeres con antecedentes de síndrome premenstrual y menstruaciones dolorosas tienen más síntomas en la menopausia. Y una vez más, el estilo de vida influye. Esas mujeres suelen seguir un ritmo de vida frenético y dietas inadecuadas.

Finalmente, la nutrición parece desempeñar un importante papel en determinar si la menopausia será difícil o llevadera. Esto es lo que los expertos recomiendan para pasar el trance lo mejor posible.

LA DEFENSA CON FITOESTRÓGENOS

Si está harta de la menopausia, trasládese al Japón. En la tierra del Sol Naciente, los sofocos y los sudores nocturnos no se conocen.

Sin embargo, es obvio que las mujeres japonesas no tienen una menopausia más agradable debido al lugar donde viven. Las investigaciones sugieren que guarda relación con la dieta tradicional japonesa. Aparte de proporcionar más proteínas vegetales y menos animales que una dieta occidental, es también baja en grasas y alta en productos de soja, como el tofu. Estos alimentos son ricos en unos compuestos vegetales conocidos como fitoestrógenos, que al parecer imitan algunas de las tareas biológicas de las hormonas femeninas.

Las mujeres japonesas de todas las edades tienen niveles más bajos de estrógenos que las occidentales. Al principio se creía que esto se debía a su dieta baja en grasa y alta en fibra. Ahora se sospecha que los fitoestrógenos pueden desempeñar un papel importante.

Aunque el fitoestrógeno que contienen los derivados de la soja varía considerablemente con las diferentes marcas, 1 ó 2 raciones de tofu, brotes de soja o leche de soja equivalen a la cantidad habitual que se consume en Asia y que contiene aproximadamente 35 mg de fitoestrógenos.

Las mujeres japonesas consumen 70-100 g de tofu al día.

Algunos médicos sugieren que si se padecen sofocos y sudores nocturnos y no se desea tomar hormonas, esta dieta puede resultar beneficiosa. Añaden que las legumbres, las verduras y los derivados de la soja son inocuos, nutritivos y saludables, tanto si se sufren sofocos como si no.

 ## LA VITAMINA E MITIGA LOS SOFOCOS

Un sofoco, esa súbita e intensa sensación de calor en la cara y el cuello, puede producirse en cualquier momento y en cualquier lugar: en casa, en el trabajo, mientras conduce o incluso mientras duerme.

Causados por alteraciones hormonales, los sofocos generalmente duran entre 3 y 5 minutos. Algunas mujeres se ruborizan, sudan profusamente y tienen palpitaciones. En otras, las palpitaciones son tan ligeras que apenas se dan cuenta. Alrededor del 80 % de las mujeres que atraviesan la menopausia tienen sofocos en un momento u otro.

Los estudios muestran que las mujeres delgadas son más propensas a los sofocos que las más corpulentas. Esto se debe a que, aunque los ovarios hayan dejado de producir tantas hormonas, las células grasas continúan produciendo pequeñas cantidades de estrógenos. Así pues, las mujeres con muchas células grasas sufren una bajada de estrógeno menos drástica que las mujeres delgadas.

Los sofocos se pueden reducir mediante terapias de sustitución de hormonas, pero hay una opción menos drástica: un suplemento diario de vitamina E.

La vitamina E puede actuar como un sustituto de los estrógenos. Diversos estudios han demostrado que puede mitigar los sofocos, los sudores nocturnos, los cambios de humor y la sequedad vaginal. La vitamina E es realmente una parte esencial en un programa de suplementos para mujeres durante los años de la menopausia.

Si la vitamina E es tan eficaz, ¿por qué su médico no se la ha recetado? Por desgracia no existen pruebas científicas de que funcione. Aunque se hicieron numerosos estudios en la década de los cuarenta, lo cierto que es no hay investigaciones recientes. A pesar de ello, muchos médicos especialistas en nutrición la recomiendan y afirman que suele producir buenos resultados.

Si usted quiere tomar vitamina E para combatir los sofocos, tenga en cuenta que la dosis recomendada es alta: de unas 800 UI al día. Y aunque la vitamina E no es tóxica en estas cantidades, es preciso consultar con el médico antes de tomarla, sobre todo si padece diabetes o hipertensión arterial.

REDUCIR LAS PÉRDIDAS CON NUTRIENTES

Muchas mujeres se acercan a la menopausia esperando que el fluido menstrual disminuya y al final desaparezca. Pero en un gran porcentaje, los períodos durante la perimenopausia son más fuertes que nunca.

Aparte de la incomodidad que esto conlleva –las pérdidas perimenopáusicas suelen ser tan irregulares que las mujeres tienen que estar preparadas siempre, en cualquier lugar–, las pérdidas abundantes pueden minar las reservas de hierro de las mujeres.

Estas pérdidas se pueden tratar de manera eficaz con nutrientes. Algunos estudios demuestran que, además de reemplazar el hierro perdido durante la menstruación, un suplemento diario de hierro reduce el volumen de las pérdidas durante los períodos siguientes.

Las mujeres con pérdidas abundantes también se benefician al ingerir vitamina C y bioflavonoides. Los bioflavonoides son unos compuestos químicos relacionados con la vitamina C; se encuentran en muchos cítricos y están incluidos en muchos suplementos dietéticos.

Tanto la vitamina C como los bioflavonoides reducen las pérdidas reforzando las paredes capilares, que están más debilitadas justo antes y durante el período. Y puesto que los bioflavonoides tienen muchas de las propiedades químicas de los

LOS MEJORES ALIMENTOS

La menopausia es una época excelente para analizar los hábitos alimentarios y modificarlos. Los pequeños cambios siguientes pueden marcar una gran diferencia en su salud durante la menopausia y en los años siguientes.

Elimine la sal. Ingerir demasiada sal puede contribuir a la retención de líquidos, un problema común entre las mujeres menopáusicas. No basta con dejar de añadir sal a la comida, sino que se deben evitar las galletas saladas, la comida rápida y otros productos altamente elaborados, y usar ajo y especias en lugar de sal al cocinar.

Abandone la cafeína. Varios estudios demuestran que las mujeres que toman cafeína tienen más sofocos que las que no lo hacen. El consumo excesivo de cafeína incrementa también la ansiedad, la irritabilidad y los cambios de humor. Merma las reservas del cuerpo de vitamina B, con lo que representa un serio problema para algunas mujeres durante la menopausia.

Con todos estos efectos secundarios negativos, algunos médicos recomiendan restringir el consumo de cafeína o eliminar esta sustancia por completo. Puesto que eliminar la cafeína puede causar un síndrome de abstinencia —dolor de cabeza e irritabilidad—, es conveniente hacerlo de forma paulatina. Y no olvide que el té, el chocolate y las bebidas de cola contienen cafeína.

Vuélvase abstemia. El alcohol agota las reservas del cuerpo de vitaminas del grupo B, altera la capacidad del hígado para metabolizar hormonas y puede empeorar los sofocos. Beber en exceso puede ser un factor de riesgo para la osteoporosis, enfermedad que debería preocupar a todas las mujeres menopáusicas. Si no desea dejar de beber por completo, limite la ingestión de alcohol a 1 ó 2 copas por semana.

Coma más fruta y verdura. Los productos frescos están repletos de importantes vitaminas y minerales. Y puesto que son pobres en grasa y ricos en fibra, comer más fruta y verdura puede ayudar a prevenir un aumento de peso, un problema común entre las mujeres en edad menopáusica.

estrógenos, pueden resultar útiles para controlar los sofocos, los sudores nocturnos y los cambios de humor. Se recomienda un suplemento diario que incluya como mínimo 1.000 mg de vitamina C y 800 mg de bioflavonoides.

Debido a que la vitamina C ayuda al organismo a absorber hierro con más eficacia, algunos médicos recomiendan tomar estos dos nutrientes a la vez. Si toma un suplemento polivitamínico y mineral, compruebe que contiene tanto vitamina C como hierro. Otra opción es tomar un suplemento de hierro de unos 15 mg con un vaso de zumo de naranja. Si dispone de licuadora, licuar la parte blanca de la pulpa de la naranja junto con el resto de la fruta le garantizará una abundante dosis de bioflavonoides.

LA VITAMINA B COMBATE LAS DEPRESIONES

La depresión es muy corriente durante la menopausia, aunque nadie sabe con seguridad si se debe a las fluctuaciones hormonales o a las tensiones cotidianas que las mujeres suelen afrontar a esa edad.

Cualquiera que sea la causa, la tensión emocional puede agotar las reservas de vitamina B del cuerpo, dejando a las mujeres cansadas, ansiosas e irritables.

Unos niveles altos de estrógenos también pueden agotar las reservas de vitamina B_6 y causar depresión. Las mujeres que toman anticonceptivos orales o siguen una terapia

PRESCRIPCIONES TERAPÉUTICAS

Aunque no se han realizado estudios científicos, varios médicos han descubierto que ciertos nutrientes pueden ser útiles para evitar problemas en la menopausia. Esto es lo que recomiendan.

Nutriente	Cantidad diaria recomendada
Un suplemento del complejo vitamínico B que contenga:	
Niacina	50 mg
Tiamina	50 mg
Vitamina B_6	30 mg
Hierro	15 mg
Vitamina C	1.000 mg
Vitamina E	800 UI

ADVERTENCIA MÉDICA. Consulte con su médico antes de tomar dosis de vitamina E superiores a 600 UI al día. Si se encuentra en tratamiento con anticoagulantes, no debería tomar suplementos de vitamina E.

de sustitución hormonal a menudo la sufren, como también algunas perimenopáusicas que atraviesan un período de alto nivel de estrógenos. La vitamina B_6 también desempeña un importante papel al ayudar al hígado a regular el nivel de estrógenos.

La vitamina B_6 debería tomarse siempre como parte de un complejo B. Algunos médicos sugieren un complejo del grupo B que contenga 50 mg de tiamina y niacina y 30 mg de B_6.

LA MENOPAUSIA QUIRÚRGICA

Mientras que la mayoría de mujeres experimentan una progresión gradual de una menopausia natural, otras experimentan «el cambio» de una manera mucho más brusca. Cada año, miles de mujeres se someten a una histerectomía, la extirpación quirúrgica del útero (y a veces de los ovarios) por motivos tan diversos como una infección pélvica, endometriosis o cáncer.

En muchos casos los ovarios se dejan intactos; continúan produciendo estrógenos hasta que la mujer llega a una menopausia natural. Pero si los ovarios son extraídos junto con el útero, en lo que se denomina una histerectomía completa, la mujer experimenta una menopausia quirúrgica, cuyos síntomas son idénticos a los de la menopausia natural.

Las mujeres sometidas a una menopausia quirúrgica pueden tener síntomas más acusados, ya que entran en la menopausia de forma súbita.

Una mujer que se someta a una histerectomía se puede beneficiar de las mismas estrategias nutricionales que ayudan a las mujeres que llegan en la menopausia de forma natural. En lo que respecta al organismo, el proceso es el mismo.

MIGRAÑA
Acabar con el dolor

El dolor martilleante en el interior de la cabeza es horroroso, como si alguien usara el cerebro como tambor. Se trata de un problema que sufren millones de personas en todo el mundo.

Aunque los dolores de cabeza debidos a la tensión son, con diferencia, los más comunes, las migrañas crónicas son las que llevan a más individuos desesperados a las consultas de los médicos. El síndrome es tan terrible que algunos médicos se refieren a sus pacientes con migraña como «víctimas». Además de padecer un dolor insoportable, suelen tener una gran sensibilidad a la luz y al ruido. Para ellas, el simple chasquido de unos dedos o un aplauso puede convertirse en un martirio.

Este dolor pulsátil localizado en un solo lado de la cabeza y conocido como migraña es más común entre las mujeres; aproximadamente el 75 % de los individuos afectados son del sexo femenino. Pero al margen de esta aparente discriminación sexual, las migrañas constituyen una molestia insidiosa para ambos sexos. Algunas crisis son tan violentas que causan hormigueo en las extremidades, alucinaciones, náuseas y vómitos.

La buena noticia es que la investigación médica ha descubierto varias terapias con vitaminas y minerales que pueden resultar útiles en los casos más rebeldes.

LIBRARSE DEL DOLOR DE CABEZA

Con 52 l de salsa de chocolate o 900 tazones de cereales para el desayuno se podría evitar la migraña, aunque con el riesgo de sufrir fuertes dolores de estómago. Estos alimentos aportan una dosis elevadísima de riboflavina, una sustancia que, según los investigadores, es capaz de prevenir este dolor desesperante.

En un estudio realizado en Bélgica se suministró una elevada dosis de riboflavina a 49 pacientes. La dosis fue de 400 mg al día (235 veces la cantidad diaria recomendada) durante 3 meses. Además de riboflavina, 23 pacientes tomaron también una dosis reducida de aspirina al día.

Al terminar el estudio, la migraña se había reducido drásticamente en un 70 % en ambos grupos. La aspirina no sirvió de gran ayuda.

Los investigadores descubrieron un déficit en ciertos generadores de energía de las células del cerebro en las personas con migraña. Sospecharon que si atiborraban al organismo de riboflavina, ésta podría ayudar indirectamente a regenerar el sistema energético y suprimir el dolor de la migraña.

Lo que resulta atractivo de la riboflavina, si los estudios científicos apoyan los descubrimientos preliminares, es que prácticamente tiene los mismos efectos secundarios que cualquier preventivo contra el dolor de cabeza (aunque se desconocen los efectos que una dosis tan elevada podría tener a largo plazo).

Parece ser un tratamiento relativamente inocuo y se puede poner en práctica en pacientes que no han respondido a otras terapias.

Aunque la riboflavina suele ser inofensiva, es mejor consultar con el médico antes de tomar dosis tan elevadas.

RELACIÓN ENTRE EL MAGNESIO Y LA MIGRAÑA

Un número cada vez mayor de médicos cree que un gran porcentaje de los casos más graves de migraña se deben a un desequilibrio de minerales clave, como el magnesio y el calcio.

LOS MEJORES ALIMENTOS

Muchos alimentos contienen productos químicos que pueden causar fuertes dolores de cabeza. Esto es lo que los expertos en nutrición recomiendan evitar.

Evite el glutamato monosódico. El glutamato monosódico, una sustancia saborizante que se usa en restaurantes y en alimentos preparados como sopas, condimentos para ensalada y carnes enlatadas, puede provocar dolores de cabeza intensos, incluso cuando se consume en pequeñas cantidades. Aunque aún son necesarios más estudios, se sospecha que el glutamato monosódico actúa como vasodilatador, lo que significa que abre y luego cierra los vasos sanguíneos de la cabeza. Y esto es precisamente lo que ocurre durante una migraña.

Diga no a los nitritos. Usados como conservantes en salchichas de Frankfurt, embutidos y otras carnes curadas, los nitritos provocan migrañas.

Restrinja la cafeína. Los expertos no se ponen de acuerdo sobre este particular. El café, los refrescos de cola, y el té contienen cafeína, que actúa como vasoconstrictor y, en consecuencia, limita el flujo de sangre a la cabeza.

Un poco de cafeína puede ser beneficiosa, pero cuando se toma en exceso podría provocar el efecto contrario. Además, dos tazas de café diarias contribuyen a eliminar magnesio del organismo.

Vigile el consumo de aspartamo. Aunque pocos estudios demuestran una conexión directa entre este edulcorante artificial y el dolor de cabeza, algunas personas observan efectos negativos cuando lo consumen.

Para descubrir si este o algún otro alimento es la causa de sus dolores de cabeza, lleve un diario de sus comidas así como de sus dolores de cabeza durante un mes. Si sospecha que algún alimento es la causa del problema, elimínelo de su dieta.

Controle la tiramina. El 30 % de las personas que sufren migraña son sensibles a un aminoácido llamado tiramina. Ésta se encuentra en quesos curados, hígado de pollo, sardinas en escabeche, legumbres, cacahuetes y pipas. Para muchos, la tiramina es una causa directa de migraña. Trate de eliminar estos alimentos y observe los resultados.

Cuidado con el chocolate. El chocolate contiene un elemento químico llamado feniletilamina que, como la tiramina, puede causar dolor de cabeza.

Abandone el alcohol. El alcohol dilata los vasos sanguíneos de la cabeza y puede causar migrañas. Y beber un licor fuerte puede duplicar las posibilidades. Otros congéneres del alcohol o impurezas de los licores fuertes pueden tener el mismo efecto.

No todos los dolores de cabeza son producto de este desequilibrio, pero se sabe que el 50-60 % de las migrañas están relacionadas con el magnesio. Y ésta es la razón por la que probablemente los tratamientos que existen en el mercado no tienen éxito. Simplemente, no tratan la causa.

En un estudio realizado en Filadelfia, de 17 personas tratadas con magnesio, 13 experimentaron una remisión completa de los síntomas.

Sin embargo, la relación entre el magnesio y la migraña no está aceptada por todos los expertos en este campo, y algunas revistas médicas cuestionan los resultados de las investigaciones realizadas hasta el momento, aunque éstos aparecen cada vez más fundamentados en la literatura médica. En opinión de algunos especialistas, muchos de los llamados «expertos» en migraña dudan de estos estudios porque no saben nada de los efectos del déficit de magnesio en las células.

Para comprender la importancia del magnesio, veamos cómo se presentan las migrañas.

Se cree que las migrañas están causadas por cambios vasculares o alteraciones en los vasos sanguíneos que reducen el flujo de sangre o el oxígeno que irriga el cerebro. ¿Cuál es la causa de estos cambios vasculares? Factores como las contracciones musculares producidas en períodos de estrés y unas sustancias bioquímicas denominadas catecolaminas y serotonina que circulan por la sangre. Un exceso de serotonina puede ralentizar el fluido de la sangre, mientras que un déficit de esta sustancia puede hacer que fluya demasiado deprisa.

Aunque la mayoría de los investigadores sabe desde hace tiempo que los cambios en la concentración de serotonina y catecolaminas causan migraña, hasta el momento sólo se ha conseguido evitar estos cambios con golpes de ciego. La aspirina, por ejemplo, inhibe temporalmente los efectos de la serotonina, pero no evita que la migraña reaparezca.

Algunos médicos afirman que la pérdida de magnesio del cerebro es la causa subyacente. Sin suficiente magnesio, la serotonina fluye libremente, constriñendo los vasos sanguíneos y liberando otros productores químicos del dolor, como la sustancia P y las prostaglandinas. Unos niveles normales de magnesio no sólo previenen la liberación de estas sustancias productoras de dolor, sino que interrumpen sus efectos.

El déficit de magnesio es una causa de migraña muy extendida, ya que la mayoría de las personas no consume la cantidad diaria recomendada de 400 mg. Factores tan diversos como consumir 2 tazas de café al día o los productos químicos empleados en los medicamentos para el asma roban magnesio al organismo. Muchos medicamentos, como los diuréticos y varios fármacos cardiovasculares, pueden incrementar la pérdida de magnesio. Se sabe que las personas diabéticas, que tienen gran cantidad de azúcar en la sangre, pierden mucho más magnesio que las demás a través de la orina, lo que puede ocasionar un importante déficit de magnesio. Incluso el estrés, una causa frecuente de migrañas, puede contribuir a la eliminación de magnesio del organismo.

PRESCRIPCIONES TERAPÉUTICAS

Aunque los suplementos de vitaminas y minerales no forman parte de los tratamientos convencionales contra la migraña, cuando éstos fallan es posible encontrar alivio en alguno de estos nutrientes.

Nutriente	Cantidad diaria recomendada
Magnesio	3.000 mg (gluconato de magnesio) dividido en 3 tomas
Riboflavina	400 mg

ADVERTENCIA MÉDICA. Las dosis para estas dos terapias son extremadamente elevadas. Si desea probar estos suplementos para tratar la migraña, consulte previamente con su médico.

Las personas con trastornos renales o cardíacos sólo deben tomar suplementos de magnesio bajo supervisión médica.

En otro estudio realizado también en Filadelfia, el 50-60 % de los pacientes con migraña tenían un nivel bajo de magnesio. Pero una vez que se tratan, suelen experimentar un alivio inmediato. El estudio concluyó que el 85-90 % de esos pacientes son tratados con éxito, algo casi milagroso.

Aún así, no está claro que un suplemento diario ayude a prevenir la migraña.

Según la experiencia de otros médicos, un suplemento de gluconato de magnesio daría mejores resultados. La ventaja es que, a dosis equivalentes, el gluconato de magnesio entraña un riesgo de diarrea 3 veces inferior al del óxido de magnesio y de la mitad del causado por el cloruro de magnesio. Otra ventaja es que se absorbe con mayor rapidez.

La diferencia reside en que el gluconato de magnesio es biológicamente más activo. La forma activa del magnesio es magnesio ionizado. Cuando una sustancia está unida químicamente, queda de alguna manera neutralizada. Cuando está ionizada, se supone que puede realizar la función que debe, que en este caso es prevenir la constricción de los vasos sanguíneos del cerebro.

Algunos médicos recomiendan a sus pacientes tomar dos tabletas de gluconato de magnesio con la comida, dos por la tarde y dos antes de acostarse, aumentando la dosis cada semana hasta que sus deposiciones sean blandas, una indicación de que hay suficiente magnesio en el cuerpo.

Si usted decide probar este tratamiento, consulte antes con su médico. Las personas con trastornos renales o cardíacos sólo deben tomar suplementos de magnesio bajo supervisión médica.

RELACIÓN CON EL CALCIO

Incluso si controla estrictamente su nivel de magnesio, corre el riesgo de tener migrañas si su nivel de calcio es deficiente. Esto se debe a que el magnesio y el calcio interactúan entre sí.

Parece ser que una concentración de calcio en sangre por encima de lo normal hace que el cuerpo elimine el sobrante, llevándose también gran cantidad de magnesio.

El tratamiento con magnesio es más eficaz en personas con una concentración baja de este mineral y un alto nivel de calcio en la sangre.

MIOCARDIOPATÍA
Nutrientes que protegen el corazón

La miocardiopatía es una enfermedad específica del corazón, caracterizada por el debilitamiento del tejido muscular de este órgano. Este tejido, denominado miocardio, se inflama, se cubre de cicatrices y se vuelve fibroso. Las paredes del corazón se engruesan y endurecen o se hacen finas y débiles. A veces el corazón se agranda y late con mayor rapidez en un intento por compensar el deficiente bombeo de la sangre.

Las personas aquejadas de una miocardiopatía se agitan al desarrollar cualquier actividad, o incluso en estado de reposo. Se cansan con facilidad, se les hinchan los tobillos y tienen dolores en el pecho.

La miocardiopatía es poco frecuente en comparación con la enfermedad coronaria, la más común de las dolencias cardíacas. Sin embargo, es una de las principales indicaciones para practicar un trasplante de corazón. Esto se debe a que hasta hace poco tiempo no había muchos medicamentos eficaces para tratar la miocardiopatía. La mayoría de los médicos prescribe fármacos que alivian los síntomas reduciendo las demandas del corazón.

Estos fármacos son indispensables y han demostrado un alto nivel de eficacia en algunos pacientes.

LOS MEJORES ALIMENTOS

Además de seguir una dieta equilibrada, rica en cereales, fruta y verdura, si usted padece una miocardiopatía debe tomar una precaución adicional. Esto es lo que recomiendan los expertos.

Restrinja el consumo de alcohol. El abuso del alcohol puede causar miocardiopatía, ya que agota las reservas de nutrientes del organismo y tiene un efecto tóxico directo sobre el corazón.

Limítese a beber un máximo de dos bebidas alcohólicas al día. Y no las «reserve» para el fin de semana. El consumo excesivo de alcohol en una sola jornada es una importante carga para el corazón, por no mencionar a los amigos o a la familia.

A diferencia de la enfermedad coronaria, la miocardiopatía no siempre se debe a una obstrucción de las arterias, aunque ésta puede ser una causa. Otras son: infecciones víricas, como la enfermedad de Lyme o el sida; trastornos metabólicos hereditarios; la exposición a sustancias químicas tóxicas, como el cobalto, el plomo o el anhídrido de carbono; sensibilidad a fármacos de uso frecuente; toxinas, como el alcohol o la cocaína, o las lesiones cardíacas causadas por enfermedades como la diabetes.

La mala nutrición también parece desempeñar un papel en el desarrollo de ciertas formas de miocardiopatía o en el agravamiento de sus síntomas.

Algunas enfermedades carenciales «clásicas» –como la pelagra (déficit de niacina), el beriberi (déficit de tiamina) y el kwashiorkor (déficit de proteínas)– pueden desencadenar una miocardiopatía. Otro tanto ocurre con las deficiencias de calcio y magnesio, dos nutrientes vitales para el buen funcionamiento del corazón.

La ingestión insuficiente de otros nutrientes, en particular el selenio y la vitamina E, hacen que el corazón sea más vulnerable a las lesiones.

A continuación sugerimos algunas medidas que, según las últimas investigaciones, podrían contribuir al tratamiento de esta dolencia potencialmente mortal.

 ## EL SELENIO PROTEGE EL CORAZÓN

Hasta el año 1979, los investigadores no estaban seguros de que el mineral selenio fuera esencial para la nutrición humana. Sin embargo, ese año un equipo de científicos chinos descubrió una conexión entre la ingestión insuficiente de selenio y la

LA COENZIMA Q_{10}: ¿BUENA PARA EL CORAZÓN?

Muchos cardiólogos dudan de su eficacia o, como mucho, la consideran inocua... Eso si han oído hablar de la coenzima Q_{10}.

En la actualidad, la mayoría de los médicos carece de datos sobre las potenciales propiedades de esta coenzima.

Sin embargo, un creciente número de médicos nutricionistas considera que los suplementos de este nutriente casi desconocido (no es exactamente una vitamina) son esenciales para las personas con trastornos cardíacos. Aseguran que ha ayudado a algunos pacientes a vivir más y mejor, que ha evitado la muerte a algunas personas mientras esperaban un donante de corazón e, incluso, que ha conseguido evitar la necesidad de un trasplante en algunos enfermos cardíacos.

En algunos individuos la mejoría es clara, a menudo sorprendente. Estudios llevados a cabo en Japón han investigado la incidencia de la coenzima Q_{10} en las enfermedades cardiovasculares. Entre éstos se incluyen dos estudios realizados a doble ciego con control mediante placebo, que son los más fiables. Los resultados demostraron que la coenzima Q_{10} produjo beneficios clínicos en el 70 % de los pacientes con insuficiencia cardíaca congestiva. La coenzima Q_{10} se concentra en el músculo cardíaco y su nivel desciende cuando el corazón comienza a fallar.

Sin embargo, hay que tener en cuenta que en estudios realizados en Estados Unidos que no han sido publicados no se observó mejoría alguna con la coenzima Q_{10}. En consecuencia, a menos que se se efectúen nuevas investigaciones y se publiquen los resultados, los médicos estadounidenses mantendrán su escepticismo.

La coenzima Q_{10} es un ingrediente esencial en la producción de energía del cuerpo. Se dice que tiene «actividad bioenergética», lo que significa que

enfermedad de Keshan, una forma de miocardiopatía que afecta principalmente a niños y mujeres en edad fértil.

En algunas regiones de China, la población ingería bajas cantidades de este mineral en la dieta porque el suelo era pobre en selenio. Las plantas no necesitan selenio para desarrollarse, de modo que pueden crecer perfectamente en terrenos pobres en este mineral. Sin embargo, tampoco lo aportarán a las personas o a los animales, por lo que en estas regiones no habrá fuentes vegetales o animales ricas en selenio. De hecho, puesto que algunos animales padecían la misma enfermedad

participa en las reacciones bioquímicas que proporcionan energía. En la miocardiopatía y otros trastornos cardíacos, se cree que los suplementos de coenzima Q_{10} ayudan a las células musculares todavía sanas a desempeñar su función con mayor eficacia.

La coenzima Q_{10} es producida por el cuerpo y almacenada en órganos como el hígado, los riñones y el corazón. Algunos especialistas sospechan que las personas con un bajo nivel de este nutriente presentan una carencia de las vitaminas necesarias para convertir el aminoácido tirosina en la coenzima Q_{10}. Estas vitaminas son la niacina, la B_6, la B_{12}, la C y el folato.

En algunas farmacias y tiendas de alimentos naturales se venden suplementos de coenzima Q_{10}. Los médicos acostumbran prescribir dosis de 120-360 mg diarios, fraccionadas en tomas de un máximo de 180 mg. Este nutriente liposoluble ha de tomarse con un poco de grasa o aceite, aunque algunos suplementos se presentan ya en una base oleosa, similar a la de las cápsulas de vitamina E. Es buena idea masticar las tabletas junto con una cucharada de mantequilla de cacahuete. La dosis indicada se establece midiendo el nivel sanguíneo de coenzima Q_{10}. (Solicite este análisis a su médico.)

Por lo general, las personas con trastornos cardíacos notan resultados a las 4 semanas de tratamiento, aunque algunas deben esperar 3 meses. La mejoría máxima se observa a los 6 meses, bastante más de lo que tardan en hacer efecto los fármacos habituales.

Si está interesado en tomar suplementos de coenzima Q_{10}, busque un médico familiarizado con este tratamiento o pídale al suyo que estudie el tema. Los especialistas que prescriben este nutriente no han observado síntomas de toxicidad.

cardíaca que los seres humanos, fueron los veterinarios chinos quienes primero establecieron la relación entre el selenio y la miocardiopatía humana.

Poco después, los médicos chinos comprobaron que los suplementos de selenio podían prevenir esta enfermedad potencialmente mortal.

Sin embargo, el déficit de selenio por sí solo no parece causar la miocardiopatía. En la actualidad, los investigadores creen que esta dolencia se presenta en personas que han estado expuestas a ciertos virus que debilitan el músculo cardíaco.

Investigadores de la Universidad de Carolina del Norte descubrieron que un virus en particular, denominado Coxsackie, permanecía en estado latente en animales de laboratorio que ingerían suficiente selenio. Sin embargo, en animales con déficit de este mineral, causaba importantes lesiones cardíacas.

El selenio parece proteger al músculo cardíaco de las agresiones de los virus. Aunque todavía no se sabe a ciencia cierta cómo lo hace, se sospecha que el secreto está en sus propiedades antioxidantes. Las infecciones víricas estimulan la producción de radicales libres, las moléculas inestables que roban electrones a las células sanas con el fin de mantener su propio equilibrio y, en el proceso, dañan a estas células. Los antioxidantes neutralizan a los radicales libres al ofrecerles sus propios electrones y, de este modo, protegen a las células.

La mayoría de los investigadores de Estados Unidos no creen que la población de su país presente un déficit de este mineral lo bastante grave para causar miocardiopatías. Los científicos chinos descubrieron que la ingestión diaria mínima (20 µg) basta para prevenir esta dolencia, y la mayoría de los estadounidenses ingiere unos 108 µg al día.

Sin embargo, algunos estudios sugieren que la cantidad diaria recomendada de selenio no es lo bastante alta para ofrecer una protección óptima; es decir, para aprovechar al máximo las propiedades antioxidantes y de estimulación del sistema inmunitario de este mineral. Por eso algunos médicos recomiendan tomar suplementos de selenio en dosis de 50-200 µg diarios.

Si le preocupa la posibilidad de una carencia, solicite a su médico que analice su nivel de selenio en la sangre. Si éste es bajo, es probable que necesite suplementos. Sin embargo, no debe tomar dosis superiores a 100 µg sin supervisión médica, puesto que en grandes cantidades, el selenio es tóxico. Suspenda el uso de suplementos si observa reacciones como un persistente olor a ajo en el aliento o la piel, caída del cabello, uñas frágiles o negras, sabor metálico en la boca o mareos y náuseas sin razón aparente. Estos síntomas indican que la cantidad de selenio es excesiva.

Por lo general, la fruta y la verdura no aportan grandes cantidades de selenio. Sin embargo, los mariscos y, en menor grado, la carne son alimentos ricos en selenio de fácil absorción. Los cereales, las semillas, el ajo y los champiñones también aportan selenio, aunque todo depende de la riqueza del suelo en que se cultiven.

LA VITAMINA E CONTRIBUYE A LA PROTECCIÓN

Si desea proteger al máximo su corazón, añada vitamina E a su arsenal.

Diversos estudios de laboratorio han demostrado que los animales con carencias simultáneas de selenio y vitamina E son más propensos a sufrir miocardiopatía. Estas carencias pueden prevenirse o corregirse con suplementos de uno solo de estos nutrientes. (En los animales, la vitamina E también protege al corazón de la miocardiopatía causada por déficit de magnesio.)

PRESCRIPCIONES TERAPÉUTICAS

Si decide experimentar con nutrientes para tratar una enfermedad cardíaca, ¡no abandone los fármacos prescritos por su médico! Los especialistas que usan terapias nutricionales afirman que los fármacos siguen siendo necesarios para algunos pacientes. Éstos son los nutrientes que recomiendan.

Nutriente	Cantidad diaria recomendada
Magnesio	400 mg
Selenio	50-200 mg
Vitamina E	400 UI

ADVERTENCIA MÉDICA. Si usted padece una miocardiopatía, debe estar bajo atención médica.

Si sufre trastornos renales o cardíacos, sólo tome suplementos de magnesio bajo la supervisión de su especialista.

Las dosis de selenio superiores a los 100 µg sólo deben tomarse por prescripción médica. El selenio es tóxico en cantidades importantes.

Si se encuentra en tratamiento con anticoagulantes, no debe tomar suplementos de vitamina E.

Al igual que el selenio, la vitamina E tiene propiedades antivíricas y antioxidantes, de modo que protege al corazón de infecciones y toxinas. También se cree que podría prevenir la aterosclerosis —obstrucción de las arterias—, una dolencia que debilita aún más a un corazón con problemas. En consecuencia, algunos especialistas recomiendan ingerir 400 UI al día, una dosis que sólo puede obtenerse con suplementos.

EL MAGNESIO AYUDA A LOS CORAZONES DÉBILES

En los animales, las pruebas son concluyentes: si se les administra una dieta pobre en magnesio, desarrollan lesiones en el músculo cardíaco que conducen a trastornos del corazón.

Sin embargo, el magnesio tiene tanta incidencia en el funcionamiento cardíaco, que un aporte adecuado de este mineral podría hacer que un corazón débil funcione mejor.

El magnesio afecta la contracción del músculo del corazón, de modo que un déficit de este mineral puede provocar irregularidades en el ritmo cardíaco.

Al parecer, el magnesio también puede ofrecer protección durante un infarto. Después de un ataque cardíaco, los animales con déficit de magnesio presentan lesiones más importantes en los tejidos que aquellos con un nivel adecuado de este mineral.

Si usted padece una enfermedad cardíaca, solicite a su médico que analice el nivel de magnesio en sus glóbulos rojos. Si el nivel es bajo, sabrá con seguridad que padece un déficit de magnesio, pero incluso si está en el límite de la normalidad, puede hablarse de una carencia. La concentración de magnesio en sangre puede ser normal y, sin embargo, ocasionar irregularidades cardíacas.

En caso de trastornos renales o cardíacos, sólo debe tomar suplementos de magnesio bajo supervisión médica.

Pero cuando lo que preocupa es simplemente la salud del corazón, los expertos recomiendan ingerir la cantidad diaria recomendada de 400 mg. Las mejores fuentes alimentarias son los frutos secos, las legumbres y los cereales sin refinar, aunque las hortalizas verdes también aportan cantidades significativas. Diversos estudios han demostrado que la mayoría de las personas ingieren cantidades inferiores a la recomendada.

NÁUSEAS DEL EMBARAZO
Estrategias para tranquilizar el estómago

Usted puede estar encantada con su futura maternidad y, a pesar de ello, levantarse de la cama penosamente cada mañana y dirigirse al lavabo para vomitar. Los estudios confirman que las náuseas del embarazo afectan al 50-90 % de las mujeres embarazadas. Afortunadamente, algunos expertos creen que hay una terapia vitamínica eficaz para aliviar los síntomas.

LA VITAMINA B_6 AL RESCATE

Numerosos estudios realizados en los años cuarenta sugirieron que la vitamina B_6 es un tratamiento eficaz para las náuseas del embarazo. Recientemente, dos estudios

LOS MEJORES ALIMENTOS

Lo que usted ingiera puede marcar una gran diferencia en las náuseas y los vómitos del embarazo. Algunos médicos recomiendan estas medidas dietéticas para tranquilizar el estómago.

Coma con jengibre. Existen pruebas científicas de que el jengibre, una especia que se usa para aromatizar galletas, pasteles y comidas asiáticas, puede calmar incluso los estómagos más sensibles.

En un estudio, 940 mg de jengibre (media cucharadita de café) resultó tan eficaz como una dosis media de Biodramina (un popular remedio contra los mareos).

Algunos investigadores británicos descubrieron que el jengibre era tan eficaz como los fármacos (con la ventaja adicional de que carece de efectos secundarios) para aliviar las náuseas y los vómitos habituales después de una intervención quirúrgica con anestesia general. Y médicos daneses descubrieron que la octava parte de una cucharilla de jengibre molido, administrado 4 veces al día, aliviaba casos de náuseas del embarazo tan graves que las mujeres requerían hospitalización.

Al parecer, el jengibre actúa directamente en el tracto gastrointestinal, impidiendo los mecanismos de retroalimentación que envían las señales de vómito al cerebro.

Aunque el *Ginger ale* o el té de jengibre resultan útiles, es mejor tomarlo directamente en polvo. La dosis normal es de media cucharilla de café. No se conocen efectos secundarios del jengibre.

Seleccione sus alimentos. Comer con frecuencia alimentos ligeros ricos en hidratos de carbono y pobres en grasas puede ser un buen modo de evitar las náuseas. Consuma alimentos fáciles de digerir y evite llenar demasiado el estómago.

han confirmado la eficacia de esta vitamina. En Iowa, los investigadores descubrieron que las mujeres embarazadas que tomaban 25 mg de vitamina B_6 cada 8 horas tuvieron menos vómitos y náuseas que las mujeres que habían tomado placebo. Y en el otro estudio, que incluyó a casi 350 futuras madres de Tailandia, los investigadores descubrieron que la ingestión de 10 mg cada 8 horas también conseguía mitigar los síntomas.

Cada vez son más numerosos los especialistas en obstetricia y ginecología que han oído hablar de este remedio y opinan que merece la pena probarlo. La cantidad de 25 mg funciona en al menos la mitad de las mujeres y no conlleva riesgos

PRESCRIPCIONES TERAPÉUTICAS

Éstas son las recomendaciones de algunos especialistas para aliviar las náuseas del embarazo.

Nutriente	Cantidad diaria recomendada
Vitamina B_6	75 mg, fraccionados en 3 dosis (cada 8 horas)

ADVERTENCIA MÉDICA. Como regla general, las mujeres embarazadas deben consultar con su médico antes de tomar cualquier suplemento. Las dosis de vitamina B_6 superiores a 100 mg diarios se han asociado con trastornos del sistema nervioso.

de efectos secundarios o defectos congénitos. Ambos estudios concluyeron que la vitamina B_6 era más efectiva en las mujeres con náuseas entre moderadas y severas.

Nadie sabe con exactitud por qué las embarazadas tienen náuseas o cómo ayuda la vitamina B_6. Probablemente se relacionan con niveles hormonales altos, pero no se sabe qué hormonas provocan las náuseas ni cómo influye en ellas la vitamina B_6.

Algunos médicos recomiendan tomar la vitamina B_6 al despertarse por la mañana, incluso antes de levantarse, a media tarde y antes de acostarse. Para mayor seguridad, no tome más de 75 mg de vitamina B_6 al día (3 dosis de 25 mg). La ingestión de cantidades superiores a 100 mg diarios se han asociados con trastornos del sistema nervioso.

Si la vitamina B_6 alivia sus síntomas, debería notarlo después de las primeras dosis. Si para entonces no ha funcionado, consulte a su médico sobre otras formas de tratamiento.

Como regla general, las mujeres embarazadas no deben tomar ningún tipo de fármacos o suplementos sin consultar antes con su médico.

OSTEOPOROSIS

Cómo mantener la salud ósea
en la tercera edad

Imagine un banco que no le permitiera saber cuánto dinero tiene en su cuenta. A menos que fuera usted un diligente contable, lo más probable es que tarde o temprano empezaran a devolverle talones por falta de fondos. Bueno, los huesos son ese banco, sólo que en lugar de dinero, usted retira calcio de ellos.

En esencia, lo que ocurre cuando alguien sufre osteoporosis, una enfermedad que provoca la aparición de poros en los huesos, es que su esqueleto se queda en la ruina. Su organismo ha retirado más calcio de los huesos del que ha depositado en el transcurso de los años, y lo que queda es un frágil cascarón.

La osteoporosis es responsable de millones de fracturas óseas al año, siendo las más notables las de las vértebras (que a menudo son la causa de la postura encorvada de las ancianas), antebrazos, muñecas y caderas (con frecuencia incapacitantes y en ocasiones incluso fatales).

Ésta es la mala noticia. La buena es que la osteoporosis es predecible y tratable.

Según algunos especialistas, no hay razón para que esta enfermedad exista. Es muy fácil prevenirla mediante la nutrición y el ejercicio, sobre todo si estas medidas se inician a edad temprana. Nunca es demasiado pronto ni demasiado tarde para producir tejido óseo. Incluso las mujeres ancianas pueden recuperar cierta densidad en el tejido óseo.

 ## LOS INGRESOS EN EL BANCO ÓSEO

El primer paso para recuperar hueso es comprender cómo funciona. Incluso una vez concluido su crecimiento, los huesos sufren una remodelación constante. Remodelación es el término que emplean los médicos para describir el proceso continuo del organismo que consiste en eliminar el tejido óseo antiguo y formar el nuevo. En general, la formación de nuevo hueso lleva la delantera o, al menos, está a la par con la destrucción de hueso viejo durante los primeros 20 o 30 años de la vida.

En algún momento después de los 30 años, nuestros huesos empiezan a operar en números rojos, y tanto los hombres como las mujeres pierden más hueso del que forman. En las mujeres, el proceso se acelera cuando llegan a la menopausia y dejan de producir estrógenos, unas de las hormonas que regulan esta remodelación. Entonces pierden una cantidad de hueso significativamente mayor que los hombres, hasta un 2-5 % al año durante los primeros 5 a 7 años desde el inicio de la menopausia. Por esta razón, la osteoporosis es mucho más común entre las mujeres, aunque también aparece en hombres de edad avanzada.

Por eso es especialmente importante para las mujeres formar y mantener una masa ósea óptima a lo largo de toda la vida. Según los investigadores, para conseguirlo es preciso ingerir calcio y practicar ejercicio físico. Cuanto antes empiece, mejor, porque la mayor parte de la masa ósea se adquiere a mediados de la veintena, si bien algunos investigadores creen que se sigue formando hueso hasta los 35 años.

¿Significa esto que estamos condenados si superamos los 30 años y acabamos de enterarnos de lo que es la masa ósea? La respuesta es no. El calcio y el ejercicio pueden prevenir la pérdida ósea que se produce durante la cuarta y la quinta décadas de la vida. Y reducir la pérdida ósea es suficiente para evitar la aparición de osteoporosis, con independencia del nivel de masa ósea.

Una de las maneras más eficaces de prevenir la pérdida ósea y las fracturas típicas de la osteoporosis es la terapia de sustitución hormonal. Sin embargo, no todas las mujeres pueden recurrir a ella, según algunos especialistas. Es necesario consultar con el médico para enterarse de las ventajas y desventajas de este tratamiento.

Y los expertos médicos coinciden en que, tanto en los hombres como en las mujeres, una dieta sana desempeña un papel importante en la prevención y el tratamiento de la osteoporosis.

Además de calcio, los nutrientes que los investigadores han comprobado que tienen el mayor potencial formativo de hueso comprenden la vitamina D, el boro, el magnesio, el fluoruro, el manganeso, el cobre, el cinc y la vitamina K. Éstos son los conocimientos disponibles hasta el momento.

DIRECTO DE LA VACA

Las madres que dicen «tómate la leche o no tendrás huesos y dientes fuertes» tienen toda la razón.

La principal causa de la osteoporosis es la falta de calcio en la dieta.

El calcio, un mineral abundante en la leche, es esencial para tener unos huesos sanos y fuertes. De hecho, el 99 % del calcio del cuerpo se acumula en el esqueleto. Pero también se necesita un nivel estable de calcio sérico (en la sangre) para que el corazón funcione adecuadamente, los nervios y los músculos trabajen y la sangre coagule bien. Cuando no hay suficiente para todos, los primeros en sufrir la carencia son los huesos.

Mantener un nivel adecuado de calcio en la sangre es la principal prioridad del organismo. Si no tiene bastante, lo coge de las reservas, y la principal fuente de reserva la constituyen los huesos.

Para mantener unas reservas abundantes, algunos médicos recomiendan que todo el mundo, desde la adolescencia, tome suplementos y siga una dieta sana para asegurarse de obtener entre 1.200 y 1.500 mg de calcio al día.

Según varios investigadores de California, hasta el último gramo de calcio cuenta. De las 581 mujeres de 60 a 79 años de edad que estudiaron, las que habían tomado uno o más vasos de leche en la adolescencia y primeros años de la edad adulta tenían una densidad mineral ósea significativamente mayor en el antebrazo (3-4 %), la columna vertebral (5 %) y las caderas que aquellas que no habían tomado leche. El efecto de la leche en la densidad mineral ósea era aún mayor en las caderas (4 %) y la columna (7 %) en los adultos de edades comprendidas entre los 20 y los 50 años.

El calcio también puede resultar útil en el tratamiento de la osteoporosis cuando la enfermedad ya se ha desarrollado. Unos investigadores de Nueva York estudiaron a 118 mujeres que ya habían pasado la edad de la menopausia. A lo largo de un período de 3 años, administraron a esas mujeres 1.700 mg de calcio, 1.700 mg de calcio más las hormonas femeninas estrógenos y progesterona o bien placebo (pastillas sin principios activos). Si bien la mezcla de calcio con hormonas femeninas fue el tratamiento más eficaz, el calcio sólo frenó significativamente la pérdida mineral en los huesos. Los investigadores midieron esta pérdida en la cabeza del húmero y registraron una disminución del 0,8 % anual en las mujeres que tomaban calcio, frente a un descenso del 2 % anual en las que tomaban placebo.

Cuando se trata de obtener el calcio suficiente, sin embargo, tomar más leche no es en absoluto la única medida posible. El calcio de los productos lácteos puede ser difícil de absorber, y muchas personas tienen dificultades para digerir estos productos. En su lugar, los especialistas recomiendan como fuentes de calcio alimentos como legumbres, brécol y zumo de naranja enriquecido. Otros alimentos ricos en calcio comprenden distintas variedades de col y berza, el tofu y los boniatos.

La cantidad diaria recomendada de calcio es de 1.000 mg. y los especialistas recomiendan las dosis siguientes:

- Hombres de 25 a 65 años: 1.000 mg
- Mujeres de 25 a 50 años: 1.000 mg
- Mujeres embarazadas y en período de lactancia: 1.200-1.500 mg
- Mujeres menopáusicas (51 a 65 años) que tomen estrógenos: 1.000 mg
- Mujeres menopáusicas (51 a 65 años) que no tomen estrógenos: 1.500 mg
- Hombres y mujeres mayores de 65 años: 1.500 mg

Como muchas personas no ingieren estas cantidades con su dieta habitual, los médicos a menudo recomiendan suplementos que contienen entre 500 y 1.200 mg diarios de calcio para compensar la diferencia.

LOS MEJORES ALIMENTOS

Son abundantes los minerales y vitaminas que forman y mantienen sano el esqueleto, pero también son muchos los alimentos cotidianos que sólo perjudican los huesos. Éstas son las recomendaciones de los expertos.

Tome menos café. Si bien sigue existiendo polémica sobre cuánta cafeína es excesiva, los expertos coinciden en que su consumo aumenta la excreción de calcio por la orina.

Un estudio de 3 años realizado con 980 mujeres que habían superado la menopausia comprobó que las bebedoras de café tenían menos hueso. El estudio observó un significativo descenso en la masa ósea de las caderas y la columna vertebral asociado a toda una vida tomando la cafeína equivalente a sólo 2 tazas de café al día entre las mujeres que no tomaban leche a diario.

Aunque tomar al menos un vaso de leche al día disminuía la pérdida de hueso en este estudio, es prudente limitar la cafeína, ya que la mayoría de las mujeres no absorben el calcio suficiente.

Olvide la cola. El fósforo es un elemento necesario para los huesos, pero muchos expertos coinciden en que la ingestión excesiva bloquea la absorción de calcio y resulta nefasta para la salud de los huesos. Según los expertos en nutrición, las bebidas de cola –que contienen mucho fósforo, azúcar y cafeína– se cuentan entre los peores alimentos para las personas que desean evitar la osteoporosis.

Al parecer, un exceso de fósforo pone al organismo en un doble compromiso: el fósforo sobrante no sólo se asocia al calcio de la sangre, retirándolo así de las funciones corporales, sino que además el organismo, como consecuencia, percibe que no tiene suficiente calcio y lo extrae de los huesos.

Si se niega a eliminar las bebidas de cola de su dieta, restrínjalas a un máximo de una lata al día.

Coma hortalizas de hojas verdes y legumbres. Mientras que las proteínas son una parte importante de la dieta para la formación de huesos y para

 ## TOMAR EL SOL PARA LA VITAMINA D

Llamada a menudo vitamina del sol, la vitamina D es imprescindible para que el calcio que se ingiere produzca sus efectos beneficiosos. Esta vitamina, fabricada por la

la salud en general, existen indicios de que las proteínas de la carne y otros productos animales aumentan la pérdida de calcio y, en consecuencia, debilitan los huesos.

La mayoría de los problemas de la osteoporosis son consecuencia de la pérdida de calcio, según algunos especialistas que abogan por elegir las proteínas de los cereales, las legumbres y las verduras, y el calcio de hortalizas de hojas verdes (como las distintas variedades de col) y las legumbres, a fin de evitar las proteínas animales que se encuentran en la leche (1 g cada 28 ml).

Limite la sal. Una ingestión de sal elevada aumenta la excreción urinaria de calcio. Está demostrado que reducir la ingesta diaria de sodio a 1.000-2.000 mg puede ahorrar 160 mg de calcio al día. Esto significa no consumir más de una cucharadita de sal al día.

No abuse del alcohol. La cerveza y otras bebidas alcohólicas no aportan calcio, y beber en exceso puede inhibir la absorción de este mineral y la formación de hueso.

Los investigadores han descubierto una masa ósea reducida y fracturas causadas por osteoporosis en un porcentaje significativo de hombres con alcoholismo crónico. Sin embargo, aún se desconocen los efectos del consumo moderado de alcohol.

Evite el aluminio. Si bien son necesarios más estudios, hay indicios de que el exceso de aluminio también puede causar pérdida de masa ósea. Se ha observado que el aluminio se asocia al fósforo y al calcio, arrastrándolos por la orina, pero también se deposita en los huesos, provocando osteomalacia (reblandecimiento óseo).

No es buena idea usar antiácidos basados en el aluminio como suplementos de calcio. No sólo no hacen ningún bien, sino que podrían ser perjudiciales. Lea las etiquetas de los antiácidos para descartar los que contienen aluminio.

piel cada vez que se expone a la luz solar (excepto durante el invierno en las latitudes más septentrionales), ayuda al organismo a absorber el calcio y a formar huesos sanos.

No hay estudios concluyentes que señalen inequívocamente al déficit de vitamina D como causa directa de la osteoporosis. Está bien documentado que este déficit provoca osteomalacia, o reblandecimiento óseo, en los adultos, lo que contribuye a aumentar el riesgo de fracturas.

La vitamina D también puede resultar útil en el tratamiento de la osteoporosis. En un estudio realizado en Finlandia se observó que 341 ancianos (principalmente mujeres de 75 años o más) que recibieron inyecciones anuales con grandes dosis de vitamina D durante un período de 5 años, sufrieron menos fracturas que 458 personas que no habían tomado esta vitamina.

Distintos estudios efectuados en Estados Unidos y Europa han demostrado que hasta el 40 % de los ancianos y ancianas que sufren fractura de cadera presentan un déficit de vitamina D.

Por desgracia, la capacidad de la piel para producir vitamina D disminuye con la edad. La situación es peor para las personas que viven en lugares donde los días son cortos y los inviernos largos. En las latitudes más septentrionales, no es posible producir suficiente vitamina D entre los meses de noviembre a febrero (aunque se exponga todo el cuerpo a la luz solar desde el amanecer hasta el ocaso) para satisfacer los requisitos del cuerpo. Y cuanto más cerca viva de los polos, más largo será este período.

El problema se complica con el uso de cremas de protección solar durante el verano, ya que una crema con un factor de protección 8 basta para reducir sensiblemente la capacidad de producir vitamina D. Es difícil enriquecer la leche con vitamina D, y diversas investigaciones han comprobado que sólo el 30 % de las muestras de leche analizadas contienen la cantidad de vitamina indicada en el envase. Esta proporción es aún menor en las leches desnatadas.

Así, resulta bastante difícil obtener la cantidad necesaria de vitamina D sólo con la dieta normal. Por fortuna, la solución a este dilema está cerca: la farmacia más próxima, sobre todo si va andando en un día soleado.

A grandes dosis, la vitamina D puede ser tóxica. Por esta razón, no hay que tomar nunca suplementos que contengan una cantidad superior a 600 UI diarias, a menos que el médico lo recomiende específicamente. No obstante, muchos preparados polivitamínicos y minerales contienen una cantidad adecuada. Con un suplemento que incluya 400 UI de vitamina D se garantiza básicamente que se ingiere al menos la cantidad diaria recomendada. También se recomienda a todo el mundo, pero especialmente a los ancianos, que salgan a la calle entre 5 y 10 minutos al día, 2 o 3 veces a la semana, en primavera, verano y otoño, para exponer al sol las manos, la cara y los brazos. Esta exposición casual a la luz solar basta para obtener la vitamina D adicional que necesitamos.

 ## CON MAGNESIO SE REGULA EL CALCIO

El magnesio (un mineral esencial que se emplea para tratar casi todas las dolencias, desde la depresión hasta el infarto) también es crucial para la salud de los huesos. El magnesio ayuda al calcio a penetrar en los huesos y además convierte la vitami-

PRESCRIPCIONES TERAPÉUTICAS

Los médicos coinciden en que una buena nutrición es esencial para la salud de los huesos. Los expertos recomiendan estos nutrientes para ayudar a prevenir la osteoporosis o frenar su evolución.

Nutriente	Cantidad diaria recomendada
Boro	3 mg
Calcio	1.200-1.500 mg
Cobre	2 mg
Fluoruro	Hasta 10 mg
Magnesio	200-400 mg
Manganeso	5 mg
Vitamina D	400 UI
Vitamina K	Hasta 10 µg
Cinc	15 mg

Añada un suplemento polivitamínico y mineral que contenga las cantidades diarias recomendadas de todos los minerales y vitaminas esenciales.

ADVERTENCIA MÉDICA. Si le han diagnosticado osteoporosis, debe estar bajo tratamiento médico.

Si padece trastornos cardíacos o renales, debe consultar con su médico antes de tomar suplementos de magnesio.

na D en su forma activa en el interior del organismo. Casi la mitad del magnesio corporal se encuentra en el esqueleto.

Aunque aún no existen pruebas científicas concluyentes, algunos especialistas en medicina natural consideran que el magnesio es el nutriente más importante para la salud de los huesos.

El magnesio también puede colaborar en el tratamiento de la osteoporosis. Unos investigadores israelíes estudiaron a 31 mujeres con osteoporosis que habían superado la edad de la menopausia, a las que administraron suplementos diarios de

250-750 mg durante 6 meses y luego 250 mg durante 18 meses. Al final de ese período, en 22 mujeres había aumentado la densidad ósea un 1-8%, y 5 mujeres experimentaron descensos en sus índices de pérdida ósea. A la inversa, la densidad ósea disminuyó notablemente en 23 mujeres que no recibieron suplementos de magnesio durante el mismo período.

En Estados Unidos se sigue estudiando el papel del magnesio en la osteoporosis. Basándose en los conocimientos actuales sobre la intervención del magnesio en la regulación del calcio, los investigadores afirman que es necesario que la dieta incluya una cantidad adecuada de magnesio para que los huesos se mantengan sanos.

La cantidad diaria recomendada de magnesio es de 400 mg. Como la dieta de muchas personas no incluye una cantidad suficiente de magnesio, los médicos que recomiendan suplementos aconsejan tomar entre 200 y 400 mg al día. (Si usted padece trastornos cardíacos o renales debe consultar a su médico antes de tomar suplementos de magnesio.) Los alimentos ricos en magnesio comprenden el germen de trigo, las pipas de girasol, el marisco, los frutos secos, los productos lácteos y las verduras de hojas verdes.

 ## EL BORO FRENA LA PÉRDIDA DE CALCIO

Los investigadores sospechan que el boro, un oligoelemento que se encuentra principalmente en la fruta y las verduras, puede reducir la eliminación urinaria de calcio y magnesio y, por lo tanto, ayudar a prevenir la osteoporosis.

En opinión de algunos biólogos, aún es demasiado pronto para determinar la eficacia del boro. En un estudio, los investigadores no encontraron diferencias significativas en la cantidad de calcio y magnesio excretados por la orina en 12 mujeres que habían superado la edad de la menopausia a las cuales se había administrado primero una dieta baja en boro y luego suplementos diarios de 3 mg de este elemento.

Hasta ahora se ha comprobado que el boro ejerce un ligero efecto en la reducción del calcio y magnesio excretados por la orina, además de en el aumento de la producción de estrógenos y testosterona, pero los resultados no son espectaculares. Aun así es importante seguir una dieta rica en boro. Sin lugar a dudas, el boro influye en el metabolismo de los huesos y los minerales, especialmente en los animales. Pero sería aventurado tomar suplementos de boro en este momento. Es mejor comer fruta y verduras: una manzana grande aporta 0,5 mg·de boro.

 ## EL AGUA PUEDE AYUDAR

Hace tiempo que se conoce la eficacia del fluoruro, la forma ionizada del flúor, para combatir las caries. Pero ahora algunos investigadores sospechan que también podría contribuir a la formación de masa ósea.

Las mujeres de un estudio realizado en Texas mostraron una reducción del 70 % en las fracturas de la columna a lo largo de un período de 30 meses y un aumento casi del 5 % en la densidad ósea de la columna durante al menos 3 años.

En dicho estudio, 48 mujeres que habían superado la menopausia recibieron 25 mg de fluoruro de liberación lenta y 800 mg de calcio (en forma de citrato de calcio) 2 veces al día durante 3 ciclos de 12 meses, con un descanso de 2 meses entre los ciclos. Según los autores del estudio, el tratamiento con fluoruro es seguro y eficaz.

Otros investigadores usaron fluoruro de liberación rápida, que se incorpora directamente al esqueleto, pero sus pacientes alcanzaron concentraciones tóxicas. El preparado de liberación rápida producía huesos densos, pero el material óseo que formaba era frágil y quebradizo. El nuevo preparado de liberación lenta produce huesos fuertes.

Los investigadores siguen recelando del fluoruro sódico de liberación rápida. En dosis muy elevadas (2.500-5.000 mg) el fluoruro puede resultar mortal, pero las cantidades necesarias para la salud de los huesos están muy lejos de esos niveles.

Según algunos especialistas, la gente no toma suficiente fluoruro para que los huesos se beneficien. El suelo y el agua de manantial son ricos en fluoruro, pero en los pueblos y ciudades, donde el agua contiene flúor, las normas municipales prohíben más de 1 mg de fluoruro por litro de agua. Y muchas comunidades no añaden flúor al agua.

Los suplementos de fluoruro sólo se venden con receta médica. Si quiere probarlos, tendrá que consultar con su médico qué suplemento le conviene. Si el agua de su zona no esta fluorada, las fuentes adecuadas de fluoruro incluyen el té, el arenque y el salmón enlatado con espinas. La ingestión diaria de hasta 10 mg de fluoruro procedente de alimentos naturales y el agua se considera segura para los adultos.

HUESOS MÁS FUERTES CON CINC, COBRE Y MANGANESO

Durante años, los investigadores han buscado relaciones entre la osteoporosis y los minerales cinc, cobre y manganeso. Aunque se ha comprobado que un déficit de cualquiera de estos nutrientes tiene una influencia negativa en la salud de los huesos, los estudios demuestran que podrían obtenerse mejores resultados cuando se administran juntos.

La dieta de muchos ancianos es deficitaria en nutrientes esenciales, incluido el cinc. Y sin duda, un déficit de cinc causa problemas en el metabolismo óseo. Sin embargo, no se sabe si el déficit de este elemento desempeña algún papel en el desarrollo de la osteoporosis.

La historia es idéntica para el cobre. En animales de laboratorio con déficit de cobre se han observado anormalidades óseas, y se ha informado que un déficit severo de cobre provocó osteoporosis en niños prematuros desnutridos, pero no hay estudios concluyentes sobre la relación entre el cobre y la osteoporosis.

El manganeso también es esencial para la formación de huesos, y su déficit se ha detectado en mujeres con osteoporosis. Algunos médicos sostienen que, al igual que el cinc y el cobre, el manganeso probablemente actúe mejor en combinación con otros minerales y vitaminas.

Reconociendo la importancia de todos estos minerales, varios investigadores de California estudiaron los efectos del cinc, el cobre y el manganeso administrados a la vez. En un estudio que duró 2 años con 59 mujeres que habían superado la menopausia, los investigadores comprobaron que la ingestión de 1.000 mg diarios de calcio frenaba la pérdida de minerales en las vértebras. Sin embargo, añadiendo un «cóctel mineral» compuesto por 15 mg de cinc, 2,5 mg de cobre y 5 mg de manganeso, la pérdida de minerales se interrumpió por completo en estas mujeres.

Los mejores resultados parecen obtenerse en personas que toman un suplemento polivitamínico y mineral que proporcione el 100 % de los requisitos diarios de cinc, cobre y manganeso, además de un suplemento de calcio por separado.

La cantidad diaria recomendada de cinc es de 15 mg, y la del cobre y del manganeso, de 2 g. Como un exceso de cinc puede bloquear la absorción de cobre, es preciso mantener un equilibrio entre ambos nutrientes.

VITAMINA K: EL HÉROE DESCONOCIDO

Si le dijera a alguien que tiene que tomar vitamina K, la respuesta probablemente sería «¿vitamina qué?». Pero esta vitamina, abundante en la cadena alimentaria y producida por las bacterias intestinales, desempeña un papel básico en la formación de los huesos. Y su déficit, que se creía muy raro, puede ser un factor determinante en la osteoporosis.

Las investigaciones indican que las personas que sufren osteoporosis tienen bajos niveles de vitamina K en sangre, y algunos médicos creen que su déficit no es tan raro. Según ellos, cuando los científicos determinaron que era excepcional, utilizaban técnicas de medición rudimentarias. Al parecer, el uso abusivo de los antibióticos en la actualidad podría inhibir la producción intestinal de vitamina K.

Un estudio realizado en Holanda demostró que la vitamina K ayuda a proteger los depósitos de calcio del organismo. Cuando se administró 1 mg (1.000 µg) diario de vitamina K durante 3 meses a 70 mujeres que habían superado la edad de la menopausia, éstas experimentaron descensos «significativos» en la excreción de calcio en la orina.

La cantidad diaria recomendada de vitamina K es de 80 µg, y es fácil obtenerla de la dieta. La fruta, las hortalizas de hojas verdes, los bulbos y tubérculos, los cereales y los productos lácteos son buenas fuentes. Para las personas que deseen tomar suplementos, 100 μg al día son un límite seguro, según algunos especialistas, aunque en algunos casos concretos pueden prescribirse cantidades superiores.

 ## EL PAQUETE SORPRESA

Además de estos minerales y vitaminas, algunos médicos confían en los beneficios de las vitaminas C y B_6 y del ácido fólico. Los investigadores no recomiendan tomar suplementos de estos nutrientes por separado para combatir la osteoporosis, pero no dudan en prescribir un suplemento polivitamínico y mineral. Según ellos, es buena idea añadir un suplemento de calcio para asegurarse de obtener la cantidad diaria recomendada de todos estos nutrientes.

PELAGRA
Un misterio de fin de siglo

Ofrézcale a alguien tripas de cerdo y harina de maíz para cenar esta noche y probablemente acabará cenando a solas. Pero hace apenas un siglo, éstos fueron los alimentos que provocaron la aparición en el sur de Estados Unidos de una enfermedad debida al déficit de niacina llamada pelagra.

Caracterizada por un deterioro gradual que a menudo empieza con enrojecimiento y prurito en la piel, progresa con diarrea y depresión y culmina con la muerte, la pelagra mató a más de 100.000 estadounidenses en 1914.

La incidencia alcanzó proporciones tan alarmantes que el gobierno de Estados Unidos inició una investigación especial «de uno de los problemas más espinosos y urgentes de la época».

Un experimento realizado en Mississippi con niños huérfanos que sufrían pelagra proporcionó enseguida las pistas para resolver el misterio. Pocos días después de que los médicos añadieran leche, carne y huevos a la dieta de sémola de maíz, que constituía el alimento básico de estos niños, la pelagra desapareció.

Para confirmar que un déficit alimentario era la causa se emprendió otro estudio, esta vez con presidiarios. Cuando los convictos que no tenían pelagra aceptaron comer sólo tripas, sémola de maíz y tortillas fritas durante 5 meses, casi todos contrajeron pelagra.

Con el fin de eliminar toda duda de que la pelagra pudiera ser una enfermedad infecciosa se realizó otro estudio con convictos. Los presidiarios y los propios investigadores se inyectaron sangre de personas que sufrían pelagra o fueron expuestos a sus secreciones nasales o a sus esputos. Cuando los sujetos no desarrollaron la enfermedad, los investigadores concluyeron que la pelagra no podía ser infecciosa.

 ## LA SÉMOLA SOLA NO BASTA

Si bien los investigadores comprendieron pronto que una dieta insuficiente era la causa de la pelagra, no fue hasta 1937 cuando identificaron el origen exacto del problema. El maíz no sólo contiene una forma de niacina, una vitamina del grupo B, que el cuerpo no puede asimilar fácilmente, sino que además puede provocar un desequilibrio en los aminoácidos, los «ladrillos» de las proteínas, la materia básica del cuerpo.

Consumir maíz como parte de una dieta equilibrada no es un problema, pero una dieta que consista casi exclusivamente de maíz y sus derivados es devastadora. De hecho, la tragedia de la pelagra a principios de siglo condujo a reforzar las harinas y los cereales con niacina. Como resultado, la pelagra es hoy muy rara en Estados Unidos.

Sin embargo, todavía la sufre cierto número de personas, por razones que nada tienen que ver con comer maíz. Los alcohólicos y los individuos con graves problemas gastrointestinales tienen a menudo dificultades para obtener suficiente nia-

PRESCRIPCIONES TERAPÉUTICAS

En la actualidad, la pelagra es muy rara. Cuando se diagnostica esta enfermedad debida al déficit de niacina, los médicos recomiendan niacinamida, una forma de niacina conocida por sus escasos efectos adversos.

Nutriente	Cantidad diaria recomendada
Niacinamida	300-400 mg divididos en 3 ó 4 dosis

ADVERTENCIA MÉDICA. Si usted tiene síntomas de pelagra, debe acudir al médico para que éste establezca el diagnóstico preciso y prescriba el tratamiento adecuado.

Esta cantidad de niacinamida se prescribe en los casos graves de pelagra y sólo debe tomarse bajo supervisión médica.

cina. Incluso entonces, diagnosticar la pelagra no es fácil. Los primeros síntomas, como el enrojecimiento de la piel, el agrietamiento de los labios, la pérdida de peso, el cansancio, la desorientación y la diarrea suave, pueden ser sutiles.

LA NIACINA AL RESCATE

Por fortuna, los efectos de la pelagra en sus primeras etapas son fácilmente reversibles. En general, la principal medida terapéutica es proporcionar a los pacientes de nuevo una dieta sana y, en el caso de los alcohólicos, conseguir que dejen de beber y tomen algún tipo de suplemento con niacina. (Para una descripción detallada del papel de los nutrientes en el tratamiento del alcoholismo, véase p. 76.) En general, los expertos prescriben niacinamida, una forma de niacina conocida porque no produce efectos adversos indeseables.

En los casos graves, algunos médicos recomiendan 100 mg de niacinamida 3 ó 4 veces al día durante varias semanas. Como la niacina puede ser tóxica en grandes cantidades, sugieren tomar esta cantidad sólo bajo supervisión médica.

La cantidad de niacinamida que una persona con pelagra debe tomar depende de su estado individual y debe determinarla un médico.

Algunas de las mejores fuentes naturales de niacina son la pechuga de pollo, el atún y la ternera. La cantidad diaria recomendada de niacina es de 20 mg.

PÉRDIDA DE MEMORIA
Cómo ayudar al cerebro a trabajar mejor

Piense en su cerebro. Dentro de ese órgano de 2 kg situado en el interior del cráneo existe una estructura de raíces y ramas de proporciones realmente bíblicas.

Centenares de billones de células cerebrales llamadas neuronas se conectan entre sí mediante unas prolongaciones denominadas axones y dendritas.

Aunque se sitúan muy próximas entre sí, las delicadas terminaciones nerviosas de un axón nunca tocan las ramificaciones de las dendritas, sino que están separadas por espacios denominados sinápticos. La memoria y los pensamientos tienen que superar dichos espacios.

Sin las sustancias químicas denominadas neurotransmisores (como dopamina, noradrenalina, serotonina y acetilcolina) que las unen, habría un gran vacío entre estas delicadas terminaciones. La información no podría pasar de una neurona a otra. Y eso significa que la memoria, los pensamientos almacenados en su cerebro, estarían fuera de su alcance.

Si se tiene un teléfono, se pueden recibir llamadas. Pero si no se tiene, no se puede hacer nada. Esto es lo que pasa con los neurotransmisores. Para que sucedan las cosas, son necesarios los neurotransmisores. En ausencia de estos transmisores, las funciones se interrumpen.

 ## CUANDO LOS RECURSOS SE CONFUNDEN

Si los neurotransmisores son el material que ayuda a transmitir los recuerdos, ¿de qué están hechos? A pesar de que el combustible principal del cerebro es la glucosa, los expertos creen que las vitaminas y los minerales básicos suministran la materia prima a esos neurotransmisores.

Y ésta puede ser la base de muchos de los problemas de pérdida de memoria. Aunque se consuman grandes cantidades de alimento, ese alimento no siempre es el más indicado. Como resultado, en muchas ocasiones no se consiguen suficientes nutrientes estimulantes del cerebro. No se puede estar a salvo ni en el caso que se consuma la cantidad diaria recomendada de estos nutrientes esenciales.

Algunos médicos se preguntan si la cantidad diaria recomendada es suficientemente alta para cubrir todas las necesidades del cuerpo. Incluso es posible ingerir todos los nutrientes en las cantidades adecuadas y que resulten insuficientes, si el organismo no los absorbe correctamente. Esta situación suele afectar a las personas mayores, precisamente las que tienen más problemas de memoria.

Se cree que la malabsorción de vitamina B_{12} –lo que significa que el cuerpo es incapaz de obtener la cantidad suficiente de los alimentos independientemente de la cantidad que consuma– afecta a un adulto de cada cinco.

Si una nutrición insuficiente coincide con una absorción deficiente, el resultado es la pérdida de memoria.

 ## BENEFICIOS DE LA VITAMINA B_6

Una cosa es olvidar dónde se han puesto las llaves del coche. Otra muy distinta olvidar dónde se ha aparcado el coche, especialmente si éste se encuentra en el lugar donde usted suele dejarlo. Esto es lo que algunos estudios concluyen que ocurre cuando no se toma la cantidad adecuada de vitamina B_6, también llamada piridoxina.

Un estudio realizado en Nuevo México demostró que más del 80 % de los habitantes sanos de clase media de edad avanzada y que vivían solos tomaban dos tercios menos de la cantidad diaria recomendada de vitamina B_6, que es de 2 mg.

Un grupo de investigadores holandeses decidió ver qué pasaba si añadían vita-

LOS MEJORES ALIMENTOS

Estos consejos dietéticos lo ayudarán a mantener la lucidez mental

Controle la bebida. Beber en exceso reduce las reservas de vitamina B. Existe un síndrome relacionado con el déficit de cinc y de vitamina B que se presenta en los alcohólicos y que causa pérdida de memoria e incluso convulsiones.

Además, a menudo la bebida sustituye a la comida sana, y en consecuencia reduce la cantidad de nutrientes esenciales que se ingieren. El alcohol también puede dificultar la digestión y absorción de nutrientes. Si de todas maneras bebe, asegúrese de no tomar más de 2 copas al día.

Coma alimentos bajos en grasas. En un importante estudio se indica que cuanto más alta es la tensión arterial, menor es la puntuación en las pruebas mentales, incluyendo las pruebas de memoria. Los investigadores piensan que la tensión arterial elevada puede ocasionar cambios en el riego sanguíneo del cerebro. Una estrategia segura para reducir la tensión arterial es seguir una dieta en la que no más del 25 % de las calorías provengan de las grasas.

mina B_6 a la dieta de varias personas mayores que gozaban de buena salud. Primero se los sometió a una prueba mental, que incluía intentar recordar diferentes objetos que se proyectaban en una pantalla y los nombres y ocupaciones de una lista de personas. Después, un grupo tomó 20 mg de vitamina B_6 al día, mientras que el otro grupo tomó placebo (pastillas inocuas sin ingrediente activo).

Al cabo de 3 meses se los sometió a otra prueba. Los recuerdos del grupo que había tomado vitamina B_6 experimentaron una modesta pero significativa mejoría, especialmente en la memoria a largo plazo. Los investigadores llegaron a la conclusión de que su estudio ofrecía buenas razones para tomar suplementos de vitamina B_6.

Hay una buena razón para que la vitamina B_6 ayude a la memoria. ¿Recuerdan todos esos neurotransmisores fundamentales de largos nombres? Pues al parecer, la vitamina B_6 facilita la liberación de dopamina, serotonina y noradrenalina.

La cantidad diaria recomendada de 2 mg debería ser suficiente para ayudar a mantener su memoria en buen funcionamiento. Esta cantidad se puede conseguir fácilmente tomando un complejo vitamínico B, que proporciona la cantidad diaria recomendada de todas las vitaminas de este grupo. En ningún caso se debe tomar B_6 sin supervisión médica, ya que ésta podría resultar tóxica en cantidades superiores a los 100 mg.

ESTIMULACIÓN DEL CEREBRO CON VITAMINA B$_{12}$

En otro estudio, 39 personas fueron tratadas a causa de síntomas neurológicos relacionados con un déficit de vitamina B$_{12}$, como la pérdida de memoria, desorientación y fatiga; todos ellos mejoraron, en algunos casos de forma espectacular. El déficit de vitamina B$_{12}$ causa trastornos en el sistema nervioso, incluyendo una sensación de calor en los pies y problemas mentales, como dificultades con la memoria reciente y el cálculo mental. Se sabe que el déficit de vitamina B$_{12}$ modifica la actividad de las ondas cerebrales.

Aproximadamente un tercio de las personas mayores de 60 años no puede extraer la vitamina B$_{12}$ que necesita de los alimentos que ingiere, debido a que su estómago ya no segrega suficiente ácido gástrico, sustancia que descompone los alimentos y ayuda a convertirlos en combustible para el cerebro y el resto del organismo.

Y tomar suplementos no sirve de nada, porque también se pierden en el estómago. Así pues, los médicos que sospechan que existe un déficit de vitamina B$_{12}$ en personas con problemas de memoria prescriben un tratamiento con inyecciones de esta vitamina para eludir el aparato digestivo.

El déficit de vitamina B$_{12}$ es raro cuando el sistema digestivo funciona correctamente. Esto se debe a que el consumo diario de una pequeña cantidad de productos lácteos o proteínas animales aporta la dosis adecuada de este nutriente vital. Las únicas dietas que entrañan riesgos son aquellas que eliminan por completo los productos lácteos y la carne. Pero incluso cuando se sigue este tipo de dieta, el déficit tarda muchos años en manifestarse.

En la práctica, todos los productos animales, como la leche, los quesos, el yogur y la carne de vaca, contienen vitamina B$_{12}$. La cantidad diaria recomendada de vitamina B$_{12}$ es de 6 μg.

LOS MEJORES REFUERZOS

Tanto la tiamina como la riboflavina, otras vitaminas importantes del grupo B, se añaden sistemáticamente a la mayoría de las harinas y derivados de cereales.

Incluso un leve déficit de estas vitaminas puede tener efecto en el pensamiento y en la memoria. Tras evaluar las funciones del cerebro y la calidad de la nutrición de 28 personas sanas mayores de 60 años, un estudio realizado en Estados Unidos demostró que aquellas que tenían un nivel bajo de tiamina sufrían alteraciones en la actividad cerebral. Por otro lado, las personas con un nivel adecuado de vitaminas tenían mejor memoria.

También se ha descrito la deficiencia de tiamina como causa de cambios de humor, sensación de inseguridad, miedo, confusión mental y otros signos de depresión, síntomas que, según los investigadores, afectan a la memoria.

Afortunadamente, no se necesita mucha tiamina para corregir el problema. Un estudio demostró que las mujeres a las que se les restringió la tiamina a 0,33 mg diarios mostraron fatiga y se volvieron irritables e insociables. Esos síntomas mejoraron con sólo 1,4 mg de tiamina al día.

La cantidad diaria recomendada de tiamina es de 1,5 mg, mientras que la de riboflavina es de 1,7 mg.

 ## RELACIÓN ENTRE LA LECITINA Y LA COLINA

Abrumada por la cantidad de información que necesitaba retener, una estudiante de medicina de Miami tomó suplementos de lecitina para agudizar su memoria y contó los beneficios observados a sus amigos.

Hoy no tienen que fiarse sólo de su palabra: 20 años más tarde, esta estudiante, que ahora es profesora en la Universidad de Florida, ha dirigido dos estudios que ayudan a arrojar luz sobre cómo la lecitina y la colina, una vitamina del grupo B, pueden estimular eficazmente la memoria.

La lecitina es un aditivo común en los alimentos; se usa en el helado, la margarina, la mayonesa y las tabletas de chocolate para ayudar a ligar la grasa de estos ali-

PRESCRIPCIONES TERAPÉUTICAS

Algunos médicos recomiendan estos nutrientes para ayudar a evitar la pérdida de memoria.

Nutriente	Cantidad diaria recomendada
Suplementos del complejo vitamínico B que contengan:	
Riboflavina	1,7 mg
Tiamina	1,5 mg
Vitamina B_6	2 mg
Vitamina B_{12}	6 µg
Hierro	18 mg
Cinc	15 mg

mentos con el agua. También tiene cualidades saludables, como incrementar ligeramente la cantidad de colina de nuestro cerebro. Y más colina significa más acetilcolina, un importante neurotransmisor que necesitamos para hacer funcionar la memoria.

En el primer estudio, se dividió en dos grupos a 61 voluntarios de 50 a 80 años de edad: 41 de ellos tomaron 2 cucharadas soperas de lecitina al día, mientras que a los 20 restantes se les administró placebo. Al cabo de 5 semanas, los voluntarios que habían tomado lecitina experimentaban una mejoría considerable en las pruebas de memoria y menos lagunas de memoria que los que habían tomado placebo.

En otro estudio, 117 voluntarios fueron divididos en tres grupos de acuerdo con sus edades: de 35 a 50 años, de 50 a 65 años y de 65 a 80 años. Estos grupos fueron subdivididos, tomando una mitad 3,5 g de una forma de lecitina al día, y la otra mitad, placebo. Al cabo de 3 semanas, los que habían tomado lecitina registraron la mitad de lagunas de memoria que el resto.

La lecitina es una sustancia que, como el alcohol, cruza la barrera hematoencefálica y produce una reacción inmediata. (Con el fin de evitar que las sustancias perjudiciales lleguen al cerebro, éste dispone de la denominada barrera hematoencefálica. Como una especie de guardián de fronteras, esta barrera sólo permite el paso a ciertas sustancias desde la sangre al cerebro.)

 ## HIERRO Y CINC PARA AYUDAR A PENSAR

Si bien los investigadores han demostrado la importancia del hierro y el cinc en el desarrollo mental de los niños, es necesario indagar mucho en la literatura científica para encontrar estudios que demuestren que estos minerales ayudan a mantener el buen estado de la memoria en los adultos.

En un pequeño estudio preliminar, los investigadores midieron los efectos de un ligero déficit de cinc o hierro sobre la memoria reciente en 34 mujeres de edades comprendidas entre 18 y 40 años, un grupo considerado de riesgo debido al bajo nivel que presentaba de ambos minerales.

Durante 8 semanas, los investigadores dieron a estas mujeres 30 mg de cinc, 30 mg de hierro o ambos, o bien suplementos que contenían también otros micronutrientes. Una prueba mental demostró que la memoria reciente de las mujeres que habían tomado cinc o hierro mejoró en un 15-20 %.

Las que habían tomado suplementos de hierro demostraron una mejor memoria verbal a corto plazo, mientras que la memoria visual, o la capacidad para recordar imágenes, mejoró gracias al cinc y al hierro.

Aunque las mujeres recibieron suplementos durante el estudio, es conveniente obtener estos nutrientes de los alimentos naturales. Almejas al vapor, ostras, trigo, brotes de soja y semillas de calabaza son buenas fuentes de hierro, mientras que los cereales integrales, el salvado de trigo, el germen de trigo, el pescado y la carne son las mejores fuentes de cinc.

Las mujeres necesitan durante la menstruación entre 2 y 2,5 mg de hierro al día para compensar la pérdida de este mineral. (La cantidad diaria recomendada es muy superior –18 mg– ya que nuestro cuerpo no absorbe todo el mineral que ingerimos.) Si la menstruación es abundante, es preciso ingerir una cantidad más elevada. Los hombres necesitan aproximadamente 1 mg de hierro al día.

¿Cómo ayuda el hierro a la memoria? Los expertos creen que aumentar la ingestión de hierro contribuye, entre otras cosas, a fabricar importantes neurotransmisores.

Para estudiar en profundidad el papel que desempeña el cinc en el pensamiento, varios investigadores de Dakota del Norte alimentaron a 10 hombres con 1, 2, 3, 4 o 10 mg de cinc al día, durante 5 semanas.

Al cabo de 25 semanas, los investigadores observaron que durante la semana en que esos hombres ingirieron 10 mg diarios de cinc tuvieron más facilidad para recordar cifras y reaccionaron con mayor rapidez en tareas motoras simples. La dosis de 10 mg arrojó mejores resultados, mientras que las demás cantidades produjeron un efecto más o menos similar.

Pero ¿cómo ayuda el cinc a la memoria? Al parecer, la vitamina B_6 no puede realizar su trabajo sin que el cinc le eche una mano. En ausencia de cinc, la vitamina B_6 no se forma correctamente en el cerebro y, en consecuencia, tampoco lo hacen los otros neurotransmisores. Pero eso no es todo; también se ha descubierto una cantidad importante de cinc en el centro de memoria del cerebro, el hipocampo.

Algunos expertos aseguran que algunas personas mayores tienen un nivel de cinc inferior a la mitad del necesario. (La cantidad diaria recomendada se cifra en 15 mg.)

PROBLEMAS DE PRÓSTATA
Una enfermedad común

Para muchos hombres, parece algo inevitable. Primero siente usted una ligera dificultad al orinar. El chorro de orina puede ser débil o intermitente. Se levanta por la noche para orinar o le parece que la vejiga está aún medio llena después de haber orinado. Son síntomas de hiperplasia prostática benigna, un aumento de tamaño de la próstata.

Las estadísticas sugieren que es difícil evitarla. Más de la mitad de los hombres mayores de 50 años presenta un aumento considerable del tamaño de la próstata, y en el resto también se observa un ligero aumento. La edad parece ser el factor de riesgo más importante.

Este problema no necesariamente requiere medicamentos o cirugía. Algunos médicos afirman que es posible recurrir a esas soluciones si se frena el aumento de la próstata, sobre todo si se actúa a tiempo. Para ello se recomiendan cambios dietéticos, el uso de algunas hierbas y una terapia con nutrientes específicos.

Según especialistas de Indiana, para prevenir una posible intervención quirúrgica o el cáncer de próstata, hay que evitar la comida rica en grasas y las toxinas e iniciar un programa de nutrición que incluya los suplementos básicos que afectan a la próstata.

LOS PROBLEMAS DEL AUMENTO DE LA PRÓSTATA

Por más problemas que pueda acarrear, esta glándula, del tamaño de una castaña, tiene su función. Situada detrás de la vejiga y alrededor de la uretra, el conducto que transporta la orina desde la vejiga hacia el exterior, la próstata produce semen y lo vierte en la uretra, proporcionando así el medio líquido que necesitan los espermatozoides para nutrirse y eliminarse en la eyaculación.

Los problemas de próstata se producen cuando las células que revisten su interior, rodeando la uretra, forman nódulos fibrosos y acaban por estrangular la uretra y el flujo de orina. Aparentemente ello ocurre como reacción ante ciertas hormonas, en especial la testosterona. Según los expertos, la incidencia de este trastorno en hombres mayores puede estar relacionada con alteraciones del equilibrio hormonal asociadas con la edad.

Las medidas dietéticas para combatir este problema consisten en llevar una dieta pobre en grasas y rica en fibra, adelgazar en caso necesario, tomar suplementos vitamínicos y minerales y, en algunos casos, ácidos grasos esenciales como los contenidos en el aceite de lino. Algunos médicos también recomiendan hierbas específicas para tratar esta dolencia.

No obstante, todavía se sabe muy poco sobre la relación entre la nutrición y los trastornos de próstata. He aquí los resultados de los estudios más recientes.

EL PAPEL DEL CINC

En la próstata hay una gran concentración de cinc, pero muchos médicos creen que el déficit de cinc no tiene prácticamente relación con el aumento de tamaño de la próstata. No obstante, algunos especialistas recomiendan cinc como parte del trata-

LOS MEJORES ALIMENTOS

Más que las vitaminas y los minerales, es la grasa la que afecta la próstata. He aquí algunas recomendaciones dietéticas de los expertos.

Adelgace. Según expertos de la Universidad de Harvard, un hombre con 86 cm de cintura o más corre un riesgo un 50% mayor que un hombre de peso normal de sufrir síntomas hiperplasia de próstata y de requerir una intervención quirúrgica. La pérdida de 14 cm de cintura (unos 15 kg de peso) puede ser una manera de tratar y prevenir el aumento de la próstata.

Para ello lo mejor es consumir menos alcohol, azúcar y grasa. Para quemar calorías, pasee, monte en bicicleta, nade o corra.

Reduzca grasas. Según los expertos, una dieta pobre en grasas es la mejor manera de atajar el cáncer de próstata. Evite las grasas saturadas e hidrogenadas (sólidas a temperatura ambiente) y use grasa monoinsaturada (aceite de oliva o vegetal) para cocinar.

Beba en abundancia. Consuma mucho líquido (entre 1 1/2 y 2 l diarios) y así evitará infecciones de vejiga, cistitis y trastornos renales que a menudo conducen a un aumento de la próstata.

Consuma fibra. Una dieta rica en fibra reduce el riesgo de cáncer de próstata ya que produce una ligera disminución del nivel de hormonas reproductoras del cuerpo. Según algunos estudios, los hombres que comen más fibra (procedente de judías, alimentos integrales, fruta y verdura) son los menos propensos al cáncer de próstata.

miento, al parecer con cierto éxito. No sirve como terapia única, pero puede aportar beneficios.

Existen datos médicos que respaldan su uso. Un especialista de la Universidad de Chicago realizó un pequeño estudio sobre el papel del cinc en el tratamiento de la próstata. Los pacientes tomaron 150 mg de sulfato de cinc diariamente durante 2 meses, seguidos de 50-100 mg diarios como dosis de mantenimiento; 14 de los 19 hombres experimentaron una reducción en el tamaño de la próstata.

Especialistas de la Universidad de Edimburgo descubrieron que, en tubo de ensayo, altas dosis de cinc inhiben la actividad de la 5-alfa-reductasa, la enzima que convierte la testosterona en otra sustancia más potente, la dihidrotestosterona.

Según los autores del estudio, la estimulación de la próstata mediante dihidrotestosterona contribuye a su crecimiento, de modo que si se reduce la hormona, se reducirá también la próstata.

PRESCRIPCIONES TERAPÉUTICAS

Algunos médicos recomiendan ingerir una amplia variedad de nutrientes para tratar los problemas de próstata. Aunque no existen pruebas médicas concluyentes, estos especialistas creen que el tratamiento es eficaz. He aquí sus recomendaciones.

Nutrientes	Cantidad diaria recomendada
Betacaroteno	15.000 UI
Magnesio	400 mg
Selenio	50-200 µg
Vitamina A	10.000 UI
Vitamina B_6	2 mg
Vitamina C	1.000-5.000 mg
Vitamina E	600 UI
Cinc	160 mg, fraccionados en 2 tomas

ADVERTENCIA MÉDICA. Si padece trastornos de próstata, acuda al médico para que éste establezca el diagnóstico preciso y prescriba el tratamiento adecuado.

Si padece trastornos cardíacos o renales, consulte con su médico antes de tomar suplementos de magnesio.

No tome más de 100 µg de selenio al día sin supervisión médica.

Las dosis de más de 1.200 mg de vitamina C pueden causar diarrea.

Si se encuentra en tratamiento con anticoagulantes, no tome suplementos de vitamina E.

No tome más de 15 mg diarios de cinc sin supervisión médica.

Por desgracia, no se han realizado estudios a gran escala y, hasta que ello ocurra, los expertos mantendrán su escepticismo.

Los autores del estudio de Chicago siguen recetando cinc a sus pacientes. Usan un producto que ofrece 80 mg de sulfato de cinc por cápsula, además de vitamina C, varias vitaminas del complejo B y magnesio (la cantidad diaria recomendada de cinc es de 15 mg). Estos especialistas prescriben 2 cápsulas al día, tomadas después de las comidas, y dicen que hacen falta unos 6 meses para ver resultados. Advierten, no obstante, que no funciona en todos los casos, ya que la absorción gastrointestinal del cinc y su unión a proteínas varían de una persona a otra.

Si desea usar cinc como tratamiento, consulte previamente con un especialista en nutrición. Las dosis normales de cinc (hasta 20 mg al día) no producen efectos adversos.

Sin embargo, estos mismos especialistas advierten que el exceso de cinc puede resultar tóxico y que no deben sobrepasarse los 80-100 mg diarios. Otros expertos opinan que no hay que tomar más de 15 mg diarios sin supervisión médica. El exceso de cinc causa anemia y problemas inmunológicos.

 ## OTROS NUTRIENTES

El cinc no es el único nutriente recomendado. Los autores del estudio de Chicago añaden 10.000 UI de vitamina A, 15.000 UI de betacaroteno (que se convierte en vitamina A dentro del cuerpo), 600 UI de vitamina E, 1.000-5.000 mg de vitamina C y 50-200 µg de selenio, todos ellos a diario. El uso de estos nutrientes puede reducir el riesgo de cáncer.

Si desea probar este tratamiento, consulte con su médico. Las cantidades de vitamina A, E y C mencionadas son muy superiores a las recomendadas. La vitamina C en dosis altas puede causar diarrea, y una cantidad excesiva de selenio (más de 100 µg diarios) puede resultar tóxica. No hay cantidad diaria recomendada para el betacaroteno.

Los especialistas recetan también magnesio y vitamina B_6. La cantidad diaria recomendada de magnesio es de 400 mg, y la de vitamina B_6, de 2 mg. (Si padece trastornos cardíacos o renales, consulte con el médico antes de tomar suplementos de magnesio.)

Aunque los expertos saben que no hay pruebas concluyentes de que estos nutrientes sean beneficiosos para los problemas de próstata, afirman que los pacientes que siguen una dieta saludable y toman suplementos permanecen más sanos y casi siempre consiguen evitar una intervención quirúrgica.

PROBLEMAS DEL GUSTO Y DEL OLFATO

Nutrición para los sentidos

Imagínese que no puede oler una mata de madreselva que florece junto a un camino rural, ni saborear la dulzura de una mora recién cogida. La mayoría nos sentiríamos gravemente mermados si se nos negaran estos simples placeres.

Por desgracia, esto es lo que les ocurre a las personas con problemas del gusto y el olfato. (Ambos sentidos están tan estrechamente relacionados que las personas que no pueden oler a menudo se quejan de que tampoco notan el sabor de los alimentos.)

En algunas personas, estos dos sentidos vitales tienden a reducirse con la edad, sin razón aparente. En otras, el gusto y el olfato se reducen rápidamente como consecuencia de una infección vírica, una lesión cerebral o terapia contra el cáncer o bien como efecto secundario de ciertos fármacos.

Otras personas pueden desarrollar inquietantes alteraciones sensoriales, como notar un sabor metálico, amargo o salado sin motivo o desencadenado por algún alimento (los cítricos son un responsable habitual). En algunos casos, los sentidos se recuperan al cabo de un tiempo, aunque quizá nunca vuelvan a ser tan agudos como antes.

Aunque la mayoría de los médicos no están familiarizados con estos problemas, sigue siendo mejor acudir al médico si algo parece no ir bien con los sentidos del gusto y el olfato. Consulte con su médico de cabecera o a un otorrinolaringólogo o bien acuda al hospital más próximo para averiguar si existe alguna unidad clínica especializada en estos dos sentidos. Estos centros cuentan con diversos especialistas que lo ayudarán a descubrir la causa del problema.

Si bien existen infinidad de tratamientos que pueden aplicarse, debe usted saber que un nutriente ha sido asociado sin lugar a dudas con los problemas del gusto y el olfato: el cinc, un mineral esencial. Éstas son las últimas creencias –y polémicas– sobre esta relación.

EL BUEN GUSTO QUIZÁ DEPENDA DEL CINC

No hay duda de que las personas con déficit graves de cinc, algo muy raro en los países desarrollados, a menudo pierden el sentido del gusto. Pero hay algo que muchos médicos que tratan los problemas del gusto y el olfato parecen no saber (o creer, por alguna razón): un déficit de cinc, incluso moderado, puede causar problemas, según algunos especialistas en la materia.

Hace años, en Irán, se encontraron varios chicos con anomalías en el gusto que sufrían un déficit de cinc. Su crecimiento y maduración sexual estaban retardados, y comían arcilla. Recientemente se ha descubierto que los voluntarios a los que se provoca un ligero déficit de cinc también presentan problemas con el gusto. (Comer arcilla es un extraño síntoma de este déficit llamado geofagia.)

A unos voluntarios, todos ellos varones jóvenes y sanos, se les restringió seriamente el cinc. Siguieron lo que podría considerarse una dieta vegetariana bastante típica, que les aportaba unos 5 mg de cinc al día, un tercio de la cantidad diaria recomendada. Y la soja era su principal fuente de proteínas. Según los expertos, la soja y los cereales contienen fitatos, compuestos que interfieren en la absorción de diversos nutrientes, incluido el cinc. El gusto de los voluntarios del estudio disminuyó al cabo de 6 meses con esta dieta. (También empezaron a tener problemas con la adaptación de sus ojos a la oscuridad.)

Cuando estas personas tomaron suplementos que contenían 30 mg de cinc al día, su capacidad para percibir el gusto se recuperó en aproximadamente entre 2 y 3 meses.

Tanto las papilas gustativas como las células olfatorias, que se encuentran en la parte alta de la nariz, son células especializadas. Según los expertos, dependen del cinc, entre otros nutrientes, para crecer y mantenerse.

Para algunos especialistas, las papilas gustativas dependen del cinc de una manera particular. Han comprobado que las células de las glándulas salivales producen gustina, una proteína dependiente del cinc que se segrega con la saliva. La gustina es importante para mantener la sensación del gusto. Actúa sobre las células germinales que se encuentran en estas papilas, provocando su diferenciación o su división y desarrollo en nuevas células gustativas.

Algunos médicos creen que alrededor del 20-25 % de los problemas del gusto y el olfato están relacionados con el cinc, no necesariamente porque quienes los padecen presenten un déficit de este elemento, sino porque su organismo es incapaz de utilizarlo adecuadamente. Aproximadamente la mitad de estas personas mejoran cuando incluyen más cinc en su dieta, y en cambio, otros no mejoran por mucho que añadan; los especialistas creen que estas personas no producen gustina adecuadamente.

Si a usted le parece que su problema de gusto u olfato puede estar relacionado con una ingesta de cinc insuficiente, consúltelo con el médico. Y si el médico le recomienda un análisis de sangre, recuerde que los más habituales, los análisis del nivel de cinc en plasma y suero, sólo detectan déficit muy graves, no los suaves a moderados, según algunos expertos, que miden el contenido de cinc de los linfocitos (glóbulos blancos), un análisis mucho más sensible que sólo se realiza en algunos laboratorios muy especializados. Por otra parte, estos expertos miden también el contenido de cinc de la saliva, que refleja la actividad de la enzima dependiente del cinc que estimula el crecimiento y el desarrollo de las células de las papilas gustativas. Sin embargo, este análisis no es fácil de conseguir.

PRESCRIPCIONES TERAPÉUTICAS

Los médicos que reconocen el papel de la nutrición coinciden en que la mayoría de los trastornos del gusto y el olfato no están causados sólo por el déficit de cinc, aunque pueda ser uno de sus factores. Esto es lo que recomiendan.

Nutriente	Cantidad diaria recomendada
Cinc	30 mg (acetato o gluconato de cinc)

ADVERTENCIA MÉDICA. Las dosis superiores a 15 mg al día deben tomarse sólo bajo supervisión médica, ya que en grandes cantidades este mineral puede ser tóxico.

Se cree que la mayoría de las personas pueden tomar sin riesgo hasta 30 mg de cinc al día procedente de alimentos y suplementos. En cantidades superiores, puede interferir en la absorción del cobre, y por ello requiere que se acompañe de un suplemento de 1 a 2 mg de cobre al día, además de análisis de sangre periódicos para prevenir la anemia. Por otra parte, es mejor consultar con el médico antes de tomar cinc en dosis superiores a 15 mg al día, pues este mineral es tóxico en grandes cantidades.

El marisco y las carnes contienen la forma de cinc que se absorbe con más facilidad. Las ostras son, con mucho, la mejor forma, ya que media docena de mediano tamaño cocidas proporcionan unos 76 mg de cinc; 150 g de buey, ternera, cordero, cangrejo o cerdo proporcionas unos 7 mg de cinc. Si usted está tomando suplementos, el acetato y el gluconato de cinc tienen las mismas ventajas y alteran menos el estómago que el sulfato de cinc, según algunos especialistas.

Cuando el cinc mejora el sentido del gusto, su efecto empieza a notarse antes de 3 meses. Si para entonces no nota ninguna mejoría, es probable que el cinc no le resulte de ayuda. Entonces debe reducirlo otra vez a la cantidad diaria recomendada de 15 mg y replantearse las posibles causas del problema.

Las anomalías sensoriales relacionadas con el cinc, incluyendo la pérdida del gusto y del olfato y los problemas de adaptación de los ojos a la oscuridad, se han asociado con distintas patologías: enfermedades hepáticas y renales, la enfermedad de Crohn, la fibrosis quística, la enfermedad de Parkinson, problemas de tiroides, esclerosis múltiple, quemaduras graves, diabetes tipo II (no insulinodependiente), infecciones gripales, anemia de células falciformes y anorexia. Estas anomalías también se han observado en personas que toman penicilamina, un fármaco contra la artritis reumatoide. Algunos médicos creen también que a los vegetarianos y a los ancianos que no comen demasiado, sobre todo carne, a menudo les falta cinc. Un déficit moderado es más común de lo que la gente cree.

PROLAPSO DE LA VÁLVULA MITRAL

Cómo aliviar los síntomas de un corazón enfermo

Normalmente, las válvulas cardíacas que regulan el flujo sanguíneo producen un ruido al bombear la sangre, que reconocemos como latido.

En el prolapso de la válvula mitral, se añade otro ruido al latido. Este ruido adicional se produce porque la válvula que separa las dos cámaras izquierdas del corazón es empujada por la presión elevada dentro del corazón cuando se contrae. La válvula se hincha hacia arriba, como un paracaídas. Esto pasa cuando una de las cuerdas fibrosas que mantienen la válvula en su sitio se estira demasiado o cuando una de las dos valvas que componen la válvula se alarga, se ensancha o cuelga. Si la válvula no cierra bien, la sangre puede retroceder, causando un ruido conocido como murmullo cardíaco.

El síndrome del prolapso de la válvula mitral se considera una enfermedad hereditaria. Las personas con esta enfermedad –que afecta 3 veces más a las mujeres que a los hombres– suelen ser delgadas, con largos brazos y dedos y torso estrecho.

Aunque el prolapso de la válvula mitral no es una amenaza para la vida, se ha asociado con un conjunto de síntomas inquietantes, como arritmias cardíacas, dolor en el pecho, vértigo, fatiga, ansiedad, dolores de cabeza y cambios de humor. Los médicos se refieren a este conjunto de síntomas como el síndrome del prolapso de la válvula mitral.

Estos síntomas están causados por alteraciones del sistema nervioso autónomo, que es el que trabaja automáticamente y controla y gobierna las glándulas, el músculo cardíaco y el tono del músculo liso, presente en el sistema digestivo, el sistema respiratorio y la piel.

Las personas con un prolapso de la válvula mitral suelen tener un sistema ner-

LOS MEJORES ALIMENTOS

Los siguientes cambios dietéticos no corregirán una válvula mitral defectuosa, pero lo ayudarán a aliviar los síntomas asociados con esta enfermedad.

Estos cambios de dieta son tan importantes como cualquier vitamina o mineral que tome en forma de suplemento. De hecho, dos recomendaciones dietéticas –menos cafeína y menos azúcar– ayudarán a su cuerpo a retener el magnesio que necesita.

Elimine la cafeína. Algunos de los síntomas más importantes del prolapso de la válvula mitral –ansiedad, dolor pectoral y respiración agitada– empeoran cuando se consume cafeína. La cafeína es un estimulante y tiene un efecto similar al de la adrenalina, por lo que aumenta los problemas del prolapso de la válvula mitral. Intente eliminar el café, las bebidas de cola, el té y el chocolate.

Olvídese de los dulces. Los alimentos que contienen azúcares de absorción rápida, como los bombones, las galletas y los refrescos, hacen que su cuerpo segregue mucha insulina. Este incremento de la actividad del sistema nervioso simpático, el acelerador del cuerpo, empeora los síntomas.

Beba mucha agua. Beber agua mantiene la presión arterial dentro de los niveles normales. Incluso una deshidratación leve puede agravar los mareos y el vértigo. La mayoría de las personas consiguen aliviar estos síntomas en 2 semanas ingiriendo cantidades adecuadas de agua y sal.

Controle su dieta. Los regímenes de adelgazamiento «relámpago» no sólo son ineficaces a largo plazo. La mayor parte del peso que se pierde inicialmente corresponde a agua, justo lo contrario de lo que necesita una persona con un prolapso de la válvula mitral. Si necesita adelgazar, recuerde que los médicos desaconsejan perder más de 400 g por semana.

vioso autónomo hiperreactivo. El organismo tarda en adaptarse a los cambios ambientales, y estos individuos suelen ser sensibles a la luz y al ruido, por ejemplo.

Se cree que los síntomas están causados por cambios fisiológicos y se pueden mitigar con cambios dietéticos.

EL PAPEL DEL MAGNESIO

No hay duda de que los minerales desempeñan un papel importante en el mantenimiento de un ritmo cardíaco adecuado. Los nervios que coordinan los latidos y los músculos que se contraen para bombear la sangre del corazón necesitan magnesio para realizar su trabajo.

El magnesio es un mineral que merece especial atención en caso de prolapso de la válvula mitral. En varios estudios se ha descubierto que un alto porcentaje de personas con prolapso de la válvula mitral tienen niveles de magnesio por debajo de lo normal.

Un estudio realizado en Alabama demostró que un suplemento de magnesio aliviaba muchos de los síntomas asociados con esta enfermedad.

El estudio, realizado en 94 personas con prolapso de la válvula mitral, descubrió que el 62 % tenía niveles bajos de magnesio en los glóbulos rojos. Estas personas tenían tendencia a sufrir síntomas adicionales: calambres musculares, migrañas y la llamada hipotensión ortostática, trastorno en el que la presión arterial desciende súbitamente al levantarse, causando mareos.

Cincuenta de las 94 personas tomaron de 250 a 1.000 mg de magnesio al día, además de su tratamiento habitual, durante un período de entre 4 meses y 4 años.

En total, hubo una reducción del 90 % en los calambres musculares, del 47 % en los dolores torácicos y un importante descenso de los espasmos de los vasos sanguíneos en las personas que tomaron magnesio. Las palpitaciones también se redujeron de forma significativa, y una clase de arritmia –denominada contracción ventricular prematura– se redujo en un 27 %. Las personas que tomaron magnesio tuvieron menos migrañas y sintieron menos fatiga.

El déficit de magnesio puede estar ocasionado por algunos fármacos que se recetan para los problemas de corazón, como la digital y algunos diuréticos. Estos fármacos provocan la eliminación de magnesio y potasio y reducen las reservas de estos nutrientes.

Otros individuos proclives a presentar bajos niveles de magnesio son los que ingieren muchos refrescos o alcohol, los que se encuentran bajo tensión y los que siguen una dieta desequilibrada, en la que la mayoría de las calorías proceden del azúcar o las grasas. Los especialistas afirman que el déficit de magnesio está mucho más generalizado de lo que se cree en los países industrializados. La culpa es de una dieta inadecuada.

Algunos médicos recomiendan tomar la cantidad diaria recomendada de magnesio, 400 mg, mediante alimentos o suplementos, pero como la gente recurre a diversos cambios dietéticos para aliviar sus síntomas, a menudo es difícil determinar la eficacia del magnesio.

Otros recomiendan ingerir 200-800 mg de magnesio al día, junto con nutrientes que actúan en conjunción con el magnesio, como la vitamina B_6. Las personas que responden a este tratamiento notan una mejoría en los síntomas al cabo de pocos días.

Aunque el magnesio suele considerarse un mineral bastante seguro, incluso en dosis altas, las personas con trastornos cardíacos o renales sólo deben tomar suple-

PRESCRIPCIONES TERAPÉUTICAS

Se cree que sólo el magnesio es de utilidad para los síntomas que acompañan al prolapso de la válvula mitral. Pero algunos expertos también recomiendan las vitaminas que actúan en conjunción con el magnesio, en especial la B_6.

Nutriente	Cantidad diaria recomendada
Magnesio	200-800 mg
Vitamina B_6	Hasta 100 mg

ADVERTENCIA MÉDICA. Si se le ha diagnosticado prolapso de la válvula mitral, debe estar bajo tratamiento médico.

Las personas con trastornos cardíacos o renales sólo deben tomar suplementos de magnesio bajo supervisión médica.

mentos bajo supervisión médica. Un exceso de magnesio podría causar una concentración peligrosa de este mineral en la sangre.

Es importante señalar que las personas pueden tener un nivel adecuado de magnesio en la sangre mientras que su nivel en los tejidos es bajo. Si usted presenta un déficit grave, se puede beneficiar tomando inicialmente magnesio por vía intravenosa o en altas dosis por vía oral. Este tratamiento debe ser administrado por su médico.

Algunos estudios demuestran que los hombres consumen unos 329 mg de magnesio al día, mientras que las mujeres sólo 207 mg. La carne es una buena fuente de magnesio, pero si prefiere consumir alimentos más sanos para el corazón coma caballa, arroz integral, nueces, semillas, tofu y hortalizas ricas en este mineral, como las espinacas.

Y puesto que el magnesio que se encuentra en las plantas depende de la concentración de magnesio en el suelo, se recomienda tomar productos de cultivo biológico, ya que están más equilibrados en cuanto a minerales que los que han sido cultivados con fertilizantes inorgánicos.

La vitamina B_6 puede resultar tóxica a dosis altas. Las dosis superiores a 100 mg diarios sólo deben tomarse bajo supervisión médica.

PSORIASIS
La esperanza de la vitamina C

Durante muchos años, los expertos fueron incapaces de combatir esta enfermedad, hasta que estudios punteros realizados en la Universidad de Boston demostraron las propiedades curativas de la vitamina C y determinaron cómo emplearla.

 ## LA PLAGA DE LA PSORIASIS

La mayoría de las personas sencillamente tiene la piel sana. Diminutas e invisibles escamas se desprenden de su piel con regularidad mientras las células nuevas afloran a la superficie siguiendo un ciclo natural de 15 fases. Puede decirse que su piel se renueva cada 28 o 30 días.

Pero no ocurre lo mismo con los enfermos de psoriasis, en los que ciertas partes del proceso de renovación de la piel parecen acelerarse. En 4 o 5 días, las zonas afectadas –denominadas placas– se renuevan cinco veces, superponiéndose unas sobre otras. El resultado es una serie de placas rojas y secas, que producen picor y cubren las rodillas, los codos y el cuero cabelludo.

La psoriasis no se detiene en la superficie. Según especialistas de la Universidad de California, puede limitarse a estas placas localizadas o causar una enfermedad grave que afecta todo el cuerpo. Alrededor del 25 % de los 4-5 millones de pacientes con psoriasis de Estados Unidos sufren síntomas tan serios que quedan totalmente discapacitados, a menudo con una grave forma de artritis.

Aunque los expertos creen que la causa de esta enfermedad es un trastorno genético todavía desconocido, parecen agravarla factores como el estrés, las infecciones, los cortes y rasguños, el consumo de alcohol y de algunos fármacos (la quinina, los betabloqueantes y el litio, entre otros). Si bien la psoriasis es una enfermedad hereditaria, hay toda una serie de situaciones que pueden hacer que se manifieste en personas con predisposición genética.

 ## EL PAPEL DE LA VITAMINA D

Hace tiempo que se sabe que la vitamina D, junto a la leche y otros productos lácteos, sirve para tratar el raquitismo, una enfermedad que causa deformación en los huesos y afecta el crecimiento infantil.

En la piel existen unos receptores especiales que se sirven de la vitamina D, producida por los rayos del sol. Ello ha llevado a alguna gente a probar los baños de

EL PAPEL DEL ACEITE DE PESCADO

A pesar del escepticismo de algunos expertos, hay al menos un estudio que demuestra que los ácidos grasos del pescado pueden ser beneficiosos.

En un estudio realizado en Finlandia, 80 pacientes con psoriasis tomaron 2 cápsulas de ácidos grasos de pescado 3 veces al día durante 8 semanas. Al acabar el estudio, 7 personas estaban totalmente curadas y 13 experimentaron una mejoría del 75%. Los mayores beneficios se observaron en los casos menos graves.

Especialistas de la Universidad de Boston afirman que no es el mejor ni el único tratamiento, pero que puede ser de utilidad.

Treinta y cuatro de los pacientes del estudio finlandés tenían también una forma de artritis relacionada con la psoriasis. Todos ellos afirmaron sentir menos dolor en las articulaciones después de tomar las cápsulas. Al parecer, los ácidos grasos del pescado actúan como antiinflamatorios, lo que es especialmente útil en casos de artritis psoriásica, que conlleva una inflamación considerable.

El arenque del Atlántico y el salmón rosa son los peces más ricos en estas sustancias. Desgraciadamente, para acercarse a la dosis de los pacientes del estudio usted tendría que consumir 0,5-1 kg al día. Consulte con su médico sobre la conveniencia de tomar cápsulas de aceite de pescado para combatir la psoriasis.

sol como remedio para la psoriasis. De hecho, tomar el sol desnudo en el mar Muerto se ha convertido en un tratamiento tan popular que la zona se está convirtiendo en una verdadera meca para los que sufren de esta enfermedad.

¿Por qué el mar Muerto? La escasa altura de la zona evita que los rayos del sol más dañinos alcancen a los bañistas, que en consecuencia pueden exponerse durante más tiempo sin sufrir quemaduras. También se cree que las aguas de este mar, ricas en minerales y tan saladas que en ellas no hay peces ni vegetación, ayudan a aliviar la psoriasis.

Los investigadores que estudian los receptores cutáneos de vitamina D han encontrado una forma de ayudar a las personas con psoriasis. Se descubrió que las células de su piel tienen receptores de vitamina D activada, la hormona que evita que las células crezcan y se desprendan con excesiva rapidez.

El siguiente paso fue crear una forma muy potente, pero no tóxica, de vitamina D activada que fuese lo bastante eficaz para frenar el crecimiento de las células afectadas. Valiéndose de sus propias observaciones, los especialistas emplearon una concentración suficientemente alta para alterar el crecimiento de las células sin dañarlas.

Si se aplica a la piel en forma de pomada, la vitamina D activada no sólo frena el crecimiento de las células sino que también reduce el prurito y la inflamación. Según los expertos, más del 50-60 % de los pacientes experimentan una mejoría al cabo de 2 o 3 semanas de tratamiento.

Y todo ello sin la reacción habitual a las dosis altas de vitamina D: un ascenso del nivel de calcio que puede causar piedras en el riñón y aumentar la tensión arterial. La aplicación tópica evita que los ingredientes activos pentren en la sangre.

¿No se obtendría el mismo efecto con grandes dosis de vitamina D en su formulación habitual? No, según los expertos, ya que el cuerpo no fabricará una cantidad mayor de vitamina D activada (1,25-dihidroxi vitamina D_3) por mucha vitamina D que se ingiera. Sólo se produciría una intoxicación y la psoriasis no se curaría.

 ## LAS VIRTUDES DE LA VITAMINA A

Una forma muy potente de vitamina A llamada etretinato (Tegison) también puede usarse para tratar la psoriasis, pero ésta sólo se vende con receta médica puesto que se reserva para los casos más graves.

Tomada por vía oral, la vitamina A activada hace que las células de la piel maduren antes de desprenderse. Por desgracia, hay un inconveniente. Según expertos de la Universidad Rockefeller, casi todos los derivados de la vitamina A empleados en el tratamiento de la psoriasis producen efectos secundarios, como malformaciones congénitas, sequedad en la boca y caída del cabello.

En algunos casos, los especialistas recetan etretinato junto con 6 g de ácidos grasos omega-3, que se hallan en el aceite de pescado, para reducir los efectos secundarios. Siempre que se administran estos medicamentos se realizan análisis de san-

PRESCRIPCIONES TERAPÉUTICAS

Pida información a su médico sobre la aplicación tópica de vitamina D de gran potencia y sobre el etretinato (Tegison), una forma de vitamina A de alta concentración que sólo puede comprarse con receta médica.

Muchos médicos recomiendan también un suplemento polivitamínico y mineral que contenga los valores diarios de ácido fólico y hierro.

LOS MEJORES ALIMENTOS

Estos consejos dietéticos pueden ayudarlo a mantener a raya la psoriasis.

No beba. Al parecer, el alcohol y la psoriasis están tan estrechamente ligados como los martinis y las olivas. En un estudio realizado con 362 hombres de edades comprendidas entre los 19 y los 50 años se descubrió que muchos de los sujetos habían bebido en exceso antes de desarrollar psoriasis (el doble de los que no tenían psoriasis). El abuso del alcohol también aumenta el riesgo de contraer infecciones y, según los expertos, éstas son un importante factor desencadenante de psoriasis.

Evite los ácidos. Un pequeño estudio demostró una reducción de los síntomas de psoriasis entre las personas que evitaban los alimentos ácidos, como el café, el tomate, los refrescos carbonatados y la piña. Si descubre que determinados alimentos agravan los síntomas, escuche a su cuerpo y elimínelos de su dieta.

Aumente el consumo de verduras. ¿Comer menos proteínas puede ayudar a controlar la psoriasis? Es probable que sí. Algunas investigaciones sugieren que las personas con psoriasis experimentan una mejoría de los síntomas al cabo de 3 semanas de seguir una dieta vegetariana pobre en proteínas.

gre como medida de precaución, aunque normalmente pueden combinarse sin problemas.

Desafortunadamente, la vitamina A corriente no tiene ningún efecto sobre la psoriasis.

LA CONVENIENCIA DE UN COMPLEJO VITAMÍNICO

Nadie ha sugerido que la ingestión oral de vitaminas o minerales cure la psoriasis. Pero parece que la psoriasis puede causar déficit de ciertas vitaminas y minerales.

Según un estudio realizado en Nueva York, entre 50 pacientes con psoriasis hospitalizados, algunos presentaron carencia de proteínas, hierro y ácido fólico.

Según los autores del estudio, la aceleración del proceso de crecimiento de las células diezma las reservas de proteínas, hierro y ácido fólico porque la piel afectada parece tener preferencia sobre otros órganos del cuerpo. Si bien los suplementos nutricionales no curan la psoriasis, pueden contribuir a la salud general del enfermo.

QUEMADURAS
Medidas para reparar los daños

Un fuego crepitante en la chimenea, una taza de té caliente, la luz de las velas: los ingredientes perfectos para una conversación tranquila, reflexiones románticas y... una buena quemadura.

De hecho, nos quemamos con tanta frecuencia que hemos clasificado las lesiones por grados: de primero, de segundo o de tercer grado. Una quemadura de primer grado es roja, dolorosa, sin ampollas y desaparece al cabo de 7-10 días (p. ej., una quemadura solar leve); la de segundo grado, supura o se ampolla y deja una superficie abierta y húmeda que duele al tocarla, y la de tercer grado, deja la piel chamuscada y de color blanco o crema.

Puesto que las quemaduras de tercer grado dañan las terminaciones nerviosas, a veces son menos dolorosas que las demás. Pero no se engañe. Las quemaduras de tercer grado pueden ser mortales y requieren atención médica inmediata, al igual que las quemaduras de primero y segundo grado muy extensas. Las quemaduras de primero y segundo grado de menos de 1,5 cm en un niño, o de 2,5 cm en un adulto, por lo general pueden tratarse en casa.

El mejor tratamiento casero sigue siendo el tradicional: sumerja la zona afectada en agua fría, aplique un ungüento para quemaduras y cubra la zona con una gasa limpia. Para obtener mejores resultados, puede añadir un nuevo truco a este viejo remedio casero: los suplementos de nutrientes. Diversas investigaciones indican que ciertas vitaminas y minerales no sólo aceleran la curación de las quemaduras, sino que también reducen al mínimo las cicatrices posteriores.

 ## ANATOMÍA DE UNA QUEMADURA

Para comprender la relación quemaduras-nutrientes, primero es preciso saber qué ocurre cuando nos quemamos.

Después de una quemadura importante (del 20 % o más de la superficie corporal), la demanda de energía del organismo aumenta 1,5-2 veces, los tejidos se deterioran con rapidez, los depósitos de grasa disminuyen y las proteínas comienzan a desintegrarse, todo lo cual deja al cuerpo en un estado de bancarrota de nutrientes.

Sin duda (y por suerte) si se quema con el mango de una sartén, no desencadenará reacciones tan exageradas. Sin embargo, incluso en el caso de quemaduras leves, los especialistas recomiendan ingerir cantidades adecuadas de los nutrientes fundamentales para la cicatrización, en especial, vitaminas A, C y E y cinc.

No existen pruebas científicas que fundamenten la necesidad de una dieta espe-

PRESCRIPCIONES TERAPÉUTICAS

Los médicos coinciden en que una buena nutrición es importante para curar las quemaduras de cualquier grado. Éstos son los nutrientes recomendados para tratar una quemadura leve en casa.

Nutriente	Cantidad diaria recomendada/Aplicación
Vía oral	
Betacaroteno	5.000-25.000 UI
Vitamina C	250-1.000 mg
Vitamina E	30 UI
Cinc	15 mg
Aplicación tópica	
Vitamina E	Aceite de una cápsula o crema hidrosoluble , una vez que la herida haya sanado para prevenir cicatrices

ADVERTENCIA MÉDICA. En caso de sufrir quemaduras importantes, acuda al médico de inmediato.

Si se encuentra en tratamiento con fármacos anticoagulantes, no debe tomar suplementos orales de vitamina E.

cial en personas con quemaduras leves. Pero el sentido común nos dice que estas personas pueden beneficiarse si ingieren las cantidades diarias recomendadas de estos nutrientes.

 ## LAS QUEMADURAS DEVORAN LA VITAMINA E

Estudios sobre quemaduras de todo el mundo han arrojado resultados parecidos: ciertas vitaminas, conocidas como antioxidantes, son fundamentales para la cicatrización de las quemaduras porque combaten los radicales libres. Los radicales libres son moléculas inestables que roban electrones a las moléculas sanas para mantener su propio equilibrio y, en el proceso, dañan las células del cuerpo. Aunque todo el mundo produce algunos radicales libres durante actividades normales, como la respiración o la exposición al sol, las lesiones (y en particular las quemaduras) aceleran esta producción. Los antioxidantes como el betacaroteno y las vitaminas C y E neutralizan los radicales libres ofreciendo sus propios electrones, con lo que protegen a las moléculas sanas.

Aunque su cuerpo está armado con una considerable provisión de antioxidantes, después de una quemadura, la actividad de los radicales libres es tan devastadora que las reservas se agotan.

Investigadores de la Universidad de Texas descubrieron que el nivel de vitamina E en sangre de 13 pacientes con quemaduras graves era aproximadamente el 25 % de lo normal. Por otra parte, la actividad de los radicales libres en estos pacientes era del doble de la de las personas sin quemaduras. Para colmo, este nivel de vitamina E descendió durante las 2 semanas de estancia en el hospital, dejando a los pacientes más vulnerables a los daños celulares y a las cicatrices.

El aceite de girasol, germen de trigo y cártamo son algunas de las fuentes alimenticias más ricas en vitamina E. Si está recuperándose de una quemadura leve, tome un suplemento polivitamínico y mineral para asegurarse de que ingiere la cantidad diaria recomendada de 30 UI que, según los expertos, es todo lo que necesita para mantener un nivel saludable de este antioxidante.

Como medida de protección adicional, puede aplicarse vitamina E por vía tópica. Las propiedades antioxidantes de la vitamina E se aprovechan para reducir el riesgo de cicatrices. Para tratar una quemadura leve, aplique el aceite de una cápsula de vitamina E o una crema hidrosoluble con esta vitamina.

LA VITAMINA C REPARA LOS DAÑOS

La vitamina C es otro antioxidante que puede acelerar la curación de una quemadura. De hecho, una de las principales propiedades de la vitamina C es la de fabricar colágeno (el tejido de la piel), precisamente lo que necesitamos después de una quemadura.

Investigadores de la Universidad de Illinois descubrieron que los animales de laboratorio a los que se administraron altas dosis de vitamina C después de sufrir quemaduras importantes perdían menos líquido de las lesiones que aquellos que no habían recibido estos suplementos. Es importante que la cicatrización sea lo más rápida posible, porque las personas quemadas pierden muchos nutrientes durante el proceso de curación.

La cantidad diaria recomendada de vitamina C es de 60 mg. Sin embargo, muchos expertos coinciden en que esta cantidad es insuficiente para una salud óptima, sobre todo cuando el cuerpo está recuperándose de una lesión. La mayoría de los especialistas recomiendan dosis de 250-1.000 mg de vitamina C. Eleve sus nive-

---

LOS MEJORES ALIMENTOS

Puesto que las quemaduras aceleran el metabolismo, la necesidad de nutrientes aumenta de forma drástica. Por lo tanto, si se ha quemado necesitará más vitaminas, minerales y proteínas. Éstas son las recomendaciones de los médicos para quemaduras graves, pero usted puede ponerlas en práctica para acelerar la curación de las más leves.

Atibórrese de proteínas. El mejor régimen alimentario para personas con quemaduras graves es una dieta alta en calorías y rica en proteínas. En el caso de quemaduras leves, su organismo no usará tanta energía, de modo que no necesitará calorías adicionales. Sin embargo, el sentido común indica que quizá deba aumentar el consumo de proteínas. Las mejores fuentes de proteínas son el atún, el pavo, la carne vacuna magra y el pollo.

---

les de esta vitamina tomando suplementos o aumentando el consumo de brécol, espinacas y frutos cítricos.

 ## APUESTE POR EL BETACAROTENO

Otro nutriente que entra en acción después de una quemadura es el betacaroteno, un antioxidante que se convierte en vitamina A en el organismo.

Después de estudiar a 12 hombres y mujeres hospitalizados a causa de quemaduras graves (más del 20% del cuerpo), investigadores de la Universidad de Michigan llegaron a la conclusión de que estos pacientes debían tomar suplementos de betacaroteno, además de vitaminas E y C. Si estas personas no tomaban suplementos, el nivel de betacaroteno descendía por debajo de lo normal, reduciendo sus defensas contra los daños causados por los radicales libres.

La naranja y las frutas y verduras amarillas, como las zanahorias y el melón de Cantalupo, son las mejores fuentes de betacaroteno. Los expertos recomiendan ingerir entre 5.000 y 25.000 UI diarias de este nutriente. Una zanahoria grande contiene 20.000 UI; un tercio de taza de puré de boniatos, unas 5.000 UI.

 ## IMPORTANCIA DEL CINC EN LA CICATRIZACIÓN

El cinc, un mineral que se encuentra en las ostras, el germen de trigo y en la centolla de Alaska, ha demostrado sus propiedades para cicatrizar las heridas. Y estudios recientes han descubierto que el nivel de cinc, como el de los antioxidantes, disminuye después de una quemadura importante.

El cinc es un nutriente fundamental para curar quemaduras grandes o pequeñas, de modo que algunos especialistas recomiendan tomar suplementos de este mineral en el proceso de recuperación de quemaduras graves. Para tratar quemaduras leves, bastará con comer los alimentos adecuados para mantener un buen nivel de cinc en el cuerpo.

La dosis diaria recomendanda de cinc es de 15 mg, una dosis que superará fácilmente dándose el gusto de comer media docena de ostras al vapor. Otros alimentos ricos en cinc son la carne vacuna, el cordero, los cacahuetes, el germen y el salvado de trigo.

QUEMADURAS SOLARES
Cómo protegerse de los rayos dañinos

Imagínese que se dispone a pasar un día en la playa. Tiene una toalla, una radio, un frasco de aceite... Olvide el aceite. ¿Ha oído las advertencias sobre los rayos ultravioleta y el cáncer de piel, aunque lleve protección solar?

Muy bien. Pero, sea porque ha estado tumbado demasiado tiempo en las horas de calor más intenso o porque ha olvidado ponerse protección otra vez cuando ha salido del agua, usted, como la mayoría, probablemente se ha quemado alguna vez. Quizá no las quemaduras de langosta de cuando era niño, pero sí cierto tono rosado en la piel. Aún peor, los estudios demuestran que aunque no se olvide nunca de su protector solar, a no ser que frene el 100 % de los rayos ultravioleta, tomar el sol dañará su piel, se queme o no.

¿Qué debe hacer un amante del sol, usar una sombrilla? Eso ayudaría. Reducir el tiempo de exposición el sol, sobre todo al mediodía, es absolutamente esencial. Y si desea más protección, tome vitaminas y minerales. Según las investigaciones, los suplementos de vitamina E y selenio por vía oral, así como las aplicaciones tópicas de vitaminas C y E, pueden protegerlo del sol previniendo parcialmente las lesiones cutáneas que causa el sol cuando nos exponemos a él.

CÓMO DAÑAN LAS QUEMADURAS SOLARES

Para entender cómo las vitaminas y los minerales pueden ser útiles para protegerlo de los daños del sol, debemos saber primero cómo empiezan estas quemaduras.

La luz solar proyecta sobre la piel dos tipos de rayos ultravioleta, A y B, conocidos como UVA y UVB. Los rayos UVB son de alta intensidad y ésta es absorbida por la superficie de la piel. Son la causa principal de las quemaduras solares y de las lesiones cutáneas. Los rayos UVA son de menor intensidad, pero penetran bajo la superficie de la piel, provocando a largo plazo problemas como las arrugas.

Ambos tipos causan lesiones significativas al formar radicales libres, moléculas inestables que roban electrones a las moléculas sanas del organismo para estabilizarse. Aunque algunos radicales libres se forman durante las funciones diarias, como respirar, los factores de estrés ambiental como la exposición al sol crean una cantidad adicional.

A pesar de que tenemos defensas naturales para los radicales libres que se generan al exponernos al sol, no suelen ser suficientes. Los aceites de protección solar hacen bien su trabajo, pero muchas de las marcas filtran únicamente los rayos UVB. Incluso las que filtran ambos tipos de rayos suelen permitir algo de exposición. Busque una marca que indique en la etiqueta «cobertura de espectro amplio», y asegúrese de que incluyan los ingredientes oxibenzona y metoxicinamato, que absorben algunos rayos UVA. Recuerde que sólo la ropa y el óxido de cinc protegen totalmente de los rayos UVA y UVB.

Por suerte para la piel y el resto del cuerpo, existen sustancias químicas que neutralizan a los radicales libres ofreciéndoles electrones y evitado así los daños a las moléculas sanas. Estas sustancias, conocidas como antioxidantes, incluyen las vitamina C y E y el mineral selenio. Sin embargo, la exposición al sol agota rápidamente las reservas de estos antioxidantes de la piel.

Si bien es posible conseguir cierta protección mediante suplementos de estos nutrientes por vía oral, los investigadores coinciden en que la mejor protección suele obtenerse mediante su aplicación tópica. En la actualidad hay que usar dos cremas distintas, no sólo crema de protección solar, pero algunos investigadores confían en que las del futuro incorporen los nutrientes adecuados.

Nadie propone que las vitaminas lleguen a sustituir a las cremas de protección solar, pero quizá las ayudan a filtrar mejor. Según algunos expertos, no iría mal sustituir algunos de sus componentes químicos por vitaminas. Últimamente añaden sustancias químicas que se descomponen por efecto de la luz en compuestos desconocidos. Y como no existen estudios de larga duración, no pueden afirmar con toda certeza que sean completamente seguros.

Esto es lo que opinan los investigadores sobre añadir vitaminas y minerales a un régimen de protección solar.

LA SOLUCIÓN DE LA VITAMINA C

La vitamina C es famosa por su papel como formadora de colágeno (tejido cutáneo) cuando se usa por vía tópica. También es un impresionante protector solar, según

LOS MEJORES ALIMENTOS

Si bien no existen alimentos cuyo consumo proteja la piel del sol, sí hay varios que pueden echar más leña al fuego. Esto es lo que le convendría evitar antes de pasar un día en la playa.

No sea un conejo tonto. Aunque indudablemente no debe dejar de comer zanahorias, estas hortalizas, junto con el apio, el perejil, la chirivía y las limas, contienen psoralenos, sustancias químicas que lo harán anormalmente sensible a la luz.

La mayoría de las personas tendría que ingerir grandes cantidades de estos alimentos para desarrollar trastornos, pero algunas son verdaderamente sensibles a estas sustancias. Para ellas, los efectos pueden ser muy desagradables.

Y aunque usted no sea alérgico al psoraleno, debería lavarse las manos antes de manipular estas verduras y frutas, ya que la piel puede ser más vulnerable a las quemaduras solares tras entrar en contacto con la sustancia química.

los expertos. Pero no deben confundirse con los filtros solares. La vitamina C no absorbe los rayos ultravioleta.

Los filtros solares son productos químicos que actúan como un escudo y absorben la radiación ultravioleta, por lo que la piel no enrojece tanto. La vitamina C es un fotoprotector. Posiblemente actúa neutralizando los radicales libres generados por la exposición al sol.

Además, a diferencia de los filtros solares, la vitamina C no se puede eliminar con una ducha. Una vez asimilada, queda embebida en la piel.

Para evaluar la eficacia de la vitamina C, varios investigadores de Carolina del Norte estudiaron a 10 individuos de piel clara y descubrieron que cuando los voluntarios se aplicaron una solución de vitamina C al 10 %, la cantidad de radiación ultravioleta necesaria para que se quemasen aumentó una media del 22 % en 9 de ellos. Y cuando se quemaron, la mitad de los voluntarios experimentó quemaduras mucho menos graves de lo que habría ocurrido sin la solución.

Entonces, ¿se puede conseguir la misma protección comiendo muchas naranjas?

No, porque no es posible comer las naranjas suficientes, según los dermatólogos. Algunos utilizan una loción que contiene un 10 % de vitamina C que proporciona entre 20 y 40 veces más vitamina C a la piel que la que podría obtenerse ingiriendo la vitamina.

Tampoco intente rociarse la piel con zumo de naranja. Sólo logrará quedarse pegajoso. La vitamina C es muy inestable; para que sea eficaz debe encontrarse en un preparado especial. Para más información, vea la página 556.

PROTECCIÓN ADICIONAL CON VITAMINA E

Al igual que la vitamina C, la vitamina E es un devorador de radicales libres. Pero a diferencia de ella, los investigadores la recomiendan como crema para después de tomar el sol, más que para antes, con el fin de aliviar el ardor de la piel y evitar las quemaduras tras la exposición.

De hecho, es eficaz incluso si se aplica medio día más tarde, según varios investigadores canadienses, pero es mejor hacerlo cuanto antes. En estudios de laboratorio con animales, los investigadores comprobaron que el acetato de vitamina E, que se convierte en vitamina E en el interior del organismo, evitaba la inflamación, la sensibilidad excesiva de la piel y las lesiones cutáneas al aplicarlo hasta 8 horas después de la exposición a los rayos UVB.

Por ahora, los expertos no recomiendan a sus pacientes que se apliquen vitamina E antes de exponerse al sol, porque cuando ésta se expone a la radiación ultravioleta, produce un radical libre que puede ser perjudicial por sí mismo. Pero si una persona se duerme al sol y sufre una quemadura solar, el aceite de vitamina E es una buena idea para evitar que empeore.

La vitamina E quizá actúe también desde el interior. Como suplemento por vía oral puede reducir significativamente la inflamación y las lesiones cutáneas provocadas por la exposición al sol, según algunos dermatólogos. Si se expone demasiado al sol antes de darse cuenta, tome mucha vitamina E: 5 cápsulas de 400 UI cada una durante 1 ó 2 días. Para conseguir la máxima protección, los especialistas recomiendan tomar diariamente suplementos de 400 UI de vitamina E en su forma llamada d-alfa-tocoferol. (No está mal tomar vitamina E por vía oral antes de exponerse al sol.)

Para aumentar considerablemente la ingestión de vitamina E, pruebe cocinando con aceite de girasol o de alazor (cártamo) y añadiendo más frutos secos, cereales integrales y germen de trigo a su dieta diaria. El aceite de vitamina E y las cremas enriquecidas con vitamina E se venden sin receta en las farmacias. Estos productos contienen la forma esterificada de la vitamina E, que puede provocar alergias, y no reducen con demasiada eficacia los daños causados por el sol.

EL SELENIO TAMBIÉN DESTACA

Al igual que las vitaminas C y E, el selenio mineral puede suprimir los radicales libres celulares, reduciendo así la inflamación y las lesiones cutáneas asociadas al exceso de sol.

PRESCRIPCIONES TERAPÉUTICAS

A diferencia de las prescripciones habituales, contra las quemaduras solares a menudo es mejor ponerse nutrientes que ingerirlos. Éstas son las dosis que algunos médicos recomiendan.

Nutriente	Cantidad diaria recomendada/Aplicación
Vía oral	
Selenio	50-200 µg (l-selenometionina)
Vitamina E	400 UI (d-alfa-tocoferol), ingerida antes de tomar el sol
	2.000 UI, fraccionadas en 5 dosis durante 1 o 2 días después de la exposición al sol
Aplicación tópica	
Vitamina C	Loción al 10%
Vitamina E	Crema o aceite al 5-100%, aplicada tras exponerse al sol
Óxido de cinc	Como ungüento

ADVERTENCIA MÉDICA. En grandes cantidades, el selenio puede ser tóxico. Por ello, los médicos recomiendan que las dosis superiores a 100 µg diarios se tomen sólo bajo supervisión médica.

Si se encuentra en tratamiento con anticoagulantes, no debe tomar suplementos de vitamina E por vía oral.

Las cremas y los aceites con vitamina E contienen la forma esterificada del nutriente, que en algunas personas provoca reacciones alérgicas.

Los expertos confían en que pronto habrá en el mercado una crema que podrá usarse como complemento a los filtros solares, pero de momento se puede disfrutar de algunos de sus beneficios tomando suplementos de selenio.

Estos especialistas sugieren que los mejores resultados se obtienen tomando 50-200 µg de selenio en forma de L-selenometionina, dependiendo de su lugar de residencia y de sus antecedentes familiares de cáncer. Las alimentos más ricos en selenio incluyen pescados como el atún y el salmón, además de la col. El selenio puede ser tóxico en dosis superiores a 100 μg, por lo que sólo debe tomar cantidades tan altas bajo supervisión médica.

ÓXIDO DE CINC: EL SALVAVIDAS DE GUARDIA

¿Conoce esa sustancia blanca que los salvavidas se ponen en la nariz? Es óxido de cinc y, aunque quede extraño, es un gran protector de la piel.

En este caso, el cinc no actúa como micronutriente, sino como barrera física a la radiación ultravioleta, según afirman muchos dermatólogos. Y realiza un trabajo excelente.

Si a usted no le gusta el blanco, el óxido de cinc se descompone en la actualidad en partículas casi invisibles y se incorpora en los protectores solares. También se vende en colores variados, para quienes quieren dar a su cinc un toque artístico.

Y recuerde, como el cinc actúa de barrera tópica, aumentar la ingestión de cinc puede mejorar su salud, pero no protegerá su piel.

RAQUITISMO
Estrategias para fortalecer los huesos

¿Sufría el pequeño Tim, el niño paralítico del Cuento de Navidad de Dickens, una enfermedad de los huesos causada por déficit de vitamina C y llamada raquitismo?

Un experto dice que es probable, ya que en el Londres del siglo XIX los pocos rayos de sol que atravesaban la niebla inglesa eran atrapados por el humo de las fábricas.

La luz solar no es la única fuente de vitamina D, un nutriente que contribuye a prevenir el raquitismo. Pero la dieta de la familia del cuento era inadecuada y no podía combatir la terrible enfermedad que dejó paralíticos a tantos niños en aquella época.

Otros expertos opinan que esta teoría es absurda y que el pequeño Tim padecía alguna otra enfermedad.

El hecho de que los expertos se entretengan en debatir el caso de un personaje de ficción dice mucho sobre la incidencia del raquitismo en la actualidad. Aparte de los contados casos de personas que evitan la luz solar o ciertos alimentos por razones dietéticas o religiosas, esta dolencia (denominada raquitismo en los niños y osteomalacia en los adultos) es más una curiosidad médica que un problema real.

UNA INCIDENCIA NO ENTERAMENTE DESCARTABLE

Sin embargo, los médicos deben estar preparados para diagnosticar cualquiera de las dos. No hace mucho, en un hospital pediátrico de Newark, unos médicos estaban examinando las radiografías de una niña de 15 meses con problemas respiratorios cuando advirtieron que tenía los huesos de la espalda desgastados. Según los especialistas, éste es un signo frecuente de raquitismo.

Los médicos descubrieron que la niña procedía de una familia que profesaba una religión muy estricta y la vestían de modo que sólo la nariz y la frente quedaban al descubierto. La combinación de ese atuendo y la falta de productos lácteos en su dieta contribuyó a provocar la enfermedad.

Aunque se trata de un caso poco habitual, según los especialistas demuestra la persistencia del raquitismo causado por déficit de vitamina D. Tanto los profesionales como los padres deben ser informados de los factores que pueden causar raquitismo y de las medidas de prevención.

Según especialistas de la Universidad estatal de Nueva York, cuando el cuerpo no se expone a la luz solar (la vitamina D es sintetizada en la piel por la acción de los rayos ultravioleta) o existe una carencia de productos lácteos (que aportan vitamina D), los huesos jóvenes en proceso de crecimiento no pueden realizar la función conocida como mineralización, el proceso que aporta los minerales necesarios para el desarrollo de los huesos. La piel oscura, el clima frío y el exceso de ropa o de contaminación industrial pueden actuar como barreras para la producción de vitamina D en la piel.

 ## EL USO DE LA VITAMINA D

Los huesos son órganos dinámicos que se regeneran continuamente, y la vitamina D es esencial para la formación y mineralización de los huesos. Esta vitamina también garantiza cantidades de calcio y de fósforo adecuadas para el crecimiento de los huesos. Lo consigue de tres maneras: en primer lugar, asegurándose de que dichos minerales sean absorbidos en los intestinos; en segundo lugar, llevando el calcio de los huesos a la sangre, y finalmente contribuyendo a la reabsorción del calcio y del fósforo en los riñones.

Los especialistas afirman que en el raquitismo el organismo intenta desesperadamente fabricar hueso, pero no dipone ni del calcio ni del fósforo necesarios. El resultado es una acumulación de hueso no mineralizado.

En consecuencia, un niño afectado de raquitismo tendrá los tobillos y las muñecas torcidos, a menudo con bultos considerables, y los huesos de las piernas tan débiles que se curvarán bajo el peso del cuerpo. Otros síntomas son la falta de tono muscular, una cabeza desproporcionadamente grande o un retraso en el desarrollo

PRESCRIPCIONES TERAPÉUTICAS

El raquitismo causado por un déficit de vitamina D es relativamente raro en Estados Unidos, ya que esta vitamina se obtiene fácilmente de los rayos del sol y de los productos lácteos enriquecidos. Éstas son las recomendaciones de los médicos para el tratamiento y la prevención del raquitismo.

Nutriente	Cantidad diaria recomendada
Prevención	
Vitamina D	400 UI
Tratamiento	
Vitamina D	600.000 UI, fraccionadas en 6 tomas (sólo bajo supervisión médica)

ADVERTENCIA MÉDICA. Las dosis de vitamina D superiores a 600 UI diarias pueden resultar tóxicas. Los síntomas de toxicidad comprenden hipertensión arterial, insuficiencia renal y coma. No tome dosis altas de esta vitamina a menos que se encuentre bajo supervisión médica.

normal, por ejemplo, en la capacidad para sentarse o ponerse de pie o en la aparición de los primeros dientes.

La prevención del raquitismo y la osteomalacia es simple. Basta con incluir en la dieta buenas fuentes de vitamina D, como pescado (especialmente las sardinas y el salmón) y leche enriquecida. Los especialistas recomiendan la leche materna para los bebés, pero en tal caso es muy importante suplementarla con vitamina D, ya que la leche humana contiene poca cantidad de dicho nutriente. Por otra parte, las leches preparadas para bébes contienen todos los nutrientes necesarios. Además, la enriquecida y entera es un ingrediente muy importante en la dieta infantil. Esta leche también es importante para los adultos, aunque éstos pueden optar por la desnatada.

Un vaso de 200 ml de leche enriquecida aporta unas 100 UI de vitamina D. La cantidad diaria recomendada es de 400 UI. Según los expertos, las dosis de vitamina D superiores a 600 UI diarias pueden resultar tóxicas. Los síntomas de toxicidad comprenden hipertensión arterial, insuficiencia renal y coma. No tome más de 600 UI al día a menos que se encuentre bajo supervisión médica.

Para casos confirmados de raquitismo, los especialistas recomiendan la administración de 600.000 UI de vitamina D al día fraccionadas en 6 tomas. Esta cantidad es altamente tóxica y sólo debe tomarse bajo supervisión médica. Este tratamiento se emplea con más frecuencia en Europa y suele optarse por él cuando no está claro que el niño vaya a continuar ingiriendo cantidades adecuadas de vitamina D. Según los expertos, este tipo de terapia no sólo cura el raquitismo sino que también mantiene el nivel de vitamina D durante 3 meses. Otra ventaja es que en un período de entre 4 y 7 días el médico puede determinar si el raquitismo se debe a la dieta o a otros factores, por ejemplo, a trastornos hereditarios.

RESFRIADO
Nutrientes para una enfermedad común

Una tos cargada de flema, una nariz que suena como una trompeta, estornudos tan fuertes que ponen en peligro la vajilla de la habitación contigua... Naturalmente, son los síntomas de resfriado. Pero los especialistas consideran que también son vías de contagio, ya que con cada estornudo o resoplido lanzamos al aire minúsculas partículas de mucosidad.

Dentro de estas partículas hay unos organismos con forma de balón de fútbol denominados rinovirus, tan pequeños que si pusiéramos 15.000 en fila apenas ocuparían el espacio que hay entre dos palabras en esta página. Tanto si se adhieren a un dedo cuando usted se rasca la nariz como si los inhala por la nariz o la boca, algunos de estos perversos microbios tarde o temprano conseguirán lo que buscan: una oportunidad para penetrar en su organismo.

A partir de aquí van, literalmente, cuesta abajo. El movimiento ondulante y descendente de las diminutas protuberancias similares a pelos que cubren su garganta empuja el virus y la mucosidad hacia el esófago. Si tiene suerte, los poderosos ácidos digestivos destruirán el virus antes de que pueda hacerle daño.

Sin embargo, una vez que se produce la infección, el plan del virus responsable del resfriado se pone en marcha. Tras hallar un punto cálido en la garganta, donde la mucosa es fina y ofrece escasa protección, un solo virus se adhiere a una célula y se apropia de la capacidad de ésta para reproducirse. Las fotocopiadoras de las oficinas deberían trabajar con la misma eficacia: en una hora, se crean alrededor de 100.000 virus. Por eso es tan difícil dar con un tratamiento adecuado; los virus pasan a formar parte de nosotros, de nuestras células.

¿Y los desagradables estornudos, resoplidos y toses? Constituyen lo que se denomina la «respuesta del anfitrión»; en otras palabras, la táctica del organismo para

LOS MEJORES ALIMENTOS

Estos consejos dietéticos pueden ayudar a mantener a raya al resfriado.

Tómese la sopa. Un estudio ha demostrado que la sopa de pollo aumenta la fluidez de la mucosidad. Aunque los investigadores ignoran si esto se debe a su sabor o a su aroma, aseguran que la sopa de pollo estimula el goteo nasal, con lo que se reduce el tiempo que los virus del resfriado pasan dentro de la nariz. En un experimento, la sopa de pollo caliente fue más eficaz que el agua caliente sola.

Según los historiadores, hace 800 años Maimónides, médico de la corte del califa egipcio Saladino, ya recomendaba sopa de pollo para tratar los resfriados.

Beba mucho líquido. La próxima vez que se resfríe, beba mucho líquido para contribuir a enterrar a este fastidioso virus en la tumba digestiva. Cuando la mucosa que cubre la garganta está húmeda, atrapa los virus y los envía hacia el estómago, donde son destruidos por los poderosos jugos gástricos. En condiciones normales, basta con beber entre 6 y 8 vasos diarios de agua, leche, zumo o sopa, pero una persona enferma puede perder hasta 1 l de fluidos al día. Por lo tanto, duplique la cantidad de líquido que bebe habitualmente. Y evite el alcohol, que priva al cuerpo de nutrientes esenciales para el sistema inmunitario y causa deshidratación.

Recurra al ajo. El ajo tiene una larga tradición en la lucha contra los resfriados, pero en la actualidad está ganando nuevos adeptos, incluso en los laboratorios. Estudios con animales han demostrado que el ajo contribuye a protegernos contra el virus de la gripe, al estimular la producción de anticuerpos. En otra investigación se observó que el ajo fortalece el sistema inmunitario después de 3 semanas de ingestión diaria.

Escoja ingredientes picantes. Las comidas picantes —como las aderezadas con guindilla, curry y chile en polvo— fluidifican la mucosidad, lo que contribuye a descongestionar la nariz y a aumentar la expectoración.

luchar contra los invasores. En poco tiempo, los glóbulos blancos —los ángeles vengadores de nuestro sistema inmunitario— corren al escenario de la infección para destruir a las células que contienen el virus. Esta afluencia de sangre produce una inflamación en los senos nasales. Se dispara la producción de mucosidad con el fin de atrapar a los virus, lo que causa goteo nasal y, más adelante, una tos cargada de flema.

No obstante, lo más probable es que el organismo no gane la guerra hasta pasados 7 días, la duración media del temido resfriado común. ¿Hay algún medio para evitar el malestar? Sí: la vitamina C.

 ## LAS INVESTIGACIONES SOBRE LA VITAMINA C

Tomar vitamina C para tratar un resfriado es tan común como... en fin, como el resfriado común.

Sin embargo, la polémica sobre su eficacia continúa, con el público general actuando como el más ferviente defensor.

Desde que Linus Pauling sorprendió a la comunidad médica con su libro *La vitamina C y el resfriado común,* los médicos han estado debatiendo sus recomendaciones, como la de tomar entre 500 y 1.000 mg de vitamina C por hora durante varias horas para reducir la duración y la intensidad del resfriado. Sin duda alguna, el doctor Pauling probó su propia medicina: durante los 6 años anteriores a su muerte, ocurrida cuando tenía 93 años, este científico, que ganó dos veces el premio Nobel, tomó 12.000 mg diarios de vitamina C.

Docenas de estudios realizados con distintos grados de profesionalidad y fiabilidad investigaron la teoría del doctor Pauling, llegando a conclusiones diversas. Aproximadamente la mitad de ellos respaldaron su entusiasmo por las megadosis. Los demás, que se centraron en el uso de dosis muy inferiores, demostraron que la vitamina C es poco eficaz para combatir un resfriado en curso.

Y esto es precisamente lo que han afirmado siempre los defensores de la vitamina C: si desea usar esta vitamina para tratar un resfriado, tendrá que tomarla en grandes cantidades. Un análisis comparativo dirigido por un investigador británico demostró que todos los estudios realizados desde 1970 en los cuales los sujetos habían tomado más de 1.000 mg diarios para reducir los síntomas del resfriado, arrojaron resultados positivos, incluyendo una reducción del 72 % en la duración de los síntomas.

 ## LA VITAMINA C REFUERZA LAS DEFENSAS

Un estudio llevado a cabo en la Universidad de Wisconsin demostró que la vitamina C también puede ser útil en la prevención del resfriado.

El equipo de investigación encontró la manera de estudiar de cerca el contagio del resfriado común. Reunieron en una habitación a un grupo de voluntarios masculinos, introdujeron pequeñas cantidades de virus directamente en las fosas nasales de 8 sujetos y luego observaron cómo el resfriado se propagaba a los otros 12, mientras el primer grupo estornudaba, tosía o se sonaba la nariz. En el curso de actividades como jugar al dominó o a las cartas, los sujetos se pasaban el virus de uno a otro. Una semana después, todos los hombres encerrados en esta habitación sin ventanas y repleta de virus habían pillado un resfriado.

Pero los investigadores no se limitaron a enfermar a los sujetos. En tres estudios independientes, también experimentaron con vitamina C para ver si ofrecía alguna protección.

En cada estudio, la mitad de los hombres tomaron dosis de 500 mg de vitamina C con el desayuno, la comida, la cena y antes de irse a dormir; es decir, un total de 2.000 mg diarios. El resto tomó un placebo (píldoras de aspecto idéntico, pero sin ingredientes terapéuticos). A diferencia de lo que ocurre en otros estudios, los científicos no tuvieron que confiarse en que los hombres tomaran la vitamina C, pues se la administraban directamente.

El pretratamiento continuó durante 3 1/2 semanas, y luego comenzaron las partidas de póquer. Todos los hombres se contagiaron el resfriado a pesar de mantener la dosis de 2.000 mg diarios de vitamina C. Sin embargo, los resultados del estudio demostraron que esta vitamina contribuyó a reducir los síntomas.

Aunque la duración del resfriado se redujo ligeramente, lo más notable fue que los sujetos que tomaban vitamina C no presentaron síntomas tan intensos como los demás.

Sólo una persona del grupo que tomaba esta vitamina tuvo un resfriado realmente molesto, mientras que en el grupo que tomaba el placebo, 16 personas pillaron un resfriado moderado o intenso.

¿Qué tiene la vitamina C para ser eficaz en la lucha contra el resfriado?

PRESCRIPCIONES TERAPÉUTICAS

Algunos médicos recomiendan tomar estos nutrientes para aliviar los síntomas del resfriado.

Nutriente	Cantidad diaria recomendada
Vitamina C	2.000 mg, fraccionados en 4 tomas
Gluconato de cinc	24 mg disueltos en la boca cada 2 horas (un máximo de 8 pastillas al día)

ADVERTENCIA MÉDICA. Las dosis de vitamina C superiores a 1.200 mg diarios pueden producir diarrea en algunas personas.

El sistema inmunitario contiene un número de defensores naturales que pasan a la acción ante la primera señal de un microorganismo invasor, como el virus del resfriado. Entre estos defensores están los glóbulos blancos. Cuando el nivel de vitamina C es alto, los glóbulos blancos son más fuertes y tienen la energía necesaria para neutralizar al virus. Los experimentos sugieren que la vitamina C estimula de un modo u otro a los glóbulos blancos, que atacan la célula infectada, la rodean y la destruyen.

¿Por qué entonces hay tantos escépticos? Porque no todos los resultados han sido tan positivos como los de este estudio británico, aunque su director, el doctor Dick, cree que ninguno ha investigado las propiedades de la vitamina C con tanta meticulosidad.

El doctor Dick, que en un tiempo también era escéptico, ahora toma 2.000 mg de vitamina C por hora durante 3 horas ante el primer síntoma de resfriado. «Por lo general, el resfriado ha desaparecido para entonces, pero si no es así, tomo 1.000 mg más por hora hasta estar curado», dice este científico.

La cantidad diaria recomendada de vitamina C es de apenas 60 mg. Dosis superiores a 1.200 mg pueden producir diarrea en algunas personas.

EL CINC: OTRO TEMA DE DEBATE

Apreciado desde hace tiempo por su poder para fortalecer el sistema inmunitario, el cinc atrajo considerable atención en la década de los ochenta.

George Eby, de Austin, Texas, trataba a una niña de 3 años con resfriados constantes y severos. Al comienzo de uno de estos resfriados, Eby le prescribió una tableta de 50 mg de gluconato de cinc para fortalecer su sistema inmunitario.

La niña se negó a tragar la pastilla y la disolvió en la boca. Sorprendentemente, los síntomas desaparecieron pocas horas después, mucho más rápido de lo habitual. Tras observar los efectos del cinc en varias ocasiones más, Eby se preguntó si chupar las pastillas de cinc, en lugar de tragarlas, podría ser el tan buscado remedio para el resfriado común.

Esto lo animó a conducir un estudio científico, publicado en una revista médica, que arrojó resultados prometedores. Los sujetos que tomaron las tabletas de gluconato de cinc informaron que sus síntomas habían desaparecido en un plazo medio de 4 días, mientras que aquellos que tomaron placebo continuaron resfriados durante 11 días.

Los resultados parecían optimistas, pero el problema era que las pastillas de gluconato de cinc sabían tan mal, que los investigadores temían que los sujetos dijeran que sus síntomas habían desaparecido para dejar de tomarlas.

En un esfuerzo por mejorar el sabor de las tabletas de gluconato de cinc, algunos investigadores añadieron aditivos que al parecer redujeron la eficacia del cinc para combatir el resfriado. Una compañía farmacéutica añadió ácido cítrico, lo que sin duda hace más aceptable el sabor de las pastillas, pero también neutraliza los efectos del cinc.

Un bioquímico, el doctor Godfrey, experimentó en la cocina de su casa con ingredientes comprados en una tienda de alimentos naturales. Combinó gluconato de cinc y glicina en una pastilla que, además de tener buen sabor, parecía curar los resfriados de su familia.

Él y otros miembros de su familia aseguraron que los síntomas desaparecieron en cuanto chuparon una de estas pastillas. «Los resultados fueron asombrosos –dice Godfrey–. Uno tenía la nariz congestionada y dolor de garganta, pero en cuanto se metía la pastilla en la boca, comenzaba a sentir alivio. Hasta podía oír pequeños ruidos mientras los senos nasales se despejaban. El goteo nasal disminuía con rapidez y los estornudos, aunque no desaparecían del todo, se reducían de manera notable.»

Observar cómo mejoran los miembros de la familia no puede considerarse un estudio científico. Sin embargo, Godfrey continuó sus observaciones en un estudio llevado a cabo en la Facultad de Ciencias de la Salud de Lebanon, New Hampshire. Los investigadores dividieron a 73 estudiantes de la facultad en dos grupos: el primero tomó pastillas de gluconato de cinc y glicina, y el segundo, placebo de sabor similar. Se indicó a los estudiantes que chuparan ocho pastillas al día, en intervalos de 2 horas. Cada pastilla contenía aproximadamente 24 mg de cinc. (La cantidad diaria recomendada de este mineral es de 15 mg.)

Los investigadores descubrieron que en los estudiantes que comenzaron a tomar gluconato de cinc un día después de los primeros síntomas, el resfriado duró una media de 4,3 días. En los que tomaron placebo, la duración media fue de 9,2 días. La principal mejoría se observó en la tos, el goteo y la congestión nasal. Esto sugiere que cuanto antes se trate un resfriado, mejores serán los resultados.

¿Qué tiene el gluconato de cinc para aliviar el resfriado? Hay dos teorías al respecto: la original forma del rinovirus, que lo ayuda a penetrar en las células, encaja casi a la perfección con el ingrediente activo del cinc, prácticamente como una bolsa que cubre un bolo.

La segunda teoría es que las concentraciones de gluconato de cinc en la boca producen una especie de cortocircuito en el nervio de la nariz responsable de los estornudos y otros síntomas.

¿Es posible que los resultados del doctor Godfrey acaben con la polémica en torno al cinc? Quizá no. El gluconato de cinc tiene muy mal sabor, y no basta con tragar una pastilla para curar el resfriado. Es preciso chuparla para que los síntomas desaparezcan. Las molestias gástricas son un posible efecto secundario, aunque pueden evitarse comiendo algo inmediatamente antes, incluso una simple galleta.

Si decide comprar pastillas de cinc en la farmacia o en una tienda de alimentos naturales, evite aquellas que están combinadas con citrato, tartrato, orotato o manitol/sorbitol. Aunque tengan buen sabor, las propiedades curativas del cinc están completamente inactivas. Además de tener mal sabor, las pastillas de gluconato de cinc sin aditivos pueden irritar la boca, pero cumplirán su función. El tratamiento para aliviar los síntomas del resfriado consiste en disolver en la boca una pastilla de 24 mg cada 2 horas (hasta 8 al día).

RETENCIÓN DE LÍQUIDOS
Trucos para evitar la hinchazón

Olvide lo de «polvo eres y en polvo te convertirás». La realidad es que somos más agua que cualquier otra cosa. Nuestros ancestros acuáticos se llevaron el mar a cuestas cuando se arrastraron hasta tierra firme, y los seres humanos seguimos siendo principalmente líquido. Para ser exactos, el 56 % de nuestro cuerpo es líquido, pero puede ser más o menos, según el grado de retención.

Las personas que retienen líquidos saben lo fácil que resulta hincharse como una esponja. Las fluctuaciones en el peso de hasta 4 y 5 kg en un solo día no son infrecuentes en las mujeres con problemas de retención de líquidos, según los especialistas en la salud de la mujer.

Esta situación se produce cuando los líquidos que normalmente circulan por el cuerpo, a través de los vasos sanguíneos, los conductos linfáticos y los tejidos, quedan atrapados en los espacios intesticiales de los tejidos, que son diminutos canales entre las células. Los líquidos se filtran a través de las membranas de los minúsculos capilares hasta las células del tejido debido a la presión osmótica (presión sobre la pared celular), que está regulada por electrólitos como el sodio. Un alto nivel de sodio atrae más líquido de la sangre a las células, donde queda atrapado y la célula se hidrata en exceso. Esto ocurre con más facilidad en las mujeres, porque sus tejidos están concebidos para ensancharse o desplazarse durante el embarazo.

Los tejidos pueden quedarse encharcados por muchas causas: reacciones alérgicas a los alimentos, problemas renales y cardíacos y fármacos como las hormonas. En las mujeres, los cambios hormonales provocan a menudo una retención que se inicia entre 7 y 10 días antes de la menstruación, a medida que los niveles más elevados de estrógenos y progesterona típicos de este ciclo provocan la retención de sal (sodio) por parte del cuerpo y en consecuencia la retención de líquidos en los tejidos. Las terapias de sustitución hormonal (especialmente estrógenos solos) también pueden provocar un aumento sustancial de la retención de líquidos y de peso.

Normalmente, la retención de líquidos es incómoda, pero no representa una amenaza para la salud. Sin embargo, las personas que la padecen debido a problemas cardíacos o renales o que están tomando diuréticos (pastillas para orinar más) necesitan someterse a vigilancia médica.

Las modificaciones nutricionales para combatir la retención de líquidos pretenden contrarrestar los cambios hormonales, equilibrar los minerales que influyen en los fluidos corporales y suprimir los alimentos que en algunas personas desencadenan la retención. Esto es lo que los médicos afirman que puede ayudar.

 ## LA RELACIÓN CON LA SAL

Casi todos sabemos que un exceso de sal en nuestro organismo puede hacer que nos hinchemos temporalmente. Un atracón de palomitas de maíz en el cine puede dejarnos con los ojos hinchados y jaqueca, y con las manos y los pies hinchados y rígidos, al día siguiente. Según algunos especialistas, esto se debe a que los riñones retienen los líquidos en el cuerpo para que pueda diluirse el exceso de sal. Y, al contrario de lo que podría pensarse, beber más agua no agrava la retención de líquidos sino que incluso puede ser beneficioso.

Algunos investigadores creen que una dieta demasiado baja en sal también puede provocar retención de líquidos, y especulan con la posibilidad de que pueda forzar a los riñones a segregar más cantidad de cierta hormona que economiza la sal, en parte reduciendo la producción de orina. Estos especialistas recomiendan mantener una ingesta de sal de 2.400 mg (algo más de una cucharadita de postre) al día, una cantidad que se considera óptima para mantener la tensión arterial.

En la mayoría de las personas, eso significa reducir unos 1.000 mg (aproximadamente media cucharadita de postre) al día. Como la mayor parte de la sal que consumimos está contenida en alimentos procesados, la mejor manera de reducirla es elegir las versiones sin sodio o bajas en sodio de quesos, frutos secos, galletas sin sal, bollería, verduras y sopas envasadas.

Y las mujeres que siguen un régimen quizá estén comiendo mucho ajo, que contiene más sodio que ninguna otra verdura. En su lugar, los expertos recomiendan masticar zanahorias.

 ## MINERALES EN EQUILIBRIO

Obtener poco potasio, calcio o magnesio de la dieta también puede contribuir a la retención de líquidos. Según los expertos, todos estos minerales desempeñan un papel importante en el equilibrio de los fluidos corporales, la capacidad del organismo para introducir y eliminar líquidos de las células y del torrente sanguíneo o el sistema linfático a los tejidos, y viceversa.

LOS MEJORES ALIMENTOS

Si es consciente de que esa bolsa de patatas fritas le producirá retención de agua, ya sabe lo que tiene que hacer para evitar el problema. Otras opciones dietéticas pueden no ser tan obvias. Esto es lo que recomiendan muchos expertos.

Beba más agua. Si la retención de líquidos está causada por un exceso de sal en la dieta, suprímala de inmediato y beba mucha agua, por lo menos 8 vasos al día, para ayudar a eliminar la sal.

Vigile el GMS. El glutamato monosódico, o GMS, también contiene sodio. Se encuentra en muchos más productos que la comida china; es un ingrediente común en los alimentos procesados. Lea las etiquetas de los envases buscando GMS o «proteínas vegetales hidrolizadas», que también contienen GMS, y evite esos productos en lo posible.

Evite el alcohol. El alcohol actúa al principio como diurético, eliminando el exceso de agua. Pero esta pérdida de líquido puede llegar al extremo de la deshidratación. Y los médicos tienen otra buena razón para dar este consejo: el alcohol agota las reservas corporales de vitaminas y minerales importantes.

Pruebe un diurético natural. Varias infusiones de hierbas tienen un efecto suavemente diurético. La de perejil es la más conocida. Escalde 2 cucharaditas de hojas secas por taza de agua hirviendo y déjelo reposar 10 minutos. Puede beber hasta 3 tazas al día.

Adelgace si lo necesita. Las mujeres con sobrepeso tienen más estrógenos en su organismo porque el tejido graso los produce. Por ello corren un riesgo superior al normal de retener líquidos en los tejidos y aumentar así su peso aún más. Estas mujeres necesitan beber mucha agua y deben reducir drásticamente la ingestión de sal.

Identifique sus alergias a los alimentos. Si despierta por la mañana congestionado, con los ojos hinchados y jaqueca, sospeche de una alergia a algún alimento, sugieren algunos reputados naturópatas. En su opinión, el trigo es, con mucho, el alimento causante de alergias más común, pero puede ocurrir con cualquier otro. Lo mejor es hacerse análisis.

Estos especialistas recomiendan ingerir unos 3.500 mg de potasio al día (la cantidad diaria recomendada), una cantidad que puede obtenerse con, al menos, 5 raciones de fruta y verduras. (El potasio se pierde al hervir en agua, por lo que no debe contar las patatas o legumbres hervidas como aportación de este mineral, a menos que se beba el agua en la que se han cocido.)

PRESCRIPCIONES TERAPÉUTICAS

Diversos nutrientes pueden contribuir a aliviar algunos casos de retención de líquidos. Esto lo que recomiendan algunos expertos.

Nutriente	Cantidad diaria recomendada
Calcio	1.000-1.500 mg
Magnesio	400 mg
Potasio	3.500 mg
Vitamina B$_6$	200 mg, divididos en 4 dosis durante 5 días antes del inicio de la menstruación

Añada un suplemento del complejo vitamínico B.

ADVERTENCIA MÉDICA. Los médicos recomiendan limitar la ingestión de sodio a no más de 2.400 mg al día.

Algunos médicos aconsejan no tomar suplementos de calcio, magnesio o potasio sin supervisión médica en caso de diabetes o problemas cardíacos, renales o hepáticos o cuando se toman diuréticos.

Las personas que toman fármacos antiinflamatorios no esteroideos, diuréticos ahorradores de potasio, inhibidores de la enzima de conversión del angiotensinógeno o medicamentos para el corazón como la heparina, también deben consultar con su médico antes de tomar suplementos de potasio.

En grandes cantidades, la vitamina B$_6$ puede ser tóxica. No tome más de 100 mg al día sin supervisión médica. La dosis más alta sugerida aquí puede consumirse sin peligro durante el número de días indicado para aliviar la retención premenstrual de líquidos.

También aconsejan procurar llegar a la cantidad diaria recomendada de magnesio, 400 mg. La mayoría de las personas se quedan muy cortas: los hombres alrededor de 329 mg al día y las mujeres una media de 207 mg al día. Los frutos secos, las legumbres y los cereales integrales proporcionan la mayor parte del magnesio; otras fuentes naturales adecuadas son las verduras de color verde y los plátanos.

Y en cuanto al calcio, los médicos recomiendan esforzarse por obtener entre 1.000 y 1.500 mg al día. Un litro de leche descremada contiene unos 1.400 mg de calcio. Como media, los hombres de edades comprendidas entre los 30 y los 70 años obtienen unos 700 mg al día, es decir, como mínimo 300 mg menos de lo que necesitan.

Si tiene problemas cardíacos o renales, diabetes o está tomando un diurético para reducir la retención de líquidos o la tensión alta, sólo debería tomar suplementos de estos minerales bajo supervisión médica, con el fin de asegurarse de que no acumula niveles peligrosos en sangre. Las personas que toman fármacos antiinflamatorios no esteroideos, diuréticos ahorradores de potasio, inhibidores de la enzima de conversión de angiotensinógeno o medicamentos para el corazón, como la heparina, también deben consultar al médico antes de tomar suplementos de potasio.

LA VITAMINA B$_6$ ALIVIA LA RETENCIÓN DEBIDA A LAS HORMONAS

La mayoría de las mujeres no necesitan un calendario para saber cuándo se acerca ese período del mes. Sus senos sensibles, manos y pies hinchados y los pantalones ajustados porque se les hincha el abdomen –todo ellos signos de retención de líquidos– señalan ese tiempo tan bien como el calendario.

Además de los cambios en la ingestión de minerales descritos anteriormente, algunos médicos recomiendan aumentar el consumo de las vitaminas del grupo B, en especial la vitamina B$_6$. Esta vitamina interviene en la utilización de varias hormonas relacionadas con la retención de líquidos, incluidos los estrógenos y la progesterona. Ayudando al cuerpo a metabolizar estas hormonas, la vitamina B$_6$ puede facilitar al hígado la tarea de metabolizar las cantidades sobrantes que pueden estar presentes durante la etapa premenstrual.

De hecho, en cierto estudio, 500 mg de vitamina B$_6$ al día aliviaron la sensibilidad en los senos, la jaqueca y el aumento de peso asociados a la retención de líquidos en 215 mujeres.

Si usted quiere probar la vitamina B$_6$ para combatir la retención de líquidos de origen hormonal, los expertos recomiendan tomar 200 mg al día (50 mg, 4 veces al día) durante los 5 días previos al inicio del período. Tome un suplemento de vitamina B$_6$ junto con otro que contenga las restantes vitaminas del grupo B. Estos nutrientes interactúan entre sí, por lo que son más eficaces cuando se dispone de cantidades adecuadas de todos ellos.

En cantidades excesivas, la vitamina B$_6$ puede ser tóxica y provocar graves lesiones nerviosas. Por esta razón, es mejor no tomar más de 100 mg al día sin consultarlo con el médico. No obstante, se pueden tomar sin riesgo hasta 200 mg al día durante 5 días para aliviar la hinchazón premenstrual. Si empieza a notar insensibilidad o torpeza en las manos y los pies, deje de tomar vitamina B$_6$ y adviértaselo a su médico.

RIESGOS DE LA CONTAMINACIÓN

Cómo protegerse de los humos

Desde las hogueras de campamento hasta los tubos de escape... Allí donde hay civilización también hay contaminación. Una combinación de sustancias químicas nocivas, partículas ligeras como el aire y humedad se cierne sobre las ciudades formando una nube de color gris amarillento. La contaminación hace que escuezan los ojos y se irriten los pulmones e incluso corroe las estatuas públicas.

La contaminación contiene una larga lista de sustancias químicas nocivas, incluyendo el ozono, el dióxido de nitrógeno, el dióxido de azufre y diminutas partículas de todo tipo, desde amianto hasta hollín, que pueden asentarse en los pulmones y causar estragos. Expertos de la Universidad de California afirman que la contaminación contiene una amplia serie de sustancias tóxicas que ponen en peligro la salud de la población.

Una concentración alta o una exposición prolongada a cualquiera de esas sustancias puede causar agitación, estornudos, tos, bronquitis, neumonía, dolores de cabeza, falta de concentración, dolor en el pecho y, en ocasiones, cáncer de pulmón.

 ## LOS PERJUICIOS DE LA CONTAMINACIÓN

Al inhalar sustancias contaminantes, las células del pulmón cambian de comportamiento. En algunas personas, los pulmones se vuelven hipersensibles y reaccionan con inflamaciones, espasmos bronquiales, tos, ataques de asma o aumento de la mucosidad.

La contaminación también hace que las células de los pulmones se vuelvan más vulnerables al ataque de las bacterias y los virus que se encuentran en el aire. La contaminación puede matar células y dificultar la labor de los pulmones, consistente en absorber oxígeno y expulsar dióxido de carbono. Y algunas de las sustancias químicas de la contaminación pueden causar mutaciones genéticas en las células y provocar cáncer de pulmón o de las fosas nasales.

Muchas de las interacciones perjudiciales entre las sustancias nocivas de la contaminación y las células de los pulmones ocurren durante un proceso químico llamado oxidación. Es el mismo proceso que hace que la mantequilla se ponga rancia o que el hierro se oxide. La oxidación es una reacción química que necesita oxígeno para llevarse a cabo. Y en los pulmones hay grandes cantidades de oxígeno. Durante la oxidación, los radicales libres roban los electrones de las moléculas sanas

LOS MEJORES ALIMENTOS

Los antioxidantes son la protección más eficaz contra la acción de las sustancias tóxicas de la contaminación. Pero también puede resultar útil hacer algunos cambios dietéticos.

Reduzca las grasas saturadas. Investigadores del Instituto contra el Cáncer de Maryland afirman que hay una estrecha relación entre el consumo de grasas saturadas y el adenocarcinoma, un tipo de cáncer de pulmón que aparece sobre todo entre los no fumadores. Se ha descubierto que las mujeres que consumen grandes cantidades de grasa –normalmente procedente de hamburguesas, quesos enteros y de untar, salchichas de Franckfurt y helados– corren un riesgo 6 veces superior de presentar cáncer de pulmón que las que consumen menos grasas.

Coma verduras frescas. Investigadores de la Universidad de Yale han descubierto que el riesgo de cáncer de pulmón entre hombres y mujeres que comen muchas verduras crudas, así como fruta fresca, se reduce a prácticamente la mitad del de aquellos que no consumen estos alimentos.

que componen las células con el fin de mantener su propio equilibrio. Así se inicia una reacción en cadena de sustracción de electrones. El resultado final es un grave perjuicio para las células.

Naturalmente, la mejor medida para protegerse de la contaminación es evitarla todo lo posible. No corra por calles con mucho tráfico. El ejercicio aeróbico le hará respirar profundamente y llevará el humo hasta lo más profundo de los pulmones. No fume. El tabaco expone a los pulmones a algunas de las mismas toxinas que se hallan en la contaminación y, además, los hace más sensibles a ésta.

Si no puede evitar la contaminación, tome nutrientes que lo protejan desde el interior: vitaminas A, C, y E, betacaroteno y selenio.

LA PROTECCIÓN DE LA VITAMINA E

La vitamina E –que se encuentra en el germen de trigo, en ciertas verduras, en los frutos secos, las semillas y el aceite vegetal– es conocida por su capacidad para revitalizar las defensas y por sus propiedades antioxidantes. Los antioxidantes ofrecen sus propios electrones a los radicales libres, neutralizando a estas moléculas inestables y protegiendo a las células sanas.

Los expertos explican que la vitamina E es el antioxidante más potente del cuerpo. Se incorpora a las membranas de las células y las protege. Detiene la reacción en cadena que provoca la contaminación y reduce eficazmente los daños sufridos por las células.

Expertos de la Universidad de Yale han demostrado los beneficios de esta vitamina para la salud de los pulmones. Descubrieron que en los no fumadores que toman suplementos de vitamina E, el nivel de riesgo de cáncer de pulmón se reduce a la mitad.

En los estudios realizados en dicha universidad no se pudo determinar la cantidad de vitamina E que tomaron los sujetos, pero su efecto protector fue obvio, casi tan grande como el obtenido mediante la ingestión de gran cantidad de verdura y fruta.

Los médicos que recomiendan la vitamina E fijan la dosis en 600 UI diarias. Esta cantidad no presenta riesgos, pero supera con creces la que puede obtenerse incluso de los mejores alimentos. Las investigaciones sugieren que la cantidad diaria recomendada de vitamina E (30 UI) no es suficiente para protegerse de la contaminación.

LA VITAMINA C Y LA CONTAMINACIÓN

La vitamina C es otro conocido antioxidante. Al igual que la vitamina E, ayuda a detener la reacción en cadena de los radicales libres.

La vitamina C contribuye a mantener los pulmones sanos tanto entre la población general como entre los efermos de asma. Expertos de la Universidad de Harvard demostraron que las personas que toman al menos 200 mg de vitamina C al día (la contenida en unas tres naranjas) responden mejor a las pruebas de capacidad pulmonar.

Dichos expertos afirman que su estudio demuestra por primera vez que un consumo elevado de alimentos ricos en vitamina C mejora el funcionamiento pulmonar. Una cantidad adecuada de este nutriente reduce el riesgo de enfermedades pulmonares crónicas.

Una vez más, las cantidades contenidas en la dieta podrían ser insuficientes. Los investigadores que recomiendan nutrientes para combatir los efectos de la contaminación sugieren una dosis diaria de 1.200 mg de vitamina C. Aunque es una cantidad inocua, para alcanzarla es preciso tomar suplementos.

Las vitaminas C y E actúan juntas en los pulmones, y expertos de la Universidad de Yale han demostrado que una combinación de ambas ayuda a mantener el tejido pulmonar sano. En un estudio, los sujetos tomaron suplementos diarios de 1.500 mg de vitamina C y 1.200 UI de vitamina E, obteniendo como resultado niveles de una proteína que evita que las enzimas emitidas durante la inflamación destruyan las propiedades elásticas del pulmón. Por ejemplo, para las personas con enfisema (en las que la elasticidad pulmonar se ha deteriorado a causa del tabaco) cada inspiración supone un enorme esfuerzo.

PRESCRIPCIONES TERAPÉUTICAS

Para tener los pulmones sanos, evite áreas llenas de contaminación y suplemente su dieta con estos nutrientes recomendados por los médicos.

Nutriente	Cantidad diaria recomendada
Betacaroteno	25.000 UI
Selenio	50-200 µg
Vitamina A	5.000 UI
Vitamina C	1.200 mg
Vitamina E	600 UI

ADVERTENCIA MÉDICA. Las dosis de selenio superiores a 100 µg diarios pueden resultar tóxicas y sólo deben tomarse bajo supervisión médica.

Si se encuentra en tratamiento con anticoagulantes, no tome suplementos de vitamina E.

 ## LOS BENEFICIOS DEL BETACAROTENO

Los resultados de las últimas investigaciones sugieren que los alimentos ricos en betacaroteno –el pigmento amarillo de las zanahorias, el melón de Cantalupo y otras frutas y verduras de color anaranjado y amarillo– protegen a los pulmones de la contaminación atmosférica. Según los estudios de población, los alimentos ricos en betacaroteno contribuyen a prevenir el cáncer de pulmón, incluso entre los no fumadores.

Por desgracia, un estudio finlandés realizado en 1994 demostró que un suplemento diario de betacaroteno de 20 mg (unas 33.000 UI) no reducía la incidencia del cáncer de pulmón entre fumadores. ¿Quiere eso decir que no se debe tomar betacaroteno para proteger los pulmones de la contaminación?

Algunos investigadores consideran que en el estudio finlandés las dosis de betacaroteno eran muy bajas y se administraron demasiado tarde. Opinan que sigue habiendo buenas razones para tomar este nutriente. Según estos expertos, tanto el betacaroteno como la vitamina A (el betacaroteno se convierte en vitamina A dentro del cuerpo) ayudan a las células a crecer y dividirse correctamente y, en consecuencia, previenen las mutaciones genéticas que pueden conducir al cáncer.

La mayoría de los expertos recomiendan ingerir betacaroteno a través de la dieta y no mediante suplementos, ya que los alimentos contienen muchas otras sustancias que también puede ser importantes para la prevención del cáncer. Los especialistas aconsejan tomar unas 25.000 UI de betacaroteno al día a través de comida o de suplementos. Ésta es la cantidad aproximada que contiene un plato de espinacas hervidas, una zanahoria y un cuarto o dos boniatos y medio. Algunos médicos también recomiendan tomar la cantidad diaria recomendada de vitamina A, que es de 5.000 UI.

EL EFECTO PROTECTOR DEL SELENIO

Los investigadores añaden un último ingrediente a la lista de nutrientes recomendados para protegerse de la contaminación: el selenio. El selenio, según explican, es necesario para activar la produccción de glutatión-peroxidasa, una importante enzima antioxidante que ayuda a mantener la elasticidad del tejido pulmonar.

Los médicos recomiendan ingerir entre 50 y 200 µg de selenio al día a través de comida o de suplementos. Los estudios indican que la ingestión media en la dieta es de 108 µg diarios (los alimentos más ricos en selenio son los cereales, las semillas y el pescado). Por lo tanto, es muy probable que la mayoría de las personas necesiten un suplemento. Si decide tomarlo, no supere los 100 µg diarios sin supervisión médica. Las dosis altas de selenio pueden resultar tóxicas.

SÍNDROME DE FATIGA CRÓNICA
Nutrientes para recuperar las fuerzas

Todo el mundo se cansa, pero no todo el mundo tiene síndrome de fatiga crónica. Las personas que sufren esta enfermedad no están simplemente cansadas, sino exhaustas. Y no un día o dos, sino durante seis meses o más.

La fatiga es sólo el principio. Muchas personas con síndrome de fatiga crónica también presentan síntomas semejantes a los de la gripe, como irritación de garganta, inflamación de los ganglios linfáticos y dolores musculares. Otras tienen problemas para concentrarse y lagunas de memoria. Y casi ninguna tolera el ejercicio. Por ejemplo, una mujer afectada que acostumbraba a correr varios kilómetros al día se agotó tanto después de un paseo alrededor de la manzana que tuvo que guardar cama durante un par de días. Así es el síndrome de fatiga crónica.

Aunque los niños y los ancianos no son inmunes, este síndrome es más común entre los adultos jóvenes. Alrededor del 90 % de los pacientes tienen entre 25 y 50 años.

Cuando esta enfermedad ataca, es difícil librarse de ella. Los médicos ignoran la causa y el tratamiento del síndrome de fatiga crónica, y aunque muchas personas se curan solas en el curso de 1 o 2 años, otras no acaban de recuperarse nunca.

 ## LA ENFERMEDAD QUE SALTÓ A LOS TITULARES

Aunque seguramente el síndrome de fatiga crónica existe desde hace tiempo, fue a mediados de la década de los ochenta cuando llamó la atención de la prensa, después de la aparición de una curiosa forma de gripe que atacaba principalmente a mujeres profesionales jóvenes. Bautizada como «la fiebre de los *yuppies*», solía describirse como una forma de estrés o depresión. Muchos de los que la padecían tenían un aspecto tan saludable que los médicos les decían que sus síntomas eran imaginarios.

En la actualidad, casi todos los médicos están familiarizados con el síndrome de fatiga crónica, pero aun así tienen dificultades para diagnosticarlo. Los síntomas varían notablemente de una persona a otra y con frecuencia se parecen a los de la gripe, la mononucleosis o la depresión. Y puesto que nadie sabe cuál es la causa de esta enfermedad, la medicina aún no ha desarrollado una prueba definitiva que demuestre quién la padece y quién no. En los años ochenta, algunos investigadores creyeron que, al igual que la mononucleosis, era causada por el virus de Epstein Barr, y aunque esta teoría ha sido descartada, algunos expertos todavía sospechan que este virus podría intervenir de alguna manera.

Hoy día la mayoría de los médicos considera que el síndrome de fatiga crónica es un trastorno de activación inmune (autoinmune), semejante en algunos aspectos al lupus y a la artritis reumatoide. En los trastornos autoinmunes, el sistema inmunitario está tan empeñado en proteger al organismo de los agresores, que ataca a los propios tejidos corporales. Los médicos también han observado una alta incidencia de alergias entre los pacientes con síndrome de fatiga crónica, otra señal de que su sistema inmunitario tiende a reaccionar de forma desproporcionada.

El síndrome de fatiga crónica se asemeja a otros trastornos de activación inmune en otro aspecto: una extraordinaria proporción de los afectados (quizá en torno al 75 %) son mujeres. Es probable que el sistema inmunitario de las mujeres sea más fuerte que el de los hombres, lo que supone una ventaja en la infancia, cuando mueren menos niñas que niños como consecuencia de las infecciones. Pero este sistema inmunitario fuerte hace a la mujer más propensa a los trastornos autoinmunes en la madurez.

Como casi todas las facetas de esta misteriosa enfermedad, la causa de la espe-

LOS MEJORES ALIMENTOS

Para combatir el síndrome de fatiga crónica, los suplementos son sólo una parte del tratamiento. Los médicos coinciden en que reforzar la dieta con nutrientes también alivia los síntomas. Éstos son algunos de los cambios dietéticos más eficaces.

Limite el consumo de azúcar. El consumo excesivo de azúcar refinado debilita el sistema inmunitario y puede interferir en la actividad de los glóbulos blancos, dos factores decisivos en el síndrome de fatiga crónica.

Algunos investigadores sospechan que las personas aquejadas de este síndrome tienen un déficit de las enzimas necesarias para metabolizar el azúcar. En consecuencia, se produce una acumulación de ácido láctico en la sangre que puede provocar dolores musculares, cefaleas vasculares y trastornos neuropsiquiátricos (como ataques de pánico), todos ellos asociados con el síndrome de fatiga crónica.

Se recomienda evitar el azúcar, pero si desea darse un capricho, tome un postre después de la comida en lugar de comer algo dulce con el estómago vacío. De ese modo la absorción del azúcar se producirá con mayor lentitud, evitando un aumento brusco del nivel de ácido láctico.

No recurra a la cafeína. Cuando uno está permanentemente cansado, siente la tentación de recurrir a la cafeína para permancer alerta. Sin embargo, es importante evitar o reducir el consumo de alimentos que causan una pérdida de minerales, como es el caso de la cafeína.

Reduzca la ingestión de grasas. Casi todo el mundo sabe que una dieta pobre en grasas es esencial para la buena salud. Este consejo es particularmente útil para las personas con síndrome de fatiga crónica, pues los ali-

cial susceptibilidad femenina es tema de debate. Sin embargo, los médicos coinciden en que los trastornos no son imaginarios. El síndrome de fatiga crónica es un problema físico y no psicológico.

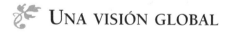 UNA VISIÓN GLOBAL

Nadie sabe a ciencia cierta cuántas personas padecen el síndrome de fatiga crónica. En Estados Unidos se calcula que entre 100.000 y 250.000 personas han acudido al médico a causa de esta enfermedad. Sin embargo, puesto que esta estadística se basa en una definición muy estricta de la enfermedad –a menos que un individuo

mentos grasos son más difíciles de digerir y pueden causar cansancio, que es lo último que necesita un paciente con esta enfermedad. También hay indicios de que el exceso de grasa en la dieta tiene efectos adversos en el sistema inmunitario.

Coma saludablemente. La dieta óptima para una persona con síndrome de fatiga crónica es la misma que para cualquiera que desee cuidar su salud: rica en fibra e hidratos de carbono complejos, frutas, verduras, legumbres y cereales sin procesar. Aquellos que sufren esta enfermedad también deberían evitar los alimentos procesados, que suelen estar repletos de aditivos, conservantes y colorantes y potenciadores de sabor artificiales.

Hágase una prueba de alergia. Las personas con síndrome de fatiga crónica son especialmente propensas a las alergias alimentarias y con frecuencia mejoran de manera significativa cuando estas alergias se detectan y tratan. El problema parece derivar de dos factores: la dificultad para digerir las proteínas y el aumento de la permeabilidad de los intestinos. En otras palabras, el intestino de una persona con síndrome de fatiga crónica absorbe sustancias que, en un individuo sano, pasarían directamente a través del tracto digestivo.

Algunos médicos tratan el problema con enzimas para mejorar la digestión de las proteínas y, en casos extremos, eliminando los alimentos sospechosos. Los más problemáticos suelen ser las carnes rojas, el trigo y los productos lácteos.

Si sospecha que una alergia alimentaria puede estar agravando sus síntomas, consulte con un especialista.

tenga el número y la combinación correcta de síntomas, el caso no se considera síndrome de fatiga crónica–, muchos investigadores creen que está mucho más extendida de lo que sugieren estas cifras.

En un estudio efectuado en 3.400 enfermeras estadounidenses se descubrió que aunque sólo 11 de ellas encajaban en los criterios estadísticos, 23 creían tener síndrome de fatiga crónica. En este estudio se eligió como sujetos a enfermeras porque se creía que éstas estarían más familiarizadas con la enfermedad y más capacitadas para juzgar si la padecían.

En otro estudio de la población general se observó una incidencia del 0,2 %. Basándonos en esta estadística, podemos calcular que 387.000 adultos estadounidenses tienen síndrome de fatiga crónica.

Aunque aún no se ha descubierto una cura, los cambios dietéticos y los suplementos de nutrientes contribuyen a fortalecer el sistema inmunológico, mejoran el nivel de energía y alivian algunos de los síntomas.

Naturalmente, no basta con tomar suplementos para curar el síndrome de fatiga crónica. Las personas que lo sufren deben entender que tienen que alimentarse bien, seguir un programa adecuado de ejercicio físico y trabajar en equipo con un médico que conozca la enfermedad.

MÚSCULOS MÁS FUERTES CON MAGNESIO

Algunas personas con síndrome de fatiga crónica han experimentado mejoría después de tomar suplementos de magnesio, un mineral que interviene en la producción de energía de las células.

Un estudio británico demostró que en las personas con síndrome de fatiga crónica, los niveles de magnesio en sangre estaban por debajo de lo normal. Tras recibir inyecciones de magnesio, el 80 % notó una mejoría en los síntomas.

Pero incluso si los análisis de sangre no revelan un déficit de magnesio, es posible beneficiarse de las propiedades de este mineral. El nivel de magnesio en sangre no lo explica todo. El magnesio, al igual que el potasio, es bombeado hacia el interior de la célula, por lo que normalmente hay una mayor concentración de este mineral en el interior de la célula que en la sangre. Sin embargo, como el mecanismo de bombeo puede funcionar mal en las personas con síndrome de fatiga crónica, es posible que el nivel de magnesio sea normal en la sangre y bajo en la célula.

Aunque el magnesio no ayuda a todo el mundo, muchos pacientes aseguran que calma los dolores musculares y reduce los síntomas de fatiga. Es probable que las personas con síndrome de fatiga crónica tengan un défict enzimático que interfiera en la capacidad de las células para convertir los alimentos en energía. Una cantidad adicional de magnesio mejora el funcionamiento de las enzimas, aumentando la producción de energía a nivel celular.

Si desea experimentar con magnesio, comience con 500 mg diarios. Es una dosis perfectamente inocua, aunque a algunas personas les produce diarrea. Si éste es su caso, reduzca la dosis hasta que la diarrea desaparezca. Sin embargo, si padece trastornos renales o cardíacos, consulte con su médico antes de tomar suplementos de magnesio.

Algunos especialistas recomiendan una forma quelada de magnesio, denominada glicinato de magnesio. Se absorbe rápidamente en el tracto gastrointestinal, por lo que no produce problemas digestivos. Asimismo, va directamente a la célula, donde más se necesita.

Y puesto que una mayor ingestión de magnesio aumenta la necesidad de calcio del organismo, añada también suplementos de calcio. La proporción es de dos a uno, es decir, 1.000 mg de calcio para 500 mg de magnesio.

CONTRAATAQUE CON LA COENZIMA Q_{10}

La coenzima Q_{10} suena como un medicamento que podrían recetar en la enfermería de la nave *Star Trek*. Pero muchos médicos la prescriben a aquellos que libran una batalla diaria contra el síndrome de fatiga crónica.

La coenzima Q_{10} se vende en forma de suplemento en farmacias y tiendas de productos naturales. Aunque no se trata de una vitamina, este nutriente casi desconocido tiene una composición química parecida a las de las vitaminas E y K. Los expertos creen que, al igual que la vitamina K, puede ser elaborada por el organismo, aunque también se encuentra en los granos de soja, los aceites vegetales y muchas carnes.

Como la vitaminas C, E y betacaroteno, la coenzima Q_{10} es un miembro de la familia de los antioxidantes, un grupo de nutrientes que protegen a los tejidos del cuerpo del desgaste cotidiano al desarmar a los destructivos radicales libres. Los radicales libres son moléculas inestables que producen estragos en las células, robando los electrones de las moléculas sanas del cuerpo con el fin de mantener su propio equilibrio.

Además de ser un potencial antioxidante, la vitamina Q_{10} desempeña un papel importante en la producción de energía: reacciona con otra enzima para permitir que las células conviertan las proteínas, las grasas y los hidratos de carbono en energía.

Aunque las personas con síndrome de fatiga crónica no suelen sufrir un déficit de la coenzima Q_{10}, presentan una carencia funcional de la enzima que reacciona con ella. Tomar cantidades adicionales de coenzima Q_{10} anima al cuerpo a mejorar la acción de la coenzima asociada. Y cuanto mejor funcione ésta, mayor capacidad tendrá el organismo para convertir los alimentos en energía.

Algunos especialistas prescriben altas dosis de coenzima Q_{10} a pacientes que se encuentran bajo estricta vigilancia médica. Aquellos que deseen probar esta coenzima por su cuenta, deberían tomar una dosis diaria de 200 mg, fraccionada en varias tomas y disolviendo la tableta debajo de la lengua. Y puesto que este nutriente es liposoluble, ha de acompañarse con una pequeña cantidad de grasa o aceite (aunque algunos suplementos se presentan en una base oleosa, como las cápsulas de vitamina E).

LA CONTRIBUCIÓN DEL COMPLEJO B

El complejo vitamínico B refuerza la acción de las glándulas suprarrenales, uno de los órganos del cuerpo más relacionados con el estrés. Las vitaminas del grupo B también estimulan el sistema nervioso central, ayudándonos a controlar el nivel de estrés. Cuando estamos estresados, perdemos gran cantidad de vitamina B, de modo que necesitamos volver a abastecer nuestras reservas. Estos nutrientes también están involucrados en la producción de energía, lo que los hace esenciales para las personas con síndrome de fatiga crónica.

Algunos nutricionistas recomiendan un suplemento con todo el complejo B. La tiamina, el ácido pantoténico y las vitaminas B_6 y B_{12} son especialmente importantes para las personas con síndrome de fatiga crónica.

La mayoría de los suplementos polivitamínicos y minerales contienen las vitaminas del complejo B. Lea atentamente la etiqueta para asegurarse de que haya al menos 50 mg de tiamina, ácido pantoténico y vitamina B_6 y 50 µg de vitamina B_{12}. Si se encuentra en una situación de estrés, añada un suplemento específico del complejo B.

Las inyecciones con dosis superiores de vitamina B_{12}, prescritas por un médico, pueden resultar eficaces en caso de déficit de enzimas. Estas inyecciones suelen contener dosis de vitamina B_{12} 1.000 veces superiores a la cantidad diaria recomendada.

 # ÁRMESE CON ANTIOXIDANTES

Los nutrientes antioxidantes –las vitaminas C y E, y el betacaroteno y el mineral selenio– también pueden contribuir a aliviar los síntomas del síndrome de fatiga crónica.

Estos nutrientes forman un verdadero equipo de fuerzas especiales que ayuda a las células a defenderse de los radicales libres, las moléculas inestables que, además de producirse naturalmente en el organismo, aumentan su número como consecuencia de los malos hábitos, como fumar, tomar el sol y beber alcohol. Los radicales libres roban los electrones de las moléculas sanas del cuerpo con el fin de mantener su propio equilibrio. Los antioxidantes neutralizan a los radicales libres ofreciéndoles sus propios electrones y, en consecuencia, protegen de los daños a las moléculas sanas.

Los antioxidantes preservan al organismo del deterioro, la degeneración y las agresiones del medio ambiente. Y puesto que muchos pacientes con síndrome de fatiga crónica son hipersensibles a los factores medioambientales (como los productos de limpieza, los aditivos de los alimentos y las fragancias artificiales), tomar antioxidantes es una medida sensata.

PRESCRIPCIONES TERAPÉUTICAS

Los nutrientes desempeñan un papel importante en el tratamiento del síndrome de fatiga crónica. Éstos son los que recomiendan los expertos.

Nutriente	Cantidad diaria recomendada
Un suplemento de antioxidantes que contenga:	
Betacaroteno	25.000 UI
Selenio	50 µg
Vitamina C	500 mg
Vitamina E	400 UI
Un suplemento del complejo B que contenga:	
Ácido pantoténico	50 mg
Tiamina	50 mg
Vitamina B_6	50 mg
Vitamina B_{12}	50 µg
Calcio	1.000 mg (2 mg por cada mg de magnesio)
Magnesio	500 mg
Vitamina C	4.000 mg (éster-C), fraccionados en dos dosis

ADVERTENCIA MÉDICA. Si le han diagnosticado el síndrome de fatiga crónica, necesita atención médica.

Si se encuentra en tratamiento con anticoagulantes, no debe tomar suplementos de vitamina E.

Si padece trastornos renales o cardíacos, consulte con su médico antes de tomar suplementos de magnesio.

Las dosis de vitamina C superiores a 1.200 mg diarios pueden producir diarrea en algunas personas, de modo que consulte con su médico antes de superar esta cantidad.

Los daños producidos por los radicales libres constituyen un importante factor en el síndrome de fatiga crónica, al que algunos investigadores consideran una enfermedad generada por los radicales libres. Otros especialistas no creen que ésta sea la causa, pero coinciden en que podría ser uno de los factores que la mantienen.

Para estimular el sistema inmunitario y mejorar el nivel de energía, muchos médicos recomiendan un suplemento de antioxidantes, de venta en farmacias o tiendas de alimentos naturales. Puesto que las dosis difieren de una marca a otra, lea la etiqueta para asegurarse de que contiene un mínimo de 500 mg de vitamina C, 25.000 UI de betacaroteno, 400 UI de vitamina E y 50 µg de selenio.

Las personas aquejadas de síndrome de fatiga crónica también pueden añadir al tratamiento un suplemento de vitamina C en forma de éster-C, que se absorbe con mayor facilidad que la vitamina C normal. De hecho, permite absorber el doble de vitamina. Las personas con síndrome de fatiga crónica pueden tomar 2.000 mg diarios de éster-C, una dosis inocua. Sin embargo, las dosis de vitamina C superiores a 1.200 mg pueden causar diarrea en algunas personas, de modo que consulte con su médico antes de superar esa cantidad. Los suplementos de éster-C se venden en tiendas de alimentos naturales.

SÍNDROME DE LAS PIERNAS INQUIETAS

Cuando las piernas se mueven solas

¿**Q**ué pasa cuando uno quiere sentarse pero las piernas se niegan a dejar de moverse? Algunas personas que han sufrido este síndrome desde la adolescencia recuerdan que por la noche caminaban y durante el día se paseaban de aquí para allá. La enfermedad dura tantos años que les parece un milagro haber sobrevivido. Esta descripción apenas puede dar una idea de los problemas asociados con este trastorno neurológico, curioso pero no infrecuente.

Las personas que padecen este síndrome experimentan cada noche sensaciones en las piernas que los impulsan a ponerlas en movimiento. Algunos las describen como dolorosas descargas eléctricas. Es como si algo trepara y hormigueara, como agujas que se clavan o insectos que corretean dentro de las piernas.

Aunque lo más difícil es conciliar el sueño, también resulta difícil permanecer sentado durante el día.

LA BÚSQUEDA DE UNA SOLUCIÓN

Esta enfermedad suele tardar mucho tiempo en diagnosticarse. Durante años, los enfermos viven con un falso diagnóstico de esclerosis múltiple. Si acuden a un médico que nunca ha oído hablar de este síndrome, los miran con incredulidad cuando describen los síntomas.

Aunque en el pasado se creía que este trastorno afectaba sólo al 2-5% de la población de Estados Unidos, hoy se calcula que la incidencia es del 10%. Según una especialista de Carolina del Norte, tras la publicación de un artículo sobre el tema en una revista de salud, se recibieron 31.000 cartas. Esta enfermedad parece estar mucho más extendida entre las personas de edad avanzada de lo que se pensaba y la comunidad médica comienza a reconocer su gravedad.

Nadie conoce la causa, pero parece ser una enfermedad hereditaria, cuyos primeros síntomas son «dolores de crecimiento» en los niños y calambres en las piernas durante el embarazo. Y, según los expertos, empeora con la edad.

Según un especialista de Nueva Jersey, el síndrome de las piernas inquietas podría deberse a un trastorno cerebral relacionado con la dopamina, un neurotransmisor responsable del movimiento. Se ha llegado a esta conclusión porque incluso la ingestión de pequeñas dosis de un medicamento que contiene dopamina mejora los síntomas en la mayoría de los pacientes.

Algunos enfermos toman también vitaminas y minerales, en especial ácido fólico. Muchos médicos coinciden en que ciertos nutrientes pueden ser beneficiosos, al menos en algunos casos. Este síndrome se ha relacionado, como mínimo, con dos déficit nutricionales: el de hierro y el de folato (la forma natural del ácido fólico).

Una experta en trastornos del sueño de Filadelfia admite que no se sabe de qué modo el déficit en esos nutrientes puede causar la dolencia. Ambos son necesarios para el cerebro y los tejidos nerviosos periféricos, pero no se conocen los detalles ni el mecanismo concreto. Es posible que dichos déficit no sean las causas del síndrome, sino factores que lo exacerban, agravando un trastorno preexistente. Incluso después de corregir la carencia, son necesarios otros tratamientos para controlar la enfermedad.

He aquí los resultados de las investigaciones.

 ## EL PAPEL DEL HIERRO

En los años sesenta, un neurólogo sueco advirtió que una de cada cuatro personas con este síndrome tenía anemia ferropénica y que al tratar la anemia con hierro los síntomas de las piernas también se aliviaban.

Aunque durante las décadas siguientes se informó de otros casos clínicos que demostraron los beneficios del hierro, no se realizaron estudios importantes hasta

LOS MEJORES ALIMENTOS

Aparte de compensar un posible déficit de magnesio o de folato, la comida no parece tener gran influencia sobre este síndrome. Tenga cuidado, no obstante, con el café.

No tome café. En un estudio realizado en Nueva Jersey con 62 pacientes con el síndrome de las piernas inquietas, se observó un alivio de los síntomas tras eliminar de la dieta de los sujetos el café y otros alimentos con cafeína (como el té, el chocolate y la bebidas de cola).

Además, la cafeína y otros componentes del café y el té, así como el azúcar, pueden inhibir la absorción de hierro, folato, magnesio y otros nutrientes cuyo déficit se ha asociado con el síndrome de las piernas inquietas.

que el Hospital Universitario de Liverpool, en Inglaterra, volvió a retomar la investigación.

Los investigadores administraron a 35 pacientes de edad avanzada 200 mg de hierro (sulfato ferroso) 3 veces al día durante 2 meses, sin decirles que este tratamiento podría mejorar las molestias de las piernas. Según uno de los autores del estudio, cuando se les preguntó por los síntomas, aproximadamente un tercio afirmó que dichas molestias se habían aliviado. Los síntomas no desaparecieron por completo, pero mucha gente experimentó una mejoría tan significativa que pudo abandonar la medicación.

Los que obtuvieron mayores beneficios de los suplementos de hierro fueron personas con niveles bajos de ferritina en la sangre, un compuesto ferroproteico que constituye la mayor reserva de hierro del organismo. Según los autores del estudio, ninguno de los pacientes sufría anemia ferropénica y, de hecho, la mayoría tenía niveles normales de hierro en la sangre.

Los expertos sugieren que siempre que se diagnostique el síndrome de las piernas inquietas debe comprobarse el nivel de ferritina en la sangre. Si éste es bajo o sólo aceptable, los suplementos de hierro pueden resultar de utilidad.

La cantidad de hierro del suplemento dependerá del nivel de hierro en la sangre. Si usted tiene tan poco hierro que padece anemia, tal vez necesite tomar varios centenares de miligramos durante unos cuantos meses.

Su médico controlará la dosis mediante análisis periódicos del nivel de ferritina en la sangre. Una vez que el nivel sea normal, puede establecerse una dosis de mantenimiento, o tal vez baste con consumir alimentos ricos en hierro, como almejas o cereales.

Es muy importante averiguar la causa del déficit de hierro para poder corregirlo. Muchos de los sujetos de los estudios de Filadelfia y Liverpool sufrían hemorragias gástricas o intestinales.

La cantidad diaria recomendada de hierro es de 18 mg. El consumo diario de dosis altas puede ser perjudicial, o sea que no sobrepase dicha cantidad a menos que se lo indique el médico.

LOS BENEFICIOS DEL ÁCIDO FÓLICO

Si decide comprobar su nivel de hierro en la sangre, no es mala idea observar también el nivel de otro nutriente: el ácido fólico, una vitamina del complejo B esencial para el sistema nervioso. En un pequeño número de pacientes, parece haber relación entre el síndrome de las piernas inquietas y el déficit de este nutriente.

Su médico puede comprobar si éste es su caso midiendo los niveles de ácido fólico en los glóbulos rojos, un procedimiento que permite obtener resultados más fidedignos que el análisis de dichos niveles en la sangre.

No hay una dosis recomendada de ácido fólico para tratar esta dolencia, de modo que su médico le recetará la cantidad apropiada para usted. Algunos especialistas prescriben hasta 20.000 µg diarios, pero la mayoría fija la dosis entre 5.000 y 7.000 µg. Según los expertos, si el ácido fólico produce algún efecto, notará una mejoría al cabo de unas cuantas semanas.

La cantidad diaria recomendada de ácido fólico es de 400 µg, de modo que si piensa superar esta dosis consulte previamente con su médico. En dosis altas, este nutriente puede enmascarar los síntomas de la anemia perniciosa, causada por un déficit en vitamina B_{12}. Por este motivo, el médico deberá comprobar también sus niveles sanguíneos de vitamina B_{12} y recetar un suplemento en caso necesario.

Según los autores del estudio de Liverpool, el déficit de ácido fólico a menudo se acompaña de una carencia de otras vitaminas del complejo B, especialmente en las personas mayores. En consecuencia, es probable que le recete un suplemento de varias vitaminas de este complejo.

LA VITAMINA E: UN REMEDIO POPULAR PERO NO DEMOSTRADO

Muchas personas con este síndrome toman vitamina E, aunque no todas están de acuerdo sobre sus beneficios. Algunas creen que ayuda y otras que no.

Aunque algunos casos clínicos indican que la ingestión de entre 100 y 400 UI diarias de vitamina E alivia esta dolencia, no existen estudios que lo confirmen. Los especialistas no suelen recomendarla.

Según los autores del estudio de Filadelfia, la vitamina E puede favorecer la cir-

PRESCRIPCIONES TERAPÉUTICAS

La ingestión de determinados nutrientes puede contribuir a tratar ciertos casos de este síndrome. Éstas son las recomendaciones de los expertos.

Nutriente	Cantidad diaria recomendada
Ácido fólico	5.000-20.000 µg
Hierro	18 mg
Magnesio	400 mg
Vitamina E	100-400 UI

ADVERTENCIA MÉDICA. La cantidad diaria recomendada de ácido fólico es de 400 µg. Las dosis superiores pueden enmascarar los síntomas de la anemia perniciosa, una enfermedad causada por el déficit de vitamina B_{12}. Consulte con su médico antes de tomar suplementos.

La dosis de hierro aconsejada aquí coincide con la cantidad diaria recomendada. Su médico, no obstante, debe calcular la dosis apropiada para usted mediante análisis sanguíneos que determinen su nivel de ferritina.

Si padece trastornos cardíacos o renales, consulte con su médico antes de tomar suplementos de magnesio.

Si se encuentra en tratamiento con anticoagulantes, no debe tomar suplementos de vitamina E.

culación si se sufre de enfermedad vascular periférica o de mala circulación en las piernas. Pero no están convencidos de que los problemas circulatorios sean responsables de los síntomas del síndrome de las piernas inquietas. Si decide tomar suplementos de vitamina E, no abandone otros tratamientos de eficacia demostrada.

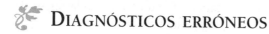 DIAGNÓSTICOS ERRÓNEOS

Tal vez lo que usted y su médico creen que es el síndrome de las piernas inquietas sea en realidad un caso grave de calambres en las piernas. Según los expertos, es un error bastante común. He aquí un modo de saberlo: si la quinina (una medicina usada para la malaria que también calma la irritación nerviosa en los músculos) alivia las molestias, probablemente tiene calambres, y no el síndrome de las piernas inquietas. Si desea tomar quinina para tratar problemas en las piernas, hable con su médico.

Si tiene calambres en las piernas, asegúrese de tomar la cantidad diaria recomendada de calcio, magnesio y potasio (y también de sodio, en caso de llevar una dieta muy estricta). Todos estos minerales están relacionados con la contracción y la relajación de los músculos. Un déficit de cualquiera de ellos puede provocar calambres en las piernas. (Si padece diabetes o trastornos cardíacos o renales, consulte con su médico antes de tomar suplementos de magnesio o de potasio.) (Para más detalles sobre los nutrientes empleados para tratar los calambres, véase p. 134.)

Un estudio realizado en Rumania sugiere que los suplementos de magnesio también pueden ser beneficiosos en caso de un auténtico síndrome de las piernas inquietas. Por lo tanto, asegúrese de ingerir la cantidad diaria recomendada de este mineral, que es de 400 mg.

SÍNDROME DEL TÚNEL CARPIANO

Estrategias para aliviar los síntomas

Aunque el entablillado de muñecas resultara incómodo, Richard Comstock no estaba dispuesto a abandonar este método prescrito por su médico para luchar contra la dolorosa afección que le entumecía las manos: el llamado síndrome del túnel carpiano.

Sin embargo, tampoco estaba dispuesto a abandonar la esperanza de encontrar una cura con vitaminas. Por lo tanto, cuando este neoyorquino leyó que la vitamina B_6 podía ser el principio del fin del dolor de su túnel carpiano, decidió combinar los tratamientos.

Esto ocurrió hace más de una década, y aunque Comstock continúa tomando suplementos de vitamina B_6, los dolores prácticamente han desaparecido. Y también el entablillado de muñecas. Aunque de vez en cuando experimenta algún dolor, éste no lo mantiene despierto toda la noche como al principio.

Es probable que Comstock se haya adelantado a su tiempo. Aunque cada año se realizan más de 100.000 intervenciones quirúrgicas para corregir el síndrome del túnel carpiano, algunos especialistas optan por soluciones menos drásticas, como añadir suplementos de vitamina B$_6$ al tratamiento convencional. Por ejemplo, el jefe de neurología del Baylor University Medical Center de Dallas recomienda entablillar las muñecas por la noche y tomar antiinflamatorios y vitamina B$_6$ durante un mínimo de 2 semanas a los pacientes que todavía no presentan síntomas intensos. Este médico calcula que el 40-50 % de los pacientes presentan una mejoría con este tratamiento.

Otros especialistas están aún más convencidos de los beneficios de la vitamina B$_6$. John Marion Ellis, un médico retirado de Texas que ha realizado estudios y publicado monografías sobre la vitamina B$_6$, considera que el 90 % de los casos de síndrome del túnel carpiano pueden curarse con vitamina B$_6$.

 ## UNA EXCURSIÓN POR EL TÚNEL

En el interior de su muñeca hay un estrecho pasaje denominado túnel carpiano. Lejos de estar vacío, este túnel contiene nueve tendones y un nervio denominado mediano, recubiertos –como si de una salchicha se tratara– por una funda viscosa conocida como membrana sinovial. Cuando la membrana sinovial y los tendones se inflaman y se hinchan, comprimen el nervio mediano, el cual proporciona inervación a los dedos.

¿Alguna vez ha observado el efecto de una barra de metal sobre un cable eléctrico pelado? La compresión del nervio mediano provoca furiosas descargas de dolor, hormigueo y entumecimiento desde las puntas de los dedos hasta el hombro. Casi siempre el dolor se concentra en el pulgar, el índice y el dedo corazón, aunque a veces también se afecta el anular. Muchas personas que padecen este síndrome se quejan de que se les duermen las manos; otras experimentan una sensación de rigidez en los dedos y tienen dificultades para coger objetos.

Las mujeres parecen más propensas que los hombres a esta afección. Los cambios hormonales causados por el embarazo, el uso de anticonceptivos orales y la menopausia producen inflamación en la membrana sinovial. Y, puesto que las muñecas de las mujeres son más pequeñas que las de los hombres, una pequeña hinchazón basta para causar dolor en el túnel carpiano.

Los especialistas coinciden en que este síndrome no debe operarse durante el embarazo. En un estudio, la vitamina B$_6$ ayudó a aliviar al 11 % de las embarazadas con síntomas y signos agudos. Estas mujeres tomaron dosis de 50 a 300 mg diarios de vitamina B$_6$ durante un período de 60 a 90 días antes del parto sin que se observaran efectos tóxicos ni en la madre ni en el niño. Sin embargo, si desea probar este tratamiento, consulte previamente con su médico.

La obesidad provoca una situación semejante. La incidencia del síndrome del túnel carpiano se quintuplica en personas obesas y sedentarias. Por lo tanto, los médicos las animan a perder peso y ponerse en forma.

LOS MEJORES ALIMENTOS

Usted siente dolor en la muñeca, en la mano y en ocasiones también en el hombro. Sin embargo, es posible que el síndrome del túnel carpiano se haya iniciado en su estómago. He aquí algunas medidas para tomar en consideración.

Limite el consumo de alcohol. Se sabe que el consumo de bebidas alcohólicas agota las reservas de nutrientes del organismo y, en particular, las de vitaminas del grupo B, que son fundamentales para prevenir el síndrome del túnel carpiano.

Adelgace. Muchos médicos han observado una remisión de los síntomas en personas que han adelgazado. Sin embargo, si sigue un régimen para adelgazar, asegúrese de comer alimentos ricos en vitamina B_6, como plátanos y aguacates.

En la actualidad, el síndrome del túnel carpiano se ha convertido en una afección común debido al aumento de casos entre los trabajadores de las fábricas.

Aunque el Departamento de Estadísticas Laborales de Estados Unidos no lleva un recuento específico de los casos de síndrome del túnel carpiano que se presentan anualmente, entre 1986 y 1992 el número de «trastornos traumáticos recidivantes» (una categoría que incluye este síndrome y afecciones similares) ascendió de 50.000 a 282.000.

Otro factor desencadenante es el trabajo con un ordenador, que no requiere interrupciones frecuentes como las que se hacían para cambiar el papel a la máquina de escribir. La actividad repetida produce inflamación, que se manifiesta con hinchazón, la principal causa de este síndrome en la mayoría de los pacientes.

LOS BENEFICIOS DE LA VITAMINA B_6

Los médicos no terminan de ponerse de acuerdo sobre los mecanismos por los que la vitamina B_6 alivia los síntomas del síndrome del túnel carpiano.

El doctor Ellis, autor de cinco estudios que demuestran los beneficios de la vitamina B_6, cree que la hinchazón y la falta de elasticidad de la membrana sinovial se deben a un déficit de vitamina B_6.

Este médico y su equipo consiguieron curar a 22 de 23 afectados por este síndrome con un tratamiento basado exclusivamente en la ingestión diaria de

50-300 mg de vitamina B$_6$ durante 12 semanas. Varios de estos pacientes habían sido sometidos a intervenciones quirúrgicas sin experimentar mejoría. Según el doctor Ellis, la vitamina B$_6$ es tan importante para el cuerpo como el oxígeno o el agua, aunque se tarda un poco más en observar los resultados.

La dieta media aporta apenas 1,4 mg de vitamina B$_6$ al día, en parte porque este nutriente se pierde en el procesamiento de los alimentos, de modo que muchas personas no ingieren la cantidad suficiente. Las mejores fuentes son los alimentos crudos, ya que el calor destruye esta vitamina. Las patatas, los plátanos, la pechuga de pollo, el solomillo de ternera, el pescado, el arroz integral y los aguacates son ricos en vitamina B$_6$.

Otros médicos creen que la vitamina B$_6$ actúa como un diurético, ayudando al cuerpo a eliminar el exceso de líquido. Durante el embarazo, se hinchan los pies y las manos, y muchas mujeres deben quitarse los anillos que hasta entonces usaban. Esto es una indicación de que se retienen líquidos, lo que también afecta a las muñecas. En algunas mujeres el problema se agrava cuando están acostadas, ya que el líquido que hace que sus tobillos se hinchen durante el día se redistribuye a lo largo del cuerpo y, naturalmente, llega también a las muñecas. La vitamina B$_6$ ayuda a reducir la retención de líquidos que causa el síndrome del túnel carpiano.

Otra teoría, respaldada por dos estudios europeos, sugiere que la vitamina B$_6$ interrumpe de alguna manera la transmisión de las señales dolorosas del nervio afectado. Aunque no se conoce el mecanismo exacto, se sabe que la vitamina B$_6$ reduce la intensidad de las señales dolorosas en los animales, y es posible que esto ocurra también en los seres humanos.

Sin embargo, los expertos están de acuerdo en una cosa: independientemente de cómo realice su función la vitamina B$_6$, es preciso ser precavidos con la dosis. En estudios con animales de laboratorio, los investigadores descubrieron que el exceso de vitamina B$_6$ puede dañar el sistema nervioso central.

Investigadores del Departamento de Agricultura del Western Human Nutrition Reaserch Center de San Francisco alimentaron a 12 animales con cantidades de vitamina B$_6$ que eran 1, 10, 100, 200 o 300 veces superiores a las necesarias durante 7 semanas. En los animales de los tres grupos de ingestión más alta el tiempo de reacción ante el ruido disminuyó. Otros síntomas de sobredosificación son hipersensibilidad a la luz, erupciones cutáneas y entumecimiento.

En individuos sanos, rara vez se observan efectos de toxicidad por la ingestión de vitamina B$_6$. El uso de suplementos en dosis moderadas no produce estos efectos. Por lo tanto, no tema tomar suplementos polivitamínicos y minerales con 50 o incluso 100 mg de vitamina B$_6$, por cuanto los efectos adversos sólo se experimentan después de tomar dosis masivas durante un período prolongado de tiempo.

Para tratar el síndrome del túnel carpiano, los médicos recomiendan tomar entre 50 y 200 mg diarios de vitamina B$_6$.

PRESCRIPCIONES TERAPÉUTICAS

Muchos médicos recomiendan tomar vitaminas del complejo B para tratar el síndrome del túnel carpiano. Puesto que incluso los alimentos más ricos en vitamina B_6 (plátanos, aguacates, levadura de cerveza y carne de ternera) apenas aportan 1 mg de vitamina B_6, es probable que necesite tomar suplementos. Las cápsulas del complejo B suelen incluir todas las vitaminas recomendadas.

Nutriente	Cantidad diaria recomendada
Biotina	300 µg
Riboflavina	25 mg
Vitamina B_6	50-200 mg

ADVERTENCIA MÉDICA. Las dosis de vitamina B_6 superiores a 100 mg sólo deben tomarse bajo supervisión médica.

EL PAPEL DE LA RIBOFLAVINA Y LA BIOTINA

Existen indicios de que la vitamina B_6 no funciona adecuadamente a menos que también se ingieran las cantidades necesarias de riboflavina y biotina, otras dos vitaminas del complejo B. Estas vitaminas son sinérgicas, es decir, trabajan en equipo con las demás. Los médicos recomiendan ingerir unos 300 µg de biotina y 25 mg de riboflavina al día.

La ley exige que la mayoría de los cereales, harinas y sus derivados se enriquezcan con riboflavina, de la que también son buenas fuentes la leche, el yogur y los quesos. La biotina se encuentra en la levadura de cerveza, la harina de soja, los cereales, la yema de huevo, la leche, los frutos secos y las verduras.

El grupo de riesgo de carencia de estas vitaminas comprende a los ancianos, los alcohólicos y las personas que siguen dietas probres en nutrientes. La dieta de los ancianos suele ser desequilibrada, a lo que se suma el hecho de que muchas de estas personas tienen dificultades para absorber las vitaminas del complejo B. Por lo tanto, los suplementos no pueden hacerles ningún daño, a menos que padezcan la enfermedad de Parkinson. En este caso, la vitamina B_6 podría interferir en la absorción del medicamento levadopa.

En un grupo de afectados por el síndrome del túnel carpiano que tomaron entre 50 y 100 mg diarios de vitamina B_6, el 60% manifestó alguna mejoría.

La mayoría de los médicos coincide en que la clave de un tratamiento eficaz consiste en iniciarlo a tiempo. En los casos graves, la vitamina B_6 no es capaz de revertir los síntomas. Sin embargo, en los primeros estadios de la enfermedad –cuando el paciente comienza a sentir dolor y hormigueos, no presenta debilidad y sufre molestias por la noche, pero no durante el día– los resultados del tratamiento pueden ser excelentes.

SÍNDROME PREMENSTRUAL
Alivio para las molestias de cada mes

Interrogue a 10 mujeres sobre los síntomas del síndrome premenstrual y obtendrá 10 respuestas diferentes.

Algunas son previsibles: pesadez, dolores musculares, jaquecas. Otras mujeres se encuentran bien físicamente, pero se sienten deprimidas o nerviosas. Y otras no tienen ningún síntoma.

Los expertos calculan que el 50% de las mujeres estadounidenses en edad de menstruar sufren este síndrome. Ello depende de una serie de factores, como la herencia genética, el nivel de estrés, el consumo de alcohol o cafeína y el ejercicio físico. La edad también influye. Este síndrome es más frecuente en mujeres de 30 a 50 años.

Algunos expertos creen que la dieta es también muy importante. Afirman que la nutrición es un factor clave en el síndrome premenstrual, y que por eso hay tantas mujeres de 30 a 40 años que lo sufren. La mayoría de ellas han estado embarazadas, lo cual diezma los nutrientes del cuerpo y a menudo provoca déficit de vitamina B y de magnesio.

He aquí lo que los investigadores tienen que decir al respecto.

CALCIO, EL MEJOR AMIGO DE LA MUJER

Si lee usted revistas o libros de salud, sabrá que el calcio ayuda a prevenir la osteoporosis, una enfermedad que debilita los huesos e incapacita cada año a miles de hombres y mujeres. Pero a juzgar por los estudios, hay otra razón más inmediata para añadir un suplemento de calcio a su farmacia particular.

En un estudio realizado en Nueva York, un suplemento de calcio de 1.000 mg diarios redujo los síntomas en el 73 % de las pacientes. Estas mujeres, que normalmente experimentaban síntomas cada mes, observaron una disminución en la hinchazón, dolor en los pechos, jaquecas y espasmos abdominales tras tomar suplementos de calcio a diario durante un mes. También sufrieron menos molestias durante el período menstrual.

No está del todo claro por qué el calcio alivia el síndrome premenstrual, pero se sospecha que relaja las contracciones musculares que provocan los espasmos.

Y éste no es el único estudio que confirma esta teoría. Otro, realizado en Dakota del Norte, demostró una intrigante relación entre una dieta baja en calcio y manganeso y el síndrome premenstrual. Las mujeres que sufrían síndrome premenstrual y tenían déficit de calcio y manganeso experimentaban menos síntomas cuando suplementaban su dieta con ambos minerales.

Lo más interesante es que, según uno de los autores del estudio, la dieta que produce más síntomas premenstruales es la que sigue la mayoría de las mujeres estadounidenses. Así, la mayor parte de ellas obtienen unos 587 mg de calcio al día, una cantidad muy inferior a los 1.000 mg necesarios para mantener los huesos sanos y prevenir la osteoporosis.

El consumo de manganeso entre las mujeres estadounidenses es de 2,2 mg diarios, un poco más que la cantidad diaria recomendada.

Aunque se sigue discutiendo acerca de la relación entre el síndrome premenstrual y los niveles de calcio y manganeso, según los expertos un suplemento diario de ambos minerales no le hará daño y puede ayudarla si es usted propensa a sufrir síntomas. Compruebe si su suplemento polivitamínico y mineral contiene de 2 a 5 mg de manganeso. Por lo que respecta al calcio, se recomienda el consumo de alimentos pobres en grasa pero ricos en calcio, como yogur y leche desnatada. Cuando resulte imposible alcanzar este aporte a través de los alimentos, es conveniente tomar un suplemento diario de 500-1.000 mg de calcio.

LA CONTRIBUCIÓN DEL MAGNESIO

El magnesio es otro mineral útil para combatir el síndrome premenstrual. Algunos estudios han detectado niveles de magnesio más bajos en mujeres que sufren síntomas que en mujeres no afectadas. Otros estudios sugieren que un aumento del nivel de magnesio puede reducir o eliminar las molestias premenstruales, especialmente la tensión y la ansiedad.

Según algunos expertos, el déficit de magnesio ocasiona una carencia de dopamina, una sustancia química del cerebro que regula el estado de ánimo. Dicha carencia puede estar relacionada con la tensión y la irritabilidad premenstruales.

En un estudio italiano, 28 mujeres aquejadas experimentaron una reducción de

LOS MEJORES ALIMENTOS

El estado general durante la regla depende en gran parte de lo que se ha comido y bebido durante el mes.

No beba alcohol. No se relaje con un cóctel. Se ha dicho que el síndrome premenstrual induce a algunas mujeres a beber, pero las investigaciones sugieren que la bebida es algo más que una reacción a las molestias menstruales. Los estudios sugieren que las mujeres que consumen 10 bebidas alcohólicas o más a la semana son más propensas a sufrir síntomas que las que beben menos o las abstemias.

Evite el azúcar refinado y los hidratos de carbono. Si sufre regularmente de síndrome premenstrual, es probable que consuma demasiado azúcar refinado e hidratos de carbono procedentes de alimentos como el pan, los pasteles, la pasta y otros productos elaborados con harina refinada.

Según los expertos, dichos alimentos son muy pobres en vitaminas, minerales y fibra. Si una mujer obtiene de ellos la mayor parte de sus calorías, acabará con un déficit de nutrientes esenciales. Si se reemplazan estos alimentos por otros más saludables –como pan integral, cereales y frutas– la dieta será más nutritiva y los síntomas premenstruales disminuirán.

Evite la cafeína. Aunque la cafeína del café, el té o los refrescos no causa síndrome premenstrual, puede agravar los síntomas en algunas mujeres.

Reduzca el azúcar y la sal. Esto puede ser difícil si le gustan el chocolate o las patatas fritas, pero si no se controla puede caer en un círculo vicioso. El azúcar y la sal afectan el modo en que el cuerpo emplea la hormona insulina, y un exceso de cualquiera de los dos puede causar grandes altibajos en el nivel de azúcar de la sangre. Dichos altibajos provocan aumento de apetito, fatiga, mareos y más ansia por comer. Y tanto la sal como el azúcar pueden agravar la retención de líquidos durante el período menstrual.

Coma verduras. En los países asiáticos, donde la dieta incluye más proteínas vegetales (como el tofu), el síndrome premenstrual es mucho menos frecuente. Según algunos expertos, la proporción de proteínas vegetales y animales está relacionada con el síndrome. Los países con una mayor proporción de proteína vegetal tienen una menor incidencia, mientras que en los que se consume mucha grasa y proteína animal, como Estados Unidos, son los más afectados.

Pero viva donde viva, puede gozar de las ventajas de la dieta asiática reduciendo o incluso eliminando la carne y los productos animales de su dieta. Según los expertos, las mujeres vegetarianas presentan menos síntomas o ninguno en absoluto.

los espasmos, menos retención de líquidos y una mejoría general tras una terapia con un suplemento diario de 360 mg de magnesio.

La cantidad diaria recomendada de magnesio es de 400 mg. Las mejores fuentes son los frutos secos, las legumbres, los alimentos integrales y las verduras, todos ellos básicos para una dieta pobre en grasas y rica en fibra. Pero si tiende usted a comer pan blanco, arroz blanco, carne y productos lácteos, es probable que presente un déficit de magnesio.

Para restablecer el equilibrio, se recomienda un suplemento de magnesio de 300-400 mg. Según los expertos, su cuerpo le dirá exactamente cuánto magnesio necesita. Si toma demasiado tendrá diarrea, lo cual le puede servir de guía para ajustar la dosis. Si padece trastornos cardíacos o renales, consulte con su médico antes de tomar suplementos de magnesio.

ALIVIO CON VITAMINA E

La vitamina E también parece aliviar los síntomas premenstruales. Dos estudios realizados en Baltimore examinaron el efecto de los suplementos de vitamina E sobre mujeres propensas a sufrir síntomas. Las pacientes recibieron vitamina E en forma de d-alfa-tocoferol cada día durante dos ciclos menstruales consecutivos. El suplemento mejoró considerablemente las oscilaciones de ánimo, el apetito desmedido, la sensación de pesadez y la depresión.

Las mujeres de estos estudios, como la mayoría de los pacientes que presentan este síndrome, obtenían cantidades normales de vitamina E a través de la dieta. Pero, según uno de los autores, al parecer la cantidad de vitamina E de una dieta normal no es suficiente para tratar algunos casos de síndrome premenstrual. Una persona media ingiere una pequeña cantidad de vitamina E con alimentos como los aceites vegetales, pero no la suficiente para aliviar los síntomas del síndrome premenstrual. La mejoría aumentó proporcionalmente con la dosis: 400 UI resultaron más eficaces que 200. Este aporte no puede obtenerse exclusivamente a través de la dieta.

No está claro por qué la vitamina E afecta al síndrome premenstrual. Algunos expertos han sugerido que frena la producción de prostaglandinas, unas sustancias semejantes a las hormonas que, según se cree, influyen en el síndrome premenstrual.

Si desea tomar vitamina E para aliviar sus síntomas, la dosis recomendada es de 400 UI diarias. Tómela al menos durante 6 semanas, que es el tiempo que suele tardar en hacer efecto. La vitamina E en forma de d-alfa-tocoferol se encuentra con facilidad en farmacias y tiendas de alimentos naturales. (Compruebe la etiqueta antes de comprarla, ya que aún no se ha demostrado la eficacia de otras formas de esta vitamina.)

PRESCRIPCIONES TERAPÉUTICAS

En ocasiones, los síntomas del síndrome premenstrual pueden aliviarse con los nutrientes adecuados. He aquí lo que recomiendan los expertos.

Nutriente	Cantidad diaria recomendada
Calcio	500-1.000 mg
Magnesio	300-400 mg
Manganeso	2 mg
Vitamina B_6	150-200 mg
Vitamina E	400 UI (d-alfa-tocoferol)

ADVERTENCIA MÉDICA. Si padece trastornos cardíacos o renales, consulte con el médico antes de tomar suplementos de magnesio.

La vitamina B_6 en dosis elevadas puede causar efectos secundarios y sólo debe tomarse bajo supervisión médica.

Si se encuentra en tratamiento con anticoagulantes, no tome suplementos de vitamina E.

 EL PAPEL DE LA VITAMINA B_6

Finalmente, si a usted le preocupan los síntomas del síndrome premenstrual, como el aumento de peso o los desarreglos emocionales, la vitamina B_6 puede ayudarle. En un estudio realizado sobre 25 mujeres, se descubrió que una dosis alta de suplemento de B_6 reducía el aumento de peso premenstrual y otros síntomas.

Las mujeres del estudio tomaron dosis altas de vitamina B_6: 500 mg diarios durante 3 meses (el valor diario es sólo de 2 mg). Según los autores, administrada en estas cantidades, la vitamina B_6 alivia el síndrome premenstrual al alterar los niveles sanguíneos de dos hormonas femeninas, los estrógenos y la progesterona. Pero las dosis altas de esta vitamina pueden entrañar riesgos, de modo que no debe tomar suplementos sin supervisión médica.

Si decide poner a prueba la eficacia de la vitamina B_6, tómela como parte de un suplemento del complejo vitamínico B. Si se toma por separado, la vitamina B_6 puede causar déficit en otros nutrientes.

Además, debe ingerir suficiente magnesio. Lo recomendable es tomar el doble de magnesio que de vitamina B_6. Para una dosis de 300-400 mg de magnesio, necesitará 150-200 mg de vitamina B_6.

SOBREPESO
Las ventajas de mantenerse delgado

Batidos, cremas, polvos o pomelos: sea cual sea la dieta, usted ya la habrá probado, y siempre con la esperanza de que esta vez funcione. Pero poco después, la aguja de la maldita báscula vuelve a subir irremediablemente hasta el punto de partida.

A pesar de los sabios consejos de los médicos y los expertos en nutrición en contra de esas dietas, seguimos utilizándolas. En Estados Unidos se calcula que el 84 % de las mujeres y el 77 % de los hombres siguen una dieta para adelgazar. Y a pesar de tanto recuento de calorías, la cintura del ciudadano medio sigue creciendo, ya que el 33,4 % presenta sobrepeso.

¿Puede ser que por fin haya llegado la hora de arrojar la toalla y coger el tenedor? ¡No!, responden prestigiosos dietistas. Opinan que hay que ser sensato con las dietas, porque ni siquiera las personas genéticamente predispuestas a engordar tienen por qué padecer sobrepeso. Se pueden adoptar medidas para combatirlo, como el ejercicio y una nutrición adecuada.

LA AYUDA DE LOS SUPLEMENTOS POLIVITAMÍNICOS

¿Y qué hay de las vitaminas y los minerales? ¿Qué papel desempeñan en un plan de adelgazamiento que no se base exclusivamente en la dieta? Si bien el tema es polémico, algunos médicos creen que los suplementos polivitamínicos y minerales, combinados con una alimentación sana y un programa de ejercicio físico, pueden ser una ayuda. Han comprobado que los esfuerzos de la gente con sobrepeso se ven a menudo contrarrestados por una combinación de nutrición deficiente y dietas inadecuadas, que los dejan fatigados y hambrientos.

Es un círculo vicioso. Cuando alguien no se siente bien mental y físicamente, a menudo come dulces para encontrarse mejor y acaba sintiéndose peor. La primera línea de defensa es una nutrición y un programa de ejercicio apropiados.

Por desgracia, dado el atractivo de las dietas de moda, esto es más fácil de decir que de llevar a la práctica. Algunas de estas dietas, como las ricas en proteínas, vuelven a ser populares, y la gente intenta escatimar de su dieta alimentos importantes como la fruta, las verduras y los productos lácteos.

Según los estudios dietéticos, las dietas más populares –que se basan en reducir o aumentar el consumo de proteínas, hidratos de carbono y grasas– provocan déficit de vitaminas y minerales importantes, en particular de vitaminas A y C, tiamina, hierro y calcio. Y las dietas bajas en calorías, incluso las que están bien equilibradas, suelen escatimar folato, vitamina B_6, magnesio y cinc.

La nutrición se convierte en un problema cuando se restringen las calorías. Algunos especialistas animan a sus pacientes a obtener las vitaminas y los minerales de los alimentos naturales, pero si ingieren menos de 1.200 calorías, deben plantearse tomar un suplemento polivitamínico y mineral que contenga el 100 % de las cantidades diarias recomendadas.

De hecho, según algunos especialistas en nutrición, estos suplementos son recomendables para cualquiera que padezca sobrepeso, tanto si se encuentra a dieta como si no. Son muchas las personas con sobrepeso que presentan déficit nutricionales, y los suplementos pueden ayudarlos a mantenerse sanos.

Aparte de los suplementos polivitamínicos y minerales, éstos son algunos de los nutrientes que los expertos consideran útiles para conservar la salud y sentirse mejor e, incluso, favorecer la pérdida de peso.

 # NUTRIENTES QUE AUMENTAN LA INMUNIDAD

Como si los bien documentados riesgos para la salud asociados al sobrepeso, como las afecciones cardíacas y la diabetes, no fueran bastante malos, algunos investigadores creen ahora que las personas con sobrepeso tienen mermado su sistema inmunológico, quizá debido a un déficit de vitaminas y minerales, en especial de antioxidantes.

Los antioxidantes, como las vitaminas C y E, son importantes porque protegen el organismo de los radicales libres, moléculas inestables que dañan las células del organismo al robar electrones de las moléculas sanas. Los antioxidantes ofrecen sus propios electrones, neutralizando a los radicales libres y protegiendo a las células.

Según un estudio efectuado en Polonia, es probable que las personas con sobrepeso no aprovechen las ventajas de los antioxidantes. Los investigadores polacos estudiaron a 102 mujeres con sobrepeso y descubrieron que tenían niveles significativamente más bajos de las vitaminas antioxidantes C y E, así como de vitamina A, y un déficit vitamínico general superior al de las que mantenían un peso normal.

Estos déficit son, al menos en parte, responsables del deterioro del sistema inmunológico en los individuos con sobrepeso, un deterioro que, según algunos especialistas, los hacen más vulnerables al cáncer y las enfermedades infecciosas.

LOS MEJORES ALIMENTOS

Cuando se trata de perder peso, seleccionar los alimentos puede ser un verdadero truco de equilibrismo. Hay que eliminar parte de los alimentos habituales y añadir otros que pueden resultar novedosos. Esto es lo que los expertos recomiendan para fomentar la pérdida de peso.

Reduzca las grasas. En lo que respecta a las grasas, los estudios son inequívocos: las dietas demasiado ricas en grasas favorecen el sobrepeso. Procure no consumir más del 25 % de las calorías totales en forma de grasas.

No se exceda con los dulces. Numerosos estudios han relacionado el azúcar de mesa con un aumento en el consumo de calorías. Si bien el azúcar no resulta tan perjudicial en la dieta como las grasas, descubrirá que cuando come dulces desea comer más... de todo. No sólo eso, el azúcar provoca además que el organismo excrete más cromo, un mineral que ayuda al cuerpo a formar tejido magro y a quemar calorías.

Beba mucha agua. Las personas que deseen mantener equilibrados sus nutrientes necesitan beber mucha agua sin aditivos todos los días. El agua no sólo actúa como solvente para muchas vitaminas y minerales, sino que además es la responsable de transportar nutrientes al interior y residuos al exterior de las células, consiguiendo así que el organismo funcione adecuadamente. Por regla general, hay que beber 100 g de agua por cada kilogramo de peso corporal, a menos que sea usted una persona muy activa, en cuyo caso deberá aumentar la ingestión de agua diaria en casi un 50 %.

Atibórrese de fibra. Se puede aplacar el hambre aumentando la ingestión diaria de fibra, que llena mucho, de modo que no pasará hambre a pesar de comer menos. Para ello, los expertos recomiendan consumir más fruta, verduras y cereales integrales.

Trate las alergias a los alimentos. Algunos investigadores creen que el sobrepeso es consecuencia de una apetencia de las personas por alimentos a los que son alérgicas. A estas personas les resulta extremadamente difícil perder peso hasta que descubren qué alimentos desencadenan el proceso y los eliminan de su dieta. Hay alergias específicas que provocan un apetito y una sed incontrolados. Es un problema común en las personas que comen demasiado.

Si usted sospecha que la alergia a algunos alimentos puede ser parte de su problema, pida a su médico que le ayude a identificar a los responsables. Quizá él le recomiende que acuda a un especialista en alergias (un alergólogo).

Y debido a la actividad hormonal alterada, las personas con sobrepeso también pueden tener una necesidad mayor de antioxidantes que las personas que no tienen este problema. Los estudios demuestran que el exceso de grasa en personas con un sobrepeso exagerado aumenta la producción de estrógenos y reduce la de testosterona, una combinación mortífera que según los científicos podría ser un factor básico en determinados cánceres del aparato reproductor femenino.

Las personas obesas probablemente necesiten más antioxidantes que nadie, según algunos especialistas, que recomiendan suplementos diarios de 1.000 mg de vitamina C y 400 UI de vitamina. Estas dosis superan con creces las cantidades diarias recomendadas de estos nutrientes, y la vitamina A en particular puede ser tóxica en dosis elevadas. Las investigaciones han demostrado que ingerir más de 10.000 UI de vitamina A al día al principio del embarazo puede causar defectos congénitos. Por lo tanto, esta cantidad de vitamina A debe tomarse sólo bajo supervisión médica, sobre todo en las mujeres en edad fértil. Y las embarazadas no deben someterse a este tratamiento.

Para obtener más antioxidantes de la dieta, recurra a las verduras y la fruta. Las de vivo color naranja, como los boniatos, las zanahorias y el melón de Cantalupo son ricas en betacaroteno (un precursor de la vitamina A); el brécol, las coles de Bruselas y los cítricos aportan grandes cantidades de vitamina C, y el germen de trigo y la col son buenas fuentes de vitamina E.

LA AYUDA DEL CROMO

Quizá no sea el mineral milagroso para la línea que algunos anuncios proclaman, pero según las investigaciones más recientes, el picolinato de cromo puede efectivamente ayudar a adelgazar los tejidos y reducir la grasa en los adultos que hacen ejercicio.

En un estudio realizado en Luisiana con 59 jóvenes en edad universitaria, los investigadores comprobaron que las chicas que tomaban 200 µg de picolinato de cromo al día desarrollaban al menos el doble de masa corporal magra que las que no tomaban este suplemento, un efecto que puede tener como consecuencia a largo plazo la reducción en la grasa corporal, ya que la masa corporal magra quema más calorías que la grasa.

Lo que da más credibilidad cada día a la efectividad del cromo es que los resultados que se observan en los seres humanos están perfectamente documentados en animales. Y aunque el cromo beneficia sólo a las personas que sufren un déficit, se calcula que la mayoría de los habitantes de los países occidentales sólo ingiere el 25 % de la cantidad diaria recomendada (120 µg). De modo que muchísima gente padece un déficit.

El cromo también mejora la efectividad de la insulina, la hormona que permite a las células absorber glucosa (un azúcar simple que el organismo utiliza como com-

PRESCRIPCIONES TERAPÉUTICAS

Algunos expertos en nutrición consideran que las personas con sobrepeso tienen necesidades específicas de vitaminas y minerales, en especial si siguen un régimen para adelgazar. Éstas son las recomendaciones de dichos expertos.

Nutriente	Cantidad diaria recomendada
Calcio	1.000 mg 1.500 mg para las mujeres posmenopáusicas
Cromo	50-200 µg (picolinato de cromo)
Cobre	1,5-3 mg (1 mg por cada 10 mg de cinc)
Hierro	15 mg
Magnesio	250-500 mg
Vitamina A	25.000 UI
Vitamina C	1.000 mg
Vitamina E	400 UI
Cinc	15-30 mg

Añada un suplemento polivitamínico y mineral que contenga las cantidades diarias recomendadas de todos los minerales y vitaminas esenciales.

ADVERTENCIA MÉDICA. Las personas diabéticas que toman cromo deben estar bajo supervisión médica, ya que tal vez necesiten reducir su dosis de insulina a medida que disminuye el nivel de azúcar en la sangre.

Si padece trastornos cardíacos o renales debe consultar con el médico antes de tomar suplementos de magnesio.

La vitamina A en las cantidades recomendadas aquí sólo debe tomarse bajo supervisión médica, especialmente las mujeres en edad fértil. Las embarazadas no deben tomar suplementos de vitamina A.

Si se encuentra en tratamiento con anticoagulantes no debe tomar suplementos de vitamina E.

Las dosis de cinc superiores a 15 mg diarios sólo deben tomarse bajo supervisión médica.

bustible) del torrente sanguíneo. Por esta razón, el cromo también puede resultar útil en la prevención de la diabetes, una enfermedad común en las personas con sobrepeso. Los diabéticos que toman cromo deben someterse a supervisión médica, ya que tal vez sea necesario reducir su dosis de insulina a medida que disminuye la concentración de azúcar en la sangre.

Los médicos que recomiendan suplementos de picolinato de cromo prescriben dosis diarias de 50-200 µg. Si usted desea aumentar la ingesta de cromo de su dieta, consuma cereales integrales, pimienta negra, queso y levadura de cerveza.

🌿 CINC CONCENTRADO

Está comprobado que las personas que consumen menos de 1.200 calorías diarias suelen presentar un déficit de cinc, un mineral esencial que se encuentra en el germen de trigo, el marisco y los cereales integrales.

La mayoría de los expertos no recomiendan estos regímenes bajos en calorías. Pero si a pesar de todo usted se encuentra entre las personas que mantienen un férreo control sobre la ingestión de calorías, debe saber que el déficit de cinc no sólo deteriora el sistema inmunológico, sino que también puede ser la pesadilla de cualquier peluquero, pues hace que el cabello se caiga o se vuelva quebradizo y seco.

Cuando las personas con sobrepeso presentan algún problema en el cabello, las uñas, las encías o la piel, los especialistas recomiendan un suplemento de 20 mg de cinc al día. Sin embargo, como el cinc compite con otros metales del organismo, las dosis diarias superiores a la cantidad diaria recomendada (15 mg) requieren supervisión médica. Los mejores resultados se obtienen con 1 mg de cobre por cada 10 mg de cinc.

🌿 LOS MINERALES MARCAN LA DIFERENCIA

El magnesio y el hierro son los principales minerales deficitarios en las personas con sobrepeso, en particular en las que siguen regímenes para adelgazar.

El magnesio es esencial para todas las funciones biológicas importantes, incluyendo el latido del corazón. Según las investigaciones, un déficit de magnesio incluso leve no debe tomarse a la ligera, especialmente cuando una persona sigue una dieta de adelgazamiento, ya que puede conducir a alteraciones cardíacas potencialmente mortales.

En general, los suplementos de magnesio tienen múltiples beneficios. Los médicos los utilizan en el tratamiento de los calambres musculares que se producen cuando se intenta perder peso, y también parecen mitigar la apetencia por los dulces.

Los médicos que recomiendan estos suplementos fijan la dosis entre 250 y 500 mg diarios, lo cual se aproxima a la cantidad diaria recomendada de 400 mg.

(Si padece trastornos cardíacos o renales, debe consultar con su médico antes de tomar suplementos de magnesio.) Las mejores fuentes de magnesio son el marisco, las hortalizas de hojas verdes y los productos lácteos desnatados.

El hierro es otra víctima frecuente de las dietas bajas en calorías. De hecho, es el déficit nutricional más común entre las personas que hacen dieta, en especial entre las mujeres premenopáusicas.

La complicación más habitual derivada de la carencia de hierro es la anemia ferropénica, que puede causar dolores de cabeza, agitación, debilidad, arritmias cardíacas y fatiga.

Los médicos que recomiendan los suplementos de hierro sugieren 15 mg al día, en particular para los adultos que siguen una dieta baja en calorías para adelgazar. Si desea aumentar la ingestión de hierro en la dieta, consuma almejas al vapor, cereales enriquecidos, tofu y soja en grano.

El calcio es otro mineral que a menudo escasea en las personas que intentan perder peso. Los expertos sugieren asegurarse de que se obtiene la cantidad diaria recomendada de calcio, que es de 1.000 mg; las mujeres que han pasado la menopausia deben ingerir 1.500 mg diarios.

TABAQUISMO
Cómo reparar los daños después de fumar

A menos que viva usted en otro planeta, conocerá los males del tabaquismo. Y si es fumador, probablemente habrá intentado dejarlo más de una vez. Y pretende intentarlo de nuevo. Eso es bueno.

Pero aunque abandonar el hábito es su principal prioridad, hay medidas nutricionales que puede usted adoptar para interrumpir el camino hacia la destrucción del tabaquismo mientras persiste en el empeño de librarse de él de una vez por todas. Como motivación adicional, es útil comprender antes cómo perjudican al organismo los cigarrillos.

UN HÁBITO RADICAL

A pesar de que no todas las reacciones adversas causadas por el tabaquismo se comprenden por completo todavía, los investigadores coinciden en que la parte del león de las dolencias de los fumadores es consecuencia de los radicales libres. Son moléculas inestables a las que les faltan electrones y saquean las moléculas sanas del organismo para restituirlos, dejando por el camino más radicales libres y células dañadas. Este proceso se llama oxidación, y es lo que produce la herrumbre el hierro y el color oscuro de la fruta pelada. Y los científicos empiezan a creer que la oxidación es lo que hace envejecer a las personas.

Si bien los radicales libres se forman durante las funciones cotidianas del organismo –como respirar–, los factores ambientales estresantes, como el tabaquismo, aceleran su producción de forma espectacular. De hecho, cada calada de cigarrillo genera millones de radicales libres, que dejan a los fumadores mucho más vulnerables que a los no fumadores a los estragos de las lesiones oxidativas de los tejidos.

Para defenderse de la acometida de los radicales libres se necesita un sistema inmunológico fuerte. Y según las investigaciones, una de las mejores defensas se basa en unos nutrientes conocidos como antioxidantes, los más notables de los cuales son las vitaminas C y E y el betacaroteno. Los antioxidantes actúan como soldados kamikazes del organismo, protegiendo las moléculas sanas al sacrificar sus propios electrones para neutralizar a los invasores hostiles, los radicales libres.

Aunque los antioxidantes no son curas milagrosas y sin duda no debería usted engañarse con una falsa sensación de seguridad con respecto al tabaquismo, estos nutrientes pueden contribuir a mitigar los daños relacionados con este hábito mientras intenta dejarlo. Esto es lo que recomiendan los expertos.

LA E ES ESENCIAL PARA LOS FUMADORES

En cuanto a proteger el organismo de los efectos adversos desagradables del tabaquismo, la vitamina E, un antioxidante que se encuentra en las pipas de girasol, los boniatos y la col, es un campeón.

Una de las funciones más importantes de la vitamina E para los fumadores es ralentizar el avance de la aterosclerosis, un estado en el que las arterias coronarias se endurecen debido a que en sus paredes se depositan colesterol, calcio y tejido cicatrizal, que restringen el paso de la sangre cada vez más y desembocan en problemas cardíacos. Los estudios demuestran que antes de que se produzca la aterosclerosis, la lipoproteína de baja densidad (LDL), el colesterol «malo», tienen que sufrir cambios relacionados con la oxidación que le permiten depositarse en las paredes arteriales. La vitamina E ayuda a evitar estos cambios.

La información obtenida con dos estudios independientes realizados en Estados Unidos con hombres y mujeres indican que tanto los fumadores como los no fumadores que toman suplementos de vitamina E reducen el riesgo de dolencias cardíacas entre un 30 y un 40%.

Por otra parte, los investigadores creen que la capacidad de la vitamina E de neutralizar a los radicales libres puede proteger los tejidos de la irritación del humo e

LOS MEJORES ALIMENTOS

Tratándose del tabaquismo, el consejo es claro: déjelo. Pero si usted sigue encendiendo cigarrillos, una de las mejores maneras de protegerse un poco más es mejorar su dieta. De la siguiente manera.

Coma fruta y verduras. Hay pruebas abrumadoras de que las personas que comen muchas verduras y fruta tienen una menor incidencia de cáncer.

De hecho, en un estudio realizado en Japón, donde el consumo de cigarrillos per cápita se encuentra entre los más elevados del mundo y donde la incidencia de cáncer de pulmón es una de las más bajas, los investigadores han estudiado los efectos de comer fruta, verduras crudas y hortalizas (especialmente lechuga y col) en 282 fumadores. Y han descubierto que el riesgo relativo de cáncer de pulmón disminuye notablemente en las personas que incluyen fruta y verduras crudas en su dieta diaria.

Para mayor protección, los expertos recomiendan que los fumadores coman 7 medias raciones de fruta y verdura al día.

No abuse de los ácidos. Si intenta dejar el hábito mediante un producto sustitutivo de la nicotina, como las gomas de mascar o los parches, debe evitar el zumo de naranja o de pomelo y otras bebidas ácidas. Al acidificar la orina, el organismo elimina más deprisa la nicotina, algo que no es deseable cuando se pretende reducir al mínimo las molestias causadas por su retirada mediante un sustituto de la nicotina.

impedir las mutaciones celulares que caracterizan al cáncer y otras enfermedades crónicas asociadas con el tabaco.

Según los expertos, los mejores efectos se consiguen con 100-200 UI de vitamina E al día. Como para ingerir esa cantidad necesitaría tomar entre 10 y 20 platos de col y boniato hervido, normalmente se requieren suplementos.

PROTECCIÓN CON BETACAROTENO

¿Se ha fijado en que Popeye fuma sin parar su pipa pero nunca sufre las dolencias relacionadas con el tabaquismo que se observan típicamente en un hombre de su edad? Es posible que ello se deba a su afición a las espinacas, una hortaliza rica en betacaroteno, sustancia que parece tener efectos protectores contra el cáncer reforzando el sistema inmunológico.

Pero antes de lanzarse sobre el betacaroteno, debe saber que a pesar de que la mayoría de los expertos consideran aceptables los suplementos dietéticos, los médicos dicen que es aún mejor tomar alimentos ricos en betacaroteno, como las espinacas y otras verduras con hojas de color verde oscuro, así como melones Cantalupo, zanahorias, otras verduras y frutas de color amarillo o naranja. ¿Por qué? Porque los estudios demuestras que el betacaroteno es beneficioso, pero posiblemente no sea ésa toda la historia.

Por una parte, infinidad de estudios menores han hallado efectos positivos en los suplementos que contienen betacaroteno sobre los fumadores. Unos investigadores canadienses, por ejemplo, comprobaron que 25 fumadores experimentaron una reducción significativa en las lesiones relacionadas con la oxidación tras recibir 20 mg (unas 33.000 UI) de betacaroteno durante sólo 4 semanas.

Pero en un amplio estudio realizado en Finlandia, de 29.133 varones fumadores empedernidos de 50-69 años de edad, los que habían tomado 20 mg (unas 33.000 UI) de betacaroteno durante de 5 a 8 años no sólo no cosecharon ningún beneficio, sino que en realidad experimentaron una mayor incidencia de cáncer de pulmón.

¿En qué estudio hay que creer? Según algunos expertos en el papel de los antioxidantes en la nutrición, hay que creer en ambos. Argumentan que el estudio finlandés representa nuestros conocimientos actuales, en el sentido de que no puede deshacerse toda una vida de agresiones simplemente tomando vitaminas durante 5 años.

Afirman que la población del estudio era un grupo de riesgo extraordinariamente alto, que llevaban fumando una media de una cajetilla de cigarrillos al día desde hacía 35 años. La mayoría padecía sobrepeso. Todos tenían muy alto el colesterol. Consumían alcohol de forma entre moderada y acusada. Si el estudio hubiera dado otros resultados, habría constituido una pesadilla para la sanidad pública, porque habría transmitido a la población la idea de que se puede fumar, comer y beber lo que sea, ya que hay una pastilla que puede curar todos los males resultantes.

En realidad, el grupo del estudio finlandés que no tomó suplementos también nos enseñó algo: de sus integrantes, los que tenían los niveles más altos de betacaroteno en sangre presentaron el menor riesgo de cáncer de pulmón.

¿En conclusión? Los especialistas recomiendan a todo el mundo, fumadores o no, tomar 16.500-50.000 UI de betacaroteno al día.

Finalmente, es importante recordar que el betacaroteno es sólo una de las muchas sustancias relacionadas que se conocen como carotenoides y protegen a las células del organismo de las lesiones. Los expertos afirman que cada carotenoide actúa de una manera algo diferente y que los betacarotenos de la fruta y las verduras ofrecen mucha más protección que un simple suplemento. Lo más aconsejable es procurar obtener las 16.500-50.000 UI al día de los alimentos hasta donde sea posible. Si a usted le representa un problema satisfacer así sus requisitos, consulte con el médico la posibilidad de tomar suplementos.

LA VITAMINA C AYUDA A LAS CÉLULAS SANAS Y AL ESPERMA

Es un chiste entre los varones fumadores que no se sienten tan mal por fumar cuando compran cajetillas de cigarrillos con la advertencia «No fumar durante el embarazo» impresa en un lado. Bueno, pues según los investigadores, ya sería hora de que los fumadores empiecen a preocuparse por sí mismos.

Los estudios han hallado una conexión entre el tabaquismo, los bajos niveles de ácido ascórbico (vitamina C) y las anomalías en el esperma. Estas anomalías podrían desempeñar algún papel, según los estudios, no sólo en la esterilidad masculina, sino también en defectos de nacimiento y cáncer infantil en su descendencia, según los estudios.

Es sabido que muchos trastornos genéticos se heredan por línea masculina, pero como son las mujeres quienes tienen hijos, la mayoría de los estudios sobre defectos infantiles se realizan en mujeres. Los especialistas en bioquímica de la salud están investigando ahora los efectos del tabaquismo en los hombres sobre el deterioro del esperma, y resulta significativo su efecto reductor de los antioxidantes.

Según un estudio, los fumadores deben ingerir entre 2 y 3 veces la dosis de vitamina C recomendada a los no fumadores, es decir, unos 180 mg, sólo para mantener unos niveles comparables de ácido ascórbico. El estudio descubrió también que los fumadores en conjunto tendían a empeorar sus déficit no comiendo suficientes alimentos que contienen vitamina C.

Al analizar el consumo de vitamina C de 22 fumadores y 27 no fumadores, el estudio mencionado comprobó que los fumadores consumían menos vitamina C que los no fumadores. Además, el grado de lesión oxidativa en el esperma era un 50 % mayor en los fumadores que en los no fumadores.

Naturalmente, los espermatozoides no son los únicos que necesitan vitamina C. El resto del organismo, tanto el de hombres como el de mujeres, también lo requieren. Y como los fumadores tienen un déficit de vitamina C y necesitan más para combatir el ataque de los radicales libres, los expertos sugieren que deben consumir mucha más que los no fumadores: hasta 2.000 mg al día, si ya son mayores y fuman mucho. Recuerde que la cantidad diaria recomendada de vitamina C es de sólo 60 mg. En cantidades mayores se considera segura, pero puede provocar diarrea en algunas personas.

 ## EL CALCIO COMBATE LA PÉRDIDA ÓSEA

Las investigaciones reflejan que en las personas que fuman, sobre todo en las mujeres, se acelera la pérdida ósea que se produce de forma natural con la edad, sometiéndolas a un riesgo mayor de osteoporosis, una enfermedad en la que los huesos se vuelven frágiles y quebradizos.

PRESCRIPCIONES TERAPÉUTICAS

Digámoslo una vez más: si usted fuma, la única manera de evitar las enfermedades relacionadas con el tabaquismo es dejarlo. Hasta entonces, sin embargo, algunos médicos recomiendan estos nutrientes para ayudarle a conservar la salud.

Nutriente	Cantidad diaria recomendada
Betacaroteno	16.500-50.000 UI
Suplemento del complejo vitamínico B que contenga:	
Biotina	300 µg
Ácido fólico	400 µg
Niacina	20 mg
Ácido pantoténico	10 mg
Riboflavina	1,7 mg
Tiamina	1,5 mg
Vitamina B_6	2 mg
Vitamina B_{12}	6 mg
Calcio	1.500 mg
Vitamina C	180-2.000 mg
Vitamina E	100-200 UI

Más un suplemento polivitamínico y mineral que contenga las cantidades diarias recomendadas de todos los minerales y vitaminas esenciales.

ADVERTENCIA MÉDICA. Algunas personas pueden experimentar diarrea al tomar vitamina C en dosis superiores a 1.200 mg al día.

Si usted está tomando fármacos anticoagulantes, no debe tomar suplementos que contengan vitamina E.

De hecho, un estudio realizado en Australia informó que, de 41 parejas de geme-
las de 27 a 73 años de edad, una de cada pareja fumadora y la otro no, cuando las
mujeres llegaban a la menopausia, las que habían fumado una cajetilla de cigarrillos al día durante la edad adulta tenían como media un déficit óseo del 5-10 %,
comparado con las no fumadoras.

Si bien la única manera segura de reducir este deterioro de los huesos es abandonar el hábito del tabaco, algunos médicos recomiendan aumentar la ingestión de
calcio mientras tanto a fin de nutrir los huesos. Y aunque aumentar el consumo
de alimentos que contienen mucho calcio, incluyendo los productos lácteos bajos
en grasas y determinadas verduras, como el brécol, puede resultar beneficioso, la
mejor manera de obtener los 1.500 mg que recomiendan los expertos es mediante
suplementos.

 ## TODO VA MEJOR CON EL COMPLEJO VITAMÍNICO B

Como las vitaminas del grupo B son esenciales para el mantenimiento de la forma
física y mental y para la salud de la piel, los ojos, los nervios y los tejidos –todo lo
cual se deteriora por fumar–, muchos expertos recomiendan tomar además suplementos del complejo vitamínico B.

Según los investigadores, es especialmente importante el ácido fólico, un nutriente que a menudo es insuficiente en los fumadores y que los pulmones adoran.
Los estudios han demostrado que aumentando la ingesta de ácido fólico se pueden
reducir los síntomas de bronquitis, además de disminuir la cantidad de células
bronquiales precancerosas o anormales en los fumadores. Por otra parte, una ingesta inadecuada de ácido fólico se ha relacionado con el aumento de la susceptibilidad a las alteraciones cancerosas en los pulmones de los fumadores.

Los expertos en nutrición afirman que el tabaquismo no sólo deja sin vitaminas
del grupo B, sino que además la dieta de los fumadores no es a menudo tan sana
como la de los no fumadores, por lo que aquéllos no obtienen suficientes de estos
nutrientes. Recomiendan a los fumadores que tomen un suplemento que contenga
las cantidades diarias recomendadas de todas las vitaminas del grupo B.

 ## REFUERZO CON UN SUPLEMENTO POLIVITAMÍNICO

Debido a que el tabaquismo deja sin vitaminas de todo tipo, los fumadores necesitan imperiosamente tomar un suplemento polivitamínico y mineral añadido a sus
suplementos nutritivos específicos.

También es importante que los fumadores añadan más fruta y verduras a
su dieta, que suele ser deficitaria, lo que contribuye a agravar sus déficit nutricionales.

TRASTORNOS DE LA ALIMENTACIÓN

Estrategias para reparar la relación mente-cuerpo

Lisa pensó que la temporada que pasaría en la universidad le daría la oportunidad perfecta para perder peso. Siempre le habían sobrabado entre 3 y 5 kg y deseaba aprovechar su reciente independencia para perderlos.

Al principio eliminó ciertos alimentos: nada de golosinas ni grasas; sólo ensaladas. Luego descubrió que si esporádicamente cedía a la tentación, podía «reparar los daños» por medio del vómito. Poco después se daba festines diarios de hasta una docena de dónuts, pizza, galletas y chocolatinas. Se pesaba 5 ó 6 veces al día y, cuando llegó a los 50 kg, le asaltó tal temor a aumentar de peso, que era incapaz de comer nada sin vomitar después.

Dos años después, comprendió que estaba en apuros. Se sentía tan débil que no podía asistir a clase. Tenía palpitaciones, caries dentales, una constante sensación de frío y súbitos cambios de humor. No podía concentrarse y se le caía el cabello. Aunque parezca absurdo, fue este último problema el que la impulsó a buscar ayuda.

Lisa no comprendía que su problema capilar no era más que un síntoma de su desnutrición. Aunque su cuerpo digería parte de la comida con la que se atiborraba, estos alimentos grasos no permanecían en su organismo el tiempo suficiente para aportarle los nutrientes necesarios.

 ## LOS ESTADOS CARENCIALES

Lisa sufría una combinación de dos trastornos de la alimentación: bulimia y anorexia nerviosas. Aunque estas enfermedades afectan principalmente a las mujeres adolescentes o veinteañeras, también pueden aparecer en hombres, mujeres mayores y niños.

La anorexia es más fácil de detectar. Las personas con esta enfermedad tienen un miedo intenso a engordar y prácticamente dejan de comer. En las mujeres, la anorexia provoca amenorrea, es decir, la interrupción del ciclo menstrual. Las personas con bulimia suelen estar más cerca del peso normal, pero también se encuentran obsesionadas con su imagen corporal. La bulimia se caracteriza por episodios frecuentes de banquetes y purgas, durante los cuales las personas comen grandes cantidades de alimentos en un breve período de tiempo y luego, para evitar engordar, vomitan, toman laxantes, hacen dieta o ayuno y realizan vigorosos ejercicios físicos.

Los médicos no saben a ciencia cierta por qué algunas mujeres se lanzan a esta cruzada de autodestrucción, aunque casi todos coinciden en que la causa es una intrincada combinación de factores sociales, psicológicos y biológicos. También coinciden en que la desnutrición exacerba el problema, haciendo a las mujeres menos receptivas al tratamiento.

Es un círculo vicioso. La desnutrición crea malestar físico y psíquico, y el letargo resultante dificulta la búsqueda de un tratamiento físico y psíquico.

ALIMENTAR EL CEREBRO Y EL CUERPO

Es una pena que estos trastornos a menudo se traten como enfermedades mentales, en lugar de atender de forma global el cuerpo y la mente. El doctor Beasley, especialista en trastornos de la alimentación, aboga por una terapia con suplementos de vitaminas y minerales. Según dice, los psicoterapeutas más célebres del mundo –Freud, Jung y Adler– podrían hablar durante horas y horas con estos pacientes sin conseguir nada a menos que previamente nutrieran el cerebro, abriendo así las puertas para una terapia psicológica.

Y el doctor Beasley no es el único que sostiene esta teoría. En contradicción con el antiguo procedimiento de poner a los pacientes en tratamiento psicológico y luego reintroducir lentamente los alimentos, muchos especialistas creen que restablecer una buena nutrición es esencial para que la psicoterapia resulte eficaz. Muchos prescriben suplementos de vitaminas y minerales como medida preliminar.

Por lo general, mientras los pacientes reaprenden a seguir una dieta equilibrada, deben tomar un suplemento polivitamínico y mineral con las cantidades diarias recomendadas de todos los nutrientes esenciales. Aunque los especialistas no aconsejan superar estas cantidades, en algunos casos prescriben además un suplemento específico, particularmente de potasio, calcio, hierro, cinc, vitamina A, vitamina E o las vitaminas del complejo B.

Nota. Los expertos advierten que estos suplementos no pueden reemplazar a los alimentos. El cuerpo no absorberá correctamente las vitaminas y minerales a menos que reciba al mismo tiempo la cantidad necesaria de calorías.

Es contraproducente recetar suplementos polivitamínicos y minerales a una persona con trastornos de alimentación que cree que basta con tomarlos para recuperarse. Con esta actitud, la enfermedad puede prolongarse durante 10 años o más.

Si la anorexia nerviosa no se trata, entre el 10 y el 15 % de las personas afectadas muere, habitualmente después de perder la mitad de su peso corporal. La bulimia, por su parte, puede causar complicaciones serias a largo plazo, como irregularidades del ritmo cardíaco o rotura del estómago. Por lo tanto, si toma suplementos, es importante que al mismo tiempo se trate con un especialista para reaprender a comer de manera normal.

 ## CÓMO EQUILIBRAR LOS ELECTRÓLITOS

Se sabe que una de las consecuencias de los trastornos de la alimentación es un desequilibrio potencialmente mortal de los electrólitos. Los electrólitos son minerales que se cargan de electricidad cuando se disuelven en los fluidos del cuerpo. Son los responsables de controlar el ritmo cardíaco y la presión arterial.

El potasio y el sodio son los dos electrólitos esenciales del cuerpo. Aunque el déficit de potasio no es común, la pérdida rápida de peso y la deshidratación pueden hacer bajar en picado el nivel de este mineral, con el consiguiente riesgo de sufrir problemas cardíacos graves, como un infarto.

Las personas con trastornos de la alimentación deben estabilizar el nivel de estos nutrientes lo más rápidamente posible. Para ello, los especialistas recomiendan suplementos de potasio y de magnesio, otro electrólito que puede causar trastornos cardíacos.

Sin embargo, puesto que el exceso de potasio puede resultar tóxico, es conveniente obtener la cantidad diaria recomendada de este mineral (3.500 mg) comiendo frutas y verduras como plátanos, naranjas, espinacas y apio. Medio melón de Cantalupo aporta 885 mg de potasio. Los suplementos de magnesio se comercializan en diversas formas; sin embargo, es fácil ingerir la cantidad diaria recomendada (400 mg) consumiendo mariscos y hortalizas de hojas verdes. Los diabéticos y las personas con trastornos cardíacos o renales deben consultar con su médico antes de tomar suplementos de estos minerales.

Los especialistas recomiendan que las personas con trastornos de la alimentación soliciten al médico un análisis de los niveles de electrólitos: potasio, magnesio y sodio, así como fósforo y cloruro, que también pueden alcanzar niveles peligrosamente bajos.

 ## CALCIO PARA PROTEGER LOS HUESOS

El calcio, un mineral esencial en el desarrollo y mantenimiento de los huesos, es uno de los nutrientes más deficitarios en las personas con trastornos de la alimentación. Los médicos que tratan estos trastornos dicen que el déficit severo de calcio, junto con la amenorrea, puede ser devastador.

Algunos de estos especialistas ven en sus consultas a mujeres de 28 años cuyos huesos parecen los de una anciana de 80 años, es decir, jóvenes que ya están en el estadio intermedio de una osteoporosis. Aunque parezca triste, este serio pro-

LOS MEJORES ALIMENTOS

Parte del proceso de recuperación de las personas con trastornos de la alimentación consiste en hacer las paces con la comida, en lugar de luchar contra ella. He aquí algunos consejos útiles de los especialistas.

Diga no a la cafeína y al azúcar. Con frecuencia, las personas con trastornos de la alimentación recurren a la cafeína y a los dulces para elevar el nivel de azúcar en la sangre y combatir la fatiga y la depresión. Sin embargo, seguir una dieta equilibrada es preferible a mantener el dramático ciclo de altibajos que producen estas sustancias y que, a la larga, agravan el malestar general.

Consuma productos de cultivo biológico. Los pacientes con trastornos de la alimentación se beneficiarán de la ingestión de alimentos libres de insecticidas, pesticidas, esteroides y demás compuestos químicos presentes en los alimentos refinados o procesados.

blema médico a menudo es la señal de alarma que incita a una mujer a buscar ayuda para recuperarse. Los médicos suelen prescribir suplementos de 1.000 mg de calcio (la cantidad diaria recomendada) mientras tratan simultáneamente la amenorrea.

Es importante que estas jóvenes ingieran la cantidad adecuada de calcio, pero los suplementos no bastan para tratar la osteoporosis si el desequilibrio hormonal continúa.

Beber leche desnatada es una buena forma de aumentar la ingestión de calcio, pues 3 tazas contienen más de 1.000 mg. Otras fuentes de calcio son el brécol, el tofu y el zumo de naranja enriquecido.

 ## ROMPER EL CÍRCULO CON CINC

Puesto que el déficit de cinc produce síntomas semejantes a los que se observan en pacientes con anorexia y bulimia (incluidos pérdida de peso, depresión, hinchazón abdominal y amenorrea), muchos investigadores creen que la ingestión insuficiente de este mineral –muy común en personas con trastornos de la alimentación– contribuye a perpetuar la enfermedad.

Afortunadamente, varios estudios han demostrado que los suplementos de cinc pueden ayudar a volver las tornas. Un equipo de investigadores del Hospital de Saint Paul, en Vancouver, estudió a 35 jóvenes con anorexia nerviosa y descubrió que las que tomaban 14 mg diarios de cinc conseguían ganar peso con el doble de rapidez que las que no lo hacían.

La cantidad diaria recomendada de cinc es de 15 mg, una dosis que puede alcanzarse con sólo comer una ostra mediana cocida. Este mineral esencial también se encuentra en el redondo de ternera, el germen de trigo y los cereales sin refinar.

LAS VITAMINAS A Y E AL RESCATE

Puesto que las vitaminas A y E son liposolubles, si usted no tiene grasa en el cuerpo, tampoco tendrá los niveles necesarios de estas vitaminas. Por lo tanto, las personas con trastornos de la alimentación suelen presentar un déficit de estos nutrientes.

En un estudio realizado en Israel se observó que las mujeres con anorexia nerviosa tenían niveles significativamente más bajos de vitaminas A y E que las mujeres que no padecían esta enfermedad.

Los médicos suelen prescribir suplementos de vitaminas liposolubles al inicio del tratamiento de la anorexia, ya que las pacientes no tienen grasa corporal. Por suerte, no es necesario elevar demasiado las reservas de grasas para que el cuerpo vuelva a almacenar estas vitaminas.

Si desea ingerir la cantidad diaria recomendada de vitamina A (5.000 UI), dos de las mejores fuentes alimentarias son las espinacas y la calabaza. Y puede obtener abundante betacaroteno, que en el cuerpo se transformará en vitamina A, comiendo zanahorias, boniatos y otras verduras y frutas amarillas o anaranjadas, así como hortalizas de hojas verdes.

La cantidad diaria recomendada de vitamina E es de 30 UI, y las mejores fuentes son los cereales sin refinar, los huevos y las hortalizas de hojas verdes.

HIERRO CONTRA LA ANEMIA

Dado que casi todas las personas con trastornos de la alimentación evitan la carnes rojas y no comen lo suficiente para obtener el hierro de otras fuentes, a menudo presentan una anemia ferropénica.

La anemia aparece cuando no se dispone de suficiente «combustible» para producir energía, por lo que se manifiesta con síntomas de fatiga y apatía. Aunque siempre es preferible obtener el hierro de los alimentos, en ocasiones es necesario recurrir a los suplementos para regularizar los niveles de este mineral.

Aunque las carnes rojas son la mejor fuente de hierro, también puede obtener la cantidad diaria recomendada (18 mg) comiendo almejas, garbanzos, zumo de tomate, uvas pasas, tofu y soja en grano.

PRESCRIPCIONES TERAPÉUTICAS

Aunque la dieta es esencial para prevenir las secuelas de los trastornos de la alimentación, algunos médicos creen que los suplementos de vitaminas y minerales aceleran el proceso de recuperación.

Nutriente	Cantidad diaria recomendada
Calcio	1.000 mg
Hierro	18 mg
Magnesio	400 mg
Niacina	20 mg
Potasio	3.500 mg
Tiamina	1,5 mg
Vitamina A	5.000 UI
Vitamina E	30 UI
Cinc	15 mg

Añada un suplemento polivitamínico y mineral que contenga la cantidad diaria recomendada de todas las vitaminas y minerales esenciales.

ADVERTENCIA MÉDICA. Los médicos advierten que los suplementos no pueden sustituir a los alimentos en una persona con trastornos de la alimentación. El cuerpo no absorberá ni usará con eficacia las vitaminas y minerales si no recibe una cantidad adecuada de calorías. Si usted padece una de estas enfermedades, necesita tratamiento médico.

Las personas con trastornos cardíacos o renales deben consultar con el médico antes de tomar suplementos de magnesio.

Los diabéticos y las personas con trastornos renales deben consultar con el médico antes de tomar suplementos de potasio.

Si se encuentra en tratamiento con anticoagulantes, no debe tomar suplementos de vitamina E.

VITAMINA B PARA COMBATIR LA DEPRESIÓN

La depresión es un problema tan ligado a los trastornos de la alimentación que muchos médicos prescriben fluoxetina (Prozac) para tratar la bulimia.

Sin embargo, los especialistas que prefieren evitar los fármacos, creen que la depresión es una consecuencia natural de la falta de alimentación y que puede aliviarse con una nutrición adecuada.

El doctor Beasley prescribe antidepresivos en casos de depresión profunda, pero siempre comienza con una terapia a base de nutrientes. Esto se debe a que los déficit de tiamina y niacina causan síntomas psicológicos, incluyendo estados depresivos.

La cantidad diaria recomendada de tiamina es de 1,5 mg. Esta vitamina se encuentra en casi todos los productos vegetales y animales, pero especialmente en el arroz integral, los mariscos y las legumbres. Las mejores fuentes de niacina (cuya cantidad diaria recomendada es de 20 mg) son las carnes magras, el pescado y el pollo.

TRASTORNOS MENSTRUALES
Nutrientes para calmar los dolores

Imagine que se traslada a vivir al polo Norte durante 5 años. Sin duda procuraría adquirir cualquier conocimiento que le resultara útil para hacer su estancia más agradable.

Si suma todos los períodos –mes tras mes, año tras año– descubrirá que tiene la regla durante 5 años de su vida. Y si es como la mayoría de las mujeres, deseará hacer algo para conseguir sentirse mejor.

 ## POR QUÉ SE SIENTE TAN MAL

La mayoría de las mujeres sufren algún tipo de dolor menstrual alguna vez en su vida.

Generalmente, este dolor se clasifica como espasmódico o congestivo. Los médicos saben que el dolor espasmódico está causado por las hormonas femeninas, estrógenos y progesterona, y por las prostaglandinas, unas sustancias parecidas a las hormonas que controlan la tensión muscular. Las mujeres con dolor espasmódico generalmente tienen un exceso de cierto tipo de prostaglandinas, las prostaglandinas del tipo 2, que son responsables de la contracción del músculo liso, incluyendo el del útero. La producción de prostaglandinas se incrementa al final del ciclo, provocando dolores que algunas veces se acompañan de náuseas, estreñimiento o diarrea.

Probablemente, lo mejor que se puede decir del dolor espasmódico es que tiende a mejorar con los años. Es más intenso en las mujeres de 20 a 30 años de edad. El dolor espasmódico suele ser más leve después de dar a luz.

El otro tipo de dolor menstrual es conocido como congestivo. Las mujeres con dolor congestivo tienden a hincharse, a retener líquidos, y a sufrir dolores de cabeza y de pecho. Además, suelen notar un empeoramiento de los dolores al ingerir ciertos alimentos, como el trigo y los productos lácteos, o cuando beben alcohol. Desafortunadamente, el dolor congestivo empeora con los años, tanto si se tienen hijos como si no.

Algunos médicos advierten que los dolores pueden ser un síntoma de un problema de salud que requiera atención médica, como la endometriosis. Siempre debería consultar con su médico si presenta síntomas menstruales atípicos.

Pero la mayoría de las veces, la causa de los dolores es simplemente la misma menstruación. Y en estos casos, algunos médicos mantienen que unos pequeños cambios en la dieta pueden obrar maravillas para mejorar la calidad de vida durante estos períodos. Los siguientes nutrientes ayudan a aliviar los síntomas menstruales.

CALCIO Y MAGNESIO CONTRA LOS DOLORES

Varios científicos han descubierto que ingerir una cantidad suficiente de ciertos minerales durante todo el mes puede causar una mejoría notable durante el período menstrual.

En un estudio realizado en Dakota del Norte, un grupo de mujeres en edad menstrual siguieron varias dietas diferentes durante meses y luego se les preguntó cómo se sentían durante las diferentes fases del ciclo menstrual. Una de las dietas era especialmente baja en calcio y manganeso, un elemento que se encuentra en las nueces, el té, los cereales integrales, los guisantes y las judías. Las mismas mujeres también probaron una dieta con suplementos de estos dos minerales.

Cuando los investigadores analizaron los síntomas premenstruales de las mujeres, descubrieron un patrón claro: la mayoría de mujeres tenía síntomas mucho más leves cuando seguían la dieta rica tanto en calcio como en manganeso.

Es interesante señalar que la dieta que los investigadores consideraron pobre en calcio fue la que produjo los períodos menstruales con mayores molestias, incluyendo 587 mg de calcio al día. La dieta rica en calcio incluía unos 1.336 mg de cal-

---

LOS MEJORES ALIMENTOS

Cuando se trata de aliviar las molestias mensuales, los suplementos sólo son una parte de la ecuación. La manera en que se sienta durante la regla también depende de lo que coma durante el resto del mes.

Cuidado con el sodio oculto. Muchas mujeres saben que el exceso de sal en la dieta puede agravar la retención de agua mensual. Pero lo que muchas no saben es que la sal está oculta en alimentos aparentemente sanos, como verduras enlatadas, congelados y quesos. La comida rápida, las pizzas y las patatas fritas contienen mucha sal. No añada sal a la comida durante la cocción y habitúese a consultar el nivel de sodio en las etiquetas. Las sopas preparadas y muchos condimentos están cargados de sodio.

Concéntrese en la fibra. El estreñimiento es un mal común entre las mujeres con dolores menstruales. Se puede solucionar el problema de una manera natural con una dieta rica en fibra que incluya mucha fruta, verdura, legumbres y pan y cereales integrales.

Descarte el trigo. El trigo puede agravar los síntomas mensuales de las mujeres que tienen alergias a ciertos alimentos. Si sospecha que puede ser alérgica al trigo, sustitúyalo por maíz, avena, arroz integral y pan de centeno durante un mes y observe si experimenta algún cambio.

Evite las carnes rojas. Una dieta que contenga mucha carne roja, –como ternera, cordero y cerdo– puede agravar los espasmos menstruales. La carne contiene grasas saturadas, que el cuerpo utiliza para producir prostaglandinas de tipo 2. Éstos son los agentes químicos que causan la contracción del músculo liso del útero, responsable de los dolores.

---

cio, cantidad que se acerca a la que los expertos recomiendan para prevenir la osteoporosis, una enfermedad caracterizada por el desgaste de los huesos.

No está claro cómo estos minerales alivian las molestias menstruales. Los investigadores saben que el calcio interviene en la producción de prostaglandinas. Se supone que los efectos del calcio sobre el dolor se relacionan con su participación en el metabolismo de las prostaglandinas.

El papel del manganeso es aún más misterioso. Se sabe que el manganeso está relacionado con la coagulación de la sangre, y algunos informes relacionan una baja ingestión de este mineral con las menstruaciones abundantes.

Mientras los investigadores tratan de comprender el efecto de estos dos minerales sobre los síntomas menstruales, un suplemento polivitamínico y mineral que incluya las cantidades recomendadas de calcio y manganeso puede ayudar a las mujeres que deseen minimizar las molestias menstruales. La cantidad diaria recomendada de manganeso es de 2 mg. Puesto que las mujeres de todas las edades encuentran dificultades para obtener el aporte necesario de calcio en la dieta, algunos médicos recomiendan incrementar el consumo de alimentos pobres en grasa y ricos en calcio, como los yogures desnatados y la leche desnatada. Cuando se necesita aún más calcio, puede tomarse un suplemento diario de 500-1.000 mg al día de este mineral.

 ## LA VITAMINA B$_6$ MANTIENE A RAYA LOS DOLORES

Las vitaminas del complejo B son esenciales para una buena salud, pero si hablamos de aliviar los síntomas de la menstruación, la vitamina B$_6$ y la niacina son las auténticas estrellas.

La vitamina B$_6$ desempeña un papel fundamental en la producción de prostaglandinas de tipo 1, las prostaglandinas «buenas» que relajan los músculos uterinos y mantienen los espasmos bajo control. Pero las reservas de vitamina B$_6$ de las mujeres se agotan con facilidad. El estrés y ciertos medicamentos, como los anticonceptivos orales, pueden causar una disminución de los niveles de vitamina B$_6$. Como resultado, su cuerpo no puede fabricar suficientes prostaglandinas, dejándola abatida cuando tiene la regla. Y si experimenta aumento de peso y molestias debidas a la retención de líquidos, la vitamina B$_6$ puede aliviar los síntomas.

Algunos médicos recomiendan tomar vitamina B$_6$ como parte del complejo vitamínico B. Busque un suplemento que no contenga más de 200-300 mg de B$_6$, ya que las dosis elevadas de esta vitamina pueden resultar tóxicas. Es conveniente consultar con el médico antes de tomar dosis superiores a 100 mg al día.

Igualmente importante para combatir los calambres es la niacina. Algunas investigaciones revelan que la niacina tiene una efectividad del 90 % para aliviar los espasmos. Para evitarlos antes de que se presenten, algunos médicos recomiendan tomar entre 25 y 200 mg de niacina al día, empezando 7-10 días antes de la fecha prevista de la regla y suspendiendo el tratamiento el primer día del período. Este tratamiento se puede repetir cada mes para prevenir los dolores menstruales.

Dado que la niacina puede causar leves sofocos en algunas mujeres, empiece con 25 mg al día durante el primer mes. Las mujeres con trastornos hepáticos sólo deben tomar niacina bajo supervisión médica.

 ## NUTRIENTES PARA REDUCIR LAS PÉRDIDAS

Además de los calambres, las pérdidas abundantes son el problema más común entre las mujeres con la menstruación. Aparte de ser una incomodidad, pueden agotar las reservas de hierro e incluso causar una anemia.

No es sorprendente que los médicos recomienden suplementos de hierro a las

PRESCRIPCIONES TERAPÉUTICAS

Existen algunos nutrientes que hacen más llevadero el ciclo menstrual. Éstas son las recomendaciones de los expertos médicos.

Nutriente	Cantidad diaria recomendada
Calcio	500-1.000 mg
Hierro	15 mg
Manganeso	2 mg
Niacina	25-200 mg, empezando 7-10 días antes del período y suspendiendo el tratamiento el primer día de la regla
Vitamina B$_6$	200-300 mg
Vitamina C	1.000 mg

ADVERTENCIA MÉDICA. Las dosis de niacina superiores a 100 mg sólo deben tomarse bajo supervisión médica.

La vitamina B$_6$ puede tener efectos secundarios si se toma en dosis superiores a 100 mg al día, por lo que es conveniente consultar al médico antes de tomar la dosis recomendada aquí.

mujeres con este tipo de menstruación. Lo sorprendente es que al tomar dosis extra de este mineral, no sólo se restablecen los niveles necesarios, sino que también se reduce la cantidad de flujo menstrual en el futuro.

Algunos médicos recomiendan un suplemento diario de unos 15 mg.

Las mujeres con pérdidas abundantes también necesitan grandes cantidades de vitamina C y de bioflavonoides. Los bioflavonoides son unos componentes químicos afines a la vitamina C, que se encuentran en muchos cítricos y están incluidos en muchos suplementos. Tanto la vitamina C como los bioflavonoides reducen las pérdidas fortaleciendo las paredes capilares, que están en su estado más débil poco antes de la menstruación. Se recomienda un suplemento diario que contenga por lo menos 1.000 mg de vitamina C y 800 mg de bioflavonoides.

Debido a que la vitamina C ayuda al cuerpo a absorber hierro, se recomienda tomar estos dos nutrientes a la vez.

ÚLCERAS POR DECÚBITO
Nutrir la piel irritada

Cualquiera diría que 2.000 años es tiempo suficiente para encontrar el remedio de una afección tan común como las úlceras por decúbito. Aunque se han hallado pruebas de estas dolorosas lesiones en las momias del antiguo Egipto, en la actualidad seguimos luchando para prevenir la formación de estas úlceras en personas confinadas a la cama.

Está claro que la calidad de los colchones ha mejorado desde los tiempos de Tutankamón, así pues ¿por qué continúa el problema? Porque las úlceras por decúbito, también conocidas como úlceras por presión, tienen menos relación con la cama que con la nutrición. Y ésta, por desgracia y a pesar de los avances de nuestra era, es a menudo inadecuada, sobre todo entre los ancianos.

Una persona desnutrida es propensa a las úlceras por decúbito. De hecho, cuanto más desnutrida esté la persona, más graves serán las lesiones. Por lo tanto, la nutrición desempeña un papel fundamental en la aparición de esta dolencia.

 ## ANATOMÍA DE UNA ÚLCERA POR DECÚBITO

Básicamente, las úlceras por decúbito se producen a causa de la presión del peso del cuerpo sobre la piel. Cuando una persona permanece sentada o acostada durante largos períodos de tiempo (como sucede con los enfermos confinados a la cama o a una silla de ruedas), la piel que cubre las protuberancias óseas, como las caderas o el cóccix, queda apretada entre superficies duras, lo que restringe el paso de la sangre que transporta oxígeno y nutrientes a los tejidos. Con el tiempo, los vasos sanguíneos más pequeños se obstruyen y aparece una lesión rojiza que, si no se trata, puede abrirse y convertirse en una dolorosa herida. En los casos más graves, se produce una profunda erosión de los tejidos, y el músculo o el hueso quedan al descubierto.

La mejor manera de evitar las úlceras por decúbito es cambiar continuamente de posición. Los médicos recomiendan moverse cada 15 minutos siempre que sea posible o, como mínimo, una vez cada 2 horas si se encuentra en la cama o una vez por hora si está en una silla de ruedas. Estas ulceraciones no tardan mucho en desarrollarse, sobre todo cuando la piel es fina y frágil, la cicatrización lenta y el movimiento limitado, como suele suceder en los pacientes ancianos.

Por eso es fundamental mantener una buena nutrición. Cuanto más gruesa y sana permanezca la piel, mejor podrá soportar el peso del cuerpo y menos probabilidades habrá de que aparezcan úlceras por decúbito.

LOS MEJORES ALIMENTOS

Aunque se denominan úlceras por decúbito, para evitar esta dolorosa dolencia es más importante la nutrición (y el cambio de postura) que la clase de colchón que use. He aquí lo que recomiendan los expertos para mantener la piel sana y libre de ulceraciones.

Protéjase con proteínas. Las proteínas son fundamentales para mantener la piel sana. Si tiene úlceras por decúbito, debería aumentar la ingestión de proteínas.

En un estudio realizado en la Universidad de Maryland se administraron suplementos con 14-24% de proteínas a 28 sujetos con úlceras por decúbito. Los investigadores descubrieron que los que habían recibido los suplementos con mayor concentración experimentaron una notable disminución de la superficie afectada, mientras que en los pacientes que tomaron comprimidos con una concentración del 14% no se observó prácticamente ninguna mejoría.

Para prevenir o tratar las úlceras por decúbito se recomienda a los pacientes que ingieran aproximadamente 1,36 g de proteína por cada 500 g de peso corporal, es decir, el doble de lo que se necesita en circunstancias normales. Por ejemplo, una mujer de 70 kg de peso necesitará unos 95 g de proteínas diarias, la cantidad contenida en 4 latas de 90 g de atún.

Si tiene dificultades para obtener este aporte de los alimentos, recurra a las bebidas ricas en proteínas, de venta en farmacias y tiendas de alimentos naturales.

Nota. Aunque los suplementos nutricionales pueden acelerar el proceso de cicatrización, es importante tratar las úlceras por decúbito bajo supervisión médica. Los enfermos con diabetes deben prestar especial atención a esta dolencia, pues en su caso las lesiones pueden empeorar con mucha rapidez.

PROTECCIÓN DE LAS VITAMINAS

Algunos médicos recomiendan suplementos polivitamínicos y minerales a los pacientes propensos a las úlceras por decúbito para asegurarse de que reciban el aporte adecuado de nutrientes.

Los suplementos polivitamínicos y minerales son especialmente útiles para los ancianos confinados a la cama o a una silla de ruedas, que con frecuencia presentan un déficit de varias vitaminas.

PRESCRIPCIONES TERAPÉUTICAS

Diversas investigaciones han demostrado que una piel sana y la actividad física son las mejores defensas contra las úlceras por decúbito. Esto es lo que recomiendan los expertos para endurecer y cicatrizar la piel.

Nutriente	Cantidad diaria recomendada
Vitamina C	1.000 mg
Cinc	15 mg

Además de un suplemento polivitamínico y mineral.

ADVERTENCIA MÉDICA. Es importante tratar las úlceras por decúbito bajo la supervisión de un médico.

 ## PAPEL DE LA VITAMINA C

Uno de los déficit vitamínicos más comunes entre los ancianos es el de vitamina C. El aporte insuficiente de esta vitamina hace que la persona sea más propensa al adelgazamiento de la piel, la fragilidad capilar y, en consecuencia, a las úlceras por decúbito.

Algunos estudios sugieren incluso que el déficit de vitamina C podría ser un factor clave en la aparición de las úlceras por decúbito. Un equipo de investigadores ingleses que estudió a 21 pacientes con fracturas de cadera informó que el 10 % de estos pacientes que desarrolló úlceras por decúbito presentaba un déficit de vitamina C. De hecho, estas personas tenían la mitad de vitamina C que aquellas que no desarrollaron úlceras, aunque los niveles de otras vitaminas eran semejantes.

El déficit de esta vitamina también puede prolongar al doble el período de curación. Por consiguiente, algunos médicos prescriben 1.000 mg diarios de vitamina C a las personas que tienen úlceras por decúbito o son propensas a su aparición. Si no existe déficit, la vitamina C no resulta útil, pero tampoco ocasionará perjuicios en la salud.

EL CINC ACELERA LA CICATRIZACIÓN

En algunos estudios se ha observado que el cinc, al igual que la vitamina C, ayuda a prevenir las úlceras por decúbito y acelera el proceso de curación.

Si existe un déficit de cinc, el período de cicatrización se retrasa en un 50%. Como ocurre con la vitamina C, el cinc no tendrá efecto alguno si no hay deficiencia, pero el déficit de cinc es tan común que también lo es el tratamiento con suplementos.

La cantidad diaria recomendada de este mineral es de 15 mg obtenidos de la dieta o los suplementos. Si desea añadir una buena fuente natural de cinc a su dieta, aumente la ingestión de mariscos, germen de trigo, pan integral y cereales sin refinar.

UÑAS QUEBRADIZAS
Trucos para fortalecerlas

Es cierto que las uñas son el sitio perfecto para exhibir los colores de moda de la última temporada. Pero no las subestime. Además de proteger las sensibles puntas de los dedos de las agresiones de la vida cotidiana, las uñas pueden decirle mucho acerca de su alimentación.

Tal como ocurre con los huesos, la salud de las uñas depende de una buena nutrición. Las uñas quebradizas se han asociado con déficit de calcio, cinc y hierro o con un exceso de selenio. Y el crecimiento lento puede ser consecuencia de un estado general de desnutrición.

Sin embargo, hasta el momento sólo un nutriente –la biotina, uno de los miembros de la familia B– ha demostrado su eficacia para mejorar el estado de las uñas en personas que no están desnutridas. Debemos agradecer este dato a los veterinarios, ya que la biotina se emplea desde hace tiempo para fortalecer los cascos de los caballos.

LA BIOTINA REPARA LAS UÑAS QUEBRADIZAS

En un estudio realizado en Suiza se observó a un grupo de personas que ingerían una cantidad de biotina aparentemente normal: entre 28 y 42 μg diarios. Los investigadores descubrieron que los sujetos con uñas finas, frágiles y quebradizas que toma-

PRESCRIPCIONES TERAPÉUTICAS

En los estudios científicos sólo un nutriente, la biotina, ha demostrado su eficacia para recuperar la salud de las uñas.

Nutriente	Cantidad diaria recomendada
Biotina	2.500 mg

ADVERTENCIA MÉDICA. Aunque se cree que la biotina es uno de los nutrientes más seguros, la dosis recomendada aquí es extremadamente alta y sólo debe tomarse bajo supervisión médica.

ron dosis adicionales de biotina (2,5 mg o 2.500 µg, unas 70 veces la cantidad diaria recomendada) experimentaron un aumento del espesor de las uñas de un 25 %.

La biotina se absorbe en la matriz de la uña, desde donde contribuye a prevenir la fragilidad. (La matriz es la zona embutida en el dedo, donde se generan las células de la uña.)

Algunos especialistas recomiendan suplementos de biotina a las personas con uñas débiles, ya que parece ayudar a las dos terceras partes de estas personas.

Sin embargo, las dosis de biotina usadas en el estudio suizo son muy altas y sólo deben tomarse bajo supervisión médica.

Las mejores fuentes naturales de biotina son la yema de huevo, la harina de soja, los cereales y la levadura. La coliflor, las lentejas, la leche y la mantequilla de cacahuete también aportan cantidades considerables de esta vitamina.

VARICES

Cómo ganar una batalla difícil

Ese aspecto de mármol veteado puede quedar muy bien en la repisa de una chimenea o una mesita de café, pero cuando aparecen en sus piernas... ¡ni hablar! Las preferiría sin todas esas venas sinuosas y azuladas, muchas gracias.

¿Por qué algunas personas tienen varices y otras no?

Para comprenderlo, conviene examinar el funcionamiento de las venas. El corazón bombea sangre hacia los pulmones para que recoja oxígeno. Desde allí, la sangre vuelve al corazón para ser expulsada por las arterias, distribuyendo así el oxígeno por todo el organismo. El corazón impulsa la sangre por las arterias a gran presión. Y cuando la sangre realiza su viaje de regreso al corazón procedente de las distintas zonas del cuerpo, circula por las venas.

Los especialistas explican que las venas no cuentan con la presión impulsora que tienen las arterias para hacer circular la sangre. En su lugar, disponen de válvulas que sólo se abren en una dirección, hacia el corazón, para impedir que la sangre circule al revés. Y dependen de las contracciones musculares para empujar a la sangre en la dirección correcta. Si le parece un método poco eficaz, eleve sus protestas a la Madre Naturaleza.

Las varices, esos bultos azulados, se forman cuando las venas no pueden devolver la sangre al corazón adecuadamente. La sangre se acumula en las venas y provoca su dilatación. Esto dificulta el cierre hermético de las válvulas e impide el retorno de la sangre. Con el tiempo, las venas pueden quedarse dilatadas permanentemente y desgarrarse, adoptando una tortuosa configuración que recuerda un mapa de carreteras de montaña.

Las varices no constituyen únicamente un problema estético. Pueden contribuir a la hinchazón de las piernas cansadas y a los calambres musculares.

Algunas personas acaban teniendo varices porque han heredado problemas estructurales en las válvulas de la parte superior de las piernas, según algunos naturópatas. Aunque sólo fallen una o dos válvulas, eso añade una enorme presión sobre la parte inferior de una vena, de modo que también ella tiene problemas.

Otras personas tienen fugas en las válvulas porque sus venas son demasiado débiles para resistir la presión de retorno de la sangre.

La mayoría de los médicos limitan sus consejos nutricionales contra las varices a: «Adelgace, coma más fibra». Estas dos medidas dietéticas ayudan a reducir la presión en las venas. Pero los escasos médicos que van más allá de estos consejos y recomiendan suplementos nutricionales afirman que se centran en los nutrientes que ayudan a mantener la integridad estructural de las paredes venosas y contribuyen a reducir la posibilidad de que la sangre se coagule en las venas. Esto es lo que recomiendan esos médicos.

VITAMINA C: AYUDA PARA LAS VENAS DÉBILES

Mantener la resistencia de las paredes venosas es importante para prevenir las varices o evitar que empeoren, según los expertos. Las paredes resistentes aguantan más presión sin dilatarse, lo que permite a las válvulas de las venas funcionar mejor.

LOS MEJORES ALIMENTOS

Ciertos alimentos ayudan a reducir la formación de coágulos, disminuyen la presión y refuerzan las paredes venosas. Aderece su menú con las siguientes sugerencias.

Aumente los bioflavonoides. Los frutos de bosque de colores vivos, como las cerezas, las moras y los arándanos, contienen estos compuestos químicos, al igual que las membranas blancas de los cítricos. También se encuentran en el vino y el zumo de uva.

Se sabe que los bioflavonoides reducen la fragilidad de los capilares. Cuando éstos se dilatan o se desgarran, pueden verse en la piel como «arañas vasculares» azules o rojas en la piel.

Busque alimentos con fibra. Si usted hace mucha fuerza para vaciar los intestinos, ejerce una presión en el abdomen que puede interrumpir la circulación de la sangre de retorno desde las piernas.

Evite el estreñimiento comiendo muchos alimentos que contengan gran cantidad de fibra. Además de los frutos de bosque mencionados, pruebe otras frutas y verduras, legumbres y cereales integrales.

Adelgace. La grasa corporal sobrante, especialmente en la cintura, también ejerce presión sobre el abdomen. Las personas que no engordan corren menos riesgo de sufrir problemas de varices.

Reduzca el consumo de sal. Un exceso de sal puede hacer que se le hinchen las piernas y aumente la presión sobre las venas ya dañadas. Algunos especialistas sugieren atiborrarse de fruta fresca y verduras, además de cereales integrales. Así estará usted aumentando además el consumo de otros minerales que ayudan a reducir la retención de líquidos: potasio, magnesio y calcio.

Aquí es donde interviene la vitamina C. El organismo la necesita para producir dos importantes tejidos conectivos: el colágeno y la elastina. Estas dos fibras se emplean para reparar y mantener las venas, a fin de que sean siempre resistentes y flexibles. Los expertos afirman que la vitamina C puede ser especialmente importante para las personas a las que les salen morados con facilidad o con capilares rotos, que pueden verse en la piel como minúsculas «arañas vasculares».

Aún más importante para mantener las venas y los capilares en plena forma puede ser un primo hermano de la vitamina C, los bioflavonoides, compuestos químicos que a menudo se encuentran en los mismos alimentos que la vitamina C.

Los especialistas recomiendan 500-3.000 mg de vitamina C y 100-1.000 mg de bioflavonoides al día. Estas elevadas cantidades sólo se obtienen fácilmente con suplementos. Algunas personas experimentan diarrea con sólo 1.200 mg de vitamina C al día, por lo que conviene consultar con el médico si va a tomar esa cantidad.

 ## LA VITAMINA E HACE CIRCULAR LA SANGRE

Si bien no existen estudios que demuestren que la vitamina E cura las varices, las personas que las padecen la emplean a menudo, con el fin de que las ayude a evitar la mayor complicación potencial: los coágulos de sangre.

La vitamina E ayuda a las plaquetas, elementos de la sangre que intervienen en la coagulación, pegándose unas a otras y a las paredes de los vasos sanguíneos. Las investigaciones muestran que reducir la pegajosidad de las plaquetas mediante vitamina E puede ser beneficioso para las personas con un alto riego de problemas de coagulación sanguínea, como los diabéticos.

Si usted piensa tomar vitamina E, los expertos sugieren que ingiera 200-600 UI al día. Ciertas investigaciones parecen indicar que 200 UI al día bastan para reducir la adherencia de las plaquetas. Si usted ha tenido problemas de coagulación o un infarto, es importante que consulte con el médico antes de empezar a tomar suplementos de vitamina E. Si está en tratamiento con anticoagulantes, no debe tomar suplementos de vitamina E.

 ## UN OLIGOELEMENTO REFUERZA LAS VENAS

Todos sabemos que los minerales refuerzan los huesos. Los estudios muestran que algunos minerales actúan de la misma forma en los vasos sanguíneos, ayudando a formar y mantener las sucesivas capas de tejido que conforman las paredes de dichos vasos.

El cobre, que todos necesitamos en pequeñas cantidades, lo utiliza el organismo para entretejer el colágeno con la elastina, ambos tejidos conectivos que requieren vitamina C.

El cobre está relacionado con el entrecruzamiento de las moléculas que componen estos tejidos. Las investigaciones han demostrado que los animales con un déficit de cobre tienen más débiles las arterias y los capilares, dos de los tres tipos de vasos sanguíneos de nuestro organismo (el tercero son las venas), que pueden hincharse por la presión.

Según algunos especialistas en nutrición, se han realizado pocos estudios sobre el efecto del cobre en las venas, pero como éstas tienen una estructura similar a la de las arterias, es muy posible que también su resistencia dependa de unos niveles de cobre adecuados. Ésta es la razón de que todo el mundo, incluidas las personas con varices, deba asegurarse de obtener la cantidad adecuada de este oligoelemento.

PRESCRIPCIONES TERAPÉUTICAS

Tomar suplementos para combatir las varices no es el proceder habitual de los médicos, pero algunos consideran que determinados nutrientes son beneficiosos. Esto es lo que recomiendan.

Nutriente	Cantidad diaria recomendada
Cobre	2 mg
Ácido fólico	2.500 µg
Vitamina B_6	25 mg
Vitamina B_{12}	2 µg
Vitamina C	500-3.000 mg
Vitamina E	200-600 UI

ADVERTENCIA MÉDICA. El ácido fólico en dosis superiores a 400 µg al día puede enmascarar los síntomas de anemia perniciosa, una enfermedad debida a un déficit de vitamina B_{12}, y sólo debe tomarse bajo supervisión médica.

Algunas personas quizá tengan diarrea al tomar vitamina C en dosis superiores a 1.200 mg al día.

Si tiene problemas de coagulación o ha sufrido un infarto, es importante que consulte con el médico antes de empezar a tomar suplementos de vitamina E. Si se encuentra en tratamiento con anticoagulantes, no debe tomar estos suplementos.

El cobre también es necesario para formar y reparar las células endoteliales que recubren el interior de los vasos sanguíneos para protegerlos. Obtener el cobre necesario parece contribuir a proteger los vasos sanguíneos de los desgarros microscópicos y de los puntos deformes, debidos a la tensión arterial alta y al tabaquismo, que pueden conducir a la formación de placas de colesterol y coágulos de sangre.

La cantidad diaria recomendada de cobre es de 2 mg. La mejor manera de aumentar la dosis es consumir cereales integrales, frutos secos y pipas, además de marisco (sobre todo ostras cocinadas) y carne roja magra.

EL COMPLEJO VITAMÍNICO B FRENA LOS COÁGULOS

Las células endoteliales también se lesionan debido a los niveles altos en sangre de un aminoácido llamado homocisteína. La lesión se ha asociado a trastornos cardíacos incipientes y, más recientemente, a un aumento del riesgo de coágulos de sangre recurrentes en las venas.

Aquí es donde intervienen las tres B. Los investigadores saben hoy que el folato (la forma en que el ácido fólico se presenta en la naturaleza) y las vitaminas B_6 y B_{12} ayudan a disolver y eliminar la homocisteína de la sangre, según algunos especialistas en genética cardiovascular. Estos expertos han comprobado que 2,5 mg (2.500 µg) de ácido fólico o 25 mg de vitamina B_6 reducen los niveles de homocisteína hasta la normalidad en la mayoría de las personas.

Estas elevadas cantidades de ácido fólico y vitamina B_6 están muy por encima de la cantidad diaria recomendada (400 µg y 2 mg, respectivamente) y sólo pueden obtenerse con suplementos. Esta gran dosis de ácido fólico sólo debe tomarse bajo supervisión médica, ya que las cantidades que exceden la cantidad diaria recomendada pueden enmascarar los síntomas de anemia perniciosa, una enfermedad debida a un déficit de vitamina B_{12}.

Incluso las personas que siguen una dieta sana, con 2 o 3 raciones de fruta y 3 o 4 de verduras al día, sólo obtienen unos 190 µg de folato al día. En cuanto a la vitamina B_6, los hombre obtienen alrededor de 1,9 mg al día y las mujeres una media de 1,2 mg al día a partir de alimentos como pollo, pescado, cerdo y huevos. Algunas personas quizá requieran ambos nutrientes, y los ancianos y los vegetarianos estrictos también pueden necesitar más vitamina B_{12}. Los especialistas recomiendan 2 µg de vitamina B_{12} al día.

VIH

La nutrición adecuada prolonga la vida

Una especialista en nutrición de Chicago habla por teléfono, procurando concertar una cita con alguien que necesita su asesoramiento.

«El miércoles estaré en Chicago, el jueves en Charlotte, y creo que el viernes estaré en su región. El lunes estaré en Indianapolis...»

Les presentamos a Cade Fields-Gardner, la mujer que toda persona infectada por el virus de la inmunodeficiencia humana (VIH) desearía conocer. Es responsable de un equipo de especialistas que emplean su experiencia para programar y controlar regímenes nutricionales para hospitales, industrias y particulares en Estados Unidos. Esta mujer pretende cambiar la vida de las personas afectadas por el virus que destruye el sistema inmunitario y causa el síndrome de inmunodeficiencia adquirida (sida).

Diversos estudios han demostrado que la mayoría de las personas seropositivas (infectadas por el VIH) presenta déficit de vitaminas y minerales en algún estadio de la enfermedad. Pero para averiguar cuáles son esos déficit y cómo corregirlos, Fields-Gardner y sus colegas han tenido que convertirse en detectives médicos.

Un estudio realizado en la Universidad de Miami en 112 hombres seropositivos descubrió que el 67 % de los sujetos presentaba al menos dos déficit de nutrientes, y el 36 % más de uno. El 30 % tenía una deficiencia de vitamina B_6, el 30 % de cinc, el 20 % de vitamina E, el 16 % de vitamina A y el 11 % de vitamina B_{12}.

Ninguno de estos hombres presentaba síntomas carenciales —como fatiga o pérdida de memoria— y la mayoría seguía una dieta equilibrada que contenía las cantidades diarias recomendadas de todas las vitaminas y minerales. Sin embargo, cuando se analizaron los niveles de vitamina B_{12}, por ejemplo, sólo los sujetos que tomaban 25 veces la cantidad diaria recomendada presentaban niveles adecuados de esta vitamina.

UN CUERPO INCAPAZ DE CONTRAATACAR

¿Cómo es posible que una persona bien alimentada presente media docena de déficit de nutrientes?

En el caso de los individuos afectados por el VIH, la nutrición es un problema complejo. El virus puede dañar indirectamente las paredes intestinales, dificultando la absorción de nutrientes. Los médicos saben que las infecciones oportunistas, como los virus intestinales y las bacterias de los alimentos poco cocidos, son frecuentes en los seropositivos y que también pueden afectar la capacidad del organismo para absorber nutrientes. La diarrea inducida por los fármacos y los problemas de absorción, así como los cambios metabólicos debidos a trastornos del hígado o el páncreas, muy comunes entre los enfermos por VIH, también reducen los niveles de nutrientes en la sangre. Para colmo, el cuerpo de estas personas parece aumentar la velocidad a la que metaboliza estos nutrientes o incluso utilizarlos de manera diferente.

Todos estos factores conducen a un estado de desnutrición que, según los expertos, afecta a los individuos VIH-positivos de tres maneras distintas. Contribuye al adelgazamiento que con frecuencia produce un síndrome de emaciación en el que se pierde más del 10 % del peso corporal, la mayor parte en tejido muscular. Disminuye la eficacia de los fármacos destinados a prolongar la vida y aumenta la toxicidad de algunos de ellos. Finalmente, sabotea a las células ya comprometidas del sistema inmunitario, que son las encargadas de luchar contra el VIH, contra las infecciones oportunistas e incluso contra los tumores malignos que suelen presentarse en algún estadio de la enfermedad.

Cualquier carencia de nutrientes afecta el funcionamiento del sistema inmunitario.

El déficit de vitamina B$_6$, por ejemplo, puede reducir el número de las células del sistema inmunitario responsables de combatir los virus y también reduce directamente el número de células CD4, que constituyen el primer frente de defensa del organismo contra el VIH. De hecho, como este virus ataca a las células CD4 en primer lugar, los médicos cuentan el número de estas células en las muestras de sangre para determinar si el sistema inmunitario está luchando adecuada o inadecuadamente contra el VIH.

LA LECCIÓN DEL BETACAROTENO

Aunque las carencias de nutrientes son comunes entre los enfermos VIH-positivos, no existe acuerdo médico sobre la forma más eficaz de tratarlas.

Si bien parece obvio que hay que tratar cualquier déficit que se presente, los médicos no saben si el déficit en cuestión tiene alguna finalidad natural, por lo que deben proceder con cautela. Esto significa detectar la carencia, hacer experimentos de ensayo y error y controlar los resultados con análisis de sangre y otras pruebas.

Por ejemplo, un estudio realizado en Oregón reveló que los niveles de carotenoides –luteína, alfacaroteno, beta-criptoxantina y el popular betacaroteno– eran bajos en los primeros estadios de la infección y descendían progresivamente a medida que la enfermedad evolucionaba.

Puesto que los carotenoides elevan el nivel de las sustancias químicas del cuerpo que ayudan a combatir el VIH, la lógica parece indicar que hay que hacer todo lo posible para elevar el nivel de dichas sustancias: por ejemplo, tomando suplementos de betacaroteno.

Pero es probable que éste no sea el método más adecuado. Un equipo de investigadores de Oregón lo puso en práctica y descubrió que el betacaroteno era beneficioso para un grupo y dañino para otro. El problema es que no pudieron determinar qué clase de individuos encajaba en cada grupo.

Es probable que el organismo de las personas con una enfermedad específica no metabolice los nutrientes del mismo modo que el de las personas sanas. Por ejemplo, la piel de las personas sanas que ingieren un exceso de betacaroteno adquiere una coloración anaranjada. Sin embargo, en los enfermos VIH-positivos tratados con betacaroteno se han dado casos de síntomas de toxicidad, como un aumento en el nivel de triglicéridos, sin que el color de la piel de la persona se modificara. Esto podría suponer un peligro para los individuos con trastornos del páncreas. (Los triglicéridos son moléculas de grasa que indican el riesgo de enfermedades cardíacas.)

LOS MEJORES ALIMENTOS

Aunque las vitaminas y los minerales podrían contribuir a frenar la aparición del sida en los individuos infectados con el VIH, los expertos opinan que los nutrientes no podrán hacer su trabajo a menos que se respeten tres reglas dietéticas. He aquí sus sugerencias.

Beba en abundancia. La ingestión de líquidos ha de ser una prioridad absoluta para los enfermos VIH-positivos. Todos los micronutrientes del mundo no le harán ningún efecto si en el cuerpo no hay suficiente líquido para procesarlos y transportarlos. Tome entre 8-10 vasos de líquido al día, sobre todo de bebidas ricas en calorías (los zumos y néctares de fruta son una buena fuente). El café y las bebidas alcohólicas no cuentan porque producen deshidratación.

Aumente la ingestión calórica. Las calorías son la segunda prioridad, pues proporcionan la energía necesaria para vivir y metabolizar las vitaminas y los minerales.

Sin embargo, las calorías ricas en nutrientes de los grupos de alimentos básicos (cereales, verduras, carne y productos lácteos) son preferibles a las de los alimentos ricos en grasas y azúcares. Para aumentar el consumo de calorías, escoja alimentos como el helado desnatado o el yogur helado, los frutos secos y las salsas pobres en grasa.

Consuma más proteínas. Las proteínas son la tercera prioridad para los individuos VIH-positivos, ya que la mayor parte del cuerpo está formada por proteínas. Y las proteínas son un factor determinante para mantener el sistema inmunitario en buenas condiciones.

Para aumentar el consumo de proteínas, añada leche desnatada en polvo a la leche, las sopas, los batidos y otros alimentos. También puede añadir huevos a las sopas u otros platos que requieran cocción. Sin embargo, consulte previamente con su médico, pues un exceso de proteínas puede causar deshidratación.

 ## UNA NUTRICIÓN AGRESIVA

Tras observar que los suplementos de varios nutrientes podían producir trastornos inesperados en personas infectadas por el VIH, los expertos comienzan a pensar que una nutrición agresiva puede ser la mejor arma para luchar contra el sida. La principal vía de tratamiento contra este virus no es la nutrición, sino una amplia combinación de fármacos. Sin embargo, muchos especialistas creen que ganar la batalla de la nutrición puede al menos mejorar la calidad de vida en el campo de batalla o incluso prolongar la guerra.

En un estudio de 6 años de duración llevado a cabo en la Johns Hopkins School of Hygiene and Public Health de Baltimore, se observó la evolución de 218 hombres seropositivos y se descubrió que el ritmo en que la infección progresaba hacia el sida era más lento en los sujetos con niveles altos de tiamina, niacina y vitamina C (ingeridos con la dieta o en forma de suplementos). En concreto, hubo una disminución del 43% del riesgo de progresión de la infección al sida en los sujetos que tomaban entre 9.000 y 20.000 UI de vitamina A al día, aunque las dosis superiores a éstas se asociaron con un aumento del riesgo. (La cantidad diaria recomendada de vitamina A es de 5.000 UI.)

No se observaron efectos positivos ni negativos derivados de la ingestión de las vitaminas B_{12}, D y E, calcio, ácido fólico, hierro y cobre. Sin embargo, el aumento de la ingestión de cinc se asoció con un aumento de riesgo de desarrollar sida. En otras palabras, los hombres que más cinc ingerían, eran más propensos a desarrollar sida.

Existen pruebas de que la ingestión de micronutrientes podría ayudar al sistema inmunitario a controlar el virus. Por otra parte, conviene señalar que los suplementos de nutrientes no constituyen una cura. La infección evoluciona hacia el sida, aunque en ocasiones lo haga a un ritmo más lento.

Nutrientes contra el sida

Si una buena nutrición puede frenar la progresión de la infección por VIH hacia el sida, ¿no podría también frenar la progresión del sida hacia la muerte?

Alice M. Tang, uno de los miembros del equipo de investigación de la Johns Hopkins School of Hygiene and Public Health, se hizo la misma pregunta. Siguió la evolución de los supervivientes del primer estudio durante 2 años e inició el primer estudio en Estados Unidos sobre la relación entre nutrientes y supervivencia en personas con sida.

¿Los resultados? Los sujetos que ingerían las dosis más altas de ciertas vitaminas presentaron un aumento de la tasa de supervivencia de un 40-50%.

En concreto, los sujetos con la ingestión más alta de tiamina, riboflavina, vitamina B_6 y niacina vivieron 1 año más que los demás. Las dosis de suplementos de vitamina B_6 de más del doble de la cantidad diaria recomendada se asociaron con un descenso del 37% en la tasa de mortalidad. Se observaron efectos similares en los sujetos que tomaron tiamina y riboflavina en cantidades 5 veces superiores a la diaria recomendada.

UNA SORPRESA EN EL CAMPO DE LA NUTRICIÓN

Aunque las dosis más altas de vitamina B$_6$ parecieron prolongar la vida de estos enfermos, una ingestión mayor de nutrientes no siempre supone una mejoría.

En otro estudio en que se investigaron los efectos del betacaroteno y la vitamina A, los investigadores observaron que la ingestión diaria de entre 7.622 y 11.179 UI de betacaroteno podía asociarse con un aumento de la tasa de supervivencia del 42 %. Sin embargo, las dosis superiores o inferiores no produjeron beneficio ni perjuicio en los pacientes.

Otro tanto ocurrió con la vitamina A, que está químicamente relacionada con el betacaroteno y que demostró efectos protectores en dosis de entre 9.098 y 20.762 UI diarias.

Pero esta amplia ventana terapéutica no fue la única sorpresa que se llevaron los investigadores. La ingestión de cinc en los pacientes estudiados pareció ser perjudicial. Aunque los científicos ya habían demostrado que los niveles altos de cinc podían ser tóxicos para el sistema inmunitario, nunca se había observado que cantidades de este mineral cercanas a la diaria recomendada (15 mg) pudieran resultar nocivas. Sin embargo, en los sujetos que tomaban suplementos de cinc, el riesgo de mortalidad aumentó hasta un 50 %.

Por lo tanto, los científicos sospechan que tomar suplementos de cinc es como alimentar al VIH con un fertilizante.

Varios estudios sugieren que el virus tiene lo que se denomina *dedos de cinc*. Estos dedos atraparían el cinc a medida que el virus se reproduce.

Si esto fuera así, dar al cuerpo incluso 1 mg de cinc más del estrictamente necesario podría ser contraproducente. El equilibrio entre estimular el sistema inmunitario y sobrecargarlo de trabajo parece muy delicado. Sin embargo, es necesario hacer nuevos estudios para confirmar estos hallazgos.

 # LOS MATICES DE LA NUTRICIÓN

Con tantas sorpresas como las que se han producido en el campo de la nutrición de los enfermos VIH-positivos, muchos expertos son reacios a recomendar incluso la cantidad diaria recomendada de una vitamina o mineral específicos.

Sin embargo, y puesto que los seropositivos tienen poco tiempo, otros especialistas están dispuestos a recomendar dosis altísimas de nutrientes a pesar del riesgo de toxicidad, basándose en la probabilidad de que puedan resultar útiles.

Aunque todos tienen buenas intenciones, este tema es motivo de polémica. Si los médicos prescriben pequeñas cantidades de vitaminas y minerales, algunos los acusan de dejar morir a sus pacientes. Si prescriben dosis altas, otros los acusan de matarlos.

PRESCRIPCIONES TERAPÉUTICAS

Según los expertos, el VIH puede afectar de formas inesperadas a la capacidad del cuerpo para absorber y utilizar los nutrientes. Por eso sostienen que cada individuo infectado debe someterse a una batería de pruebas para determinar sus niveles exactos de nutrientes y consultar con regularidad a un especialista en nutrición que diseñará un régimen nutricional personalizado en colaboración con el médico. Consulte con su médico sobre la posibilidad de tomar estos nutrientes recomendados por algunos investigadores.

Nutriente	Cantidad diaria recomendada
Ácido fólico	800-1.600 µg
Niacina	40-80 mg
Riboflavina	3,4-6,8 mg
Selenio	200-400 µg
Tamina	3-6 mg
Vitamina A	5.000-10.000 UI
Vitamina B_6	4-8 mg
Vitamina B_{12}	12-24 µg
Vitamina D	400-800 UI
Vitamina E	30-60 UI

Sin embargo, hay un terreno intermedio, firmemente basado en la investigación.

Aunque todavía no se han realizado estudios clínicos y las pruebas no son concluyentes, puede afirmarse que todo lo que fortalezca el sistema inmunitario es beneficioso para los individuos infectados por el VIH.

En consecuencia, algunos especialistas sugieren tomar altas dosis de vitamina B, mantener la ingestión de cinc en la cantidad diaria recomendada (o menos) y no ingerir más del doble de la cantidad diaria recomendada de los nutrientes liposolubles, como las vitaminas A, D y E. Las dosis de vitamina D superiores a 600 UI diarias sólo deben tomarse bajo supervisión médica. Por otra parte, las investigaciones han demostrado que la ingestión de más de 10.000 UI de vitamina A al día puede

ADVERTENCIA MÉDICA. Si usted es VIH-positivo, necesita atención médica.

Las dosis de ácido fólico superiores a 400 µg diarios sólo deben tomarse bajo supervisión médica, ya que esta vitamina puede enmascarar los síntomas de la anemia perniciosa.

Las dosis de selenio superiores a 100 µg diarios sólo deben tomarse bajo supervisión médica.

La vitamina A ha sido asociada con defectos congénitos cuando se toma en los primeros estadios del embarazo y en dosis superiores a 10.000 UI diarias. Las mujeres en edad fértil deben consultar con el médico antes de tomar dosis altas de vitamina A. Las embarazadas no deben tomar vitamina A.

Si padece cualquier tipo de enfermedad infecciosa, consulte con el médico antes de tomar vitamina B_{12}.

Las dosis de vitamina D superiores a 600 UI diarias sólo deben tomarse bajo supervisión médica.

Si se encuentra en tratamiento con anticoagulantes, no debe tomar suplementos de vitamina E.

En un estudio realizado en la Johns Hopkins School of Hygiene and Public Health se ha observado una asociación entre el cinc y la progresión de la infección por VIH al sida. No tome suplementos de cinc sin consultar antes con su médico.

causar defectos congénitos en los primeros estadios del embarazo. Por lo tanto, las mujeres en edad fértil deben consultar con el médico antes de tomar altas dosis de esta vitamina. Las mujeres embarazadas no deben tomar suplementos de vitamina A.

Si decide tomar vitaminas del complejo B, tómelas todas y en dosis equilibradas: de 2 a 4 veces la cantidad diaria de tiamina, riboflavina, vitamina B_6, vitamina B_{12}, ácido fólico y niacina. Si padece cualquier clase de infección, consulte con el médico antes de tomar vitamina B_{12}. Y tenga en cuenta que las dosis de ácido fólico superiores a 400 µg diarios sólo deben tomarse bajo supervisión médica, ya que pueden enmascarar los síntomas de la anemia perniciosa.

Los especialistas sugieren que si desea hacer un tratamiento con suplementos lo inicie inmediatamente después del diagnóstico, pues el VIH comienza a reproducirse desde el momento de la infección.

 # LA PROMESA DEL SELENIO

Al principio, los científicos pensaban que el VIH invadía el sistema inmunitario y luego permanecía latente hasta que un factor desconocido desencadenaba una reproducción frenética.

Sin embargo, ahora se cree que el sistema inmunitario y el virus libran una batalla titánica durante todo el proceso.

De hecho, el sistema inmunitario parece capaz de desarrollar una vigorosa defensa y mantener el virus controlado durante años. Pero con el tiempo el VIH destruye más células de las que el organismo puede reemplazar, y la infección se extiende por el cuerpo, casi siempre provocando la reducción de las células CD4 (las luchadoras del sistema inmunitario) y la aparición del sida. Las células CD4 son una clase de glóbulos blancos denominados linfocitos T colaboradores. Casi siempre se describen como los conductores del sistema inmunitario, porque coordinan la respuesta de todas las demás células inmunitarias mediante unos mensajeros químicos denominados citocinas. También refuerzan la acción antivírica de otras células.

La comunidad médica no se pone de acuerdo sobre cuál es la causa de que el VIH venza súbitamente al sistema inmunitario, pero una hipótesis es que este virus escapa del control de las huestes del sistema inmunitario sólo cuando ha agotado sus reservas de selenio.

En otras palabras, cuando el virus tiene hambre de selenio. ¿En qué se basa esta teoría? En primer lugar, algunos estudios sugieren que cuanto menor es el nivel de selenio en el cuerpo, más avanzada suele estar la infección por VIH. En segundo lugar, un grupo de científicos franceses descubrió que si se añade selenio a cultivos de células infectadas se consigue frenar la reproducción del virus. Finalmente, una investigación todavía en curso parece indicar que la administración de suplementos de 100-300 µg de selenio al día reduce los síntomas y previene el adelgazamiento potencialmente mortal de las personas con sida.

Pero la prueba definitiva de esta teoría podría encontrarse en un estudio dirigido por Will Taylor, un investigador de la Universidad de Georgia. El doctor Taylor ha descubierto pruebas genéticas teóricas de que en los genes que regulan la reproducción del VIH existen proteínas que contienen selenio.

Esto significa que el VIH podría ser controlado por los niveles de selenio. Es probable que haya un interruptor molecular cotrolando al virus. Este interruptor, sensible a los niveles de selenio, se pondría en marcha cuando los niveles de selenio fueran demasiado bajos.

Las personas infectadas por el VIH deberían buscar un médico abierto a todas las alternativas terapéuticas. El selenio es importante, pero todo agente o tratamiento tiene sus limitaciones. Los mejores resultados siempre se obtienen con una combinación de terapias.

Algunos especialistas creen que el selenio debería ser un factor complementario en todo tratamiento contra el sida. Las dosis recomendadas oscilan entre 200-400 µg diarios. Sin embargo, no tome más de 100 µg de selenio al día a menos que se encuentre bajo supervisión médica.

ÍNDICE ANALÍTICO

Los números de página <u>subrayados</u> remiten a los recuadros.

Nota

En este libro se menciona una loción a base de la vitamina C al 10 por ciento de uso tópico. Hay varias marcas de este tipo de loción. Una de las principales es *Cellex-C*. Para pedir esta loción por correo, escriba a la siguiente empresa:

Caleel and Hayden
518 17th Street
Suite 1700
Denver, CO 80202

Esta empresa es uno de los distribuidores principales de *Cellex-C*. Tienen representantes en español que pueden tramitar su pedido.